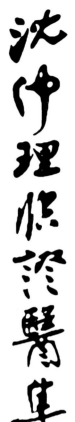

沈仲理临证医集

◎ ◎

主审 童瑶

主编 沈春晖

人民卫生出版社

图书在版编目（CIP）数据

沈仲理临证医集 / 沈春晖主编. —北京：人民卫
生出版社，2019
ISBN 978-7-117-29075-3

Ⅰ. ①沈… Ⅱ. ①沈… Ⅲ. ①医案－汇编－中国－现
代 Ⅳ. ①R249.7

中国版本图书馆 CIP 数据核字（2019）第 230937 号

人卫智网	**www.ipmph.com**	医学教育、学术、考试、健康，购书智慧智能综合服务平台
人卫官网	**www.pmph.com**	人卫官方资讯发布平台

沈仲理临证医集

主　　编：沈春晖
出版发行：人民卫生出版社（中继线 010-59780011）
地　　址：北京市朝阳区潘家园南里 19 号
邮　　编：100021
E - mail：pmph @ pmph.com
购书热线：010-59787592　010-59787584　010-65264830
印　　刷：河北新华第一印刷有限责任公司
经　　销：新华书店
开　　本：710×1000　1/16　印张：20　插页：16
字　　数：370 千字
版　　次：2019 年 11 月第 1 版　2019 年 11 月第 1 版第 1 次印刷
标准书号：ISBN 978-7-117-29075-3
定　　价：69.00 元

打击盗版举报电话：010-59787491　E-mail：WQ @ pmph.com
（凡属印装质量问题请与本社市场营销中心联系退换）

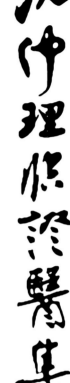

沈仲理临证医集

◎ 主　审　童　瑶

◎ 主　编　沈春晖

◎ 副主编　张婷婷　曹烨民　戴居云

◎ 参加编写人员　（按姓氏笔画排列）

刘　俊　许家佗　何　珊　沈春晖

张婷婷　曹烨民　戴居云

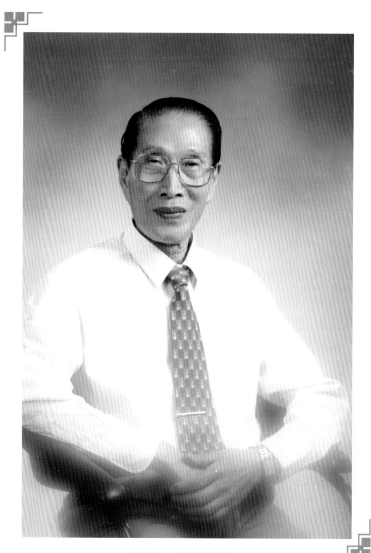

沈仲理教授生前照

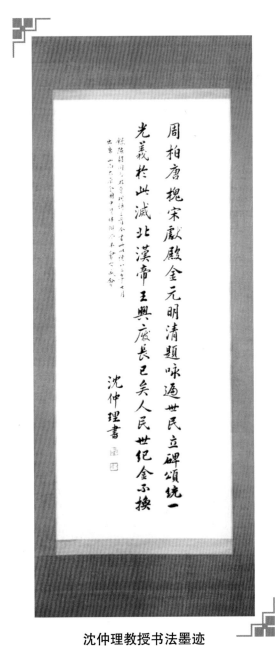

周柏唐槐宋獻殿金元明清題咏遍世民立碑頌統一
光義枚此滅北漢帝王興廢長已矣人民世紀金丞換

沈仲理書

沈仲理教授书法墨迹

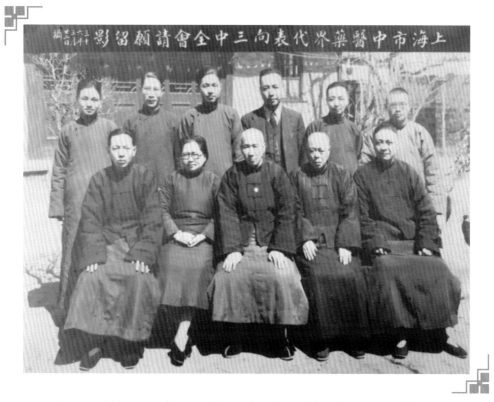

1947年3月沈仲理、丁济万、丁济民、朱小南、陈楚湘等上海中医药界代表九人向国民党六届三中全会请愿，与时任中央国医馆馆长焦易堂馆长及夫人合影留念

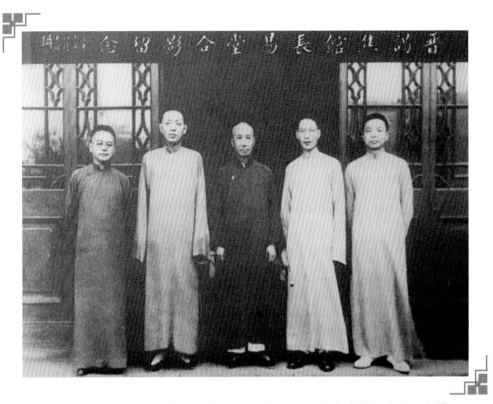

1947 年 8 月上海市中医药界代表向国民党六届三中全会请愿期间，沈仲理、丁济万等晋谒焦易堂国医馆馆长合影

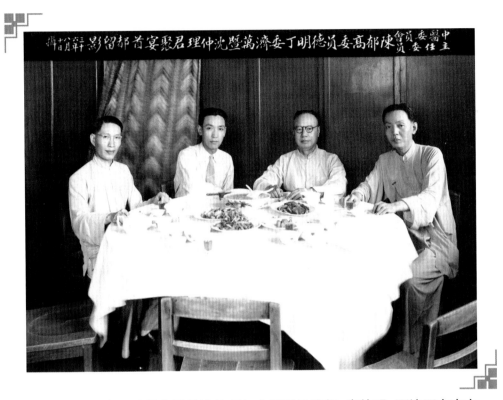

1947 年 8 月中医委员会委员沈仲理与主任委员陈郁、高德明、丁济万在南京合影

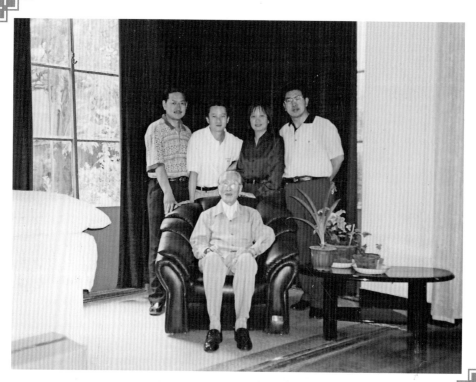

沈老与本书主编、副主编合影

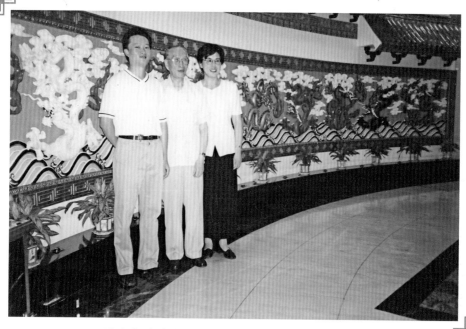

沈老与本书主审童瑶教授及主编沈春晖合影

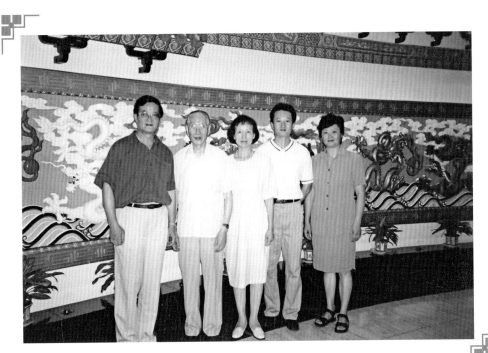

沈老夫妇与家人合影

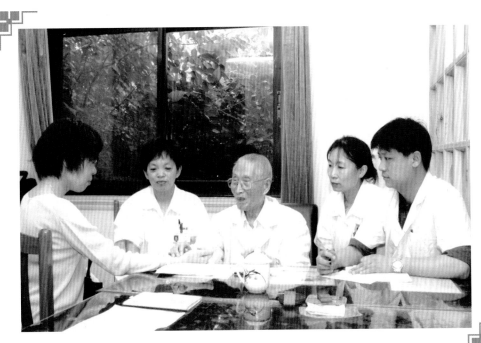

沈老带学生上门诊

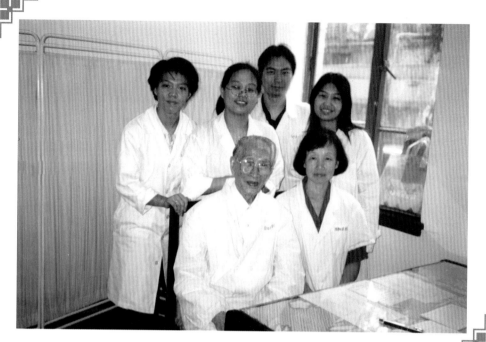

沈老夫妇与带教的中国台湾学生张文俐等合影

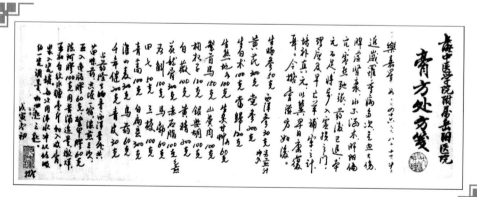

沈老膏方墨迹

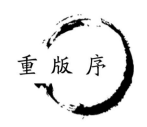

重版序

本书重版之际，沈仲理教授已经离世11年，原版书也早已售罄。缅怀之际，十分庆幸当初能够在沈老健在时就整理出版原书，为世人留下了沈老珍贵的医学经验。据沈老的多位学生反馈，原书内容实用，对临床工作很有指导意义。原版由沈老亲自审定，内容权威可靠，故本次重版的首要原则，就是保持原书的体例和内容基本不变，并在此基础上做了以下修订：

一、在原书的基础上增加了多幅照片，以期反映历史事实，回顾沈老对于中医药发展做出的历史贡献。其中有多幅沈老年轻时与国民党政府抗争、参与维护中医药界合法权益的珍贵历史照片，还有沈老生前的工作照片、沈老与部分带教学生的合影留念，以及沈老的墨宝手迹。

二、增加了"孟河丁氏流派沈仲理分支传承图"，反映了沈老的医学经验传承于孟河丁甘仁一派的历史事实；并经沈老的多位学生核实，列出了沈老医学经验的主要传承弟子姓名。

三、充实了学术篇的内容，多篇沈老的论文为首次公开发表。医案篇与特色篇维持原版不变，学术篇扩充为两部分：第一部分学说研究，收集了沈老的学说研究论文，增加了多篇以前沈老亲自审定但没有出版的论文，更加全面地反映出沈老在各家学说研究方面的成果，以及他医学思想的渊源；第二部分临床论文，收集了沈老的临床研究论文，系统反映了沈老的医学思想和临床思路。

本书重版正值中华人民共和国成立七十周年之际，随着2017年《中华人民共和国中医药法》的实施，中医药得到了国家层面的持续支持，相信随着更多细则的出台，中医药的改革和发展在公立和私立医疗机构中都将步入快车道，迎来历史性的发展机遇，而这正是沈仲理教授等老一辈中医学家们心心念念、最为期盼的一幕。期待本书的重版，可以为新时代的中医专家学者们提供一份难得的参考学习资料，为中医药的发展做出一份应有的贡献。

本书得以顺利重版，要特别感谢人民卫生出版社齐立洁编辑和上海岳阳医院妇科主任张婷婷老师的鼓励、指导和大力支持；特别感谢原书主审、香港大学中医药学院前院长童瑶教授再次为本次重版审定目录和体例,提出了多项重要的修改建议;感谢沈老夫人任金妹女士的大力支持,感谢上海中医文献馆馆长贾杨先生的热情相助,他们为本次重版提供了部分珍贵的文献资料,特别是多幅沈老的珍贵历史照片。

主编　沈春晖

2019 年 10 月 1 日

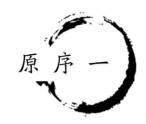

　　沈仲理教授是沪上杏林耆宿，年届九秩，将登期颐。他早年毕业于上海中医药大学的前身——上海中医专门学校。岁月流逝，毕业于该校（包括新中国成立前中医"老三校"）的学生已为数不多，沈老是其中年长身健者之一。谦谦君子之风，恂恂长者之态，其医道可称、医德可嘉、笃行可为模范，诚可敬仰也。

　　仲理先生从医70余年，建树良多，是国内著名的中医学家和中医教育家，尤其在中医基础理论及各家学说方面造诣精深；临床专长于中医内科、妇科。早年擅治温热病，晚年于妇科肿瘤、内科心脏病的治疗尤见功力，名闻遐迩，患者盈门。他在长期的临床实践中，积累了丰富的临床经验。有道是"药石不可缺于人，而医书尤不可废于天下"，"使其方剂之书不传，则医之道或几于熄矣"。因此，整理出版先生的临床医集，使其裨益后学，实乃当务之急，且意义深远。

　　先生之孙沈春晖继承祖业，钟情于祖国传统医药学，先就读于上海中医药大学，后侍诊于其祖父之侧，既已掌握厚实的基础理论，又得益于临证中祖父的精心指点，耳濡目染，感受甚多，遂萌发将祖父的医学经验整理出版之愿。在同仁的相助之下，旁搜博采，爬罗剔抉，不辞辛劳，焚膏继晷，终将文集编成付梓，诚可贺也。

　　中医药学是中华民族优秀文化中的瑰宝，是千百年来人们与疾病作斗争的经验总结，相沿五千余载，形成了特色和优势，也孕育和催生了灿若繁星的医学专家。会当世纪之交，千年肇始，高新科技迅猛发展，风云际会，波峰曲直，中医药学的发展面临前所未有的机遇和挑战，亟需中医界同仁创新图强，共铸辉煌。值此《沈仲理临证医集》出版之际，略陈感想，谨以为序。

上海中医药大学前党委书记　张建中

2000年7月

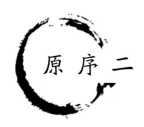

原序二

沈仲理教授是著名的中医临床学家和教育家,对中医基础理论及各家学说造诣精深,临床擅长中医内、妇科,尤其擅治妇科疑难杂症,晚年在妇科肿瘤的临床证治和科研方面成就斐然。

20世纪70年代中期,我正值大学毕业留校执教,曾有幸作为老青结合对子,拜沈老为师,学习教学和临床经验。跟随沈老临证抄方近10年,不仅学到了沈老治疗疑难疾病的丰富理论知识和实践经验,还学到了沈老那种学而不厌、诲人不倦的精神。沈老善于吸收新学新知,继承先贤又不拘泥古方,将中医理论与现代科学相结合的治学态度,以及全心全意为病人着想,工作上一丝不苟、耐心周到的高尚品质,给我留下了深刻的印象,受益至今。

沈春晖得有家传之便,由其主编的《沈仲理临证医集》,系统整理了沈仲理教授治疗妇科、内科、外科、五官科疾病的临证经验,全面总结了沈老的主要学术思想和科研成果,内容丰富,且有新意。相信本书的出版,对临床工作者将有很大的启发和参考价值,对继承推广老一辈医学家的宝贵实践经验,提高临床疗效,指导青年医师的临床和科研工作,将会有很大的裨益,谨此为序。

香港大学中医药学院前院长　童　瑶

2000年7月

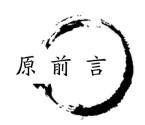

原 前 言

1997年12月9日，江泽民在《在全国卫生工作会议上的讲话》中指出，要"中西医并重，发展中医药"，并将其作为建设有中国特色的社会主义卫生事业的一个重要组成部分。众所周知，中医药是中华民族优秀传统文化的瑰宝，千百年来，为中华民族的生息繁衍做出了巨大的贡献，同时也建立起一套独立而相对完善的体系，是目前世界上唯一可以与西医学相媲美的传统医学。然而，医道甚艰，晦涩的文字、古奥的医理常使初学者望而生畏。作为中医药学言传身教者的名老中医，他们既有理论，又有实践，且在长期的医疗实践中将理论与实践紧密地结合在一起。所以，整理出版他们的医疗与学术经验，对于中医药的继承与发展有着极其重要的意义。

9年前，我遵从父训，为了继承祖父沈仲理的医学经验，考了上海中医药大学中医基础理论专业，并于毕业后开始侍诊其侧，数年之中，所学所感甚多。

一为其高尚的医德所感染。祖父在20世纪80年代因治子宫肌瘤而名扬国内外，一时岳阳医院门前人如潮涌，病人往往从深更半夜便排起长队，他为了诊病而常常推迟吃饭，时间一长，竟得了胃部肿瘤。时至今日，祖父已近90高龄，依然诊务不断，一如既往地对病人耐心细致，保持着一位大医的儒雅风度，正如《大医精诚》所言"望之俨然，宽裕汪汪，不皎不昧，省病诊疾，至意深心"，于我后辈，正是言传身教。二为其广博的学识而赞叹。祖父从医已有70余载，自入医道起，便深学广研医典著作，特别对于各家学说有着深入的研究；所以在临床与教学中，他能够信手拈来，且融会贯通，师古而不泥于古。三为其不懈的学习精神所感慨。在我的记忆中，祖父几乎每天伏案工作至深夜，即使现在年已耄耋，他仍然每天研究病案，总结经验；他还积极地学习现代医药知识，在临床上常常利用现代研究的成果来组方用药，获得了很好的临床疗效。我体会到，继承前辈们的医学经验固然迫切，而继承他们对于中医药的热爱和刻苦的学习精神可能更为重要，因为只有如此，我们伟大的中医药事业才能真正后继有人，才能真正发扬光大。

　　此次将祖父的医学经验整理出版，相信会对后学者有所启迪与帮助，亦望本书在中医药日益国际化的发展过程中起到推动的作用，而这也正是祖父和父亲的心愿。

沈春晖

2000 年 7 月

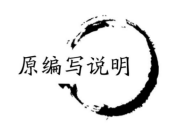

原编写说明

沈仲理教授一生从事中医药事业，至今已有 70 余年，或传道授业，或悬壶设诊，在实践中积累了极其丰富的临床与学术经验，尤以其精湛的医术而蜚声海内外。然而由于种种原因，沈老的医学经验一直散见于各种杂志、经验集及他个人的临床笔记之中，未能充分而全面地展现于世。有鉴于此，我们收集了各种资料，在沈老的全力支持下，编成此书。本书是对沈老医学经验的一次全面总结。

出于对内容的完整性与出版的规范化两方面的考虑，在编写的过程中，我们对全书的体例和内容做了以下安排，说明如下：

一、全书分为上、中、下三篇：医案篇、学术篇、特色篇。

医案篇收集了沈老几十年来具有代表性的临证实案，经过分类、整理，设妇科疾病、内科疾病、外科疾病、五官科疾病及膏方医案五个部分。

学术篇主要收集学说研究部分。

特色篇分为特色处方与特色用药两个部分。

二、为了便于读者理解和学习，每例医案后皆设按语，加以分析和说明。由于沈老在膏方案例中已将病因病机、处方用药的机理分析详尽，独成一体，故不再另设按语，以免有画蛇添足之嫌。

三、本书的病名设置，参考了全国高等中医院校统编六版教材与《上海市中医病证诊疗常规》的分类方法，也考虑到了医案整理的实际情况与读者的阅读习惯，总之以泾渭分明、层次清晰为宗旨。对于所选录内容中确系错漏者，则按照出版的规范与要求，予以一一纠正。

四、由于沈老的医学经验是基于其深厚的医学功底与博大的医学背景知识，要全面而确切地反映他的经验，是有相当难度的。幸而我们在完成全稿之后，得到了沈老的亲自审定与童瑶副校长的主审，然而由于时间仓促，难免会有挂一漏万之处，尚希医学同仁能够不吝教正。

编 者

2000 年 7 月

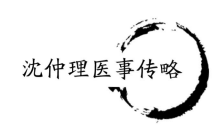

沈仲理医事传略

沈仲理教授，男，汉族，生于1912年1月28日，浙江慈溪人。我国著名的中医学家和中医教育家，对中医学基础理论及各家学说造诣精深，是一位具有丰富理论教学与临床教学经验的专家。临床专长于中医内科、妇科。早年擅治温热病，晚年尤擅长医治妇科肿瘤、内科心脏疾病，在教学与临床、科研工作方面，成就斐然。

沈教授于1931年毕业于上海中医专门学校。新中国成立前，曾任私立上海中医学院教授和院部秘书主任。新中国成立后，1956—1986年执教于上海中医学院（现为上海中医药大学），1978年晋升为教授，曾任上海中医学院学术委员会委员、专家委员会委员、上海市中医药研究院专家委员、上海中医学院附属岳阳医院主任医师和专家委员会副主任委员、硕士研究生导师，曾任上海中医学院各家学说教研组副主任、医史教研组副主任、临床教研组负责人、妇科教研组主任等，1992年当选为上海市科学技术协会第五次代表大会代表，1993年开始享受国务院颁发的政府特殊津贴，1994年获上海中医药大学"三·五"系统工程学术梯队建设校内特殊津贴业务专家，1995年荣获上海市卫生局颁发的"上海市名中医"荣誉证书。

一、负笈学医在沪渎　仁术济世利万民

沈仲理教授生于辛亥革命的第二年，他的成长历经沧桑，但他坚韧不拔，少儿时期住校就学，养成独立生活的习惯，自幼勤劳朴素，及至上海学中医，以仁术济世走上了一代名老中医的成才之路。

沈教授5岁时进私塾发蒙，学名天申，继而进小学和育英中学。15岁时，父亲因患急性传染病而早故，于是全家南返沪渎，由其祖父抚育成人，《论语》曰："十有五而志于学"，沈教授遵从祖父嘱托，选择了学医。

沈教授于1927年考入丁甘仁先生创办的"上海中医专门学校"，此时，他刚满15岁。入学后，便是四年如一日的勤学苦练。"天道酬勤"是颠扑不破的真理，沈教授正是以此为他的座右铭。少年时期，他性格内向，不苟言笑，实

为潜心学业。为了看更多的中医书,他把祖父给他的零用钱积蓄起来,买些廉价的石印本医书,刻苦研读。在中医学的经典海洋中,他广泛阅读了《黄帝内经》《神农本草经》《伤寒论》《金匮要略》四大经典著作,以及《备急千金要方》《本草纲目》《温病条辨》《张氏医通》等重点医籍,并涉猎历代各家的学术著作,来提高自己的中医理论水平;他还看了许多西医学方面的著作,用以开拓思路。这些都为后来沈仲理教授的医疗、教学、科研工作打下了坚实的基础。

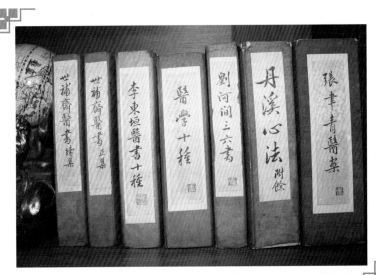

部分沈老所藏古籍

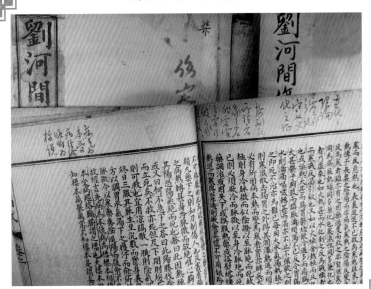

沈老读书批注

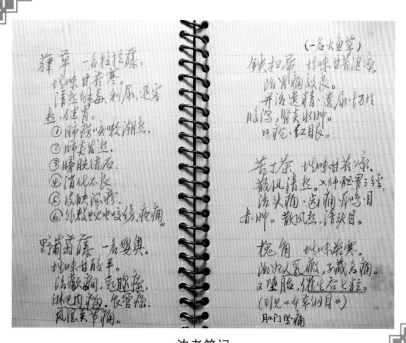

沈老笔记

二、初出茅庐医兼教　博览群书为深造

"熟读王叔和，不如临诊多"这句中医格言，正是沈仲理教授行医历程的写照。1931年，沈仲理教授年方弱冠，即已完成了在上海中医专门学校的学业而走出校门。为了汲取更多的临证经验，他秉承祖训，师从上海名医丁甘仁先生的长孙丁济万先生学习两年多，从侍诊中学到丁氏学派的传统经验，深刻领悟了丁派医学的精髓。当时沈仲理教授颇为丁师所器重，被推荐到丁师主持的华隆中医院任病房住院医师，从而有了临床实践和施展才华的机会。

当时丁济万先生根据祖训，对门生要求除了以阅读《伤寒论》为首外，还必须熟谙《温热经纬》《温病条辨》等专著方论，以便从当时社会的医疗情况出发，全面掌握治疗急性热病的理、法、方、药。因此，沈教授在学习《丁甘仁医案》的传统经验时，并未拘泥于一家一派的刻板方法，而是高屋建瓴、灵活而有法度地选方遣药。如邪在表者，可用桂枝汤、小柴胡汤、栀子豉汤（丁氏以清水豆卷易豆豉），也可用阳旦汤、荆防败毒散、银翘散；邪在里者，可用白虎汤、泻心汤、承气汤，也可用清营汤、犀角地黄汤（用水牛角代替犀角）、玉女煎；开窍清神则用至宝丹、紫雪丹、苏合香丸以急救等等。他将经方与时方有机地结合在一起，遵循孙思邈"为医者，行欲方而智欲圆，心欲小而胆欲大"的医训，对邪在三阳经、三阴经的虚实，邪在卫气营血的浅深，严格地遵循辨证论治的法则，终能无往而不利。

沈教授满师于 1933 年，在四明医院担任门诊内科医生，同时挂牌行医。但他未料自己因初出茅庐，病人寥寥无几，门可罗雀，不由感叹创业之艰难！天无绝人之路，时值 1935 年夏，一日他在报纸上看到一则广告，登载母校征聘中药学教授一名，遂即投函应聘，居然顺利被录用，先后任教中药学、诊断学、温病学、妇科学等课程。于是生活上有了固定月薪，得以温饱有余。在学校里，他广泛地阅读古今中医书籍，丰富了知识，学术水平日进，提高了自己的医疗水平。

20 世纪 40 年代，沈教授受聘于长寿路国医平民医院所属的慈善医疗机构，辟设重病房，担任病房副主任医师，专门治疗高热型、副伤寒之类的危重病人。凡经沈教授处方治疗，病员大多能化险为夷而康复出院，故称他为"良医"。

50 年代初期，沈教授受聘为上海恒丰纱厂、中华烟厂的中医妇科劳保医师，一时声誉鹊起，很受女工们的欢迎而踊跃就医。就这样，沈教授在中医药事业的不断探索中日臻成熟。

三、教书育人勤耕耘　桃李芬芳园内外

新中国成立前，沈教授于 1931 年毕业后，相隔两年，有幸返回母校。及至抗战胜利，正当全国欢欣鼓舞、沉浸在庆贺的气氛中时，唯独中医界不幸遭到当局勒令上海三所中医学院停办的打击。沈教授正值年富力强，就在 1946 年至 1947 年期间，加入到上海中医界请愿斗争的行列，数次前往南京请愿，要求当局正式承认中医学校，并组织大规模的签名募捐活动，由全市的中医药界联合筹办一所教育部正式立案的中医学校，取名"上海复兴中医专科学校"。主要代表有中医界代表丁济万、朱鹤皋、朱小南、沈仲理等，中药界代表岑志良、陈楚湘等，1947 年秋组成筹备委员会，积极开展筹备建校募捐工作，在不到半年的时间，已达到认捐经费基本额，遂宣告成立董事会，沈教授当选为董事会秘书长，工作近 1 年时间，1948 年春，一切事务就绪，无奈因国民党政府的推托和时局的变化而功亏一篑，但这些充分体现了当时上海中医界团结奋斗的精神。于此，亦可见沈教授在青年时代充满了正义感，他为中医教育事业做出了自己的贡献。

新中国成立后，1955 年，沈教授响应党和政府的号召，放弃了私人开业的高薪收入，欣然受聘担任新建立的上海市徐汇医院中医科负责人，第二年受聘为上海中医学院（现为上海中医药大学）教师，开始讲授中药学，继而担任中医基础理论、各家学说及妇科学等课程的教学任务。他认真负责，不辞辛劳，悉心传授解惑，将平生所学教授给莘莘学子。校园里、课堂上，他迎来了一批又一批求知的学生，送走了一批又一批饱学青年。沈教授在授课前，总

是一丝不苟地备课，往往直至深夜。为了向学生讲明一个医学概念，他可以挑灯夜战，彻夜不眠地寻找理论依据、摸索讲学方式，还到其他医科大学旁听取经。因而，他的讲课效果极佳，备受学生的欢迎。沈教授在中医中药这块芳草地上，兢兢业业地耕耘着，为我国的中医教育事业培养了一代又一代的高材生，真可谓桃李满天下。

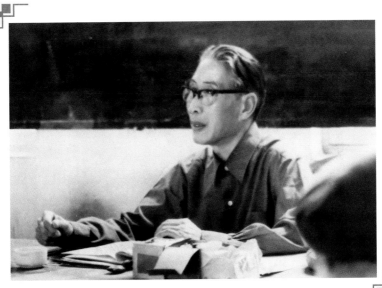

1982 年沈老授课照

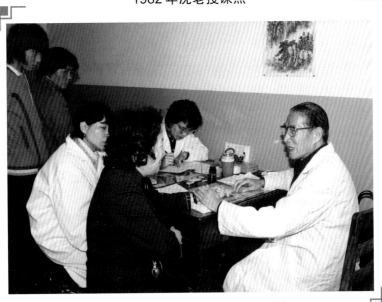

1984 年 11 月于上海市中医门诊部

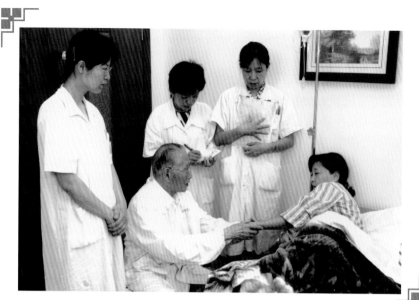

沈老于妇科病房查房

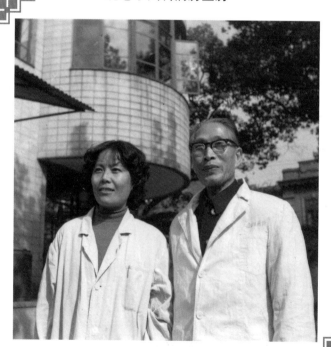

1982年12月沈老与首位研究生杨桂云
合影于岳阳医院门诊部

　　由于沈教授在中医基础知识领域有精深的研究，因此在完成本校的教学任务外，他还经常应邀承担校外中医学的讲课任务。如1958年的上海市药物研究所，1959 年的上海市卫生局干部进修学院，1973 年的上海空军医训班，1974 年的警备区卫生处中医训练班，1975 年的海军 411 医院西医学习中医班，东海舰队军医院长、主任干部西医学习中医班，1976 年的上海市卫生局办针麻研究人员学习中医班，1978 年的上海市卫生局办第四届西医学习中医妇产科学习班，全国中医喉科进修班等有关中药学、中医学基础理论、各家学说、中医妇产科学、中医五官科经典医学、针麻学科等各科正规教学和启发式的讲课任务，可见他是一位学识渊博的好老师。

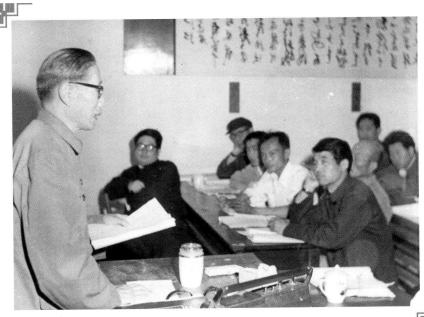

沈老早年于安徽授课

　　沈教授长期致力于学术方面的研究工作。他的著作主要有：1973 年主编的《妇产科学》，为上海市大学教材；1979 年参与编著的《中医妇科学手册》，被指定为全国高等院校教材；1981—1999 年曾主编《中医妇科临床》和协编《中国医学百科全书·中医妇科学》及科普作品《子宫肌瘤患者必读》。所主编的上海市重点图书、学术著作《丁甘仁临证医集》也已在新世纪到来之际出版。沈教授的主要论文有：《易州张元素学说的探讨》《戴元礼对临床医学的贡献》《妇科痛证的辨证论治》《试析李东垣脾胃虚则九窍不通论》《中医中药治疗子宫肌瘤的临床探讨》《孟河名医丁甘仁传略》《中医中药治疗子宫肌瘤 223 例临床分析》《人参对人体增强免疫力和抗病力的研究》等 20 余篇。这些是沈教授殚精竭虑、苦心孤诣之作，其阐述材料翔实，论证精辟，见解独到，在学术理论和临床经验方面都有着深远的影响。

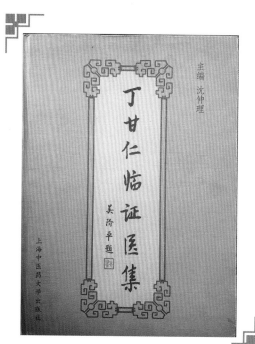

《丁甘仁临证医集》

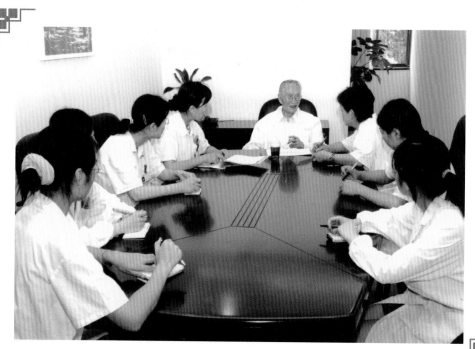

沈老指导学生学习

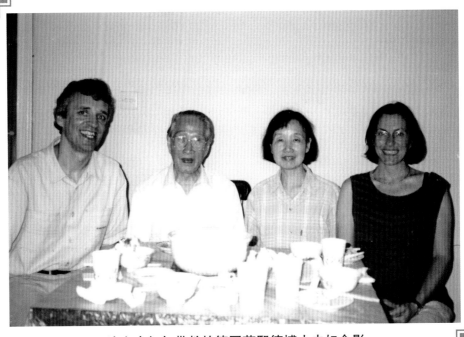

沈老夫妇与带教的德国蒋熙德博士夫妇合影

编　者

2019 年 7 月

孟河丁氏流派沈仲理分支传承图*

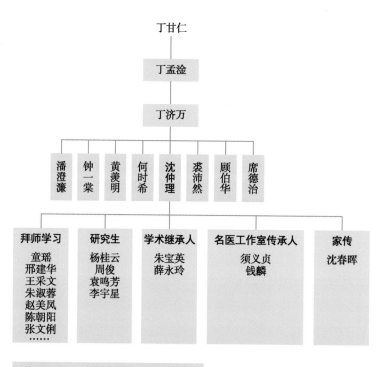

丁甘仁

丁孟淯

丁济万

潘澄濂　钟一棠　黄羡明　何时希　沈仲理　裘沛然　顾伯华　席德治

拜师学习	研究生	学术继承人	名医工作室传承人	家传
童瑶 邢建华 王采文 朱淑蓉 赵美凤 陈朝阳 张文俐 ……	杨桂云 周俊 袁鸣芳 李宇星	朱宝英 薛永玲	须义贞 钱麟	沈春晖

*传承图参考《海派中医流派传略图录》

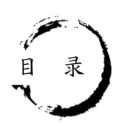

目 录

上篇 医案篇

第一章 妇科疾病·······2
　第一节 月经病·······2
　　一、月经先期·······2
　　二、月经后期·······4
　　三、月经过多·······5
　　四、月经过少·······10
　　五、闭经·······11
　　六、经期延长·······15
　　七、崩漏·······16
　　八、痛经·······21
　　九、经行头痛·······25
　　十、经行瘾疹·······28
　　十一、经行乳胀·······31
　第二节 带下病·······32
　　一、白带·······32
　　二、黄带·······33
　　三、带下——盆腔炎·······34
　　四、带下——宫颈糜烂·······36
　第三节 妊娠病·······36
　　一、胎漏、胎动不安·······36
　　二、滑胎·······38
　　附：多次人工流产术后诸病·······39
　　三、妊娠肿胀·······41
　　四、胎水肿满·······41

第四节　产后病…………………………………………………………43

　　一、产后血崩………………………………………………………43

　　二、产后出汗………………………………………………………44

　　三、产后恶露不绝…………………………………………………45

　　四、产后缺乳………………………………………………………48

第五节　妇科杂病………………………………………………………49

　　一、不孕症…………………………………………………………49

　　二、脏躁……………………………………………………………52

　　三、百合病…………………………………………………………54

　　四、妇人腹痛………………………………………………………55

　　五、癥瘕——子宫肌瘤……………………………………………55

　　六、癥瘕——卵巢囊肿……………………………………………61

　　七、癥瘕——子宫肌腺瘤合并卵巢巧克力囊肿…………………65

　　八、癥瘕——盆腔肿块……………………………………………67

　　附：盆腔粘连………………………………………………………69

第六节　前阴病…………………………………………………………69

　　阴痒…………………………………………………………………69

第二章　内科疾病………………………………………………………71

第一节　外感病证………………………………………………………71

　　一、感冒……………………………………………………………71

　　二、湿阻……………………………………………………………72

第二节　肺系病证………………………………………………………74

　　一、咳嗽……………………………………………………………74

　　二、哮证……………………………………………………………78

　　三、喘证……………………………………………………………79

　　四、肺积——肺癌…………………………………………………80

　　五、悬饮——胸膜炎………………………………………………82

第三节　心脑系病证……………………………………………………84

　　一、心悸……………………………………………………………84

　　二、胸痹心痛………………………………………………………94

　　三、眩晕……………………………………………………………96

　　四、中风……………………………………………………………98

　　五、失眠……………………………………………………………100

六、痫证 …………………………………………………………………………… 102

第四节　脾胃肠系病证 ………………………………………………………… 103

　　一、胃痛 ………………………………………………………………………… 103

　　二、痞满 ………………………………………………………………………… 106

　　三、腹痛 ………………………………………………………………………… 107

　　四、泄泻 ………………………………………………………………………… 107

　　五、便秘 ………………………………………………………………………… 110

　　六、癥瘕——胰腺癌 …………………………………………………………… 111

　　附：胃癌术后诸病 ……………………………………………………………… 113

第五节　肝胆系病证 …………………………………………………………… 114

　　一、胁痛——脂肪肝 …………………………………………………………… 114

　　二、胁痛——慢性肝炎 ………………………………………………………… 115

　　三、胆胀——胆囊炎 …………………………………………………………… 117

　　四、肝积——肝癌 ……………………………………………………………… 118

第六节　肾膀胱系病证 ………………………………………………………… 119

　　一、水肿 ………………………………………………………………………… 119

　　二、淋证 ………………………………………………………………………… 120

　　三、癃闭 ………………………………………………………………………… 123

　　四、滑精 ………………………………………………………………………… 124

　　五、阳痿 ………………………………………………………………………… 125

　　附：男性不育症 ………………………………………………………………… 125

第七节　气血津液病证 ………………………………………………………… 126

　　一、血证 ………………………………………………………………………… 126

　　二、汗证 ………………………………………………………………………… 128

　　三、消渴 ………………………………………………………………………… 130

　　四、虚劳 ………………………………………………………………………… 132

第八节　经络肢体病证 ………………………………………………………… 134

　　一、头痛 ………………………………………………………………………… 134

　　二、痹证 ………………………………………………………………………… 136

　　三、痿证 ………………………………………………………………………… 138

第九节　内科杂病 ……………………………………………………………… 139

　　一、狐惑病 ……………………………………………………………………… 139

　　二、中毒——氯中毒 …………………………………………………………… 141

　　三、中毒——氟中毒 …………………………………………………………… 141

第三章 外科疾病 144

　第一节 皮肤病 144

　　一、疮疹 144

　　二、湿疮 145

　　三、粉刺 147

　　四、红蝴蝶疮——红斑狼疮 147

　　附：面部色素沉着 148

　第二节 乳房疾病 148

　　一、乳癖 148

　　二、乳衄 150

　第三节 瘿病 151

　　肉瘿 151

第四章 五官科疾病 153

　第一节 鼻部疾病 153

　　一、鼽嚏——过敏性鼻炎 153

　　二、鼻衄 153

　第二节 耳部疾病 154

　　耳鸣 154

　第三节 口腔部疾病 155

　　一、口疮 155

　　二、舌疮 156

　　三、牙衄 158

　　四、牙痛 159

　　五、痄腮——腮腺炎 160

　第四节 咽部疾病 160

　　一、乳蛾 160

　　二、音哑 161

　　三、上石疽——鼻咽癌 162

　第五节 眼部疾病 165

　　目衄 165

第五章 膏方医案 167

　第一节 概述 167

　第二节 妇科病膏方 168

第三节　内科病膏方……………………………………………………… 175

中篇　学术篇

第一章　学说研究…………………………………………………… 182
第一节　李东垣学术思想研究………………………………………… 182
第二节　试析李东垣的《脾胃虚则九窍不通论》对五官科临床的
　　　　指导意义……………………………………………………… 188
第三节　朱丹溪学术思想研究………………………………………… 193
第四节　脾胃学说的理论研究及其临床意义………………………… 206
第五节　脾胃学说对妇产科的临床指导意义………………………… 209
第六节　王清任学术思想研究………………………………………… 212
第七节　易州张元素学说及其发展的探讨…………………………… 218
第八节　论戴元礼对临床医学的贡献………………………………… 226

第二章　临床论文…………………………………………………… 230
第一节　脏腑辨证对妇科临床治疗的指导意义……………………… 230
第二节　中医中药治疗子宫肌瘤的临床探讨………………………… 237
第三节　中医中药治疗子宫肌瘤 223 例临床分析…………………… 242
第四节　中医妇科治疗宫外孕的体会………………………………… 244
第五节　中医中药治疗女阴白斑症的临床观察及探讨……………… 245
第六节　中医对前庭大腺炎的认识…………………………………… 250
第七节　治疗痛经的临床体会………………………………………… 251
第八节　妇科痛证的辨证论治………………………………………… 255
第九节　中医妇科月经病的辨证施治………………………………… 259
第十节　崩漏的辨证论治……………………………………………… 268

下篇　特色篇

第一章　特色处方…………………………………………………… 294
第一节　妇科病经验方………………………………………………… 294
　一、妇 1 号方………………………………………………………… 294
　二、妇 2 号方………………………………………………………… 294
　三、妇 3 号方………………………………………………………… 295
　四、温经散寒汤……………………………………………………… 295

五、红酱金灵四物汤·································295

六、益气养血温经汤·································295

七、温经止痛汤·····································296

八、温肾四物汤·····································296

九、补肾温宫汤·····································296

十、温肾疏肝汤·····································296

十一、清经止血汤···································297

十二、固经汤·······································297

十三、石楠白芷苦丁茶汤·····························297

十四、苏甲马鞭散···································297

十五、石楠散·······································297

十六、滋肾固冲汤···································298

第二节　心脏病经验方·································298

一、心1号方·······································298

二、心2号方·······································298

三、心3号方·······································298

四、心4号方·······································299

五、心5号方·······································299

第二章　特色用药···································300

第一节　治妇科病药物·································300

第二节　治心系病药物·································305

第三节　治肝胆系病药物·······························307

第四节　治肺系病药物·································308

第五节　治肾系病药物·································309

第六节　治脾胃系病药物·······························312

第七节　其他常用药物·································312

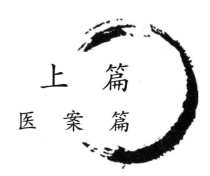

上 篇

医案篇

第一章　妇科疾病

《 第一节　月　经　病 》

一、月经先期

吴某　女　33岁

初诊：1977年12月20日。月经先期而来，现已净止，大便经常溏薄，婚后4年不孕，四肢欠温，苔薄，脉沉细。脾肾两亏，阳气不足，子宫寒冷。治拟益气健脾，补肾暖宫。

党参12g　生白术9g　炙甘草9g　茯苓9g　紫石英（先煎）30g　菟丝子12g　石楠叶9g　覆盆子12g　仙灵脾9g　杜仲9g　石菖蒲6g　　　　　7帖

二诊：1978年1月3日。月经先期而来，精神不振，四肢欠温，苔薄，脉沉小。肾亏肝旺，冲任不调。治拟养血调经，补益肝肾。

当归9g　川芎6g　赤芍9g　制香附9g　川断9g　金狗脊12g　覆盆子9g　泽兰叶9g　紫石英（先煎）15g　青橘叶9g　　　　　7帖

三诊：1月10日。经来5天已净，此次经量较多，苔薄，脉濡细。肝肾不足，精血两亏。再拟补益肝肾，温暖胞宫。

黄精15g　制首乌12g　菟丝子12g　覆盆子12g　紫石英（先煎）30g　女贞子9g　杜仲9g　金樱子9g　炙甘草4.5g　川椒3g　　　　　7帖

四诊：1月17日。经净后腰酸带下，大便溏薄，婚后不孕，苔薄，脉沉细。脾肾两亏，精血不足。再拟补益肝肾，健脾止带。

党参9g　白术9g　黄精15g　覆盆子12g　紫石英（先煎）30g　杜仲9g　菟丝子9g　金樱子9g　川椒3g　炙甘草4.5g　　　　　7帖

五诊：1月24日。婚后不孕，经来量少，大便带溏，苔薄，脉濡细。肝脾肾三经不足，病因重在脾肾。再拟补肾健脾。

党参12g　白术9g　黄精15g　陈皮3g　菟丝子12g　覆盆子12g　仙灵脾9g　紫石英（先煎）15g　川椒3g　补骨脂9g　炙甘草4.5g　　　　　7帖

六诊：1月31日。月经周期已近，经来量少，大便溏薄，苔薄，脉濡细。肝脾肾三经同病，冲任不足。再拟补益肝肾，健脾调经。

当归12g　川芎9g　泽兰叶12g　黄精15g　赤芍12g　紫石英（先煎）15g　生白术9g　覆盆子12g　金狗脊12g　茺蔚子9g　柴胡4.5g　月季花3朵

　　　　　　　　　　　　　　　　　　　　　　　　　　　　　　　　7帖

另：逍遥丸90g，每日9g，分2次吞服。

按：沈老认为月经与肾肝脾三脏关系最为密切。肾有"经水出诸肾"之说：只有肾气盛，才能天癸至，才能任脉通，太冲脉盛，月经如期来潮。肝有主疏泄和藏血之功能，若肝火妄动，下扰血海，迫血下行，则致月经先期来潮。脾（胃）为气血生化之源，主统血，若脾虚统摄无权，冲任不固，经血失统，则致经行先期。因此调经不忘益肾、补肝、健脾。因经不调而致不孕者，应调经为先。

本例患者脾肾两亏，阳气不足，胞宫寒冷，故而月经不调，导致不孕。沈老在方中时取"四君"，时效"四物"，配合大量温肾暖宫药物，使患者气血足，而胞宫暖，以期经调，处方思路简洁而明确。方中紫石英为矿石类药物，功能暖宫，覆盆子性平而补肝肾，皆为沈老喜用之妇科良药。

邵某　女　32岁

初诊：1986年4月16日。月经超前来潮，经量偏多，有时经行腹内隐痛，乳胸作胀，大便多次，面色不华，苔薄腻，脉弦细。肝肾不足，冲任不和。治拟养血育阴，疏肝固冲法。

经行时服：生熟地（各）9g　煅龙牡（各）20g　鹿衔草30g　仙鹤草12g　白术芍（各）9g　地锦草20g　炙龟甲12g　白薇10g　怀山药15g　黄精20g　炒槐花12g　炙甘草6g　陈皮3g

平时服：熟地12g　黄精20g　枸杞子12g　覆盆子15g　菟丝子12g　柏子仁10g　杜仲10g　炙龟甲12g　石楠叶15g　紫石英（先煎）30g　蛇床子5g　石菖蒲10g　云苓10g

按：本例月经超前来潮，属肝肾不足，冲任不和。治拟标本兼顾，行经时固冲止血，平时滋肾养血，育阴疏肝。

沈老常用凉血止血法治疗妇科月经过多，每获良效，鹿衔草、仙鹤草、地锦草、炒槐花为常用配伍。

张某　女　18岁

初诊：1977年12月27日。月经先期而来，或月行2次，经量较多，苔薄，脉细弦。血虚肝旺，冲任失调。治拟养血平肝，调摄冲任。

黄精 12g　当归 9g　川芎 4.5g　旱莲草 15g　女贞子 9g　菟丝子 9g　黄柏 6g　生甘草 4.5g　桑寄生 9g　丹皮 9g　固经丸（分 2 次吞服）9g　　　7 帖

二诊：1978 年 1 月 3 日。月经不调，月行 2 次，本月未见复来，脉细小。素体血亏肝旺，冲任不固。再拟养血平肝，固摄冲任。

黄精 15g　白芍 12g　炙甘草 6g　金樱子 10g　菟丝子 10g　怀山药 15g　桑寄生 9g　旱莲草 15g　女贞子 9g　固经丸（分 2 次吞服）9g　　　7 帖

按：肝与月经的正常形成有着密切的关系。朱丹溪在《格致余论》中言："主闭藏者肾也，司疏泄者肝也。"肝的疏泄功能正常，则月经周期正常。本例患者阴血亏虚，肝血不足则肝阳偏亢，导致月经先期或月行 2 次。方中沈老以怀山药、白芍、黄精、当归、女贞子养血柔肝；以金樱子、菟丝子、桑寄生、旱莲草补肾益精；肝肾二脏功能协调，则月事自然恢复正常。

二、月经后期

刘某　女　25 岁

初诊：1986 年 4 月 20 日。月经后期，有时月来 2 次，夜寐欠安，大便带溏，苔薄黄，脉濡细。肝脾同病。再拟健脾益气，养血柔肝法。

党参 12g　白术 10g　云苓 10g　竹茹 10g　陈皮 4g　升麻 10g　柴胡 5g　煅代赭石 30g　黄精 20g　怀山药 15g　玉米须 20g　当归 12g　　　7 帖

二诊：5 月 11 日。月经延期 13 天，平时经量不多，大便溏薄，夜寐欠安，口内干燥，苔薄，脉濡细。肝脾同病，气血两亏，清阳下陷。再拟健脾益气，养血调经法。

党参 15g　炒白术 10g　赤白芍（各）9g　黄精 20g　石斛 12g　当归 12g　竹茹 10g　陈皮 4g　怀山药 15g　鸡血藤 30g　枸杞子 10g　煅代赭石 30g　柴胡 6g　升麻 10g　　　14 帖

按：月经后期的病因病机可分虚实两种：一为气血不足，二为经脉不通。病机不同，施治亦不同。

本例患者证属肝脾同病，气血两亏。且大便溏薄，有清阳下陷之象。沈老仍宗张景岳之言"调经之要，贵在补脾胃以资血之源"，方宗东垣补中益气汤，配合白芍、黄精、石斛、怀山药、鸡血藤、枸杞子等滋阴养血药，以期脾胃健旺，气血充足而月经调和。

三、月经过多

赵某 女 41岁

初诊：1977年1月27日。每次经量较多，夹有血块，经行腹痛绵绵，经前头痛，两耳响鸣，腹鸣便溏，苔薄腻，脉弦细。肝强脾弱，冲任不和。治拟健脾平肝，调摄冲任。

益母草9g 川芎6g 赤白芍（各）9g 生地9g 炒白术9g 怀山药15g 白扁豆9g 公丁香3g 白蒺藜12g 生贯众15g 制香附6g 　　　　5帖

二诊：2月1日。经来4天，经量素多，今日已稀，腹痛已止，便溏亦结，腰肢酸软，头晕神疲，头痛较前已轻，苔淡白，脉弦细。血亏肝旺，虚阳上扰。再拟养血摄冲，健脾平肝。

生地9g 丹皮6g 黄精15g 白术芍（各）9g 炙甘草4.5g 陈皮3g 旱莲草12g 广木香4.5g 稽豆衣9g 绿萼梅4.5g 桑寄生9g 　　　7帖

三诊：2月8日。经行5天即净，近日头晕耳鸣，腰肢酸软，大便时而带溏，夜寐不安，苔薄，脉弦细无力。血虚肝旺，心神不宁。治拟养血柔肝，而安心神，佐以健脾升清。

生地9g 白术芍（各）9g 怀山药15g 菟丝子9g 潼白蒺藜（各）9g 白扁豆9g 公丁香4.5g 朱远志4.5g 夜交藤12g 合欢皮9g 干荷叶1角 　　　　　　　　　　　　　　　　　　　　　　　　　　　　7帖

四诊：2月15日。头晕耳鸣未平，咽喉燉痛，便溏时有时止，夜寐梦多，苔薄，舌质淡红，脉弦细。阴虚肝旺，清气易于下陷。再拟育阴平肝，和胃升清。

白芍12g 麦冬9g 生甘草3g 马勃3g 连翘9g 升麻4.5g 夜交藤12g 旱莲草12g 钩藤（后下）12g 白扁豆9g 卷心竹叶9g 　　　7帖

五诊：2月22日。月经将近来潮，以往经量过多，夹有血块，少腹隐痛，头晕腰酸，大便溏薄，现诸症皆已减轻，苔薄，脉弦细。肝强脾弱，冲任不固。治拟益气养血，调摄冲任。

黄芪9g 生地9g 白术芍（各）9g 怀山药15g 川断12g 生贯众30g 旱莲草30g 制香附9g 广木香4.5g 炒枣仁9g 　　　　　　7帖

六诊：3月1日。月经于2月27日来潮，经量较前为少，经来3天，尚未净止，头晕腰酸，苔淡白，脉沉细，弦象平。肝脾不足，冲任失调。再拟益气养血，健脾摄冲。

党参12g 黄芪9g 熟地9g 白术芍（各）9g 煅牡蛎30g 菟丝子9g 怀山药15g 旱莲草30g 广木香4.5g 陈皮3g 　　　　　　7帖

七诊：3月8日。月经过多已有多年，经治以来显见减少，头痛亦轻，头晕神疲，大便溏薄，腹鸣矢气，苔淡白，脉沉细。素体肝强脾弱，气血不足，运化失常。再拟益气健脾，养血柔肝。

　　党参 12g　白术芍（各）9g　黄精 12g　怀山药 15g　茯苓 9g　炙甘草 6g
升麻 4.5g　公丁香 4.5g　白扁豆 9g　纯砂仁 1.5g　稽豆衣 9g　干荷叶 1 角

7 帖

　　按：本例月经过多，属于肝强脾弱，肝脾不足，冲任失调，统藏不固所致，故始终以益气健脾为主，辅以养血平肝。肝亢平则脾清升，气为血帅，元气充沛，则血归其经，统血有权，冲任固摄，故奏良效。

白某　女　27 岁

初诊：1976 年 10 月 28 日。月经过多，经末淋漓不净，夹有白带，头晕耳鸣，精神不振，腰肢无力，苔薄白，脉弦。证属阴虚肝旺，冲任不固。治拟养血平肝，固摄冲任。

　　黄精 12g　生地 9g　白芍 9g　旱莲草 30g　仙鹤草 12g　槐花 9g　煅乌贼骨 12g　怀山药 12g　侧柏叶 15g　荷叶 1 角　固经丸（分 2 次吞服）9g　7 帖

二诊：12 月 9 日。经来淋漓不净，止后复来，头晕腰酸，心烦不宁，苔淡白，脉细小。阴虚肝旺，肾虚封藏不固。再拟补益肝肾，固摄冲任。

　　煅牡蛎 30g　仙鹤草 15g　贯众炭 12g　怀山药 15g　菟丝子 9g　元参 12g　桑寄生 12g　血余炭（包煎）9g　赤石脂 12g　苏木 4.5g　陈皮 3g　14 帖

　　另：固经丸 120g，每日 12g，分 2 次吞服。

三诊：12 月 23 日。经来 5 天，经量较前为少，头晕心烦，四肢无力，苔薄白，脉濡细。肝藏血，脾统血，肝脾不和，气血虚弱，冲任欠调。再拟益气健脾，养血和肝。

　　党参 12g　白术芍（各）9g　黄精 15g　怀山药 12g　川断 12g　菟丝子 9g　炙甘草 3g　陈皮 3g　桑寄生 12g　大枣 5 枚　　　　　　　　14 帖

四诊：1 月 6 日。经后精神疲倦，头晕健忘，夜寐不安，胸胁作胀，苔淡白，脉濡细。肝脾不足，心神不宁。治拟益气健脾，养血柔肝，佐以安神之品。

　　党参 12g　白术芍（各）9g　黄精 12g　水炙远志 4.5g　柏子仁 9g　石菖蒲 6g　夜交藤 15g　合欢皮 9g　陈皮 3g　白蒺藜 12g　稽豆衣 9g　怀牛膝 9g

7 帖

五诊：1 月 11 日。月经来潮，经量恢复正常，4 天后净止。近日精神疲倦，面目虚肿，口干欠润，舌质淡红，脉沉细。气阴两亏，肝肾不足。治拟补益肝肾。

　　黄精 30g　党参 12g　白术芍（各）9g　旱莲草 30g　女贞子 12g　生炙甘草（各）4.5g　麦冬 9g　陈皮 3g　柏子仁 9g　仙灵脾 12g　　　　　7 帖

六诊：1 月 20 日。带下清稀，腹内隐痛，面目虚浮，轻而未退，苔淡白，舌尖淡红,脉沉细。肝肾不足。再拟益气养血,补肾温阳。

　　黄精30g　党参12g　白术芍(各)9g　怀山药15g　芡实12g　制香附9g　仙灵脾12g　柏子仁9g　椿根皮9g　桑椹子9g　生炙甘草(各)4.5g　　14帖

　　七诊:2月10日。月经失调,先后不定期,近日带多不止,头晕腰酸,夜寐不安,苔淡白,脉濡细。肝脾不和,带脉不固。治拟养血调经,健脾止带。

　　当归9g　丹参9g　赤白芍(各)9g　白术9g　怀山药15g　芡实12g　马鞭草15g　金樱子15g　朱远志4.5g　煅乌贼骨12g　陈皮3g　　　　14帖

　　另:固经丸1瓶,每日12g,分2次吞服。

　　八诊:2月24日。月经2月17日来潮,5天净止,此次经量仍多,月经失调之象已有好转。素有"甲亢",右目觉胀,咽喉气塞,苔淡白,脉濡细,血虚肝旺,夹有湿热阻络。再拟养血柔肝,化痰通络。

　　丹参9g　生地9g　白芍9g　生甘草3g　元参9g　海藻12g　夏枯草12g　象贝母9g　旱莲草30g　女贞子9g　青葙子9g　白蒺藜12g　　　　14帖

　　另:夏枯草膏1瓶。

　　九诊:3月10日。月经周期将近,素有"甲亢",右目觉胀,心烦易怒,咽喉气塞,苔淡白,舌边淡红,脉濡细。血虚肝旺,虚阳易于上升,夹痰热阻络。再拟养血调经,平肝和络。

　　丹参9g　当归9g　生地9g　白芍9g　生甘草4.5g　元参12g　海藻12g　夏枯草12g　象贝母9g　决明子15g　旱莲草30g　白蒺藜12g　　　　7帖

　　另:夏枯草膏2瓶。

　　十诊:3月17日。月经周期已近,素有"甲亢",经治较轻,头顶麻木,心烦易怒,苔淡白,舌边淡红,脉濡细。血虚肝旺,夹痰热阻络。再拟养血调经,平肝消痰。

　　丹参9g　当归9g　生地9g　赤白芍(各)9g　生甘草4.5g　茺蔚子9g　夏枯草12g　海藻12g　象贝母9g　决明子15g　粉葛根12g　白蒺藜12g　石菖蒲6g　　　　7帖

　　十一诊:3月24日。月经3月19日来潮,经量已不如昔日过多,现已净止,瘿病逐渐减轻,头脑觉清醒,两目作胀亦平,咽喉有时气塞,舌质淡红,脉濡细。肝火得有平静之机,痰瘀化而未清。再拟育阴柔肝,化痰消瘤。

　　元参15g　麦冬9g　夏枯草12g　海藻30g　昆布12g　决明子12g　旱莲草30g　生甘草4.5g　象贝母9g　海浮石12g　丝瓜络9g　绿萼梅4.5g　10帖

　　另:夏枯草膏1瓶。

　　按:本例为月经过多,伴有甲状腺功能亢进症(瘿病)。经过8月余的治疗,月经趋正常,瘿病右目突胀亦平。证属肝强脾弱,血虚肝火偏亢。治疗月经过多，以调补肝脾为主，其次治疗"甲亢"，则以平肝消瘿为主，故治疗分两步进行。先后治疗续诊至7月中旬为止，恢复健康。

朱某 女 44岁

初诊：1975年12月5日。月经过多，每月底来潮，色鲜夹块，腹隐痛，头晕腰酸，心烦神疲，舌淡白，脉沉小。肾亏肝旺，虚阳上升，脾清下陷。治拟益肾柔肝，健脾升清，固摄冲任。

党参12g 黄芪15g 白术12g 炙甘草4.5g 升麻4.5g 熟地12g 怀山药15g 旱莲草30g 桑椹子9g 槐花9g 桑寄生9g 杜仲9g 菟丝子9g 固经丸（分吞）9g   7帖

二诊：12月26日。经来3天，较前量少，腹亦不痛，舌质淡白，脉沉小。气血两亏，清阳下陷，冲任不固。再拟益气升清，巩固疗效。

12月5日方   7帖

另：固经丸120g，每次4.5g，每日2次。

按：本例为月经过多。沈老根据经量多，色鲜夹块，腹隐痛，头晕腰酸，心烦神疲，舌淡白，脉沉小等症，以举元煎（《景岳全书》）为基本方加减，益肾平肝，固摄冲任，治病求本。故经来腹亦不痛，经量恢复正常。

罗某 女 40岁

初诊：1977年4月23日。去年12月25日行剖宫产，并做输卵管结扎术。于3月31日来潮，经量过多如崩，血色鲜红，四肢关节酸痛，行动乏力，口燥便结，苔薄黄而糙，脉弦。血虚肝旺，肾阴暗耗，精血不足，冲任不固，防其崩冲。治拟益气养血，滋肾柔肝，固摄冲任。

太子参12g 黄精30g 煅牡蛎30g 麦冬9g 生甘草4.5g 生贯众30g 旱莲草30g 侧柏叶30g 金雀根15g 槐花9g 荷叶1角   7帖

二诊：5月6日。月经30日来潮，经量过多如崩，已见大减，腹部酸胀感，腰肢乏力，5日净止，头晕口燥，夜寐不安，舌质淡红而糙，脉沉细弦平。气阴两亏，冲任得有固摄之机。再拟益气养血，滋肾柔肝法。

太子参12g 黄精15g 石斛9g 竹茹9g 青陈皮（各）3g 旱莲草15g 白芍9g 怀山药15g 川断12g 金狗脊12g 淮小麦15g 生炙甘草（各）4.5g   7帖

三诊：5月15日。近日胃脘隐痛，四肢关节酸痛，素有十二指肠溃疡，苔薄腻，脉濡带弦。素体肝旺脾弱，气血两亏。再拟益气健脾，疏肝理气法。

党参9g 白术芍（各）9g 白蒺藜12g 千年健12g 金雀根15g 甘松

4.5g　八月札4.5g　马兜铃炭4.5g　陈皮3g　川断12g　合欢皮9g　石菖蒲
9g　　　　　　　　　　　　　　　　　　　　　　　　　　　　　　　7帖

四诊：5月29日。本次月经5月25日来潮，经量较前减少，关节酸痛，夜寐不安，腰酸亦轻，胃脘略胀满，苔薄，脉濡。脾弱肝旺之质，胃气不和。治拟健脾和胃，平肝安神。

太子参12g　白术芍（各）9g　旱莲草30g　女贞子9g　朱远志4.5g　白蒺藜12g　甘松4.5g　川断12g　金狗脊12g　合欢皮9g　柏子仁9g　石菖蒲9g　　　　　　　　　　　　　　　　　　　　　　　　　　　　　7帖

五诊：6月5日。头晕腰酸，关节酸疼轻减，胸脘胀满，夜寐不安，苔黄腻，脉濡。脾胃不和，湿热内阻，气滞络脉。治拟健脾和胃，理气化湿，佐以安神之品。

党参9g　苍白术（各）4.5g　制半夏6g　威灵仙12g　北秫米（包）12g　黄芩6g　生苡仁12g　八月札4.5g　千年健30g　青陈皮（各）3g　淮小麦30g　石菖蒲9g　　　　　　　　　　　　　　　　　　　　　　　　　　7帖

六诊：6月15日。头晕目糊，关节酸痛轻减，胸闷略舒，腰酸乏力。湿热化而未清，脾弱肝旺。再拟健脾平肝，和胃疏络。

党参9g　苍白术（各）4.5g　制半夏6g　北秫米（包）12g　八月札4.5g　密蒙花6g　扦扦活30g　威灵仙12g　黄芩9g　生苡仁12g　淮小麦30g　陈皮3g　白蒺藜12g　　　　　　　　　　　　　　　　　　　　　　7帖

七诊：6月29日。经后腰酸带下，四肢关节酸痛，目糊轻减，纳食欠佳，苔黄腻，脉濡滑。湿热内阻，络脉不利。再拟健脾平肝，化湿通络。

苍白术（各）4.5g　黄芩9g　姜水炒竹茹9g　青陈皮（各）4.5g　桑寄生12g　独活9g　威灵仙15g　金狗脊12g　老鹳草30g　汉防己12g　炒谷麦芽（各）6g　怀牛膝9g　　　　　　　　　　　　　　　　　　　　　5帖

八诊：7月7日。腰酸带下略稀，少腹有下坠感，目糊便结，苔薄腻，脉濡。再拟健脾平肝，清利湿热。

苍白术（各）4.5g　汉防己12g　茯苓9g　黄芩9g　老鹳草30g　扦扦活30g　络石藤12g　金狗脊12g　马鞭草15g　怀牛膝9g　炒麦芽12g　决明子15g　　　　　　　　　　　　　　　　　　　　　　　　　7帖

九诊：8月29日。月经将临，经量有时较多，少腹坠胀，四肢关节酸痛，两手指酸软不利，苔薄，脉弦细。肝脾不和，统藏失常，冲任不固。治拟养血摄血，疏肝和络。

1. 生地12g　赤白芍（各）9g　黄精30g　生贯众30g　旱莲草30g　生甘草3g　麦冬9g　槐花12g　金雀根15g　升麻6g　川断12g　荷叶1角　乌药6g

2.黄精 15g　鸡血藤 15g　生地 9g　白芍 9g　老鹳草 15g　千年健 15g　鹿衔草 30g　金雀根 15g　生甘草 3g　伸筋草 12g　淮小麦 15g　青陈皮（各）3g　灯心草 3g　　　　　　　　　　　　　　　　　　　　　　10 帖

十诊：9 月 14 日。月经延期，腰酸腹胀，子宫下坠（Ⅱ度），苔薄腻，脉濡滑。冲任不和。治拟养血活血，健脾和络，佐以收缩宫体。

当归 12g　川芎 9g　益母草 12g　川楝子 9g　制香附 9g　川断 12g　金狗脊 15g　威灵仙 12g　枳壳 9g　升麻 6g　留行子 9g　鸡血藤 15g　橘叶核（各）9g　干莲蓬 15g　　　　　　　　　　　　　　　　　7 帖

十一诊：9 月 14 日。月经周期已近，经量尚正常，腰痛如折，腹胀有下坠感，头痛，口燥，四肢酸疼，苔薄黄，脉濡。气血不足，肝肾两亏。治拟益气生津，滋肾柔肝法。

黄芪 12g　太子参 12g　生地 12g　生白芷 9g　钩藤（后下）12g　生白芍 9g　金狗脊 15g　桑寄生 9g　石斛 9g　威灵仙 12g　杜仲 9g　火麻仁（打）12g　瓜蒌仁（打）12g　苦丁茶 9g　干莲蓬 15g　　　　　　　　　7 帖

按：本例因剖宫产后，月经初来潮时经量过多。沈老认为此因术后又失于调理，乃至气血两虚，不能摄血固冲，故月经量多如崩。病及肝、肾，治拟益气养血，滋肾柔肝，固摄冲任，佐以收缩宫体。经治疗十余次，月经周期、经量恢复正常。再以益气生津，滋肾柔肝法善治其本。

四、月经过少

朱某　女　27 岁

初诊：1976 年 11 月 21 日。经来量少，每月 30 日左右来潮，经前乳胀，苔薄，脉沉细。气血两亏，肝肾不足，脾湿内阻。治拟养血调经，补肾疏肝。

当归 12g　泽兰叶 12g　生白术 9g　赤白芍（各）9g　怀山药 15g　覆盆子 20g　仙灵脾 15g　柴胡 4.5g　马鞭草 12g　陈皮 3g　路路通 12g　紫石英（先煎）30g　橘叶梗（各）6g　　　　　　　　　　　　　7 帖

二诊：12 月 26 日。经行过少，服药后较多，经前乳胀，纳食欠佳，苔薄腻，脉弦。气血不足，肝脾肾三经同病。再拟益气养血，补益肝肾。

1.党参 12g　白术 9g　当归 12g　川芎 9g　赤芍 12g　泽兰叶 12g　路路通 12g　覆盆子 18g　仙灵脾 15g　紫石英（先煎）30g　柴胡 3g　陈皮 3g　橘叶核（各）9g　　　　　　　　　　　　　　　　7 帖

2.熟地 12g　黄精 15g　党参 12g　白术芍（各）9g　覆盆子 15g　仙灵脾 15g　锁阳 12g　紫石英（先煎）30g　菟丝子 9g　陈皮 3g　川椒 3g　蛇床子 6g　　　　　　　　　　　　　　　　　　　　　10 帖

按：本例属经量过少，症见经来量少，经前乳胀，纳食欠佳，苔薄腻，脉弦。诸证舌脉，属血虚、肝郁、痰湿。血虚者，脾虚生血不足，以致冲任胞脉空虚，故月经量少；肝郁气滞，经脉运行不畅；痰湿壅盛，阻遏气机，以致冲任气血受阻，经量减少。沈老认为：治月经病重在调经。正如《景岳全书·妇人规》曰："调经之要，贵在补脾胃以资血之源。"故以养血调经，补肾疏肝之法治疗而获疗效。

五、闭经

徐某　女　24岁

初诊：1986年5月25日。经常闭经，或经行过少，带多，头晕，经行前后情绪急躁。上周来潮，经量极少，仅见点滴，手心觉热，但头汗出，舌质淡，脉弦细。肾亏肝旺，心阳偏亢，导致冲任不足。治拟养阴滋肾，清心调经法。

当归15g　丹参15g　麦冬12g　带心连翘12g　卷柏12g　柏子仁10g　野百合10g　生地12g　淮小麦30g　生炙甘草（各）5g　泽兰叶12g　夜交藤15g　怀牛膝10g　石菖蒲10g　　　　　　　　　　　　　　　10帖

二诊：6月4日。月经来潮量少。

原方加：益母草15g　红花6g　月季花9g　　　　　　　　　　5帖

按：本案或因劳心，心火上行偏亢，日渐煎熬，津液干涸，以致血枯经闭，肾亏肝旺；故拟养阴滋肾，清心调经之法，沈老取良方柏子仁丸合甘麦大枣汤加减，以达清心调经的目的。

蔡某　女　33岁

初诊：1977年12月27日。72年婚后流产一次，其后月经失调，甚则闭经，平日潮热升火，精神不振，苔薄黄，脉濡弦。血虚肝旺，冲任失调。治拟养血疏肝，调理冲任。

当归12g　黄精15g　鸡血藤20g　制首乌12g　生乌贼骨30g　生茜草15g　覆盆子12g　苁蓉12g　白芍9g　茺蔚子9g　路路通9g　　　7帖

二诊：1978年1月3日。经常闭经，现已一个半月未来，腰酸带下，夜寐不安，苔薄，脉沉细。气血两亏，冲任不足。治拟益气养血，通利冲任。

党参9g　陈皮3g　白术9g　炙甘草4.5g　当归12g　赤芍12g　红花4.5g　茺蔚子9g　留行子9g　黄精15g　鸡血藤20g　　　　　7帖

三诊：1月10日。闭经一月余，腰酸带下，潮热升火，夜寐不安，苔薄，脉转濡细。气血两亏，冲任通盈失常。再拟益气养血，通利冲任。

党参12g　白术9g　赤芍12g　川芎9g　当归6g　茺蔚子12g　八月札

11

5g　鸡血藤30g　丹参12g　路路通12g　怀牛膝9g　　　　　　　7帖

四诊：1月17日。闭经两月，带下已稀，头晕口燥，苔薄，舌质淡红，脉弦细。血虚肝旺，冲任不足。再拟养血活血，疏肝通络。

当归12g　赤白芍（各）9g　黄精15g　川芎9g　生茜草30g　广郁金6g　茺蔚子12g　鸡血藤30g　炙甘草4.5g　泽兰叶12g　柴胡6g　怀牛膝9g　7帖

五诊：1月31日。闭经两月余，精神不振，带下稀而未止，苔薄，舌尖淡红，脉弦细。血虚肝旺，冲任通盈失常。再拟养血活血，通利冲任。

当归12g　川芎9g　赤芍12g　黄精15g　鸡血藤30g　红花6g　茺蔚子9g　覆盆子12g　怀牛膝9g　卷柏15g　石菖蒲9g　　　　　　7帖

按：本患者因流产后月经失调而致经闭，诸症舌脉皆为血虚肝旺，冲任失调之象；循"寓通于补""补而通之"之意，予以益气养血，通利冲任法。

沈某　女　31岁

初诊：1985年5月20日。婚前发生闭经，婚后又见闭经，经中西医药治疗后有时月经可见正常来潮，但经量过少，色黯红，经前乳胀腰痛，自1月份开始又闭经4个月，延至5月2日来潮，甚少，苔薄舌尖红，脉弦细。肝肾不足，精血两亏，冲任通盈失常。治拟养血调经，滋肾疏肝法。

当归15g　丹参12g　赤白芍（各）9g　生熟地（各）10g　黄精20g　鸡血藤30g　柴胡6g　炙龟甲12g　紫石英（先煎）30g　覆盆子12g　枸杞子12g　炒枣仁10g　柏子仁9g　桑寄生12g　　　　　　　　14帖

河车大造丸240g，每日6g，日服2次

二诊：6月5日。闭经5月余，开始经行量少，乳胸作胀，口苦口干，舌质红，脉弦。阴虚肝亢，心火上炎，不得下交于肾，导致冲任失调。再拟芩连四物汤加味。

当归15g　大生地15g　丹参12g　赤白芍（各）9g　川连1.5g　黄芩12g　广郁金10g　王不留行12g　黄精20g　鸡血藤30g　路路通12g　天花粉15g　红花9g　紫石英（先煎）30g　　　　　　　　　　　7帖

三诊：7月11日。服通经药后，月经于6月24日来潮，4天净止，但量甚少，肌肤觉热，心烦不安，舌尖红，脉弦细。肝肾两亏。再拟养血活血，清肝和冲法。

当归15g　赤白芍（各）9g　川芎6g　大生地15g　地骨皮9g　刘寄奴12g　路路通12g　黄精20g　鸡血藤30g　银柴胡10g　紫石英30g　红花6g　带心连翘12g　生甘草6g　　　　　　　　　　10帖

四诊：7月22日。月经于7月16日来潮，经量略多，5天净止，肌肤发热亦轻，舌质红，脉细小。肝肾不足，冲任失调。再拟养血调经，滋肾疏肝法。

当归 15g　赤白芍（各）9g　大生地 15g　川芎 6g　丹参 12g　地骨皮 9g 黄精 20g　鸡血藤 30g　银柴胡 10g　带心连翘 12g　紫石英（先）30g　红花 6g　炙龟甲 12g　生甘草 9g　　　　　　　　　　　　　　　　　　　　　14 帖

按：此例属心、肝、肾为病，经闭或量少，经前乳胀腰痛，是肝肾不足，精血两亏所致，拟养血调经、滋肾疏肝之法，服药 14 剂后月经少至，且伴心烦不安，口苦口干，舌尖红，此乃得之于劳心，心火在上，故而胞脉闭也。张洁古云："女子月事不来者，先泻心火，血自下也。"故投以芩连四物汤，以芩连为君，泻心火以导火下行，合四物以补血，诸方配合，安心补血泻火，则经自行。

杨某　女　43岁

初诊：1986 年 6 月 9 日。闭经 5 月余，一般情况良好，二便调畅，腹内隐痛，苔薄，脉濡细。冲任不足，肝肾两亏。治拟养血通经，滋肾疏肝法。

当归 15g　大生地 15g　赤芍 12g　黄精 20g　鸡血藤 30g　柴胡 9g　川楝子 9g　虎杖 15g　桃仁 12g　红花 9g　川牛膝 12g　王不留行 12g　生茜草 30g　覆盆子 12g　刘寄奴 12g　　　　　　　　　　　　　　　　　　　　14 帖

另：大黄䗪虫丸 40g，每次 10g，分 2 次吞服。

二诊：6 月 30 日。闭经 6 月，服药后仅见腹胀，因出差，暂服丸药。

另：河车大造丸 240g，每日 12g。

按：虞天民曰："月水全赖肾水施化，肾水既乏，则经水日渐干涸。"本例患者经闭 5 月，腹内隐痛，乃由冲任不足所致，且病久及肾，故拟用黄精、覆盆子、柴胡、川楝子滋肾疏肝，并配河车大造丸加强滋肾益精之功；方用当归、大生地、赤芍、生茜草、刘寄奴、红花、桃仁、鸡血藤、虎杖、王不留行养血活血，祛瘀通经；取川牛膝活血祛瘀之功，且引血下行以达通经之目的。患者复诊时，月经已如期而行。

徐某　女　42岁

初诊：1982 年 5 月 13 日。病起于 1968 年行输卵管结扎术后，月经失调，甚则闭经，精神衰退，阴部干燥灼热，心烦烘热，小便频数，面色萎黄，苔薄，脉沉细。病久肝肾两亏，精血不足，水亏火旺。治拟补益气血，滋肾柔肝法。

黄芪 15g　北沙参 12g　玄参 12g　麦冬 12g　制首乌 15g　黄精 30g　紫石英（先煎）30g　玉竹 15g　怀山药 15g　炙龟甲 12g　覆盆子 9g　苁蓉 12g 马齿苋 30g　石韦 15g　　　　　　　　　　　　　　　　　　　　　　10 帖

二诊：7月29日。输卵管结扎术后经常闭经，心烦不安，阴道干燥灼热，面色萎黄，小便频数，苔薄，脉沉细。肝肾两亏，精血衰弱，冲任亏损。再拟调补奇经，滋肾益精，以滋源固本。膏滋代煎，以便长期服用。

生熟地(各)45g　归身30g　枸杞子30g　苁蓉30g　炙龟甲30g　生牡蛎(先煎)60g　花龙骨(先煎)60g　麦冬30g　石斛30g　玄参30g　鹿角霜30g　菟丝子30g　潼沙苑30g　盐水炒补骨脂25g　覆盆子25g　制首乌30g　黄精30g　玉竹25g　鸡血藤50g　怀山药30g　马齿苋50g　生白术20g　生白芍30g　怀牛膝30g　杜仲30g　白茯苓30g　紫石英60g　小茴香20g　炙甘草20g　黄柏30g

上药共31味，用清水浸1天，去污水后，再加清水20碗，煎熬3次，收成膏滋汁，另加皮尾参30g，煎取浓汁和入搅匀；再加莲子肉500g，去皮心，煮酥和入，再加蜂蜜500g，白砂糖500g，炖烊收膏。每次1调羹，每日2次，开水冲服。

三诊：10月14日。患者来信，自述服药后精神较以往大有好转，阴道内灼热减轻，外阴部亦见滋润，逐渐恢复健康，要求续服膏滋方。拟加重滋补肾阴肾阳之药，补养奇经八脉，令之通畅。方取《温病条辨·保胎论·解难产门》之"天根月窟膏"方加减。

生熟地(各)45g　归身30g　枸杞子30g　炙龟甲30g　麦冬30g　鲜石斛50g　玄参50g　菟丝子30g　补骨脂25g　黄精45g　制首乌45g　覆盆子25g　鸡血藤50g　怀山药30g　马齿苋50g　生白术30g　党参60g　白茯苓30g　炙甘草30g　黄柏20g　小茴香20g　紫石英100g　生白芍30g　山萸肉25g　陈皮15g

上药共26味，用清水浸1天，去污水后，再加清水20碗，煎熬3次，收成膏滋汁。另用海参500g漂净煮烂，鲍鱼250g漂净，熬取清汁，一并和入膏滋内；再加莲子肉去皮心，煮烂，以熟鸡蛋黄10只捣成糊和入，最后加入鹿茸粉10g调至极匀，再加蜂蜜、白砂糖适量，并加少许防腐剂。每次1～2调羹，每日早晚各1次，开水冲服。忌饮食辛辣、醋、生冷之物，以及生萝卜、茄子等。

按：妇人以血为本，血足则冲任盈溢，月事以时下。本例患者输卵管结扎手术后发生闭经，可能是由于手术伤及气血，术后又失于调养所致。证属精血两亏，阴虚火旺，故先予以10帖药剂补益气血，滋肾柔肝；沈老自二诊给予患者服用膏方，一则为了患者服药方便，二则也因为患者精血大亏，要使气血恢复也非数日之功，自当缓缓图之，故取方《温病条辨》"天根月窟膏"加减而予之长期服用。《温病条辨》言"此方治下焦阴阳两伤，八脉告急，急不能复，胃气尚健，无湿热证者"；又特别指出"胃弱者不可与，恐不能传化重浊之药也"。本例患者脾气尚健，沈老又在原方中加入健脾益气的四君子汤，以加强患者的运化能力，故而在重投补益之下，经服用膏方 4 月余而见气血恢复之象，月事自然来临。沈老特别推荐此案，以供中医妇科同仁研究与学习。

六、经期延长

江某　女　37 岁

初诊：1975 年 5 月 28 日。月经适来两天，量少色淡，来则约 11 天，少腹隐痛，带多色黄有腥味，头晕神疲，舌苔薄腻，脉弦小。肝肾不足，冲任失调。治拟养血疏肝，滋肾束带。

大生地 30g　杭白芍 9g　炙甘草 3g　春柴胡 4.5g　黄芩 6g　益母草 15g　马鞭草 12g　青陈皮（各）3g　枸杞子 9g　黑料豆 12g　白薇 6g　制首乌 9g
7 帖

二诊：6 月 18 日。带多色黄，见稀未止，头晕目花，精神疲倦，腰酸如折，皮肤出血，月经周期约 23 天，脉沉小，苔淡白。肝肾两亏。治拟益气养血，滋肾平肝法。

党参 12g　杭白芍 9g　制首乌 12g　仙鹤草 15g　旱莲草 15g　女贞子 9g　炙龟甲 12g　鸡血藤 12g　威灵仙 12g　川断 9g　炙甘草 4.5g　芡实 12g　7 帖

三诊：7 月 30 日。7 月 23 日经来量尚正常，平日带下色黄，眩晕乏力（白细胞减少），脉濡。脾肝肾三经并亏。治拟益气健脾，滋肾平肝。

党参 9g　白术 9g　炙甘草 4.5g　陈皮 3g　熟地 12g　苁蓉 12g　制首乌 9g　黄精 20g　石楠叶 12g　仙灵脾 12g　覆盆子 15g　芡实 20g　椿根皮 10g
10 帖

四诊：8 月 13 日。经来 7 天已净，较前为好，夜寐梦多，头晕乏力，带黄欠稀，脉细小。治拟益气健脾，滋肾束带。

党参 9g　白术芍（各）9g　炙甘草 4.5g　制首乌 15g　苁蓉 9g　黄精 20g　马鞭草 9g　仙灵脾 12g　芡实 20g　陈皮 3g　椿根皮 10g
7 帖

五诊：8 月 20 日。月经提前而来，经色欠鲜，头晕目花，舌质淡，脉细小。气血两亏，冲任不足。治拟养血调经，健脾柔肝。

党参 9g　白术 9g　茯苓 9g　炙甘草 3g　当归 9g　生白芍 12g　制首乌 12g　川断 9g　杜仲 3g　陈皮 3g　益母草 9g　桑寄生 9g
7 帖

按：月经周期正常，但经期延长 7 天以上，称"经期延长"，或"月水不断"。本患者月经量少色淡，来则约 11 天，头晕神疲，少腹隐痛，属经期延长。《诸病源候论》曰："妇人月水不断者，由损伤经血，冲脉任脉虚损之故也。"加之该患者经事延长，下元又无固摄之权，故辨为冲任不足，脾肝肾三经并亏而致病。治拟养血调经,益气健脾,滋肾平肝。伴有带多色黄有腥味,是为经血日久不净,胞脉空虚,以致湿邪趁虚而入,蕴而化热,伤及带脉,发为带下,再拟滋肾束带。沈老认为医者治疗经期延长,应防其有变为漏下不止之虞,故应重视并尽早调理。

钱某　女　33岁

初诊:1991年7月25日。经行淋漓不净,已有1月,头晕乏力,纳呆,苔薄腻,脉濡细。肝脾肾三经同病。治拟柔肝健脾,滋肾固冲,养血止血。

生白术10g　生白芍20g　炙甘草10g　贯众炭20g　赤石脂(包)30g　煅牡蛎30g　炙龟甲15g　大小蓟(各)9g　仙鹤草20g　金樱子12g　玉米须20g
　　　　　　　　　　　　　　　　　　　　　　　　　　　　　　　5帖

二诊:8月4日。漏下见稀,尚未完全净止,精神略振,苔薄,脉濡细,左弦。再拟健脾升清,滋肾固冲法。

生白术10g　升麻10g　煅龙骨30g　赤石脂(包)30g　炙龟甲15g　贯众炭20g　花蕊石30g　蚤休30g　炒槐花15g　大小蓟(各)9g　金樱子12g　玉米须20g
　　　　　　　　　　　　　　　　　　　　　　　　　　　　　　　5帖

另:大补阴丸3瓶,每日2次,每次6g。

震灵丸3瓶,每日2次,每次6g。

按:本例经行淋漓不净,已有1月,伴头晕乏力纳呆,苔薄腻,脉濡细,诊为"漏下"。沈老认为:经漏不止,与肝脾肾三经关系最为密切。《傅青主女科》谓"经水出诸于肾",月经的产生以肾为先导;肝气条达,使经候如期;脾气健运,血循常道。若肾精不足,经血无以化生,肝气郁结,血脉失畅,脾失统摄,血不循常道而下溢。其治疗原则,重在缩短周期,以止血为主。故于柔肝健脾,滋肾固冲法中,加贯众炭、大小蓟、仙鹤草等止血药以截漏。

七、崩漏

陈某　女　43岁

初诊:1976年12月14日。月经17岁初潮,生育二胎,月经过多已有十余年,曾口服避孕药三合激素、丙睾、黄体酮等药物,均有效,但引起肝大,体消瘦,后停服,亦曾用中草药红参、阿胶等,效果不理想。1972年5月诊刮为子宫内膜增生。曾患过急性黄疸性肝炎。伴有内脏下垂,胃炎,肺气肿,神经衰弱等病史。平日月经量多如崩,有瘀血块,无腹痛,周期正常,7日净。妇科检查:宫颈肥大,子宫偏大,位置后倾。月经过多,来则为崩,经讯将临,血色鲜红,夹有大血块,无腹痛,经前头面烘热,舌胖,苔淡白,脉沉细。症属"功能失调性子宫出血"，已十余年，病因气血两亏，气虚血脱，冲任不固，肝、脾、肾三经同病。治拟益气摄血，补肾平肝。

党参 12g　黄芪 12g　生白术 9g　生贯众 30g　花蕊石 30g　益母草 9g　升麻 6g　生炙甘草（各）4.5g　侧柏叶 30g　怀山药 15g　川断 12g　槐花 12g　钩藤（后下）12g　　　　　　　　　　　　　　　　　　　　　　7 帖

另：震灵丹 18g，每次 4.5g，每天 2 次，连服 2 天。

二诊：12 月 21 日。月经 12 月 15 日来潮，经量较前为少，淋漓未净，头晕腰酸，四肢及周身烘热，夜寐不安，苔薄白，舌胖，脉细弦。气血两亏，冲任不固，阴虚则生内热，肝脾肾三经同病。再拟益气摄血，健脾平肝。

党参 12g　黄芪 12g　生白术 9g　杭白芍 9g　炙甘草 4.5g　贯众炭 12g　升麻 6g　侧柏叶 30g　功劳叶 12g　槐花 12g　怀山药 15g　川断 12g　白蒺藜 12g　　　　　　　　　　　　　　　　　　　　　　　　　　7 帖

三诊：12 月 28 日。经净后，精神不振，头晕腰酸，四肢周身烘热较前为轻，夜寐不安，有时心悸，苔薄腻，脉转沉细。气血两亏，肝强脾弱，肾气亦亏。再拟益气养血，健脾平肝。

党参 12g　白术芍（各）9g　旱莲草 30g　熟女贞 9g　炙甘草 4.5g　怀山药 12g　菟丝子 9g　功劳叶 12g　地骨皮 9g　玉竹 12g　柏子仁 9g　川断 12g　　　　　　　　　　　　　　　　　　　　　　　　　　　7 帖

四诊：1977 年 1 月 4 日。近日胃脘隐痛，约于天明时阵痛，精神不振，面目虚浮，苔薄，脉细弦。肝强脾弱，气滞湿阻，胃气失于和降。再拟益气健脾，和胃止痛。

党参 12g　炒白术 9g　炒白芍 12g　炙甘草 4.5g　陈皮 4.5g　茯苓 9g　铁扫帚 6g　炙升麻 4.5g　甘松 3g　炒麦芽 9g　旱莲草 15g　　　　7 帖

五诊：1 月 11 日。月经将近来潮，来则崩冲，血色鲜经，夹有大血块，腹部气坠，心烦不安，四肢酸软，苔薄，脉细弦。肝脾不和，肝藏血，脾统血，脾虚则中流无权，冲任失调。治拟益气养血，健脾平肝，固摄冲任。

党参 15g　黄芪 12g　绿升麻 6g　白术芍（各）9g　生炙甘草（各）4.5g　花蕊石 60g　贯众 30g　苎麻根 30g　侧柏叶 30g　菟丝子 9g　橘叶核（各）9g　　　　　　　　　　　　　　　　　　　　　　　　　　　　　7 帖

另：震灵丹 12g，4 帖，每日 12g，分 2 次吞服。

六诊：1 月 18 日。月经 1 月 14 日来潮，血崩之象较前好转，血块亦少，头胀不适，两腿皮肤烘热，心烦失眠，苔薄，脉沉细，弦象已平。气血两亏，气虚不能摄血，阴虚则生内热。再拟益气固摄，养血平肝。

党参 15g　黄芪 12g　升麻 4.5g　怀山药 15g　白术芍（各）9g　生炙甘草（各）4.5g　贯众炭 15g　旱莲草 30g　侧柏叶 30g　槐花 12g　地骨皮 9g　功

劳叶 12g　钩藤（后下）12g 　　　　　　　　　　　　　　7帖

七诊：1月25日。血崩较前好转，经量过多轻减，血色鲜红，血块已少，1月21日净止，面目虚浮，下肢觉热，苔薄，脉沉细。气血两亏，肝脾不和。再拟益气养血，健脾平肝。

党参 12g　黄芪 9g　升麻 4.5g　白术芍（各）9g　炙甘草 4.5g　陈皮 3g　旱莲草 30g　熟女贞 9g　炙龟甲 12g　川断 12g　功劳叶 12g　蔓荆子 9g　生麦芽 12g 　　　　　　　　　　　　　　　　　　　7帖

八诊：2月8日。功能失调性子宫出血已有十余年，来则如崩，血色鲜红，周期将近，面目虚浮，乳胸作胀，形寒肢冷，苔淡白，脉沉细。肝藏血，脾统血，肝脾不和，统藏失司。再拟举元煎加味。

党参 15g　黄芪 20g　升麻 9g　炙甘草 9g　贯众 30g　旱莲草 30g　侧柏叶 30g　白术芍（各）9g　怀山药 15g　煅龙牡（各）30g　槐花 12g　菟丝子 12g　乌药 4.5g 　　　　　　　　　　　　　　　　　　7帖

按：本例为功能失调性子宫出血，属于中医"血崩"范围。因久漏冲任损伤，不能固摄经血所致，证候分析为肝、脾、肾三经同病。沈老认为患者病久气血两亏，证情复杂，当先以脾土为本。故治疗重在益气养血，健脾和中，以固其本。而在行经时则以益气摄血，化瘀止血法，用生贯众、花蕊石、槐花及中药震灵丹等同时服用，取其标本同治。本例经过8次诊疗，目前月经过多已能控制，血崩之象已见减轻，有时仅见经量多，目前患者已基本好转，仍在继续治疗中。

陈某　女　31岁

初诊：1973年11月16日。功能失调性子宫出血已延1年余，来则如崩，夹有大血块，近日乳胸作胀，面目虚浮，色萎黄，头眩耳鸣，精神疲倦，月经将届，舌质淡，边有齿印，脉沉细。气血两亏，肝脾肾三经同病。治拟益气养血，调摄冲任。

潞党参 15g　黄芪 9g　生白术 9g　杭白芍 9g　炙甘草 9g　大生地 30g　侧柏叶 30g　槐花 12g　怀山药 12g　菟丝子 9g　煅龙牡（各）30g 　　　4帖

二诊：11月19日。症属功能失调性子宫出血，经行如崩，乳胸作胀，头晕耳鸣，面色萎黄，脉沉细带弦，舌质淡。气血两亏，冲任失摄。治拟益气养血，固摄冲任。

党参 12g　黄芪 9g　生熟地（各）9g　杭白芍 12g　炙甘草 6g　侧柏叶 30g　贯众 30g　槐花 12g　菟丝子 9g　怀山药 15g　橘叶核（各）9g 　　　5帖

三诊：11月23日。月经两三日后即将来临，来则如崩，夹有大血块，少腹胀痛不适，头眩腰酸，脉细弦。肝脾肾三经同病，冲任失摄。治拟养血柔肝，健脾摄冲。

党参 12g　黄芪 9g　大生地 30g　侧柏叶 30g　贯众 15g　广木香 6g　生白术 9g　失笑散（包煎）12g　炒黑荆芥 6g　　　　　　　　4 帖

四诊：11 月 30 日。月经延期而来，量多色紫，较历次崩冲之象为轻，头晕乏力，四肢不温，纳谷尚可，面色萎黄，苔薄白，舌质淡，脉细弦。气血素亏，气不摄血，离经之血妄行络外。治拟益气回阳，固摄血脉。

党参 15g　黄芪 9g　熟附子 6g　煅龙牡（各）30g　白术芍（各）9g　炒熟地 12g　怀山药 15g　阿胶（烊冲）12g　炙甘草 6g　炮姜炭 3g　艾叶炭 6g

4 帖

按：本例为肝、脾、肾三经同病，引起冲任失调，而导致血崩，表现为阳虚型之"功能失调性子宫出血"。因其脾肾不足，阳气不充，故见面目虚浮，面色萎黄，精神疲倦；阳气失于温运，则四肢不温，舌质淡，脉细；血虚肝旺，故见头眩耳鸣，脉兼弦象，证属气血两亏，但以阳气虚弱为主要因素。故治则重在健脾温肾、益气养血，佐以柔肝，而不单用止血之法，是其特点。脾统血，肝藏血，肾主封藏。今取健脾以升清阳，温肾以固封藏，使阳气复苏，统藏有权，兼抑肝亢，则冲任固摄，而血归其经，故其收效较速。

汤某　女　54 岁

初诊：1976 年 6 月 29 日。绝经期间，仍按期来潮，经临如崩，鲜红，第三天经量特多，约 6 天后方净。病延 4 年余，屡治未见好转，头晕目花，少腹隐痛，乳房胀痛，苔薄黄，舌质淡红，脉细弦。病因肝肾两亏，肝藏血而主疏泄，肾藏精而主封藏，封藏之职失常，导致冲任不固，证属"功能失调性子宫出血"。治拟养血滋肾，固摄冲任法。

大生地 15g　白芍 9g　生炙甘草（各）4.5g　益母草 9g　炙龟甲 12g　贯众 30g　旱莲草 30g　椿根皮 12g　川断 12g　乌药 6g　山海螺 15g　橘叶核（各）9g　失笑散（包煎）12g　　　　　　　　4 帖

二诊：7 月 5 日。月经 7 月 2 日来潮，量多崩冲，一如既往，但此次腹痛、乳房胀痛见轻，近日腰痛如折，口燥欠润。苔薄黄，舌质红，脉细微数。肾亏肝旺，冲任不固。治拟养血柔肝，滋肾固摄，佐入益气升清之法。

生熟地（各）9g　杭白芍 12g　枸杞子 9g　炙甘草 6g　黄芪 12g　陈皮 3g　旱莲草 30g　花蕊石 30g　炙龟甲 12g　麦冬 9g　怀山药 15g　川断 9g　3 帖

另：震灵丹 9g，配 3 帖，每日 9g，分 2 次吞服。

三诊：7 月 10 日。经来崩冲已净止，少腹胀满不适，腰肢酸软无力，夜寐不安。苔薄，舌质淡红，脉转濡小。气虚血脱，血失濡养胞宫，乃属虚胀。肝肾两亏，心神不宁。再拟益气养血，滋肾宁心法。

党参 12g　白术芍（各）9g　生熟地（各）9g　苁蓉 9g　怀山药 15g　川断 12g　麦冬 9g　炒枣仁 9g　炙甘草 4.5g　旱莲草 15g　熟女贞 9g　乌药 6g

4 帖

另服：雄子筵片 2 片，每月经净后 10 天，连服 15 天，每日 2 次，每次 2 片。

四诊：8 月 1 日。月经又将来潮，乳胀腹胀虽轻未平，近日伴发风疹，舌质淡红，脉濡。素体气阴两亏，肾虚肝旺，冲任不固；阴虚则内热，故发为风疹。再进益气摄血，补之摄之，防其崩冲之虞。

黄芪 12g　生熟地（各）9g　益母草 9g　白芍 12g　生炙甘草（各）4.5g 旱莲草 30g　花蕊石 30g　贯众 30g　槐花 12g　炙龟甲 12g　金石斛 12g　橘叶核（各）9g

4 帖

另：震灵丹 9g，配 4 帖，每日 9g，分 2 次吞服。

五诊：8 月 8 日。月经已延期 6 天，少腹微胀，口燥欲饮，大便欠润，苔薄腻，脉濡。肝肾两亏，胃阴不足。现拟益气养血，生津和胃法。

黄芪 12g　生熟地（各）9g　白芍 12g　益母草 12g　麦冬 9g　金石斛 12g 旱莲草 30g　花蕊石 30g　竹茹 9g　陈皮 3g　炙龟甲 12g　火麻仁 12g　生甘草 4.5g

4 帖

六诊：8 月 18 日。月经 14 日来潮，已延期 12 天，经来 4 天净止，已无崩冲之象。饮食不馨，大便干燥，苔薄腻，脉濡细。气阴两亏之质，脾胃气虚，津液乏于濡养。症情显见好转。再拟益气养血，生津和胃，巩固疗效。

太子参 12g　大生地 12g　枸杞子 9g　杭白芍 12g　生甘草 4.5g　生白术 4.5g　竹茹 9g　白薇 9g　金石斛 12g　炙龟甲 12g　黄精 12g　熟女贞 9g

7 帖

按：本例属于中医之血崩症，今称"功能失调性子宫出血"。中年妇女较多见，但在绝经期左右的老年妇女（49 岁以上），往往仍有月经周期，妇科检查无器质性病变，而周期紊乱和流血量多，即属此类血崩。沈老认为本例的病机为肝肾不足、封藏不固，为阴虚型血崩，故治则始终以益气滋肾、平肝止血为主。同时，每月兼服中草药成药"雄子筵浸膏片"，而获得较快的治愈效果。经追访，患者月经绝止，体力康复，能正常操持家务。

任某　女　49岁

初诊：1976 年 3 月 20 日。功能失调性子宫出血已有 3 年，来潮则血崩，继则淋漓不净，经服中西药后尚未见好，或者闭经不来，来潮血崩又作，已有日余不止，少腹隐痛，腰部酸软，心慌自汗，不能起床，苔薄腻，舌尖红，脉沉濡。气虚血脱，冲任失调，脾统血，肾藏精，更年期精血失于统藏所致。治拟益气健脾补肾，增强统藏之本。

党参 12g　黄芪 12g　白术 9g　杭白芍 18g　煅牡蛎（先煎）30g　煅龙骨（先煎）30g　苎麻根 30g　贯众炭 15g　鹿衔草 30g　升麻 9g　生炙甘草（各）4.5g　麦冬 9g　　　　　　　　　　　　　　　　　　　　　　7帖

二诊：3月27日。服前方后，血崩3天止，微有漏红，头晕心悸，两腿乏力，腰部酸软，苔薄腻，脉濡细。气为血帅，气虚血脱，气足则血固。再拟益气养血，固摄冲血。

党参 15g　黄芪 12g　白术 9g　杭白芍 15g　煅牡蛎（先煎）30g　升麻 9g　鹿衔草 30g　侧柏叶 30g　熟地 12g　槐花 9g　生炙甘草（各）4.5g　麦冬 9g　杜仲 12g　荷叶 1角　　　　　　　　　　　　　　　　　　　　　7帖

三诊：4月3日。崩漏均已净止，神疲乏力，大便干燥，苔薄腻，脉濡缓，气血两损，冲任不固，防其复发。再拟益气养血，补肾固冲。

党参 15g　黄芪 12g　白术芍（各）9g　煅牡蛎（先煎）30g　升麻 9g　炙甘草 9g　旱莲草 30g　生熟地（各）9g　槐花 9g　炙龟甲 12g　苁蓉 12g　火麻仁（打）12g　杜仲 12g　青陈皮（各）3g　　　　　　　　　　　　7帖

四诊：5月29日。崩漏止后，头晕乏力，精神疲倦，胸闷不舒，纳食不佳，腰肢酸软，夜寐不安，气血两损，尚未康复，苔薄白而腻，脉濡缓。脾虚肾衰。再拟益气健脾，补肾固本。

党参 12g　白术芍（各）9g　茯苓 9g　陈皮 3g　川断 9g　金狗脊 12g　桑寄生 9g　稽豆衣 9g　白蒺藜 12g　淮小麦 15g　谷麦芽（各）9g　　　7帖

按：本案"功能失调性子宫出血"日久，气随血脱。沈老首剂采用补中益气汤（《脾胃论》）合安冲汤（《医学衷中参西录》）加减，继以益肾养血治病之本。体现了沈老遵循"急则治其标，缓则治其本"的治疗原则。如此反复调治3月余，患者崩止经调，精神渐佳，纳食亦增，腰肢酸软大减，心慌自汗消失，逐渐康复。

八、痛经

孙某　女　30岁

初诊：1976年9月3日。经行腹痛不止，已有半年之久，痛则牵及两侧，腰酸如折，带多色白，苔薄，边有齿印，脉濡细，胸闷嗳气。肝脾气滞，冲任不和，湿热壅阻。治拟健脾疏肝，理气止痛法。

赤白芍（各）9g　生甘草 4.5g　党参 9g　生白术 9g　青陈皮（各）4.5g　煅

代赭石30g　紫石英（先）15g　红藤30g　失笑散（包）12g　川楝子9g　延胡索9g　金狗脊12g　石菖蒲9g　　　　　　　　　　　　　　　　3帖

　　二诊：9月10日。经行腹痛未作，腰酸带下，左侧少腹胀痛，有结块样，苔中黄腻，脉濡细。肝胃不和，气滞瘀阻大肠。再拟疏肝和胃，活血理气法。

　　赤白芍（各）9g　生甘草4.5g　柴胡4.5g　川椒9g　红藤30g　泽漆12g　枳壳9g　桃仁9g　炙乳没（各）4.5g　乌药9g　代赭石30g　制军炭4.5g　木香6g　六曲12g　　　　　　　　　　　　　　　　　　　7帖

　　按：本例为气滞湿阻型痛经。沈老用赤白芍、党参、生白术、青陈皮、川楝子、六曲健脾疏肝，红藤、失笑散、延胡索、石菖蒲、木香活血理气止痛，金狗脊、紫石英、川椒温阳散寒。患者经服3剂经行腹痛即愈，为巩固疗效，续用疏肝和胃、活血理气法调理。

于某　女　21岁

　　初诊：1976年8月31日。月经失调，时而延迟，近期推迟9天来临，来则腹痛，经量过多夹血块，苔淡白，脉弦。肝脾不和，冲任失调，气滞血阻。治拟养血活血，疏肝理气。

　　当归12g　川芎9g　赤芍12g　紫石英（先煎）30g　川楝子9g　小茴香9g　白术6g　青陈皮（各）4.5g　桃仁9g　路路通9g　橘叶核（各）9g　　4帖
　　注：服后痛经已愈。

　　按：本例沈老以四物汤为基本方，加用养血活血，疏肝理气药治疗痛经，收效甚佳。方中青皮、陈皮同用为沈老一大用药特色，乃取青皮之疏利肝气，而陈皮调和脾胃之气，二药同用，则肝脾之气调和矣。

李某　女　20岁

　　初诊：1975年8月20日。月经将临，来则腹痛甚剧，乳胸胀痛，头眩腰酸，心烦失眠，大便时溏，舌质淡红，脉滑。肝旺脾弱，气滞不利，冲任失调。治拟和营调经，理气止痛。

　　益母草9g　泽兰叶9g　川楝子9g　紫石英（先）15g　白术芍（各）6g　生白芷9g　胡芦巴9g　炙甘草3g　柴胡4.5g　娑罗子9g　石菖蒲6g　5帖

　　二诊：9月27日。目前服药之后，痛经已轻，乳房作胀平，头痛时作，心烦失眠，舌淡白，脉沉小。肝旺脾弱，冲任不调。再拟养血活血，健脾疏肝。

　　当归9g　川芎6g　白术芍（各）9g　紫石英（先煎）30g　炙甘草4.5g　青陈皮（各）4.5g　胡芦巴6g　生白芷9g　淮小麦30g　橘叶核（各）9g　　5帖

三诊：11月7日。月经本月1日来潮，量色较前正常，未见腹痛，伴有头痛作泛，苔薄，舌质淡红，脉沉小。肝脾不足，冲任欠调。再拟养血摄冲，和胃潜阳，以臻和平。

熟地12g　白芍12g　炙甘草4.5g　竹茹9g　陈皮3g　稽豆衣9g　淮小麦30g　钩藤（后下）12g　蔓荆子12g　绿萼梅4g　　　　　　　5帖

按：本例为少女寒性痛经，胞宫失于温煦，故重用紫石英、胡芦巴等温阳补肾之品以散寒暖宫。服药后虽痛经立止，却引动厥阳上升，胃气不和，故改用橘皮竹茹汤加减，而臻和平。正如孙子兵法曰："智者之虑，必杂以利害。"诚以智者能虑之慎之，乃得其利，斯谓法之通变也。

郝某　女　25岁

初诊：1976年4月1日。痛经已有10年，经量经色均尚正常，夹有小血块，来潮时泛吐频作，两膝下酸疼异常，时有乳胀，即将来潮，苔淡白，脉沉小。肝脾气滞，冲任不和。治拟养血活血，理气止痛。

泽兰叶12g　川芎9g　赤白芍（各）9g　苍白术（各）9g　姜竹茹9g　青陈皮（各）4.5g　紫石英（先煎）30g　胡芦巴9g　川楝子9g　怀牛膝9g　柴胡4.5g　娑罗子12g　橘叶核（各）9g　　　　　　　10帖

二诊：6月27日。月经每月初来潮，经痛轻减，泛吐已止，舌质淡红，脉沉小。肝脾不和。再拟养血调经，疏肝理气法。

当归9g　川芎9g　泽兰叶12g　赤白芍（各）9g　竹茹9g　青陈皮（各）3g　紫石英（先煎）30g　胡芦巴9g　川楝子9g　柴胡3g　橘叶核（各）9g　　8帖

按：傅青主言："肝属木，舒则通畅，郁则不扬，经欲行而肝不应，则抑拂其气而瘀生。"本案属气滞型痛经。其症状多可见经前或经期少腹胀痛，乳胸作胀，心烦失眠、嗳气呕恶等，沈老认为此型痛经多因情志不畅等引起，而致肝郁气滞，气机不利，血行受阻，冲任络脉不和，经血滞于胞中，不通则痛。沈老治以当归、熟地、川芎、益母草、泽兰叶等养血活血，白术、淮小麦、陈皮、竹茹等健脾止呕，紫石英、胡芦巴、橘叶核等温肾止痛，青皮、川楝子、绿萼梅、柴胡等疏肝调经，配伍颇为恰当。

李某　女　39岁

初诊：1976年3月12日。向有痛经，服药后减轻，2月闭经，3月4日来潮，6天净止，腰背酸疼，带下绵绵，苔薄，脉濡细。肝肾不足，冲任充盈无余，气血两亏。治拟益气养血，温肾疏肝。

党参 9g　白术芍（各）9g　当归 9g　丹参 9g　夜交藤 15g　红藤 30g　败
酱草 15g　金狗脊 12g　菟丝子 10g　平地木 30g　川楝子 9g　威灵仙 9g　石
菖蒲 9g　　　　　　　　　　　　　　　　　　　　　　　　　　　　　　7 帖

另：河车大造丸 120g，每日 12g，分 2 次吞服。

二诊：4 月 1 日。服药后痛经有所减轻，带下已稀，腰肢酸软，心烦不安，
心神不宁，大便易溏，苔薄，脉濡细。脾虚湿阻，水不涵木，心肝火旺。再拟养
正健脾，疏肝止痛，佐以清心安神法。

党参 9g　白术芍（各）9g　丹参 9g　焦山栀 6g　夜交藤 15g　朱茯神 9g
川楝子 9g　平地木 30g　红藤 30g　蔓荆子 9g　白蒺藜 12g　金狗脊 12g　菟
丝子 12g　鸡内金 12g　石菖蒲 9g　　　　　　　　　　　　　　　　　　7 帖

三诊：4 月 17 日。月经适来，无腹痛，近日因感冒而咳嗽、头痛、头晕、作
泛，苔黄腻，舌质红，脉滑。风热外侵，肺气失清。再拟祛风宣化，和营调经法。

北沙参 12g　桑叶皮（各）6g　光杏仁 9g　黄芩 9g　开金锁 15g　茯苓 9g
川楝 9g　竹茹 9g　鸡苏散（包煎）15g　连翘壳 9g　卷心竹叶 12g　　　3 帖

按：《景岳全书·妇人规》言："经行腹痛，证有虚实。实者，或因寒滞，或因
血滞，或因气滞，或因热滞；虚者，有因血虚，有因气虚。"临床治疗痛经，必须
辨其虚实，而后论治，实者虚之，虚者实之；本例为气血两亏痛经，沈老拟益气
养血，健脾疏肝之法，三诊已无腹痛。可以看出，沈老在治疗痛经的过程中，
十分注重脾胃的调理；沈目南在《金匮要略编注》中说："五脏六腑之血，全赖
脾气统摄。"月事之正常与否，当然与脾胃息息相关。这也从一个侧面反映出
沈老对于李东垣的"脾胃论"是非常重视的。

吴某　女　22 岁

初诊：1976 年 6 月 20 日。月经约月初来潮，经常剧烈腹痛，症属膜样痛
经，心烦，腰酸，口臭，苔薄腻，根厚，脉濡。脾肾不足，心肝火旺，阴阳失调。
治拟养血调经，平肝和胃，佐入温肾泻心，调理阴阳之品，以观动静。

当归 9g　川芎 6g　丹参 12g　赤白芍（各）9g　白檀香 3g　荜茇 6g　煅
乌贼骨 30g　代赭石 30g　胡芦巴 9g　石楠叶 12g　川贝母 6g　石菖蒲 9g
川连 1.2g　肉桂（研末化服）0.6g　　　　　　　　　　　　　　　　　　5 帖

二诊：7 月 23 日。月经上月 28 日来潮，腹痛呕吐见轻，脉濡左弦。再拟
暖宫理气，和胃降逆。

川连 0.9g　川贝 1.5g　肉桂 0.9g　荜茇 1.2g　　　　　　　　　　　　3 帖
四味研细末，每日 3 次，每次 1.5g。

另：艾附暖宫丸 240g，每日 12g，分 2 次吞服。

三诊：8月29日。经来腹痛，呕吐较前轻减，少腹觉胀，苔垢腻，脉濡左弦。肝郁气滞，脾弱湿阻。再拟疏肝解郁，健脾化湿法。

当归12g　赤芍12g　泽兰叶12g　川楝子9g　延胡索9g　盐水荜茇9g　代赭石30g　胡芦巴9g　石楠叶12g　苍白术（各）4.5g　白檀香4.5g　生苡仁12g　方通草3g　　　　　　　　　　　　　　　　　　　　　　　7帖

四诊：9月21日。上月经讯超前10天，经临腹痛有所减轻，呕吐亦稀，小便频数，苔根薄腻，脉濡。肝强脾弱，胃气不和。仍防痛甚呕吐，再拟养血调经，健脾柔肝法。

全当归9g　苏木9g　赤白芍（各）9g　生白术9g　荜茇9g　胡芦巴12g　小茴香6g　延胡索9g　乌药9g　怀山药15g　煅代赭石30g　川贝6g　石菖蒲9g　　　　　　　　　　　　　　　　　　　　　　　　6帖

五诊：10月12日。月经于本月1日来潮，腹痛呕吐未见发作，证明病情已有好转，但经量过多，仍有膜样脱落，腰酸带下。肝脾肾三经同病。再拟健脾补肾，疏肝止带法。

怀山药15g　芡实15g　生白术9g　陈皮4.5g　川断12g　金狗脊12g　黄精12g　菟丝子9g　桑寄生9g　制香附9g　生贯众9g　煅乌贼骨9g　7帖

按：膜样痛经，其痛甚剧，多伴有呕恶症状，其临床特征为经行时腹痛剧烈，于行经的第2、3天有大小不等或整块的膜片随同经血一起脱落，腹痛即见缓解，至下次经行复发，其属于严重痛经，患者极为痛苦。沈老认为膜样痛经多因于寒湿客于胞宫，经脉受阻而气血不畅，血瘀气滞，不通则痛，往往由于肝郁化火犯胃而呕恶不止，故多表现为上热下寒的虚中夹实证。其治疗应从肝脾肾三经入手，清上暖下，平肝和胃。方中川连、肉桂的配伍正体现了清上暖下的主要治则；川贝性味苦甘，微寒，能化脾中痰湿而顺气止呕；至于荜茇、小茴香、胡芦巴、延胡索、白檀香、金狗脊、石楠叶等，皆为暖宫止痛而设，配合适当，其效甚佳。

九、经行头痛

陶某　女　23岁

初诊：1976年5月16日。月经12岁初潮，每月经临则头痛偏左，经来时常延迟，夜寐多梦，口燥肢乏，苔薄腻，脉弦细。肾亏肝旺，胃气不降，适值经临3天。治拟养血活血，平肝和胃。

全当归12g　川芎15g　赤芍9g　桃仁12g　生白芷9g　生决明子（打）15g　紫石英（先煎）30g　蔓荆子9g　路路通12g　紫丹参9g　淮小麦30g　丹皮9g　　　　　　　　　　　　　　　　　　　　　　　　4帖

二诊：5月20日。头痛偏左，头脑昏沉嗜睡，脐周围隐痛时作，胸闷作泛，夜寐惊悸不安，苔薄腻，脉弦细。血虚肝旺，虚阳易升，夹痰浊蒙蔽清窍。再拟养血平肝，和胃理气。

山羊角（先煎）30g　当归9g　川芎15g　苦丁茶9g　代赭石（先煎）30g　生白芷2g　石楠叶12g　蔓荆子9g　陈胆星9g　旱莲草30g　桂枝尖4.5g　石菖蒲9g　椿根皮12g　　　　　　　　　　　　　　　　　　　4帖

三诊：5月24日。头痛偏左，眉棱骨痛，头脑昏视不适，特别于经临前后头痛，性急便结，舌苔淡白，脉细濡。脑为诸阳五会，肝阳化风上扰清空。再拟清头目，以息风阳，佐入和胃降浊之品。

当归12g　生地12g　川芎30g　赤芍9g　桃仁12g　红花4.5g　柴胡9g　羌独活（包）4.5g　黄芩9g　细辛3g　鬼针草30g　车前草12g　怀牛膝9g　陈皮4.5g　枳壳6g　　　　　　　　　　　　　　　　　　　　4帖

按：每逢经期或行经前后，出现以头痛为主症者，称为"经行头痛"，临床较为多见。本例每月经临则头痛，经期延迟，又适值经临3天，为经行时精血下注冲任，阴血不足，脑失所养，肝气郁滞，经行时冲气偏旺，气血随冲气上逆而致头痛。久病肾阴虚不能上济心阳，心肾不交，则夜寐多梦。苔薄腻，胸闷作泛，为湿阻中焦，胃气不降。故沈老治拟养血活血，平肝和胃。选用桃红四物汤，并根据头痛的部位加蔓荆子、生白芷、柴胡等辛散定痛，对经久不愈属诸清阳被蒙者加桂枝、细辛温通阳气，散寒止痛以除久疾。方中鬼针草，俗名婆婆针，性味苦平，功能清热解毒，活血散瘀，擅治头部疾病，常可配伍川芎、丹参同用。

冯某　女　39岁

初诊：1994年10月5日。经前头痛偏右侧，痛则抽跳，牵及头顶，久而不平，闻香味则头痛作泛，甚则呕吐，苔薄腻，脉细弦。肝亢犯胃，失于和降。治拟柔肝潜阳，和胃降浊。

紫丹参15g　生石决明（先煎）30g　代赭石（先煎）30g　生白芍15g　明天麻12g　白蒺藜15g　蔓荆子10g　生甘草6g　陈皮4g　滁菊花4g　荷叶15g　方通草4g　　　　　　　　　　　　　　　　　　　　　　3帖

二诊：11月28日。经前头痛，有时上升巅顶，舌质淡白，脉细缓。血虚血瘀，肝阳上升。再拟养血化瘀，平肝止痛。

紫丹参15g　大生地15g　生白芍15g　藁本6g　生白芷6g　生甘草10g　白蒺藜15g　稽豆衣10g　明天麻10g　蔓荆子10g　荷叶边12g　　3帖

三诊：12月16日。服药后经前头痛有所减轻，痛甚则上行头顶，经量中，舌质淡红,脉细缓。血虚肝旺,虚阳易升。再拟养血柔肝,而潜虚阳。

紫丹参 15g　大生地 12g　生白芍 15g　明天麻 12g　白蒺藜 15g　稽豆衣 10g　生白芷 10g　钩藤(后下)12g　蔓荆子 10g　夜交藤 15g　黄精 20g　荷叶边 12g　　　　　　　　　　　　　　　　　　　　　　　　7帖

按:冯案为经行肝火头痛。经前头痛偏右侧,痛则抽跳,牵及头顶,久而不平,为素体肝阳偏亢,又经临气火偏旺,肝火易随冲气上逆而致头痛。闻香味则头痛作泛,甚则呕吐,苔薄腻,脉细弦。肝气横逆犯胃,失于和降。沈老认为,本病主要是气血为病,故选用紫丹参、大生地、生白芍、代赭石、明天麻、白蒺藜以养血化瘀,柔肝潜阳为主,陈皮兼以和胃降浊,藁本治厥阴头痛。服药后经前头痛有所见轻,药效渐显。

张某　女　34岁

初诊:1995年10月6日。经行头痛已有1年,痛甚则昏晕不适,或泛恶升气,伴乳胀,苔白腻,脉细弦。血虚肝亢,症属血管性头痛。治拟养血平肝,和胃顺气法。

1. 经行服方　紫丹参 15g　制首乌 15g　枸杞子 12g　竹茹 10g　青陈皮(各)4g　藁本 6g　蔓荆子 10g　仙半夏 10g　明天麻 10g　白蒺藜 15g　苦丁茶 10g　钩藤(后下)12g　煅代赭石 20g　生甘草 6g　石菖蒲 10g

　　　　　　　　　　　　　　　　　　　　4帖(经前2~3天前服)

2. 平日服方　紫丹参 15g　川芎 10g　大生地 15g　仙半夏 10g　青陈皮(各)4g　生白芷 10g　白蒺藜 15g　生白芍 15g　蔓荆子 10g　稽豆衣 10g　绿萼梅 4g　生甘草 6g　荷叶边 1圈　　　　　　　　　　　　7帖

二诊:1996年1月1日。经行前3天,头痛头晕,脑后作胀且冷,胸乳亦胀,苔薄腻,脉细弦。血虚肝旺,清阳失展,夹有血瘀。再拟养血活血,疏肝息风。

紫丹参 20g　川芎 10g　赤白芍(各)10g　竹茹 10g　青陈皮(各)4g　藁本 10g　煅代赭石 30g　明天麻 15g　漏芦 15g　木馒头 10g　生甘草 10g　川楝子 10g　苦丁茶 10g　枸杞子 12g　石菖蒲 10g　　　　　　　　14帖

另:小金丹 5盒,每日1小瓶。

三诊:2月8日。经行量较多,头晕头痛,药后见轻,乳胀已平,苔薄,脉细弦无力。血虚肝亢,清阳失展,脑后觉冷为肾阳不足。再拟养血疏肝,补肾温阳法。

紫丹参 20g　川芎 10g　枸杞子 15g　黄精 30g　明天麻 15g　鹿角霜 12g　生甘草 10g　杜仲 15g　苦丁茶 10g　炒补骨脂 10g　生白芷 20g　石菖蒲 10g　蔓荆子 10g　　　　　　　　　　　　　　　　　　　　　　14帖

按：本例经行头痛主要由血虚肝旺所致，血虚则头部络脉空虚，寒邪外犯，肝旺则上扰清空，故其证实为虚实夹杂，治以平肝潜阳及祛风散寒为主；沈老又认识到脑后觉冷乃由于患者肾阳不足所致，故在三诊中配以补肾温阳药物，促使肾之髓海充盈，则肾气旺盛而寒邪难于再犯。

十、经行瘾疹

黄某　女　34岁

初诊1985年8月26日。本次月经于8月20日来潮，带多色黄，经后手臂臀部发出红斑，发热作痒，每次月经后发生3次之多，收敛后即觉脐上锥痛，手掌肿胀，痛时胸闷泛吐，大便干结异常，苔薄腻，脉弦细。肝胃不和，热郁营分，血瘀络脉。治拟活血化瘀，疏肝和胃，佐以清营之品。

当归10g　大生地20g　水牛角（先煎）30g　丹皮10g　桃仁10g　败酱草30g　川楝子15g　紫草15g　刘寄奴12g　天仙藤30g　泽泻12g　煅代赭石30g　羊蹄根15g　石菖蒲10g　　　　　　　　　　　　　7帖

二诊：9月2日。少腹右侧作胀隐痛，近日来见发作红斑等现象，大便1～2次，苔薄黄，脉细滑。厥气不和，上行至胃，则作泛而痛，下行则腹痛剧，夹热郁营分。再拟疏肝泄肝，清营化瘀。

1. 当归10g　赤白芍（各）10g　水牛角（先煎）30g　丹皮10g　紫草15g
红藤30g　败酱草30g　川楝子15g　天仙藤30g　枳壳10g　炒五灵脂12g
煅代赭石30g　干地龙30g　炒黑丑15g　小青皮9g　　　　　　　　7帖

2. 服完后，前方加毛冬青30g　土茯苓30g　粉葛根15g　　　　　3帖

另：水牛角粉1瓶，每次服一小咖啡匙，温开水化服，日服2次。

三诊：9月9日。经净后，每旬日一发，臀部或手臂红肿焮痛，皮肤发热作痒，最近服药后有所减轻，仍防再发，苔薄腻，脉弦滑，伴有胃痛。湿热内阻，溢于络脉。再拟活血凉血，疏肝止痛，通利络脉法。

丹参15g　大生地15g　丹皮10g　毛冬青30g　土茯苓30g　粉葛根15g
川楝子12g　天仙藤30g　忍冬藤15g　漏芦20g　连翘壳12g　紫花地丁30g
生苡仁12g　生甘草9g　　　　　　　　　　　　　　　　　　　7帖

四诊：9月16日。经后第三次红肿散发于四肢躯干，大小便不畅，苔薄，脉弦滑。湿热郁于营分，散于四肢。再拟凉血疏络，化湿消肿法。

大生地20g　紫草20g　丹皮12g　桃仁12g　毛冬青30g　天仙藤30g
汉防己15g　晚蚕沙（包煎）15g　葶苈子（包煎）12g　川楝子9g　连翘壳12g
石韦15g　干地龙30g　　　　　　　　　　　　　　　　　　　　5帖

另：当归龙荟丸15g，分3次吞服。

五诊：9月22日。四肢焮肿退后，脘中作胀，食欲减退，防其红肿复发之

弊，苔薄腻，舌尖红，脉弦细。心肝火旺，湿热郁于营分，胃气不和。再拟清泄营分湿热之邪，疏利血脉之品。

大生地 20g　赤白芍（各）9g　川槿皮 9g　知母 9g　青防风 9g　连翘壳 12g　忍冬藤 15g　川楝子 10g　路路通 12g　毛冬青 30g　汉防己 15g　晚蚕沙（包煎）15g　粉葛根 15g　泽漆 15g　炒谷麦芽（各）9g　　　　　　7 帖

另：当归龙荟丸 70g，每日 10g，分 2 次化服。

六诊：9 月 29 日。此次 9 月 26 日于左臀大腿股红肿，但较以往为轻，一般情况尚良，伴有黄带有腥臭味，苔薄，脉濡细。心肝火旺，湿热郁于营分，得有化散之机。再拟健脾化湿，清营泻火法。

苍术 9g　黄柏 9g　知母 9g　川槿皮 10g　赤芍 15g　丹皮 9g　忍冬藤 30g　连翘壳 12g　川楝子 9g　毛冬青 30g　鸡血藤 30g　粉葛根 15g　防风 9g　汉防己 15g　泽漆 15g　生甘草 9g　　　　　　14 帖

另：水牛角粉 3 瓶，服法同前。

龙胆泻肝丸 240g（1 袋），每服 6g，日服 2 次。

按：经行瘾疹，又称"经行痞瘤""经行风疹块"，患者经行即皮肤起疹如粟，或如丹毒，痒痛无常，甚者出现皮肤脓水淋漓，发热烦渴等症。本例经后手臂臀部发出红斑，发热作痒，锥痛，手掌肿胀，痛时胸闷泛吐，大便干结异常，平素带多色黄，苔薄腻，脉弦细。初诊沈老辨为肝胃不和，热郁营分，血瘀络脉。用当归、桃仁、丹参等活血化瘀，川楝子、刘寄奴疏肝和胃，佐以大生地、水牛角、丹皮等清营之品。三诊时服药后有所减轻，仍防再发，审苔薄腻，脉弦滑，且伴有胃痛。是为湿热内阻，溢于络脉。再拟大生地、紫草、毛冬青等活血凉血，川楝子、汉防己疏肝止痛，路路通、漏芦通利络脉，生苡仁、土茯苓等健脾化湿。

邱某　女　25 岁

初诊：1977 年 2 月 21 日。月经前后发出红斑，面部四肢以及腰部，感觉微痒和溃疡结痂，苔黄腻，脉濡滑。肝热脾湿，横溢肌表。治拟活血清营，淡渗湿热法。

生地 9g　赤芍 12g　丹皮 9g　紫草 30g　苍白术（各）6g　黄柏 9g　连翘壳 12g　地肤子 12g　白鲜皮 12g　怀牛膝 9g　土茯苓 15g　晚蚕沙（包）12g　　　　　　10 帖

二诊：5 月 29 日。月经前后发出红斑，且有溃烂之象，感觉发痒，面部四肢均有。肝脾不足，湿热溢于皮肤。再拟活血清营，淡渗湿热法。

紫草 30g　苦参片 30g　赤芍 12g　苍白术（各）9g　蝉衣 15g　地肤子

12g 积雪草 30g 滑石块 15g 白鲜皮 15g 葎草 30g 生甘草 6g 　　　7 帖

另：炉甘石洗剂，外搽。

三诊：9 月 3 日。月经前后发出红斑，面部四肢以及腰部，且觉微痒，据来信自诉似有好转。再拟养血活血，健脾化湿法。

川芎 9g 当归 9g 鸡血藤 30g 赤芍 9g 苍白术（各）9g 连翘壳 12g 地肤子 12g 土茯苓 15g 蝉衣 15g 陈皮 6g 苦参片 15g 白鲜皮 12g 14 帖

四诊：2 月 19 日。月经前后发出红斑，面部已除，现发于四肢，苔薄腻，脉濡，经水适净。再拟养血活血，健脾化湿法。

当归 9g 鸡血藤 30g 赤白芍（各）9g 槐花 9g 苍白术（各）9g 连翘壳 12g 土茯苓 15g 苦参片 15g 丹皮 6g 生苡仁 12g 陈皮 6g 　　　7 帖

按：《陈素庵妇科补解》言："阳明主肌肉，风热客之则发斑……经行则血虚，血虚则生内热，加于风邪客热乘虚而入，聚于阳明，此斑之所发也。"本例月经前后发出红斑，苔黄腻，脉濡滑。沈老以川芎、当归、鸡血藤、赤芍等养血活血，苍白术、连翘壳、土茯苓、苦参片、丹皮、生苡仁、陈皮、地肤子、苦参片、白鲜皮健脾化湿，蝉衣祛风除斑，四诊而红斑渐愈。

郭某　女　38 岁

初诊：1982 年 11 月 21 日。风疹时发，每于经后频发，伴有蛔虫，苔薄黄，脉濡。热郁营分。治拟清营息风，佐以杀虫之品。

丹参 12g 细生地 20g 丹皮 6g 紫草 12g 地肤子 9g 蝉衣 4.5g 苦楝根皮 12g 乌梅 6g 炙甘草 6g 忍冬藤 15g 六一散（包煎）15g 晚蚕沙（包煎）12g 　　　5 帖

二诊：11 月 28 日。风疹每发于经后，精神疲倦，夜寐欠安，苔薄，脉濡。血虚营热，心神不安。再拟养正和胃，清心安神。

太子参 9g 丹参 9g 麦冬 12g 五味子 6g 炙甘草 6g 紫草 12g 带心连翘壳 9g 生熟地（各）6g 生白芍 9g 鸡血藤 15g 地肤子 9g 石菖蒲 9g 　　　7 帖

三诊：12 月 7 日。风疹发于经后，仍有发作而稀，平日皮肤干燥，夜寐略安，有蛔虫，目前腹痛突发不严重，苔薄，脉濡。血虚生风，风阳化燥。再拟养血润肤。

大生地 15g 功劳叶 15g 地骨皮 9g 地肤子 12g 白鲜皮 9g 蝉衣 4.5g 紫草 12g 赤白芍（各）12g 乌梅 6g 炙甘草 6g 鸡血藤 12g 忍冬藤 12g 　　　7 帖

四诊：12 月 16 日。月经适来，量不多，风疹未见发作，仅见稀小之疹，苔薄腻，脉弦细。血虚肝旺之质。再拟养血调经，滋肾疏肝。

当归9g　赤白芍（各）9g　川芎6g　功劳叶12g　大生地12g　鸡血藤15g　丹皮6g　地肤子9g　桑寄生12g　金狗脊12g　钩藤（后下）12g　生甘草6g　　　　　　　　　　　　　　　　　　　　　　　　　　　5帖

五诊：12月24日月经于16日来潮，5天净止，经量不多，经后仍有少量风疹发出。血虚生风，风热横溢肌肤，夹有虫积，脉弦细。再拟养血息风，佐以杀虫之品。

制首乌12g　黄精15g　功劳叶15g　乌梅6g　炙甘草9g　炒使君子肉12g　白雷丸9g　鸡血藤12g　熟女贞9g　党参9g　稽豆衣9g　白蒺藜12g　　　　　　　　　　　　　　　　　　　　　　　　　　　7帖

六诊：1983年1月3日。风疹未见发作，面有虫积色斑，脉弦细。病久肝阳偏亢，风热横溢所致。再拟养阴息风，佐以酸味饮片。

制首乌12g　旱莲草15g　熟女贞9g　功劳叶12g　乌梅6g　炙甘草9g　白雷丸9g　炒使君子肉12g　鸡血藤12g　稽豆衣9g　白蒺藜12g　生麦芽12g　　　　　　　　　　　　　　　　　　　　　　　　　　　7帖

七诊：1月14日。月经适来不多，无腹疼，也未见风疹，素体阴虚，苔薄腻，脉弦细。再拟养血调经，平肝潜阳，佐以和胃之品。

丹参9g　川芎6g　白术芍（各）6g　制香附9g　炙甘草9g　黄精12g　鸡血藤12g　桑寄生12g　金狗脊12g　焦楂肉12g　青陈皮（各）3g　炒谷麦芽（各）12g　　　　　　　　　　　　　　　　　　　　　　　　3帖

八诊：1月20日。经行已净2天，无腹疼，未见风疹之疾，精神不振，苔薄腻，脉转濡细。素体阴虚。再拟养正补血，平肝和胃法。

太子参12g　白术芍（各）6g　熟地9g　黄精15g　炙甘草9g　麦冬9g　桑寄生9g　菟丝子9g　竹茹9g　陈皮3g　生麦芽12g　石菖蒲9g　　5帖

按：本案风疹发于经后，平日皮肤干燥，夜寐欠安，初诊时苔薄黄。沈老认为：此例经后风疹，是因素体阴虚，加之经后营阴不足，血虚生风，风热相搏，邪郁肌腠而致。故辨为热郁营分，血虚生风，风阳化燥。选《证治准绳》之当归饮子加减，选用当归、制首乌、赤白芍、川芎、大生地、鸡血藤、丹皮、钩藤、白蒺藜等以养血润肤，清营息风。因患者夹有虫积，故随症加用生麦芽、竹茹、陈皮、乌梅等和胃安蛔。如此诊疗7次，风疹痊愈。

十一、经行乳胀

周某　女　34岁

初诊：1976年3月19日。经前乳房作胀结块，甚则胀痛蔓延至腋下，导致淋巴结肿胀,适值经临,经量时多时少,少腹有轻度胀痛,大便溏薄,苔薄,脉濡。肝脉上行乳中,脾肾不足,肝气失于疏泄。治拟养血疏肝,补益脾肾法。

当归9g　川芎9g　白术12g　赤芍9g　路路通12g　柴胡4.5g　制香附9g　川断12g　仙灵脾9g　橘叶核(各)9g　鹿角粉(分2次化服)3g　　　　7帖

二诊:4月16日。经前乳胀较前轻减,月经周期将届,平日经量不多,来时少腹隐痛,便溏已结,苔薄,脉濡。肝脾肾三经同病,肝气疏泄之机失常。再拟养血疏肝,健脾补肾,佐入和络之品。

当归12g　川芎9g　白术9g　赤白芍(各)9g　柴胡6g　炙甘草4.5g　留行子9g　川楝子9g　路路通12g　制香附9g　干地龙12g　仙灵脾9g　鹿角粉(分2次化服)3g　　　　　　　　　　　　　　　7帖

三诊:5月18日。月经周期已近,经前两乳胀痛逐渐轻退,结块已消,经来腹内隐痛,大便正常,苔薄,脉濡。血虚肝旺,厥气得有疏泄之机,脾肾不足。既见效机,再拟养血疏肝,调益脾肾,以固其本。

当归9g　川芎9g　大生地12g　赤白芍(各)9g　柴胡4.5g　白术9g　怀山药15g　制香附9g　路路通12g　川断12g　仙灵脾9g　橘叶核(各)9g　　　　　　　　　　　　　　　　　　　　　　7帖

按:经前乳胀为临床妇科常见病之一。主要症状为经前期乳房胀痛,或有肿块,月经来潮后消失,为周期性发作。患者病因肝气郁结,胃络不通所致。沈老指出,朱丹溪《格致余论》乳硬论有"乳房阳明(胃)所经,乳头厥阴(肝)所属"之说,因足厥阴肝经之支脉经过胃之络脉,上循乳中乳头,布于胁肋乳房部位,故乳房属于肝胃二经之络脉。

本例患者月经前两乳房均见胀痛,来潮后消失,病因以肝气失于疏泄为主,故治拟养血疏肝法为主。

第二节　带　下　病

一、白带

项某　女　60岁

初诊:1981年3月8日。带下绵绵,劳累则作,感冒咳嗽,痰黏不爽,苔薄腻,脉濡细。湿热下注带脉,肺气失清。治拟滋肾束带,宣肺化痰法。

怀山药12g　芡实12g　煅乌贼骨12g　车前9g　白槿花9g　马鞭草9g　薢菜15g　光杏仁9g　桑寄生9g　玉蝴蝶4.5g　　　　　　　　　7帖

二诊:6月21日。带下减轻,本月18日头痛,胃纳较馨,苔薄腻,脉濡细。

肝脾同病，冲任失调。再拟健脾和胃，养血疏肝之剂。

1. 经间期服：党参 9g　白术芍（各）9g　茯苓 9g　紫石英（先）15g　鸡内金 12g　生麦芽 12g　苁蓉 9g　石菖蒲 9g　朱茯神 9g　　　　　14 帖

2. 经行时服：当归 9g　川芎 6g　赤白芍（各）9g　大生地 12g　金铃子 12g　延胡索 12g　生白术 9g　紫石英（先煎）30g　胡芦巴 9g　炒五灵脂 9g　生甘草 6g　炒麦芽 12g　　　　　5 帖

按：本案带下绵绵，劳累则作，乃因带脉主约束，肾气不足，带脉不固，则为带下。正如《诸病源候论》曰："带下病者，由劳伤血气，损动冲脉任脉，致令其血与秽液兼带而下也。"故沈老拟桑寄生、乌贼骨滋肾束带，四物汤合金铃子散加减活血疏肝，行气止痛。二诊时带下即见减轻。

二、黄带

沈某　女　45 岁

初诊：1977 年 10 月 18 日。带下色黄有腥味，腰痛如折，四肢酸麻怕冷，舌淡白，脉细小。病久脾肾两亏，湿热下注，带脉不固。治拟健脾补肾，化湿止带。

党参 9g　苍白术（各）6g　怀山药 15g　芡实 15g　黄柏 6g　椿根皮 12g　萹蓄 12g　白芷炭 9g　川断 12g　菟丝子 12g　乌药 6g　白槿花 9g　　7 帖

二诊：11 月 1 日。带多色黄有腥味均见轻减，头晕腰酸，少腹作胀，精神不振，苔淡白，脉沉细。气虚脾弱，湿热下注带脉。再拟益气健脾，化湿止带。

党参 12g　苍白术（各）4.5g　怀山药 15g　芡实 12g　车前子 9g　黄柏 6g　小茴香 6g　萹蓄 15g　白槿花 9g　椿根皮 12g　蛇床子 4.5g　白莲须 9g　　　　　7 帖

三诊：11 月 15 日。月经于 10 来潮，黄带已稀，头晕腰酸，苔淡白，脉沉细。脾虚肝旺。再拟健脾平肝，化湿止带。

党参 12g　苍白术（各）4.5g　怀山药 15g　芡实 12g　黄柏 6g　萹蓄 15g　煅乌贼骨 12g　白薇 9g　白槿花 9g　制香附 9g　白莲须 9g　　7 帖

四诊：11 月 22 日。黄带稀而未止，腥味亦减，头晕腰酸，精神较好，苔淡白，脉沉细。肝脾不足，湿热下注，带脉不固。再拟健脾化湿，清肝止带。

党参 12g　苍白术（各）4.5g　怀山药 15g　黄柏 6g　马鞭草 30g　粉萆薢 9g　煅牡蛎 30g　白薇 9g　白槿花 9g　椿根皮 9g　生甘草 3g　陈皮 3g　7 帖

五诊：11 月 27 日。黄带稀而未止，头晕腰酸，下肢酸软无力，夜寐不安，苔淡白，脉沉细。脾虚肝旺，湿热下注带脉，化而未清。再拟健脾止带，平肝和络。

党参12g　苍白术（各）9g　马鞭草15g　萹蓄15g　黄柏6g　怀山药15g
白槿花9g　千年健15g　怀牛膝9g　陈皮3g　　　　　　　　　　7帖

六诊：12月20日。带多有腥味，经治十去七八，近日胸闷心悸，精神不振，心烦易怒，苔薄腻，脉沉细。肝旺脾弱，心气不足，神明不安。再拟健脾疏肝，养心安神。

党参9g　生白术9g　怀山药15g　芡实12g　马鞭草12g　五味子6g
陈胆星6g　石菖蒲9g　川楝子9g　灯心草3g　　　　　　　　　　7帖

七诊：12月27日。带下稀而未止，夹有腥味，腰椎酸痛异常，头晕乏力，苔薄腻，脉濡小。脾肾两亏，湿热内阻，腰为肾之府。再拟补肾和络，健脾止带。

怀山药15g　芡实12g　金狗脊15g　威灵仙12g　老鹳草30g　扦扦活30g　独活9g　桑寄生12g　桂枝6g　煅乌贼骨12g　马鞭草12g　鹿角霜9g　　　　　　　　　　7帖

按：本例治疗黄带，系以易黄汤为主方，加入清热解毒，利湿化瘀之品，对治疗患者有宫颈炎、子宫内膜炎、盆腔炎等兼见带下者，疗效较佳。沈老对于白带、黄带、赤带等症，属于湿热下注者，往往加入马鞭草一药而获得良好效果。

三、带下——盆腔炎

徐某　女　35岁

初诊：1973年11月12日。据述曾患慢性盆腔炎，平时腹痛带多，且有腥味，腰痛如折，经前头痛乳胀，舌胖，脉沉细。肾虚肝旺，湿热下注，任带不固。治拟清肝凉血，滋肾束带。

大生地15g　粉丹皮9g　煅牡蛎30g　红藤30g　败酱草15g　炙乳没（各）4.5g　马鞭草12g　白芷炭9g　白薇9g　生赤芍9g　橘叶核（各）9g
威灵仙12g　　　　　　　　　　7帖

二诊：11月19日。慢性盆腔炎已有多年，腹痛带多，腰痛如折，近日因饮食不慎，并见胸闷呕吐，苔薄腻，脉沉细。湿热瘀阻，冲任不利，带下不固。再拟清利湿热，健脾疏肝。

川楝子12g　延胡索9g　赤白芍（各）9g　红藤30g　败酱草15g　金银花9g　连翘壳9g　粉萆薢6g　乌药6g　马鞭草12g　青陈皮（各）4.5g　焦六曲12g　　　　　　　　　　7帖

三诊：11月23日。月经将来潮，经水量少，腹内胀痛更甚，头眩腰酸，胸闷作泛，口角发出疳疮。显见肝血不足，肝火偏亢，脾胃气滞，运化乏力。再拟丹栀逍遥散加减。

当归 12g　春柴胡 9g　赤芍 9g　生白术 9g　丹皮 9g　山栀 9g　桃仁 9g　红花 6g　川楝子 9g　延胡索 9g　广木香 6g　威灵仙 12g　金狗脊 12g　7 帖

另：锡类散一小瓶，外涂口角。

按：此案为慢性盆腔炎，临床以腹痛带下为主症，伴经前头痛乳胀，显系肝郁血滞，湿热瘀结之证。病久肾气不固，故治法以疏肝理气，活血化瘀为主，辅以健脾益肾；沈老以自创的银翘红酱解毒汤为主方加减，药用金银花、连翘、山栀以清热解毒，红藤、马鞭草、丹皮、赤芍、桃仁、红花以清营化瘀，败酱草、延胡索、威灵仙以止痛；三诊中又取丹栀逍遥散加减，继续疏肝理气、活血止痛的治疗；诸药配合，对于盆腔炎确有疗效。

孙某　女　35岁

初诊：1977 年 5 月 2 日。曾经妇科检查为附件炎和盆腔炎，经量过多，平时带多夹红，少腹两侧胀痛，头晕耳鸣，胸腹腰部觉烙热之象，经来乳胀结块，左乳上缘结块不消，纳呆不能食干饭，苔薄腻，脉濡缓。血虚肝旺，脾弱气滞。治拟养血活血，疏肝健脾，渗利湿热。

黄精 15g　赤白芍（各）9g　丹皮 9g　红藤 30g　马鞭草 30g　炒五灵脂 9g　蒲公英 15g　生白芷 9g　木馒头 12g　苍白术（各）4.5g　黄柏 9g　路路通 12g　石菖蒲 9g　　　　　　　　　　　　　　　　　　5 帖

另：1029 药膏 10g，分敷乳块处。

二诊：5 月 9 日。带多略稀，少腹两侧胀痛，亦轻而未止，胸腹腰部觉热见平，左乳上缘结核未消，纳食较好，苔薄，脉濡缓。血虚肝旺，脾弱湿阻。再拟养血活血，疏肝健脾，清化湿热之品。

黄精 15g　赤白芍（各）9g　丹皮 9g　生麦芽 12g　青陈皮（各）4.5g　红藤 30g　蒲公英 30g　炒五灵脂 9g　败酱草 15g　马鞭草 30g　黄柏 9g　木馒头 12g　路路通 12g　生苡仁 12g　　　　　　　　　　　　　　5 帖

三诊：6 月 12 日。来函述腹腰周围觉烙热又作，曾有带多，乳房结核。按前方出入。

黄精 15g　赤白芍（各）9g　丹皮 9g　红藤 30g　蒲公英 30g　金铃子 9g　木馒头 12g　路路通 12g　生白芷 9g　马鞭草 15g　白术 9g　青陈皮（各）3g

10 帖

按：盆腔炎是妇产科常见多发病。盆腔生殖器官（包括子宫体、输卵管、卵巢），子宫周围结缔组织及盆腔腹膜发生炎症时，统称为盆腔炎。一般分为急性、慢性、结核性三种。急性盆腔炎以采用中西医结合治疗为宜，若治疗不当可迁延为慢性，但也有急性期并不明显，待发现时已属慢性。可无全身症状，时有低热起伏，下腹酸痛胀坠，腰骶疼痛，经期或劳累加重，可有月经失调、痛经、带下、癥瘕、不孕等。一般治疗可选用活血化瘀、清热解毒方法。本例为慢性盆腔炎，沈老重脏腑辨证，故以养血活血，疏肝健脾，清化湿热之品标本兼治。

四、带下——宫颈糜烂

毛某　女　35 岁

初诊：1983 年 5 月 27 日。经妇科检查诊断为重度宫颈糜烂，腰部酸软，精神不振，苔薄，脉濡。肝脾湿火下注，任带不固。治拟健脾清肝，化湿止带。

赤白芍（各）10g　川楝子 10g　煅牡蛎 30g　黄柏 6g　知母 6g　生甘草 10g　红藤 30g　马鞭草 12g　白薇 10g　白槿花 10g　金狗脊 15g　芡实 15g　白果（打）10g　　　　　　　　　　　　　　　　　　　　　7 帖

二诊：6 月 3 日。带下色黄，腰部酸软，大便溏薄，苔薄，脉濡弦。肝脾湿火下注带脉。再拟健脾清肝，化湿止带。

怀山药 15g　芡实 15g　黄柏 6g　苍白术（各）6g　青陈皮（各）3g　白槿花 10g　白芷炭 10g　金狗脊 12g　桑寄生 12g　鸡内金 12g　红藤 30g　乌蔹莓 6g　生甘草 10g　　　　　　　　　　　　　　　　　　　　　7 帖

按：本案因妇科检查诊为"宫颈重糜"。中医归属"带下"范畴。《诸病源候论》曰："带下黄者，是脾脏虚损。"本例病由脾虚湿盛，反侮伤肝，肝郁化热，湿热下注，侵袭任带二脉而致。沈老拟《傅青主女科》易黄汤加减，方中怀山药、白果、苍白术健脾，赤白芍、青皮、川楝子清肝；黄柏、知母、红藤、马鞭草、白薇、白槿花等清热化湿止带；芡实补肾而有收涩之力，配合煅牡蛎收涩止带。诸味配合得当，自可获效。

❧ 第三节　妊　娠　病 ❧

一、胎漏、胎动不安

杨某　女　29 岁

初诊：1986 年 5 月 11 日。妊娠 5 月余，漏下不止，腹内隐痛，据妇科检查有息肉，故漏红不止。治拟养血凉血，健脾保胎。

生地炭 20g　台乌药 9g　黄芩炭 10g　生白芍 15g　五倍子 6g　制军炭（后下）6g　紫草 15g　仙鹤草 15g　赤石脂 15g　苎麻根 15g　煨木香 6g　桑

寄生 12g　怀山药 15g　南瓜蒂 2 枚　　　　　　　　　　　　　　4 帖

　　二诊：5 月 17 日。妊娠 5 月余，漏红已见稀少，带下如清水，腹内隐痛，苔薄腻，脉弦滑。肾亏肝旺，胎元未固。再拟养血凉血，益肾固胎法。

　　生熟地（各）9g　黄精 20g　条芩 10g　生白芍 15g　炙甘草 9g　紫草 12g　苎麻根 15g　仙鹤草 15g　怀山药 15g　芡实 30g　煅龙骨 30g　乌药 9g　煨木香 6g　火麻仁（打）15g　艾叶炭 9g　　　　　　　　　　　　　　4 帖

　　按：妇女妊娠期仅有腰酸腹痛，伴少量阴道出血者，为胎动不安。《景岳全书》曰："妊娠忽然下血……或因脾肾气陷，命门不固而脱血，凡此皆动血之最者也。"本例因妊娠 5 月余漏红，伴腹内隐痛。沈老认为治拟尽量制止或减少其出血为急要，希冀能维持到足月生产。故以健脾益肾，养血固胎法治之。

王某　女　28 岁

　　初诊：1989 年 7 月 4 日。妊娠两个半月，胸闷作泛已平，心悸欠宁，夜寐梦多，舌质淡，脉细滑。肾气不足，肝胃不和。治拟滋肾保胎，固冲宁心，佐以和胃安神法。

　　太子参 12g　麦冬 10g　生白术 10g　山萸肉 10g　黄精 15g　苎麻根 15g　大小蓟（各）10g　仙鹤草 12g　怀山药 15g　川贝母 10g　杜仲 10g　白薇 10g　陈阿胶（炖烊分 2 次冲入药内）12g　　　　　　　　　　　　　3 帖

　　二诊：7 月 7 日。妊娠两月余，漏下时多时少，尚未净止，轻微腰酸，尿频，舌质淡，脉滑。肾亏肝旺。再拟养正保胎，滋肾宁心，佐以止漏法。

　　太子参 15g　麦冬 12g　生地炭 20g　生白术 10g　怀山药 15g　苎麻根 30g　大小蓟（各）10g　条芩炭 10g　杜仲 12g　覆盆子 12g　菟丝子 10g　生甘草 10g　景天三七 15g　黄精 20g　　　　　　　　　　　　　　3 帖

　　三诊：7 月 12 日。妊娠两个半月多，服药以来漏下已止，近日有恶阻之象，时而作泛，带下色黄，舌质淡，脉滑。素体肾气不足，胃气不和。再拟养正益肾，和胃安胎法。

　　太子参 15g　麦冬 12g　生白术 10g　黄精 20g　竹茹 10g　陈皮 3g　怀山药 15g　芡实 15g　覆盆子 12g　菟丝子 10g　杜仲 12g　龟甲 15g　生甘草 10g　苎麻根 20g　　　　　　　　　　　　　　　　　　　5 帖

　　四诊：7 月 16 日。据家属述妊娠接近 3 个月，昨见咖啡色漏下，今日则血色鲜红。拟宗 7 月 4 日方加重剂量以保胎元。

　　太子参 15g　生地炭 20g　生白术 10g　苎麻根 30g　黄精 30g　侧柏叶 30g　艾叶炭 10g　条芩炭 10g　杜仲 12g　菟丝子 15g　煅龙骨 30g　陈阿胶（分 2 次烊冲）20g　大蓟草 20g　仙鹤草 20g　　　　　　　　　　3 帖

五诊：7月19日。改方如下：

太子参 15g　生白术 10g　黄精 30g　苎麻根 30g　艾叶炭 10g　大蓟草 20g　仙鹤草 20g　煅龙骨（先煎）30g　羊蹄根 15g　玉米须 20g　杜仲 12g　陈阿胶 20g　桑寄生 12g　菟丝子 12g　　　　　　　　　　　　　　3 帖

六诊：7月23日。妊娠3月零3天，漏红已止，伴有恶阻之象。再拟补益气阴，补肾保胎法。

太子参 15g　生白术 10g　黄精 30g　麦冬 12g　五味子 10g　炙甘草 10g　杜仲 12g　菟丝子 12g　仙鹤草 20g　桑寄生 12g　怀山药 15g　竹茹 10g　陈皮 3g　　　　　　　　　　　　　　　　　　　　　　　　　3 帖

七诊：7月30日。妊娠3个月零10天，漏红止后，体力日益壮健，一般情况良好，舌质淡白，脉滑。再拟养正保胎，滋肾固本法。

太子参 15g　生白术 10g　麦冬 12g　玉竹 10g　五味子 10g　炙甘草 10g　石斛 10g　杜仲 12g　菟丝子 12g　怀山药 15g　黄精 30g　仙鹤草 15g　石菖蒲 6g　　　　　　　　　　　　　　　　　　　　　　　　　5 帖

八诊：8月31日。婚后即孕两个半月，近见漏下时多时少，胸闷作泛，脉细滑。再拟和胃保胎，柔肝止漏法。

苏叶梗（各）10g　川连 1.5g　竹茹 10g　陈皮 3g　生白术 10g　桑寄生 12g　杜仲 12g　菟丝子 10g　苎麻根 20g　仙鹤草 15g　大小蓟（各）10g　玉米须 20g　炙甘草 6g　　　　　　　　　　　　　　　　　　　　　3 帖

九诊：9月3日。妊娠两个半月，漏红已止，胸闷作泛，近日感冒，舌质红，脉细滑。再拟保胎清肝，和胃顺气，佐以芳香疏散之品。

苏叶梗（各）10g　青蒿 12g　生白术 10g　川连 1.5g　竹茹 10g　苎麻根 15g　仙鹤草 15g　大小蓟（各）6g　杜仲 12g　川贝母 9g　生甘草 6g　桑寄生 12g　玉米须 20g　　　　　　　　　　　　　　　　　　　　　3 帖

按：脾统血，肝藏血，如果肝脾统藏失职，则血失统摄，而发生胎漏。故胎漏的治疗，当以补益脾胃为本，兼顾调和肝气，脾健肝柔则漏下止，胎自可保也。本例妊娠两月余，漏下时多时少，伴有恶阻，证属肝胃同病，沈老以苏叶黄连汤合橘皮竹茹汤加减，配合凉血止血、滋肾保胎药治之，妊娠胎漏两个半月后，漏红即止。

二、滑胎

程某　女　34岁

1976年6月17日。流产四次，均于妊娠2～3月间发生漏红，现妊娠2月，要求保胎，苔薄腻，脉弦细。肝肾不足。治拟养血安胎法。

党参 9g　白术芍（各）9g　怀山药 15g　芡实 12g　炙甘草 3g　陈皮 3g　菟丝子 9g　金狗脊 15g　怀牛膝 9g　乌药 6g　　　　　　　10 帖

注：本例患者于妊娠 2 月开始服养血安胎药，至孕 3 月未见漏红后停服。随访知 1977 年顺产一女婴。

按：《景岳全书》有言："凡妊娠之数见堕胎者，必以气脉亏损而然……凡胎孕不固，无非气血损伤之病，盖气虚则提摄不固，血虚则灌溉不周，所以多致小产。"沈老认为习惯性流产当从补益肝脾肾三脏入手治疗，故以党参、白术芍、山药、陈皮健脾柔肝，以芡实、菟丝子、金狗脊、怀牛膝补肾强壮，乌药入脾肾经以顺气，如此肝脾肾三脏调和，气血旺盛，焉有滑胎之理？

附：多次人工流产术后诸病

干某　女　33 岁

初诊：1977 年 10 月 25 日。1971 年起至今人工流产 5 次之多，今年 5 月进行输卵管结扎术，月经将近来潮，少腹吊痛，头晕心烦，舌质淡红，边有齿印，脉弦细。胃气不和，肝肾两亏，虚阳易于上升。治拟养血调经，平肝和胃。

当归 9g　川芎 9g　赤白芍（各）9g　制香附 9g　川楝子 9g　潼白蒺藜（各）9g　柏子仁 9g　火麻仁 9g　竹茹 9g　青陈皮（各）3g　春砂壳 2g　生麦芽 12g　橘叶核（各）9g　　　　　　　6 帖

二诊：11 月 1 日。月经 10 月 27 日来潮，经量较多，夹有血块，少腹隐痛，今日已见净止，头晕神疲，腰肢酸软，心慌不安，苔薄，脉沉细。肝肾两亏，心阳偏亢。再拟补益气血，滋肾平肝以安心神。

太子参 12g　麦冬 9g　枸杞子 9g　生白芍 12g　炙甘草 4.5g　朱远志 4.5g　柏子仁 9g　旱莲草 30g　女贞子 9g　怀牛膝 9g　生麦芽 12g　石菖蒲 4.5g　　　　　　　7 帖

三诊：11 月 8 日。头晕头痛，少腹作胀，肝区隐痛，腰肢酸软，带多已稀，苔薄，脉细小。肝肾两亏，肝气失于疏泄，虚阳上升。再拟滋肾平肝，潜阳顺气。

黄精 15g　白芍 12g　炙甘草 9g　旱莲草 30g　女贞子 9g　平地木 30g　苦丁茶 9g　石楠叶 9g　生白芷 9g　制香附 6g　青橘叶 9g　　　　　7 帖

四诊：11 月 15 日。头晕头痛较前轻减，近日胸痞不舒，腰酸带多，少腹作胀，苔薄，脉细小。肾亏肝旺，厥气失于疏泄，浊气在上，胃气失于和降。再拟益肾平肝，和胃理气，佐入止带之品。

煅牡蛎 30g　怀山药 12g　桑寄生 9g　金铃子 9g　煅乌贼骨 12g　八月札 4.5g　平地木 30g　苦丁茶 9g　石楠叶 9g　柏子仁 9g　石菖蒲 9g　方通草 3g　　　　　　　7 帖

五诊:11月22日。头晕头痛尚未平静,脘腹作胀,带多如米泔水,腰肢酸软,苔薄,脉沉细。肝肾两亏,任带不固。再拟滋肾平肝,化湿止带。

怀山药15g　芡实15g　煅牡蛎30g　煅乌贼骨12g　粉萆薢9g　白薇9g　石斛9g　金铃子9g　生白芷9g　石楠叶9g　夏枯草12g　石菖蒲9g　　7帖

六诊:12月6日。经来5天,即将净止,头痛眩晕,两耳响鸣,口内干燥,少腹左侧作胀,舌质淡红,脉弦细。阴虚肝旺,虚阳上升。再拟养血平肝,潜阳清神。

黄精15g　白芍9g　生炙甘草(各)4.5g　麦冬9g　北沙参12g　金铃子9g　枸杞子9g　菟丝子9g　陈胆星6g　石菖蒲9g　绿萼梅4.5g　　7帖

七诊:12月27日。少腹胀痛,头痛腰疼,均见轻减,咽喉干燥,苔薄,脉弦细。曾经妇科检查为子宫颈发炎,病久肝肾两亏,冲任不和。再拟养血平肝,和胃清热,佐入清化湿热之品。

黄精15g　苏木4.5g　麦冬9g　生炙甘草(各)4.5g　金铃子9g　枸杞子9g　败酱草30g　红藤15g　生贯众30g　槐花12g　竹茹9g　陈皮3g　7帖

八诊:1978年1月10日。经来8天净止,少腹隐痛,头晕腰酸,咽喉燥痛,苔薄,舌质淡红,脉弦细。阴虚肝旺,向有宫颈发炎。再拟养血清肝,佐入清利咽喉之品。

生地12g　丹参6g　麦冬9g　石斛9g　生白芍9g　制首乌12g　生甘草3g　金果榄9g　桑寄生9g　败酱草15g　红藤15g　　7帖

九诊:1月17日。经后带多腰疼,头晕目花,两耳响鸣,咽喉燥痛轻减,舌苔淡白,脉弦细。向有宫颈炎,肝脾湿热下注。再拟健脾平肝,清化湿热。

怀山药15g　芡实12g　黄柏6g　煅乌贼骨12g　椿根皮9g　马鞭草15g　白芷炭9g　竹茹9g　白薇9g　红藤30g　　7帖

另:苦参片30g　野菊花9g　明矾6g　　3帖

煎汤温坐。

按:本例患者人工流产有5次之多,经手术后,患者身体受伤较为严重,气血两亏,又因感染而致宫颈炎,内有湿热;虚实夹杂,以虚为主,肝脾肾三脏功能严重失调,急需全面调整。沈老相应地采用了清热化湿、健脾滋肾、平肝潜阳法。方用红藤、败酱草、马鞭草、椿根皮之类清化湿热;四物汤配合枸杞子、黄精、白芍、旱莲草、女贞子、桑寄生等养血滋肾调经,制香附、竹茹、青陈皮、春砂壳、生麦芽、橘叶核等健脾和胃顺气;平地木、川楝子、金铃子、橘叶核等平肝疏肝。在综合治疗中,始终不忘"调经为本"之旨。

三、妊娠肿胀

马某 女 29岁

初诊：1975年11月6日。74年怀孕后转为妊娠中毒症，7个月后流产，月经尚调整，苔薄腻，脉濡。肝肾不调，脾气亦弱。治拟养血和肝，健脾滋肾。

当归9g　白芍12g　白术4.5g　怀山药15g　芡实15g　苁蓉9g　旱莲草12g　炙龟甲12g　桑寄生9g　覆盆子12g　炙甘草3g　　　　　7帖

二诊：5月23日。1975年服调经补肾药后，旋即怀孕，现已妊娠7个月，两腿浮肿。再拟健脾安胎消肿法。

汉防己15g　黄芪20g　生白术9g　茯苓9g　五加皮9g　川断12g　杜仲12g　桑寄生12g　玉米须15g　　　　　　　　　　　　　10帖

按：妊娠水肿，多发生在妊娠中后期。因脾虚水湿停留，溢于肢末则为肢肿，如《经效产宝》云："脏气本弱，因孕重虚，土不克水。"本例因有妊娠中毒症致流产病史，经调经补肾怀孕。现已妊娠7个月，两腿浮肿，为预防妊娠中毒症，沈老用防己黄芪汤加减，以健脾安胎消肿，因是外地患者，故以通讯治疗，直至临产，电话告知顺产一男婴，产后恢复良好。

四、胎水肿满

余某 女 31岁

初诊：1975年12月9日。怀孕两月余，腹胀且鸣，大便时溏，腰肢酸软，胸闷作泛，苔薄，中淡红，脉濡滑无力，第一胎曾经流产。脾肾不足。治拟益气健脾，补肾安胎。

党参12g　生白术9g　杭白芍9g　炙甘草4.5g　鲜竹茹9g　陈皮3g　乌药6g　怀山药12g　白扁豆9g　杜仲9g　桑寄生9g　石菖蒲6g　　7帖

二诊：12月30日。怀孕两月余，左侧腹胀不适，泛吐，痰沫见稀，苔薄腻，脉濡滑。脾肾不足，胃气较前通畅。再拟健脾和胃，益肾安胎。

党参12g　生白术9g　姜半夏6g　陈皮3g　鲜竹茹9g　砂仁（打冲）4.5g　乌药6g　怀山药12g　白扁豆9g　覆盆子9g　桑寄生12g　川断9g　石菖蒲4.5g　川贝粉（分2次化服）6g　　　　　　　　　　　　7帖

三诊：1976年1月6日。妊娠3月（1月5日），左侧腹胀较轻，泛吐痰涎见平，舌苔淡白，脉濡滑。气阴两亏之体。再拟益气养阴，滋肾安胎。

党参12g　生白术9g　麦冬9g　元参12g　怀山药15g　白扁豆9g　覆盆子9g　桑寄生12g　乌药6g　陈皮3g　菟丝子9g　石菖蒲4.5g　苎麻根15g　紫河车粉（分2次化服）6g　　　　　　　　　　　　　10帖

四诊：1976年1月16日。妊娠3月余，腹胀轻而未平，泛吐已止，小溲较频，舌淡白，脉滑。素体气阴两亏。再拟养正保胎法。

党参12g　生白术9g　麦冬12g　金石斛9g　怀山药15g　白扁豆9g　覆盆子9g　乌药6g　桑寄生12g　苎麻根15g　竹茹9g　陈皮3g　杜仲9g

7帖

五诊：1976年9月20日。产后2月余，胸闷作泛，不耐久立，左半身麻木，头项亦麻木，手握无力，苔薄，脉沉细。书云：左血右气，血虚血瘀阻络。再拟养血活血法。

大生地12g　川芎9g　鸡血藤30g　赤白芍（各）9g　枳壳6g　怀牛膝12g　桃仁9g　红花4.5g　炙甘草4.5g　晚蚕沙（包煎）12g　金雀根30g　陈皮4.5g

7帖

六诊：1976年10月2日。左半身麻木略见轻减，劳累则又作，苔薄，脉右滑左细。气虚血阻，络脉不和。再拟益气养血，活血和络法。

金雀根30g　鸡血藤30g　赤白芍（各）9g　炙甘草4.5g　竹茹9g　陈皮4.5g　桃仁9g　红花4.5g　豨莶草15g　川断12g　娑罗子9g　丝瓜络9g

10帖

按：本例患者妊娠腹胀，实由羊水过多造成，中医学称之为"胎水肿满"。本病多由脾虚不能制水，水气不化，蓄于胞中所致，或因肾气亏虚，膀胱气化不利，水道不通而水湿停聚而成。正如《经效产宝》所言："妊娠肿满，脏气本弱，因妊重虚，土不克水。"

沈老在治疗本例时，并未按常规思路而行利水消肿之法，乃考虑到本例患者曾流产一次，故而谨慎用事，以健脾与补肾为根本，促使脾气健肾气旺而水湿自运，其肿自消。方取温胆汤加健脾药，及养血补肾药，以保胎元为主。值得注意的是在五、六诊中，患者出现半身麻木，此乃瘀血阻滞的征象，如果瘀血日久，则水湿内聚益甚，肿胀更不易消退；为防止妊娠高血压综合征水肿及妊娠中风的发生，故用活血消肿保胎法，方取桃红四物汤与温胆汤以活血化瘀、化痰清神、消肿保胎，防其病情恶化。此案正体现了《素问·六元正纪大论》所言之"妇人重身，毒之何如，有故无殒，亦无殒也"的重要意义。

沈老在此案的临证治疗中，知所预防，又胆大心细，变化有度，诚可谓老马识途，其经验至为宝贵。

❈ 第四节　产　后　病 ❈

一、产后血崩

谢某　女　33岁

初诊：1973年10月26日。产后两月余，血崩2次，近日时有出血不多，或见黄水，少腹膨胀，头晕耳鸣，潮热自汗，腰背酸痛，苔薄，舌尖红，脉沉细。冲任失摄，带脉不固，瘀阻化而未清。治拟益气养血，固摄冲任，佐入化瘀理气之品。

益母草12g　大生地15g　生白芍9g　怀山药15g　芡实12g　贯众炭12g　花蕊石30g　浮小麦12g　白薇9g　乌药6g　　　　　　　　3帖

二诊：10月29日。产后冲任带脉不固，漏红时有时无，仍有黄水流出，头晕腰酸，潮热自汗未平，苔薄腻，舌尖淡红，脉沉细。子宫收缩未全，带脉不固。再拟调养气血，平肝解热，佐入化瘀止血之品。

孩儿参9g　益母草12g　生白芍9g　旱莲草12g　女贞子9g　煅代赭石30g　贯众炭12g　怀山药15g　南芡实12g　地骨皮9g　乌药4.5g　　　4帖

按：本方代赭石一药，在妇科方面，取其养血化瘀止血之功效。如《神农本草经》的"女子赤沃漏下"，《名医别录》的"带下百病，产难胞不出"，《普济方》的"妇人血崩"，均指出其有止血之效。故本药别名有"血师"之称。如震灵丹方内配伍代赭石，即取其化瘀止血之义。

三诊：11月5日。产后出血已止，时流黄水稀而未净，经常头眩，胸闷作泛，近见坐骨神经痛，行动乏力，苔薄，舌尖红已退，脉沉细，胞宫瘀阻之邪得有化散之机，任带二脉尚欠固摄，肝旺胃弱，和降失常，气血两亏。再进益气养血，调摄任带，佐入补肾和络之品。

孩儿参12g　生熟地（各）9g　益母草9g　生白芍9g　旱莲草12g　女贞子9g　威灵仙12g　川断12g　姜水炒竹茹9g　陈皮3g　　　　　　7帖

按：产后出血，指胎儿娩出后24小时内出血量超过500ml以上者，若超过24小时以后阴道大出血者，称为晚期产后大出血。可因子宫收缩乏力、胎盘残留、产妇体弱及产道损伤而致。

产后出血一症，参考中医学文献记载，应包括在产后血崩和恶露不止等疾病中。最早见于《诸病源候论》说："产伤于经血，其后虚损未平复，或劳役损动,而血暴崩下,遂因淋漓不断时来,故谓崩中,恶露不尽。若少腹急满,为内有瘀血,不可断之,断之终不断,而加以腹胀满,为难愈。若无瘀血,则可断易治也。"尔后《产育宝庆集》说:"产后血崩者何?曰因产后所下过多,气血暴虚。"故产后出血有血虚、血瘀之不同。

本例产后两月余,血崩2次,系属子宫收缩不全,或胞衣滞留或残留,瘀血不去,日久蕴生湿热,故见血崩、漏红、黄水等症。因此,沈老以调养气血,平肝解热法中,佐入化瘀止血之品,使正气复、瘀热去。本例体虚邪实,虽有瘀阻而不甚。故治疗重在补虚,辅以化瘀。沈老指出,方中有几味特殊用药,如花蕊石的化瘀止血,可治产后血晕恶血;贯众可止大出血,并能收缩子宫;益母草祛瘀生新,缩复子宫,均为针对产后体虚兼有血瘀之治。

二、产后出汗

胡某 女 30岁

初诊:1975年8月5日:产后百日,潮热汗多,形寒畏风,心悸头眩,苔淡白,舌尖微红,脉细小,汗为心之液。产后气阴两亏,阴虚不能敛阳,虚阳易于外越,腠理不密,故汗出不止。治拟当归六黄汤加减。

孩儿参9g 黄芪12g 生熟地(各)9g 当归9g 黄芩9g 黄柏9g 益元散(包煎)12g 功劳叶15g 地骨皮9g   7帖

二诊:8月13日。产后百日,潮热畏风,汗出过多,心悸头眩,舌尖红,脉细小,服药后汗多见稀。再拟益气养阴,清心敛汗法。

孩儿参9g 黄芪12g 生熟地(各)9g 当归12g 黄芩9g 黄柏9g 益元散(包煎)12g 功劳叶15g 知母9g 地骨皮9g 马齿苋15g   7帖

三诊:8月20日。产后汗多已明显稀止,偶尔尚有自汗之象,头晕神疲,舌尖红见退,脉细小。气阴两亏,卫阳得有固摄之机。再拟益气养阴,清心止汗法。

孩儿参9g 麦冬12g 黄芪12g 生熟地(各)9g 黄柏9g 知母9g 功劳叶15g 马齿苋30g 地骨皮9g 浮小麦12g 生甘草3g   7帖

按:产后自汗、盗汗之症,为产后常见之症,多发生于分娩后即见,由于分娩之劳力,体弱气虚,一时出现卫表不固之象,产后1周后,体力恢复,汗出自止,原非病像。若1周后,续见汗出不止,则为病理现象。可有阴虚阳虚之别,阴虚汗出者,以东垣当归六黄汤为主方,合生脉散等;阳虚汗出者,以麻黄根汤为主方,和玉屏风散,甚则用参附汤,芪附汤以回阳止汗。

本例为产后阴虚自汗,虽经用中西药物,未见汗止。以其产后气阴两虚,兼因心火内动,尚不过甚,故沈老以当归六黄汤去黄连主之,取其益气养阴,清心敛汗，同时，采用草药马齿苋以治产后虚汗。《本草纲目·菜部》"马齿苋"条记载："产后虚汗，马齿苋研汁三合服，如无，以干者煮汁。"今配合马齿苋一药，相得益彰，而获得明显的止汗效果。

三、产后恶露不绝

林某　女　29岁

初诊：1989年9月19日。于8月2日发生流产，约70天，恶露不止，腰肢软弱，口内干燥，苔薄，脉濡细。子宫收缩不全，冲任失固。治拟养血化瘀，育阴固冲法。

大生地15g　生白芍15g　生甘草6g　花蕊石30g　贯众炭20g　石斛12g　天仙藤30g　蚤休20g　大小蓟（各）10g　杜仲12g　钩藤15g　怀牛膝10g　景天三七15g　　　　　　　　　　　　　　　　　　　　　　7帖

二诊：10月18日。月经于10月15日来潮，经少色黑，腹胀不适，头痛腰酸，苔薄，脉细弦。血瘀气滞，冲任不利。再拟活血化瘀，疏肝理气。

紫丹参15g　当归12g　赤芍15g　桃仁6g　红花6g　益母草30g　泽兰叶15g　制香附20g　川楝子10g　广郁金10g　钩藤15g　生白芷10g　金狗脊15g　橘叶核（各）9g　　　　　　　　　　　　　　　　　　　3帖

三诊：10月25日。服药后经行较畅，近日腰肢酸软，舌质红，脉濡细。再拟补益气阴，滋肾和络。

太子参15g　北沙参15g　赤白芍（各）9g　怀山药15g　金狗脊15g　威灵仙15g　伸筋草20g　千年健15g　杜仲10g　钩藤15g　夏枯草12g　丝瓜络10g　黄精20g　　　　　　　　　　　　　　　　　　　　　14帖

按：《陈素庵妇科补解·产后恶露不止方论》曰："产后恶露宜去，但七日后，或半月内，当去尽而止。若迁延日久不止，淋漓不断者，大约劳伤经脉所致。或肝虚不能藏血，或脾郁生热，血不归源。"沈老认为本例产后恶露系子宫收缩不良，冲任失固所致。故拟桃红四物汤法，方中所用之花蕊石、景天三七甚为关键，皆为活血止血之妇科良药，贯众炭、大小蓟则为凉血止血佳品，与桃仁、红花等配合使用，正体现了沈老"活血不忘止血，止血不忘消瘀"的临证思想。

罗某　女　28岁

初诊：1977年12月27日。生育第一胎，12月23日满月，昨日又见恶露甚多，色鲜红，头晕腰酸，乳汁不多，苔粉白，脉弦细。肝脾不足，统藏失司，胞脉不固。治拟养血止血，健脾通乳。

生地炭 18g　煅牡蛎 30g　益母草 9g　生贯众 30g　白芍 9g　生甘草 3g
麦冬 9g　石斛 12g　怀山药 15g　花蕊石 30g　木馒头 12g　桑寄生 12g　7帖

二诊：1月10日。产后50天，漏红不止，少腹隐痛，腰部酸痛，乳汁不多，苔薄白，脉弦细。肝脾不足，脾统血，肝藏血，统藏失司，胞脉不固。再拟益气固摄，调补肝脾。

黄芪 10g　煅牡蛎 30g　花蕊石 30g　贯众炭 15g　侧柏叶 30g　麦冬 10g
木馒头 12g　生白术 5g　生白芍 12g　怀山药 15g　大小蓟（各）10g　　7帖

三诊：1月17日。产后漏红已止，腹痛亦平，腰部酸软，乳汁不多，苔薄白，脉转濡细。气血两亏，肝脾不足，现拟益气固冲，育阴平肝。

太子参 9g　黄芪 12g　煅牡蛎 30g　旱莲草 30g　侧柏叶 15g　仙鹤草 15g
麦冬 9g　石斛 9g　木馒头 12g　槐花 12g　怀山药 15g　山海螺 15g　　7帖

四诊：1月24日。产后血虚肝旺脾弱，苔薄腻，脉濡小。气血两亏，乳汁不多。再拟益气健脾，养血和肝。

党参 12g　白术 9g　怀山药 12g　漏芦 12g　麦冬 9g　木馒头 12g　山海
螺 15g　梗通草 3g　枸杞子 9g　黄精 12g　大枣 5只　　　　　　　　7帖

五诊：1月31日。月经于1月27日来潮，6天净止，产后肝脾失调，乳汁不多，苔薄腻，脉濡小。再拟益气健脾，养血通乳。

党参 12g　白术 9g　茯苓 9g　炙甘草 5g　漏芦 12g　麦冬 9g　山海螺
15g　木馒头 12g　地龙 9g　陈皮 3g　大枣 5只　　　　　　　　　　10帖

按：本例恶露，量多，色鲜红，乳汁不多，虚实夹杂，以虚为主；沈老认为属肝脾不足，统藏失司，胞脉不固。前三诊用凉血止血、活血止血药乃急则治其标，三诊而恶露止；四、五诊即转以健脾养血法为主，治其根本，佐以通乳。处方用药，缓急有度。

周某　女　30岁

初诊：1976年4月10日。产后40天，恶露不止，头晕乏力，自汗阵出，腰部酸痛，舌苔淡白，脉濡细。气阴两伤，腠理不密；肝肾并亏，冲任未固。治拟益气宁心，滋肾固冲。

太子参 12g　麦冬 9g　炙甘草 9g　花蕊石 30g　仙鹤草 15g　侧柏叶 30g
益母草 9g　贯众炭 12g　朱远志 4.5g　香附炭 6g　金狗脊 12g　淮小麦 12g
煅牡蛎（先煎）30g　　　　　　　　　　　　　　　　　　　　　　5帖

二诊：4月15日。产后45天，恶露色鲜转为黯红，自汗阵出，头晕乏力，舌淡白，脉濡细。气阴两伤，冲任不固。再拟益气固冲，凉营止血法。

党参 12g　黄芪 12g　白术芍（各）9g　花蕊石 30g　贯众炭 12g　煅龙牡

（各）30g　生地炭30g　血余炭（包）12g　旱莲草30g　莲蓬炭12g　陈皮3g

3帖

另：震灵丹12g，分2次吞服。

三诊：4月18日。产后48天，继见恶露，持续不止，自汗已敛，面目虚浮，苔薄白，微见浮紫，脉濡。气虚不能摄血，血瘀滞留胞宫，收缩乏力，导致新血不能归经。再拟益气摄血，佐入化瘀缩宫法。

黄芪12g　生白术9g　赤白芍（各）9g　鹿衔草30g　侧柏叶30g　陈棕炭12g　煅代赭石30g　仙鹤草30g　参三七粉2g　苏木6g　　　　　　7帖

四诊：5月16日。产后初次经来过多已净，腰部酸痛，平素纳少胸闷，苔薄腻，脉沉小。气血两亏，脾肾虚损。再拟益气健脾，补肾固冲。

党参12g　黄芪10g　生白术12g　杭白芍15g　炙甘草4.5g　仙鹤草30g　枸杞子9g　黄精9g　怀山药12g　春砂仁1.5g　川断9g　旱莲草15g　7帖

五诊：5月30日。产后漏红净止，已有巩固之势，腰臀部酸软，脘中胀痛不适，苔薄腻，脉沉小。产后出血过多，气血耗损，经治肾气得固。肝脾两亏未复。再拟养血柔肝，益气健脾。

党参12g　白术芍（各）9g　生熟地（各）9g　枸杞子9g　石斛12g　乌药6g　怀山药12g　夜交藤12g　娑罗子9g　生决明子（打）12g　炙龟甲12g

7帖

六诊：6月15日。月经适来两天，平素量多色鲜，无血块，右侧少腹隐痛，近日纳呆，舌质淡白边微红，脉濡细。阴虚肝旺，冲任不和。再拟养血调经，平肝和胃法。

大生地12g　益母草9g　白术芍（各）6g　炙甘草3g　陈皮3g　贯众15g　侧柏叶15g　枸杞子9g　怀山药15g　杜仲9g　延胡索9g　生麦芽15g　7帖

七诊：6月22日。经来6天即净，量已渐少，平素纳呆，脘中不适，舌质淡，脉濡。素体肝旺脾弱。再拟益气养血，健脾固摄。

生熟地（各）9g　白术芍（各）9g　怀山药15g　芡实12g　炙甘草3g　陈皮3g　炙龟甲12g　槐花9g　炙鸡金9g　枸杞子9g　川断12g　生麦芽12g　党参9g

7帖

八诊：基本痊愈。

按：本例产后恶露，沈老辨为气阴两伤，肝肾并亏，冲任未固。临证灵活加减用药，时时不忘产后多虚多瘀的特点，用党参、黄芪、仙鹤草、侧柏叶、陈棕炭、煅代赭石等益气摄血，佐三七粉、苏木、花蕊石活血祛瘀。

吴某 女 32岁

初诊：1973年11月12日。产后两月余，恶露未净，时多时少，近见鼻衄，头晕腰酸，苔薄黄，舌质红，脉细小。阴虚肝旺，热迫血而妄行，以致冲任未固。治拟养血柔肝，凉血摄冲法。

大生地30g 贯众炭12g 侧柏叶30g 仙鹤草30g 益母草12g 丹皮9g 炒条芩9g 炒黑荆芥9g 槐花12g 5帖

另：固经丸9g 2瓶，每次20粒，每日2次。

二诊：11月17日服药后恶露已见净止，鼻衄亦平，但觉鼻孔干燥，唇红口干，咽喉燥痛，苔薄，舌质红，脉细小。产后阴虚不足，虚火上扰所致。再拟滋阴润燥，凉血清热，以消余烬。

大生地15g 金石斛9g 麦冬6g 玉竹9g 女贞子9g 旱莲草12g 丹皮6g 黄芩9g 白芍9g 生甘草3g 5帖

另：大补阴丸180g，每日6g，每日2次（煎剂服完后续服丸药）。

按：产后恶露有虚有实，多为虚实夹杂，当辨其以虚为主或以实为主，而用药各有侧重与先后；亦当辨其有无化热之象，而决定以益气养血为主，或以滋阴清热为主。本例恶露未净与前几案皆不相同，乃因产后阴液耗伤，阴虚生内热，热扰冲任，迫血下行，而致产后两月余，恶露未净。故方中多用滋阴凉血清热药物清其虚火，火清则血不妄行，恶露自止；若未经辨证明确而一味活血止血，岂能在二诊后，虚火即见平静，获此速效？如以为其气虚而投以补益，则不啻火上浇油，岂能不慎？方中特设炒黑荆芥一味，乃因恶露日久，血虚生风，风胜又易动血，故治血须治风，荆芥虽属祛风药，又偏入血分，炒黑后又能止血，如此用药，妙哉！

四、产后缺乳

沈某 女 29岁

初诊：1976年10月8日。剖宫产后2个半月，乳汁不多，纳食欠佳，漏红见净，夜寐多梦，脉细小。肝脾不足。治拟养血柔肝，健脾通乳法。

黄芪12g 党参9g 白术9g 炙甘草3g 陈皮3g 山海螺15g 漏芦12g 木馒头9g 旱莲草15g 白蒺藜12g 梗通草3g 7帖

另：乳香6g 没药6g 赤石脂6g

三药同研细末。每次3g，每日2次。

按：乳汁乃精血所化，如《景岳全书》曰："妇人乳汁乃冲任气血所化，故下则为经，上则为乳。"沈老认为，产后乳汁少当责之脾胃与肝的功能失调。《陈素庵妇科补解》云："若乳少，全属脾胃虚而饮食减少之故……至于产后乳少，大补气血则胃气平复，胃旺则水谷之精以生新血，血充则乳自足。"然乳少不能单责于脾胃，乳汁的化生与肝气又是息息相关的。《傅青主女科》有言："乳汁之化，原属阳明，然阳明属土，壮妇产后，虽云亡血，而阳明之气，实未尽衰，必得肝木之气以相通，始能化成乳汁，未可全责之阳明也。"

本例患者因脾气虚弱，精血亏少不能化生乳汁，加之肝郁气结，乳络阻滞，乳汁壅闭不下而见乳汁不多。故沈老治拟养血柔肝，健脾通乳法。至于另用乳香、没药、赤石脂研细末口服，乃因为漏红见净，故以此粉末药调气活血，定痛收涩，避免久漏而至乳汁缺少。

陈某 女 30岁

初诊：1976年3月8日。产后两月余，曾于2月下旬月经来潮，16日净，乳汁衰少，腰肢酸软，苔淡白，舌质微红而燥，脉弦细。气阴不足。治拟补益气阴，生津通乳。

太子参9g　北沙参12g　生白术4.5g　杭白芍9g　麦冬9g　石斛9g　山海螺15g　漏芦12g　白扁豆12g　生甘草4.5g　通草3g　川断12g　　7帖

按：本例月经来潮，乳汁衰少，乃因气阴不足，不能化生精血而致，沈老以益气养阴，生津通乳法治之。方中山海螺、漏芦皆为沈老擅用的通乳良药，有立竿见影之效。

❀ 第五节　妇科杂病 ❀

一、不孕症

孙某 女 30岁

初诊：1999年6月24日。婚后不育已有6年，月经失调，经行漏下不止，烘热心烦，夜寐不安，腰肢酸软，舌质淡白，脉细小。肝肾两亏，任脉不固。治拟养血固冲，滋肾清肝，佐以安神。

生熟地（各）9g　生白芍20g　旱莲草20g　女贞子10g　炙龟甲15g　蚤休30g　白薇10g　煅龙牡（各）20g　菟丝子10g　鹿衔草20g　赤石脂（包）30g　生白术10g　白扁豆30g　炙甘草10g　玉米须15g　　　14帖

二诊：1999年7月8日。经行漏下不止，近日经量增多，夹有血块，无腹痛，大便带溏，腰部酸软。脾肾两亏，冲任不固，久而不平。再拟健脾益气，升清止血，佐以补肾固摄。

党参20g　黄芪30g　生白术12g　炙甘草12g　熟地20g　煅龙骨30g　禹余粮30g　五倍子5g　菟丝子12g　仙鹤草20g　旱莲草20g　炮姜炭6g　玉米须15g　白扁豆30g　　　　　　　　　　　　　　　　　　　　7帖

三诊：1999年7月15日。经漏时止时有，经行则量多，大便带溏，腰部酸软。脾肾两亏，冲任不固。再拟养血固冲，健脾升清。

党参20g　生白术10g　炙甘草12g　升麻12g　生熟地（各）10g　旱莲草20g　熟女贞10g　侧柏叶30g　菟丝子10g　煅龙骨30g　仙鹤草20g　蚤休30g　玉米须15g　　　　　　　　　　　　　　　　　　　　　　14帖

四诊：1999年8月19日。经行后漏下不止，大便带溏，胃脘不适，腰部酸软。脾肾两亏，冲任失固。再拟益气固冲，滋肾止血。

党参20g　黄芪30g　煅龙骨10g　菟丝子12g　蒲黄炭（包）12g　炙甘草10g　艾叶炭6g　五倍子6g　仙鹤草20g　白扁豆30g　香谷芽15g　14帖

五诊：经漏已止，偶有点滴，月经失调，据述B超检查为多囊卵巢，舌质淡白，脉细软。脾肾两亏，肝气失于疏泄。再拟健脾疏肝，补肾调经。

党参20g　生白术10g　熟地20g　黄芪30g　升麻12g　鹿衔草30g　煅牡蛎30g　炙甘草10g　益母草20g　菟丝子10g　白薇10g　八月札12g　白扁豆30g　玉米须15g　　　　　　　　　　　　　　　　　　　10帖

六诊：1999年9月16日。服药后漏下已止，乳胸作胀，精神疲乏，症属多囊卵巢。苔薄，脉细软。脾肾两亏。再拟健脾益气，消散囊肿，佐以疏肝和络。

党参20g　生白术10g　熟地10g　黄芪30g　升麻10g　鹿衔草30g　炙甘草10g　木馒头10g　菟丝子10g　白扁豆30g　八月札12g　玉米须15g　杜仲10g　覆盆子10g　　　　　　　　　　　　　　　　　　14帖

七诊：1999年10月14日。月经9月28日来潮，10天净止，第三天量多，约5天后减少，精神好转，症属多囊卵巢，多囊已见消除。脾肾两亏。再拟补益脾肾，消散囊肿，用固摄冲任法，以防其复发。

党参20g　黄芪30g　生白术10g　熟地15g　升麻10g　鹿衔草30g　炙甘草10g　木馒头10g　菟丝子12g　覆盆子12g　桑螵蛸12g　白扁豆30g　八月札10g　杜仲12g　蚤休30g　　　　　　　　　　　　　　14帖

八诊：1999年12月23日。患者专程赴门诊告知，已经怀孕。

按：本例不育症患者证属脾肾两亏而冲任不固，月经失调，经漏不止，方取沈老自拟方滋肾固冲汤与《景岳全书》举元煎为主方加减，以通过调经来治疗不孕。方中白薇清热凉血，调和冲任，古方中常用之以调经种子；木馒头功能疏肝散结，沈老常用其来治疗乳房胀痛及乳腺小叶增生，效果显著；根据现代药理研究，蚤休能收缩子宫，玉米须则具有增加血小板的功能，沈老常用它们辅助以止血。通过 7 个诊次约半年的治疗,患者月经得以调整,囊肿得以消散,终于怀孕。

郭某 女 25 岁

初诊:1986 年 8 月 20 日。婚后 3 年,第一年 8 月间流产(3 个月),其后即不育,月经经常停闭,须用西医激素治疗而来。平日腹痛阵作,左乳胀痛。苔薄腻,脉濡细。肝肾两亏,冲任不适,血气失调。治拟养血疏肝,补肾调经法。

当归 15g　丹参 15g　赤白芍(各)9g　川芎 9g　虎杖 15g　黄精 20g　鸡血藤 30g　路路通 12g　覆盆子 12g　紫石英(先煎)30g　柴胡 10g　制香附 10g　胡芦巴 6g　金狗脊 15g　橘叶核(各)9g　　　　　　　　　　14 帖

二诊:11 月 8 日。末次月经 11 月 1 日,3 天净止。婚后 3 年,曾孕而流产,其后经闭不育,乳胀亦消除,苔黄腻,脉细滑。冲任不足,夹有湿热内阻。再拟养血调经,滋肾和胃法。

当归 12g　大生地 12g　赤白芍(各)9g　黄芩 6g　竹茹 9g　青陈皮(各)3g　覆盆子 12g　菟丝子 12g　川楝子 6g　路路通 10g　蛇床子 5g　柏子仁 9g　紫石英(先煎)20g　石菖蒲 9g　　　　　　　　　　　　14 帖

三诊:11 月 21 日。婚后 3 年不孕,时有闭经,自觉睡后周身发热,夜寐欠安,舌质红,脉弦细。冲任两亏,营血不足,肝阳偏亢,心阳亦盛,心主血脉,故见身热。再拟养血柔肝,滋肾宁心法。

当归 15g　丹参 15g　丹皮 6g　赤白芍(各)9g　竹茹 9g　白薇 10g　银柴胡 10g　覆盆子 15g　菟丝子 12g　炙龟甲 12g　路路通 12g　紫石英(先煎)30g　黄精 15g　鸡血藤 30g　石菖蒲 10g　　　　　　　14 帖

四诊:12 月 12 日。婚后 3 年不孕,月经过期 11 天,向有闭经 1~2 月,时而周身发热,舌质淡,脉濡细。素体阴虚肝旺,肾气亦弱,子宫失于温煦。再拟养血柔肝,滋肾暖宫法。

当归 15g　丹参 15g　丹皮 9g　川楝子 12g　三棱 15g　柏子仁 10g　石菖蒲 10g　紫石英(先煎)30g　覆盆子 12g　黄精 15g　银柴胡 10g　留行子 12g　鸡血藤 30g　路路通 12g　炙甘草 10g　　　　　　　14 帖

按:本例患者与前例不同,其证重在阴虚肝旺,肾阳亏虚,故治则以养血柔肝,温肾暖宫为主。处方乃以沈老自拟方温肾四物汤(当归、川芎、白芍、熟地、紫石英、胡芦巴、石楠叶、五灵脂)加减为主。方中紫石英一味,性甘温,功能暖宫,为沈老所喜用;余药如虎杖、川楝子、柴胡、留行子、路路通或能通经,或能疏肝,皆与当归、丹参、鸡血藤、三棱等药相配而治疗闭经;至于白薇、银柴胡则在治疗阴虚潮热的同时具有调经的功效。本例虽暂未治愈,然沈老处方用药的思路可供读者临证参考。

二、脏躁

金某　女　23岁

初诊:1977年12月20日。1973年起见神情不安,心悸惊恐,头晕失眠,甚则自觉悲伤,证属脏躁。苔薄,边有齿印,脉细。心火偏亢,夹痰瘀内阻,神明失常。治拟疏肝解郁,清心化痰以安神明。

金铃子9g　柴胡3g　合欢皮30g　夜交藤30g　枳壳6g　竹茹9g　陈胆星9g　石菖蒲9g　柏子仁9g　带心连翘12g　白金丸(分吞)4.5g　　　7帖

二诊:1978年1月3日。平日易于惊恐,心烦不安,苔薄,脉细小。素体血亏,心肝火旺,胆气失于疏泄,夹痰热内恋,神情不安。再拟育阴平肝,清心疏胆。

白芍15g　金铃子9g　炙甘草9g　合欢皮30g　夜交藤30g　竹茹9g　枳壳6g　制半夏6g　陈皮3g　陈胆星6g　石菖蒲9g　白金丸(分2次吞服)9g　　　　　　　　　　　　　　　　　　　　　7帖

三诊:1月8日。惊恐胆怯有所好转,但仍未平,头晕耳鸣,两目羞光,周身发冷,甚则哭泣不安。病起情志郁结,肝胆气滞,夹痰浊内阻,郁而化火,胃气失降,故经常恶心。再拟清心解郁,疏利肝胆,佐入和胃之品。

川连1g　枳实9g　竹茹9g　制半夏6g　陈皮3g　合欢皮15g　陈胆星9g　石菖蒲9g　柏子仁9g　淮小麦30g　生甘草3g　大枣10只　　　7帖

四诊:1月17日。惊惧好转,尚未平静,胆为清净之腑,肝胆气滞,夹有痰热内蒙,故而神情不安。苔薄,脉细小。再拟温胆汤和磁朱丸法。

竹茹9g　枳壳6g　制半夏9g　陈皮3g　柴胡3g　合欢皮15g　陈胆星6g　石菖蒲6g　淮小麦30g　大枣5只　炙甘草3g　磁朱丸(分2次吞)12g

　　　　　　　　　　　　　　　　　　　　　　　　　　　　7帖

按:脏躁相当于西医学的癔症,主要机理是内伤于心,或心血不足,或五志火动,在临床上常可见到夹痰的症候。对于脏躁,沈老常常辨证为心肝火旺,夹痰热内阻,故多以温胆汤为主,配合清心疏肝之品,效果明显。

在本案初诊中,沈老仍取温胆汤为主方,佐入金铃子、柴胡以疏肝解郁,配合欢皮、夜交藤以养心安神,加柏子仁、带心连翘、石菖蒲而宁心安神、宽胸理气;方中白金丸取自《外科全生集》,以白矾、郁金等分为末,和入皂角汁为丸,专治痰阻心窍、癫痫发狂。二诊中加用白芍、甘草配伍以平肝柔肝。从三诊起,由于患者胃失和降,故配合用甘麦大枣汤,取其甘平之味养心益脾、和中宁神以治疗脏躁,同时兼有和胃的功效;方中更用磁朱丸以加强安神之力。

特别值得注意的是,由于脏躁本属内伤虚证,治疗上"虽有火而不宜苦降,虽属虚症而不宜大补"。沈老的临证处方很好地体现了这一原则。但在三诊中,由于患者虚中夹实,痰郁化火,是为实火,所以他又根据实际情况,加入1g川连以清实火,又不至于太过苦寒。这正是所谓的"师古而不泥于古"。

李某 女 42岁

初诊:1977年8月30日。脏躁病已有十余年,经西医治疗略见平静,未有明显好转,病发则头晕,面部麻木、四肢抽掣,甚则狂妄不安,形寒潮热,并伴慢性肾盂肾炎,小便频数。苔薄腻,脉沉细。病久气阴两亏,心肝火旺,神明不安。治拟养血活血,清心平肝。

太子参12g 丹参12g 黄精15g 柴胡6g 粉葛根15g 山羊角(先煎)30g 桂枝4.5g 枳实9g 茯苓12g 赤白芍(各)9g 生甘草4.5g 陈胆星9g 马齿苋30g 石菖蒲9g　　　　　　　　　　　　　　　　5帖

二诊:9月4日。脏躁病已有十余年,心情不适则发作,头晕面麻,四肢抽掣,月事将近,来则腹痛,血色黯红夹有血块,口干欲饮,苔薄腻,脉沉细。阴虚肝旺,冲任不和。再拟养血平肝,调摄冲任。

太子参9g 麦冬9g 丹参12g 川芎9g 赤白芍(各)9g 川楝子9g 山羊角(先煎)30g 生白芷9g 蒲公英15g 全瓜蒌15g 夏枯草12g 橘叶核(各)9g　　　　　　　　　　　　　　　　5帖

三诊:9年10日。脏躁十余年,近日未作,头晕目花、头痛症状轻减,皮肤瘙痒,月经5日来潮,已净,苔薄腻,脉濡细。血虚肝旺,虚阳得有平静之机。再拟养血平肝,清心安神。

北沙参9g 麦冬9g 丹参12g 炒枣仁9g 山羊角(先煎)30g 旱莲草15g 淮小麦30g 生甘草4.5g 功劳叶15g 白蒺藜12g 夏枯草12g 钩藤(后下)12g 石菖蒲9g　　　　　　　　　　　　　　　7帖

另服丸方:

丹参120g 麦冬90g 旱莲草180g 淮小麦150g 山羊角(先)240g 生甘草60g 僵蛹150g 夏枯草240g 生白芍90g 川芎60g 生白芷90g 陈胆星60g 石菖蒲90g

上药共研细末,水泛为丸,如绿豆大小,每次20小粒,日服2次。

按:此案以虚证为主,与前案有较大差别。患者证属血虚肝旺,故沈老在初诊中取疏肝解郁的逍遥散配合平肝息风的山羊角(代替羚羊角)为基础方;由于患者有面麻抽搐的症状,多为感受外风所致,故加入葛根、桂枝以起到祛风解肌的功效；方中柴胡又与枳实、陈胆星、茯苓相配合，常用于治疗肝郁痰滞者；太子参、丹参、黄精是为补益心血而设。

二诊中由于患者表现出瘀血性的痛经症状，故在坚持平肝的同时，采取养血活血，疏肝调经的治疗法则；方中蒲公英、夏枯草、橘叶核、川楝子均入肝经，与白芷、瓜蒌共奏疏肝平肝、理气止痛之效；白芷还兼顾了祛风的作用，正是一箭双雕。

在三诊中，由于患者有了很大好转，所以一方面加入钩藤、白蒺藜，充分体现羚角钩藤汤的方义，另一方面加强了补益调和的用药；在方中除了甘麦大枣汤，我们还能窥见天王补心汤的方义；旱莲草功能养阴而补益肝肾，与功劳叶同用，以加强补益之力。最后，依据辨证，给予丸药，以便常服。

纵观处方过程，沈老进退有度，往往一药多用，临证思维缜密而谨慎。

三、百合病

史某　女　30岁

初诊：1974年12月25日。初产剖宫产后1月，手术顺利，术后两周开始头晕头痛，神志不清，小溲失禁，四肢作冷如有寒，循衣摸床如热盛，病发需2～3小时方止，旋即清醒。曾赴精神病院检查无异常。苔白腻，舌质胖，脉细软。产后血虚，心肝火炽，夹痰浊上蒙清窍，属百合病。治拟养阴平肝，清心开窍，佐入豁痰之品。

野百合9g　大生地9g　川连3g　制南星9g　石菖蒲9g　莲子心4.5g　姜半夏6g　陈皮3g　灵磁石30g　朱茯苓9g　白金丸（分2次吞服）9g　3帖

二诊：12月28日。服药3剂后未见发作，神志已清，唯头痛不平，腰背牵掣不适，纳食睡眠正常。苔薄腻，舌质胖，脉细软无力。由于手术后气血大伤，心肝之火虽平未清，痰浊得化，是属佳象。再拟益气养血，平肝清心，标本兼治。

野百合9g　大生地9g　川连1g　钩藤（后下）12g　孩儿参15g　黄芪9g　制首乌9g　枸杞子9g　莲子心4.5g　制半夏4.5g　朱茯苓9g　石菖蒲9g　白金丸（分2次吞服）9g　　　　　　　　　　　　　　　　　　7帖

按：中医学的"百合病"和"脏躁"均属于癔症范畴。沈老认为从临床症状来分析，本病的病机是脏躁偏于心火上炎，百合病偏于肝火上扰，但二者均为心肝火旺。究其本源，则皆因精神刺激和气血虚损所致。

本例系百合病，故以《金匮要略》百合地黄汤为主方，佐入涤痰汤而涤痰开窍；另加莲子心、川连以清心火，加灵磁石以平肝潜阳、聪耳明目。三剂后患者舌苔白腻已化，提示痰浊得化，故在二诊中加入孩儿参、黄芪、制首乌、枸杞子来益气补血。佐用白金丸以豁痰开窍。

四、妇人腹痛

周某 女 35岁

初诊：1973年10月29日。少腹两侧阵痛，头晕腰酸，曾诊断为输卵管炎，苔薄腻，脉弦。肝脉络阴器，厥气失于疏泄。治拟丹栀逍遥散加减。

当归9g　生白术9g　杭白芍9g　春柴胡4.5g　炙甘草3g　薄荷（后下）3g　焦山栀9g　粉丹皮6g　胡芦巴9g　青陈皮（各）4.5g　　　　7帖

二诊：11月18日。此次月经为11月11日来潮。经后两侧少腹疼痛又作，伴有胀感，口内干燥，时而小便不利，腰部酸楚，苔薄腻，脉弦细。仍宗原意，疏肝理气，佐以清利湿热法。

生地12g　白术9g　白芍9g　柴胡4.5g　延胡索9g　青陈皮（各）4.5g　山栀9g　六一散（包煎）9g　红藤15g　川断9g　胡芦巴9g　　　　7帖

按：两侧少腹疼痛，用胡芦巴，小茴香效果较好，少腹胀痛，则以金铃子散为优良。朱丹溪说："气有余便是火。"气郁可以化火，气散则火热自除。故本方用逍遥散以疏泄肝气，正所以退火之意，再加丹皮、山栀，泻火之效更为显著。本方中加入红藤，取其清热散结，消肿止痛，正所以用此消除输卵管炎症之意。

于此，再结合前案，我们当知，腹痛的治疗有温阳止痛与泻火止痛之区别。

五、癥瘕——子宫肌瘤

施某 女 27岁

初诊：1975年3月21日。1974年妇科普查，发现有子宫颈肌瘤，月经周期落后，约下旬来潮，经量不多，经前腹痛，经行后1天腹痛即止，头晕腰酸，苔薄腻，脉弦细。气滞血瘀，冲任不利。治拟养血活血，理气消瘤法。

泽兰叶12g　川芎9g　赤白芍（各）9g　大生地12g　制香附9g　路路通9g　小茴香9g　石打穿15g　半枝莲30g　茺蔚子9g　橘叶核（各）9g　7帖

二诊：4月8日。据述生育过一胎，已3岁，其后发现子宫颈上唇肌瘤，开始约1.2cm大小，近经妇科检查已发展为2cm。经前1周即见腹痛，于3月30日来潮，腹部剧痛，经量不多，苔黄腻中剥，脉弦细带数。冲任不利，气滞血阻，结为瘀块。再拟养血活血，软坚消瘤法。

大生地12g　赤白芍（各）9g　丹皮9g　炙鳖甲12g　三棱12g　海藻9g　石打穿15g　半枝莲30g　制香附9g　茺蔚子9g　生楂肉9g　橘叶核（各）9g　　　　10帖

三诊：4月22日。子宫颈肌瘤尚未消散，月经周期将近，平日腹痛较前为轻，苔薄腻，舌尖红，脉弦细。冲任不利，气滞瘀阻，内结癥块。再拟活血调经,理气通滞法。

　　大生地15g　当归9g　川芎6g　赤芍9g　制香附9g　石打穿15g　半枝莲30g　小茴香6g　丹皮9g　海藻9g　炙鳖甲12g　橘叶核(各)9g　　7帖

　　四诊:4月29日。月经前腹痛较上次见轻,周期已近,腰酸如折,宫颈上唇肌瘤未消,苔薄腻微黄,舌尖红,脉弦细。肝旺气滞,瘀阻化而未尽。再拟活血调经,理气化瘀法。

　　泽兰叶12g　川芎9g　赤芍9g　生地12g　路路通9g　石打穿15g　半枝莲30g　小茴香6g　川楝子9g　川断12g　青橘叶9g　　　5帖

　　五诊:5月6日。本次月经4月30日来潮,第一天腹痛甚剧,随后见有血块落下,而腹痛即止,经来6日净,舌质淡红,脉细弦。素体阴虚肝旺之质,由于经量不多,可用攻补兼施法。再拟养血活血,理气消瘤法。

　　大生地15g　赤白芍(各)9g　川芎6g　石打穿30g　半枝莲30g　炙鳖甲12g　白蒺藜9g　生楂肉9g　青陈皮(各)3g　　　　　　7帖

　　六诊:5月16日。曾经劳保医院妇科检查为宫颈上唇肌瘤一个约2cm大小,但经量尚无过多之象,经后半月,未见腹痛,精神疲倦,口干而不欲饮,舌边左右有瘀斑,脉沉细而涩。瘀阻化而未尽。再拟活血消瘤法。

　　大生地15g　赤白芍(各)9g　生牡蛎30g　石打穿15g　半枝莲30g　三棱9g　炙鳖甲12g　仙灵脾9g　天花粉12g　生楂肉12g　　　　7帖

　　七诊:6月3日。月经5月31日来潮,头两天觉左腹角疼痛,约次日经水即将净止,苔薄微黄,舌质淡红,脉沉小。病久气阴两亏,夹有瘀阻。再拟养血生津,化瘀消瘤法。

　　大生地12g　白芍9g　川芎6g　天花粉12g　炙鳖甲12g　石打穿30g　半枝莲30g　生楂肉12g　川断9g　金狗脊12g　　　　　　10帖

　　八诊:7月15日。月经推迟至7月4日来潮,经量正常,苔淡白,脉沉小,近由劳保医院妇科检查子宫肌瘤已消除,防其瘀阻化而未尽,续进养血调经,温宫化瘀,以免后患。

　　大生地15g　赤白芍(各)9g　生白术6g　紫石英(先煎)30g　半枝莲30g　石打穿15g　三棱9g　路路通9g　炙鳖甲12g　生楂肉12g　青橘叶9g　7帖

　　按:本例子宫颈肌瘤发现较早,肌瘤较小(约2cm大小),发展也缓慢,故经量尚未见增多的现象。凡治子宫肌瘤,沈老常采用一草药方为基础方,药用半枝莲、石打穿(或用石见穿亦可)二味以化瘀消瘤。并配合四物汤或逍遥散,辅以软坚之品,如海藻、三棱、炙鳖甲等药,在临床应用中有一定的效用,服上述方药后,肌瘤可见缩小或消散。本医案患者经过八诊的治疗,并经患者劳保医院妇科检查:肌瘤确已消除。后再追访,了解到患者已恢复健康。

沈某　女　13岁

初诊：1985年9月1日。月经于7月28日初潮，来潮后，经量过多如注，夹有血块，导致严重贫血，曾经输血并服用激素"妇宁片"治疗。第一妇幼保健院B型超声波检查提示为黏膜下小型子宫肌瘤。胸闷作满，面色少华，经后带下绵绵，苔薄，舌边红，脉弦细。证属肝脾同病，统藏失职，夹血瘀胞宫，瘀血内阻，新血不得归经。治拟补益气阴，消瘤缩宫，佐以健脾和胃。

党参15g　白术芍（各）9g　生熟地（各）9g　黄精20g　旱莲草15g　炙龟甲12g　丹皮6g　白薇10g　玉竹12g　半枝莲20g　蛇莓20g　羊蹄根15g　炙甘草6g　鸡内金10g　　　　　　　　　　　　　　7帖

二诊：9月8日。月经失调，来则量多如崩，症属黏膜下小型子宫肌瘤，苔薄，脉弦细。血瘀胞宫，宿血内阻，导致新血不得归经，故来则量多崩冲，血色鲜红，夹大血块。再拟养血清肝，滋肾消瘤，固摄冲任。

南北沙参（各）9g　大生地20g　水牛角（先煎）30g　丹皮10g　黄芩12g　黄精20g　鹿衔草30g　花蕊石30g　半枝莲20g　蛇莓20g　羊蹄根15g　炙龟甲12g　地锦草20g　玉米须20g　参三七粉（化服）2g　　　　　7帖

三诊：9月15日。经量偏多，甚则崩冲，腹内隐痛，症属黏膜下小型子宫肌瘤，苔薄黄，脉细数。肝火偏亢，肾阴不足，导致冲任失固。再拟养血清肝，滋肾消瘤，固摄冲任。

大生地20g　水牛角（先煎）30g　丹皮10g　生白芍15g　黄精20g　黄芩12g　贯众炭15g　七叶一枝花30g　炙龟甲15g　半枝莲30g　蛇莓20g　鹿衔草30g　花蕊石30g　炒代赭石30g　羊蹄根20g　参三七粉（化服）2g
　　　　　　　　　　　　　　　　　　　　　　　　　　　　　7帖

注：经沈老如上法治疗19诊后，患者经量明显减少，症状均好转，面色润泽，测血常规，血红蛋白由原来的6.5g提高到10.5g。1987年5月23日经上海市第一妇婴保健院B型线阵实时显像超声检查报告提示：子宫正常大小，未见黏膜下子宫肌瘤。患者家属来信表示感谢。

按：黏膜下子宫肌瘤之患者，经量过多如崩，属中医血崩范畴。该患者肾气初盛，天癸刚至即患此疾，经行当调理冲任，以补肾为主，经后重在健脾益气，以固先天与后天之本。故平时以四君子汤为主，另加活血消瘤之品；经将至及经行之时则重在清肝凉血，防其量多如崩，用犀角地黄汤为主方，方中用大剂量水牛角代替犀角（犀角现已禁用）以凉血止血，再配用鹿衔草、花蕊石、参三七粉、地锦草等止血之品；经水将止时重在塞流固冲，佐以消瘤，使瘀去血止。三步分治，循序渐进，最终诸症痊愈。

卢某 女 31岁

初诊：1986年2月2日。月经14岁初潮，向有痛经，婚后生产一胎，人工流产一次，经行量多如崩，腰酸异常，头晕乏力，二便正常，月经1月11日来潮，舌质红，脉弦细。1985年12月11日据某医院B型超声波检查显示：子宫大小62mm×60mm×78mm，宫区光点分布欠均匀，子宫外形欠光整，宫内见一约30mm×22mm回声增强区；提示为子宫肌瘤。肝脾气滞，血瘀胞宫，结为癥瘕，症属子宫肌瘤；肝旺血热，冲任不固。治拟养血清肝，消瘤缩宫。

大生地20g　水牛角（先煎）30g　丹皮9g　生白芍15g　生甘草9g　鹿衔草30g　花蕊石30g　生贯众30g　半枝莲30g　蛇莓20g　炒槐花15g　羊蹄根15g　玉米须20g　紫草15g　参三七粉（化服）2g　　　　　　7帖

另：水牛角粉1瓶，每次3g，每日2次。

二诊：2月16日。月经延期5天，平时来则量多，症属子宫肌瘤，舌质红，脉弦细。冲任不固，夹瘀血内阻。再拟养血清肝，消瘤缩宫。

大生地15g　生白芍15g　丹皮6g　生贯众30g　旱莲草20g　熟女贞9g　制香附9g　煨木香6g　朱远志5g　炙甘草6g　半枝莲30g　蛇莓20g　炒槐花15g　玉米须20g　黄精15g　　　　　　　　　　　　7帖

三诊：3月2日。月经于2月24日来潮，5天净止，量较以往减少，夜寐不安，症属子宫肌瘤，舌质淡红，脉濡细。血瘀胞宫，冲任失固。再拟养血柔肝，滋肾宁心。

生熟地（各）9g　赤白芍（各）9g　丹皮6g　生贯众30g　海藻20g　半枝莲30g　蛇莓20g　三棱12g　炒黑丑12g　黄精15g　石见穿20g　炙甘草6g　　　　　　　　　　　　　　　　　　　　　14帖

另：821消瘤片2袋，每次6片，每日2次。

注：821消瘤片为沈老"861消瘤片"的前身，均能消除子宫肌瘤。

四诊：3月16日。服药以来，症状有所改善，经量已见减少，少腹右侧隐痛，症属小型子宫肌瘤，苔薄，脉濡细。再拟：补益气血，消瘤缩宫。

党参12g　白术芍（各）9g　夏枯草15g　生贯众30g　海藻20g　半枝莲30g　蛇莓20g　三棱15g　炒黑丑12g　石见穿20g　天葵子20g　炙甘草6g　黄精15g　　　　　　　　　　　　　　　　　　　　7帖

五～八诊（略）。

注：四诊后复来诊4次，根据症状变化，以及在月经前后、经行时的不同阶段随症加减用药；如经行量多则加大丹皮剂量，增加鹿衔草、仙鹤草、炒槐花、玉米须、紫草等凉血止血药，平时则增加消瘤缩宫药物。同时继续服821消瘤片。

九诊：5月18日。月经周期已近，经量偏多，腹内隐痛，腰部酸软，1986年

5月12日上海市某医院B型超声波检查提示：子宫大小77mm×39mm×51mm，宫内回声分布均匀，形态规则，双侧附件显示不清。冲任不和。再拟益气固冲，佐以消散肿块。

党参12g　白术芍（各）9g　煅牡蛎30g　煅代赭石30g　侧柏叶30g　仙鹤草20g　生贯众30g　半枝莲30g　蛇莓20g　夏枯草15g　紫草15g　7帖

按：本案充分反映了沈老对于子宫肌瘤治疗的基本思路：经期以固摄冲任为主，多投凉血止血药而制止崩漏；非经期则以补益气血、消瘤缩宫为主。或止或攻，进退有度，故而9个诊次肌瘤即得完全消散。

袁某　女　40岁

初诊：1985年6月11日。1983年6月因月经量增多，伴小腹隐痛不适，前往国际妇婴保健院就诊，经B型超声波检查提示有一30mm×30mm类乒乓球大小的肌瘤，经杨浦区某医院服中药治疗1年多，出现月经量多如冲，夹有血块，腰部酸软，无腹痛。肝脾气滞，血瘀胞宫，2年多来肌瘤处于稳定中，苔薄，脉弦细。治拟补益气阴，消瘤缩宫。

太子参12g　南北沙参（各）9g　石斛12g　生贯众30g　海藻20g　半枝莲20g　蛇莓20g　天葵子20g　马齿苋30g　炙甘草6g　鸡内金9g　14帖

另：821消瘤片2袋，每次8片，每日3次。

二诊：6月25日。月经6月5日来潮，血量如注，夹有血块，乳房作胀，大便间日，苔薄，脉细缓。肝脾气滞，血瘀胞宫。再宗原方。

上方加：木馒头12g　　　　　　　　　　　　　　　　　　　　10帖

三诊：7月2日。今日经临量尚不多，既往血块颇多，无腹痛，腰酸乏力，苔薄，脉细弱。血瘀胞宫，新血不易归经。治拟化瘀消癥，养血归经。

生蒲黄（包煎）10g　花蕊石30g　马齿苋30g　鹿衔草20g　生贯众15g　海藻15g　狗脊10g　半枝莲15g　鬼箭羽15g　　　　　　　　7帖

四诊：7月9日。月经量显著减少，3天即净（7月2—5日），苔薄舌胖，脉细。治拟原法。

初诊方　　　　　　　　　　　　　　　　　　　　　　　　　　14帖

五～十一诊（略）。

十二诊：10月9日。9月18日岳阳医院B型超声波检查显示：子宫体65mm×46mm×54mm，宫内光点尚均匀，在宫体近后壁处见到一31mm×22mm大小的回声稍低区，边界尚清楚，提示为小型子宫肌瘤。月经周期已近，来则量多如崩，夹有血块，苔薄，脉弦细。再拟益气固冲，消瘤散结。

党参15g　黄芪15g　大生地20g　黄精20g　地锦草20g　仙鹤草15g

生贯众30g　海藻20g　半枝莲20g　蛇莓20g　夏枯草15g　白薇10g　炒槐花12g　玉米须20g　参三七粉(化服)2g　　　　　　　　　　　　　5帖

另:821消瘤片2袋,每次8片,每日3次。止血冲剂1袋,冲服。

十三诊:11月5日。月经于10月17日来潮,经量较多,色红,血块夹杂,4天净止,平时无其他不适,舌质红,苔薄。症属小型子宫肌瘤。再拟调经固冲,消瘤散结。

党参15g　黄芪15g　生熟地(各)9g　黄精20g　鹿衔草30g　花蕊石30g　七叶一枝花20g　生贯众30g　海藻20g　半枝莲20g　蛇莓20g　地锦草20g　怀山药15g　夏枯草15g　炒槐花15g　　　　　　　　　7帖

另:821消瘤片2袋,每次8片,每日3次。

十四～十六诊(略)。

十七诊:1986年1月11日。本月5日行经,量在第二天偏多,脉细,苔薄。瘀血内阻,结为癥瘕。再拟原法调治。

大生地12g　黄精15g　生贯众30g　海藻20g　莪术9g　白术9g　马齿苋30g　炒黑丑12g　半枝莲20g　夏枯草15g　青陈皮(各)6g　鸡内金9g　太子参12g　　　　　　　　　　　　　　　　　　14帖

十八诊:2月18日。1986年1月10日岳阳医院B型超声波检查显示:子宫体67mm×44mm×60mm,宫区光点分布尚均匀,内膜绒清晰,无移位,宫体后壁局部较饱满,未见明显肌瘤回声,双侧附件区未见异常,提示子宫、附近无明显异常。最近月经于2月1日来潮,量多如冲,3～4天净止,余无疾苦,舌体胖,边有齿印,苔薄腻,脉细。血瘀胞宫,冲任失调。再拟化瘀消瘤固冲。

大生地15g　黄精15g　赤白芍(各)9g　生贯众30g　海藻20g　半枝莲20g　蛇莓20g　马齿苋30g　夏枯草15g　玉米须20g　怀山药15g　芡实15g　炙甘草6g　参三七粉(化服)2g　　　　　　　　　　　　14帖

按:子宫肌瘤多发生于肌壁间或黏膜下,以经行崩冲为主要症状,也是患者就诊的主要病因,故快速有效地制止经行崩漏是使病情得到控制的首要目标,也是使患者获得治疗信心的重要方法。西医对于此类患者多实行刮宫术,以刮除内膜,但由于手术痛苦,而且病情每月复发,所以大多数患者在肉体及精神上均无法接受,许多人因此而接受了子宫全切除术。由于子宫也是人体的一个重要的内分泌器官,对于女性内分泌环境的稳定有着不可替代的作用,故而许多病人在子宫全切除术后,机体的免疫力即见下降,经常感冒,体弱乏力,所以不到万不得已的时候,沈老不赞成行子宫全切除术。为此,治疗子宫肌瘤的第一步就是要控制经行出血。沈老在这方面有着非常全面而有效的经验,详细可阅读中篇《崩漏的辨证论治》一文,相信读者一定会有所感悟。从本案及前面几案中,读者可以直接学习到沈老治疗子宫肌瘤崩漏的宝贵经验。在此需要补充说明的是,浆膜下子宫肌瘤患者一般月经正常,且无腹痛等症情,故而就诊人数很少,治疗方法也较简单,沈老多以攻法为主,并可加生牡蛎、鳖甲、鸡内金等以软坚化积,疗效也非常显著,在此不再专设案例讨论。

六、癥瘕——卵巢囊肿

李某 女 42岁

初诊:1996年11月21日。患者特自新加坡来沪求诊。在新加坡医院经B超诊断为:①子宫稍大,内膜增厚;②多囊卵巢。来沪后,经岳阳医院总院B超检查,提示卵巢上有数个小囊肿。今年9月24日月经来潮,5天净止,血色红润,经前乳胀,腹胀不适,平日头顶有重压感而疼痛,右项牵强隐痛,自述偶有轻度血尿,但经本院内科主任诊断没有肾脏疾病迹象,舌质淡白,脉细滑。病因肾亏肝旺,冲任不和。治拟养阴滋肾,柔肝潜阳,调理冲任。在继续调整月经周期的同时,让患者配合服用丸方。

1. 北沙参15g 天麦冬(各)9g 生熟地(各)9g 泽兰叶12g 凌霄花10g 益母草20g 炙龟甲(先煎)15g 生牡蛎(先煎)15g 夏枯草12g 石斛10g 钩藤(后下)12g 杜仲12g 苦丁茶10g 生甘草10g 凤尾草12g

14帖

另:大补阴丸4瓶,每次30粒,每日2次。

枣仁安神胶囊4瓶,临睡时服2粒。

谷维素1瓶,临睡时服2粒。

2. 当归100g 益母草150g 生乌贼骨80g 生地100g 生茜草150g 鸡血藤150g 红花60g 桃仁60g 川芎50g 制南星50g 覆盆子100g 海藻100g 昆布100g 刘寄奴60g 卷柏50g 留行子60g 黄芩50g 柴胡50g 泽兰叶50g 凌霄花50g 猪苓50g 泽漆40g 漏芦30g 藁本30g

上药配1料,共研细末,水泛为丸,如绿豆大小,每次6g,日服2次。

二诊:1998年9月10日。症属多囊卵巢囊肿,经服用丸方后诸症已见明显好转,近又有尿血现象。再予以丸方。

当归250g 赤芍150g 川芎100g 凌霄花150g 益母草300g 枸杞子150g 覆盆子150g 海藻200g 刘寄奴200g 明天麻100g 生白芷100g 猪苓200g 木馒头100g 生甘草100g 汉防己120g 白蒺藜100g 青皮40g 鸡血藤200g

上药配1料,共研细末,水泛为丸如绿豆大小,每次6g,日服2次。

三诊:1999年12月6日。症属多囊卵巢囊肿,1999年8月16日在新加坡经妇科阴超扫描提示多囊卵巢囊肿已基本消失,但有一些极小的囊肿尚未彻底消失,月经已能按时来潮而顺畅,乳房作胀。继续给予服用丸方。

当归 150g　丹参 100g　川芎 60g　枸杞子 100g　黄芪 150g　生地 100g
益母草 100g　海藻 100g　昆布 100g　山慈菇 80g　漏芦 80g　覆盆子 100g
生白术 60g　仙灵脾 100g　鸡血藤 150g　藁本 30g　生白芷 50g　白蒺藜 60g
木馒头 100g　生甘草 50g　生贯众 100g　炮山甲 50g　凌霄花 50g　杜仲 100g

上药配 1 料,共研细末,水泛为丸如绿豆大小,每次 6g,日服 2 次。

郭某　女　34 岁

初诊:1977 年 3 月 17 日。左侧卵巢囊肿,于去年 8 月手术切除,近发现右侧卵巢囊肿(3cm×4cm),术后少腹隐痛,形寒怯冷,精神倦怠,腰部酸痛,小溲频数,大便溏薄。苔薄腻,脉沉细。证属脾肾两亏,气血不足,夹有瘀阻。治拟七分养正,三分化瘀。

党参 12g　白术 9g　赤芍 12g　沙氏鹿茸草 30g　石见穿 12g　川断 12g
金狗脊 12g　苁蓉 9g　巴戟肉 6g　紫石英(先煎)30g　怀山药 12g　白扁豆 9g　青陈皮(各)6g　　　　　　　　　　　　　　　　　　　　　　　7 帖

二诊:3 月 22 日。月经周期 26 日来潮,经量不多,少腹隐痛,近日腹痛便溏,腰酸带多。苔薄腻,脉沉细。肝旺脾弱,冲任不和,夹有瘀阻。再拟养血活血,理气止痛,佐入健脾止泻。

益母草 12g　川芎 6g　赤白芍(各)9g　炙甘草 6g　青陈皮(各)3g　制香附 9g　炒白术 9g　焦楂曲(各)9g　煅乌贼骨 12g　青橘叶 9g　　　7 帖

三诊:3 月 29 日。月经 24 日来潮,经量较多,尚未净止,腹痛已平,头晕腰酸,兼有感冒,鼻塞,苔淡白,脉沉细。右侧囊肿未消,导致冲任不和。再拟养血活血,调理冲任。

黄精 15g　赤白芍(各)9g　半枝莲 30g　制香附 9g　川断 12g　白蒺藜 12g　佩兰叶 12g　桑叶 9g　桔梗 3g　生甘草 3g　青橘叶 9g　　　　4 帖

四诊:4 月 5 日。头晕腰酸,带多不止,向有右侧卵巢囊肿,尚未消退,正虚邪实,夹有瘀阻。再拟养血活血,疏肝消肿。

黄精 15g　丹参 9g　苁蓉 12g　菟丝子 12g　炒白术 9g　广木香 4.5g
乌药 6g　三棱 15g　莪术 15g　柴胡 4.5g　仙灵脾 12g　青橘叶 9g　　7 帖

五诊:4 月 12 日。头晕腰酸,带多未止,右侧卵巢囊肿,少腹作胀,小溲频数,大便溏泄。病久脾肾两亏,夹有瘀阻。再拟健脾疏肝,活血消肿。

党参 12g　白术 9g　赤白芍(各)9g　广木香 4.5g　三棱 15g　莪术 15g
柴胡 9g　炒枳壳 9g　苁蓉 12g　仙灵脾 12g　菟丝子 9g　乌药 9g　　7 帖

六诊:4 月 19 日。月经提前 18 日来潮,经量较多,少腹隐痛,腰痛如折,脉沉细。冲任失调,夹有瘀阻。再拟养血活血,补肾消肿。

黄精 15g　赤白芍（各）9g　苏木 6g　半枝莲 30g　白术 9g　制香附 9g
炒五灵脂 9g　仙灵脾 12g　菟丝子 9g　乌药 9g　　　　　　　　　　5 帖

七诊：4 月 26 日。月经 23 日净止，腹胀腰酸，右侧卵巢囊肿尚未消除。
苔薄，脉沉细，大便溏薄。肝强脾弱，瘀阻化而未清。再拟养血活血，化瘀
消肿。

黄精 15g　川芎 6g　赤白芍（各）9g　刘寄奴 12g　黄药子 12g　半枝莲
30g　沙氏鹿茸草 30g　蛇床子 6g　川断 12g　青橘叶 9g　炒麦芽 12g　　7 帖

八诊：5 月 3 日。腹胀隐痛轻而未止，头晕腰酸，右侧囊肿未消。肝脾不
和，气滞血瘀。再拟养血疏肝，化瘀消肿。

黄精 12g　赤白芍（各）9g　刘寄奴 12g　半枝莲 30g　三棱 15g　沙氏鹿
茸草 30g　石见穿 15g　制香附 9g　川断 12g　金狗脊 12g　橘叶核（各）4.5g
炒麦芽 12g　青陈皮（各）3g　　　　　　　　　　　　　　　　　　　7 帖

九诊：5 月 10 日。右侧囊肿未消，头晕腰酸，大便溏薄。肝脾不和，气滞
血瘀。再拟健脾疏肝，化瘀消肿。

白术芍（各）9g　鸡血藤 15g　刘寄奴 12g　半枝莲 30g　三棱 15g　制香
附 9g　石见穿 15g　沙氏鹿茸草 30g　炒枳壳 9g　金狗脊 12g　炒麦芽 12g
青陈皮（各）3g

十诊：5 月 17 日。经来 3 天，少腹隐痛，头晕腰酸，大便溏薄，苔薄，脉沉
细。肝脾不足，肾气亦虚。再拟养血柔肝，健脾升清，佐入消肿之品。

黄精 15g　党参 9g　白术芍（各）9g　炙甘草 4.5g　青陈皮（各）3g　川断
12g　金狗脊 12g　怀山药 15g　沙氏鹿茸草 30g　半枝莲 30g　　　　　7 帖

十一诊：5 月 24 日。经来已净，少腹酸胀隐痛，右侧囊侧未消，头晕腰酸，
大便有时溏薄，脉沉细。正虚邪实，夹有瘀阻，冲任不和。再拟养血化瘀，健
脾疏肝。

党参 9g　白术 9g　赤白芍（各）9g　半枝莲 30g　沙氏鹿茸草 30g　海藻
15g　制香附 9g　仙灵脾 9g　金狗脊 12g　广木香 4.5g　石菖蒲 6g　　7 帖

十二诊：5 月 31 日。右侧囊肿，尚未消散，腹痛已平，精神不振，大便带
溏，苔薄腻，脉沉细。肝脾气滞，瘀阻络脉，冲任不和。再拟益气健脾，疏肝
化瘀。

党参 9g　白术 9g　赤芍 9g　刘寄奴 15g　黄药子 9g　海藻 12g　三棱
9g　莪术 9g　公丁香 4.5g　金狗脊 12g　陈皮 3g　石菖蒲 6g　　　　7 帖

十三诊：6 月 7 日。月经周期将近，头晕腰酸，胸宇不畅，右侧囊肿未消，
大便带溏。脾虚肝旺，气滞瘀阻。再拟健脾柔肝，调摄冲任。

益母草 12g　川芎 6g　白术 9g　赤芍 9g　刘寄奴 9g　黄药子 9g　炙甘
草 4.5g　公丁香 3g　青陈皮（各）4.5g　　　　　　　　　　　　　　7 帖

十四诊：6 月 14 日。右侧囊肿尚未消散，月经提前 1 周来潮，经量较多，近日烘热，头晕，口内碎痛，大便溏薄，苔薄，脉弦细。肝强脾弱，肝火上升，清阳下陷。再拟健脾升清，平肝清热。

太子参 9g　怀山药 12g　芡实 12g　白芍 12g　生甘草 4.5g　白薇 9g　半枝莲 30g　沙氏鹿茸草 30g　海藻 15g　煨金铃子 9g　竹茹 9g　青陈皮（各）4.5g　石榴皮 9g　　　　　　　　　　　　　　　　　　　7 帖

十五诊：6 月 21 日。少腹右侧卵巢囊肿（4cm×3cm），尚未消散，腹痛较轻，纳呆便溏，苔淡白，脉濡细。气滞血瘀，冲任不和。现拟养血活血，化瘀消肿，佐入健脾之品。

党参 9g　赤白芍（各）9g　白术 9g　鸡血藤 12g　刘寄奴 12g　黄药子 12g　三棱 15g　石见穿 30g　菟丝子 9g　怀山药 12g　炒黑丑 9g　炒谷麦芽（各）9g　半枝莲 30g　青陈皮（各）4.5g　　　　　　　　　　　7 帖

十六诊：6 月 28 日。月经周期将近，少腹酸胀，牵及股阴，右侧囊肿尚未消散，大便时溏，苔淡白，脉濡细。肝脾不和，气滞血瘀。再拟养血调经，健脾消肿。

当归 9g　川芎 6g　赤白芍（各）9g　白术 9g　炙甘草 3g　制香附 9g　半枝莲 30g　青陈皮（各）4.5g　川断 12g　怀山药 12g　炒麦芽 12g　　　7 帖

十七诊：7 月 5 日。月经 3 日来潮，量多如崩，今日已稀，头晕乏力，右侧囊肿尚未消散，苔淡白，脉濡细。肝脾不和，统藏失司。再拟益气摄血，健脾平肝。

太子参 9g　生地 12g　白芍 9g　白术 9g　炙甘草 3g　青陈皮（各）3g　生贯众 15g　川断 12g　猪苓 12g　炒谷麦芽（各）9g　　　　　　　7 帖

十八诊：7 月 12 日。经来如崩已净，头晕目花，口燥觉热，精神不振，苔薄，脉濡细。病久气血两亏，夹有瘀阻，少腹右侧卵巢囊肿尚未消散。再拟益气养血，健脾清神，佐入化瘀消肿之品。

党参 9g　白术芍（各）9g　茯苓 9g　炙甘草 4.5g　陈皮 3g　半枝莲 30g　石见穿 15g　刘寄奴 12g　黄药子 12g　白扁豆 9g　石斛 9g　荷叶 1 角　7 帖

十九诊：7 月 26 日。月经周期已近，来则量多，大便时溏，腰肢酸软，精神不振。肝脾不足，统藏失司，夹有瘀阻。再拟益气摄血，健脾平肝。

党参 12g　黄芪 9g　黄精 15g　旱莲草 30g　生贯众 30g　苏木 4.5g　怀山药 15g　菟丝子 9g　煅代赭石 30g　失笑散（包煎）12g　　　　　　7 帖

注：患者于 1977 年 7 月 28 日（月经前）经某医院妇科检查发现卵巢囊肿显著缩小（服煎剂期间）。

妇科检查：宫颈光，宫体正常大小，中位，右侧附件增粗，触及 1cm×0.5cm×0.5cm 大小之肿块，活动，压痛不著，左侧附件（−）。

为了使患者之右侧卵巢囊肿完全达到消除起见,改服沈老制定的消卵巢囊肿丸方以方便患者长期服用,处方如下:

党参 90g　当归 90g　川芎 60g　桃仁 90g　石打穿 250g　刘寄奴 120g　黄药子 90g　三棱 150g　炒黑丑 90g　海藻 120g　蛇床子 60g　丹皮 60g　半枝莲 150g　生楂肉 90g　青陈皮(各)30g

上药共研细末,水泛为丸,如绿豆大小,每服 4.5,日服 2 次。

上丸自 1977 年 11 月 12 日起服至 1978 年 10 月 25 日止。于 10 月 26 日再经某医院妇科复诊,采用超声波检查,提示囊肿已消散。超声波检查:未见明显液性或实性肿块波型。据患者说明服用丸药经过,仅服完 2/3 的丸药,囊肿即见消除,嘱其将剩余丸药继续服完,以防复发。

按:沈老不仅因治疗子宫肌瘤而蜚声海内外,他在卵巢囊肿的治疗上亦极有成就。他认为本病多因妇女在经期或产后忽视调摄,六淫内侵,或因七情所伤,脏腑功能失调,致使湿浊、痰饮、瘀血阻滞胞脉,蓄久成块,形如鸡卵。如《诸病源候论·八瘕候》言:"若经血未尽而合阴阳,即令妇人血脉挛急,小腹重急支满……结牢恶血不除,月水不时,或月前或月后,因生积聚,如怀胎状。"临床常可见月经过多或过少、少腹胀痛、带下增多等症,B 超检查可见卵巢囊肿。

对于本病的治疗,沈老分为经期治疗与非经期治疗,予以不同的治则。经期以调理冲任为主,经多者予以益气固摄或清热固经,量少者予以补气养血,在调理冲任的同时,不忘消散囊肿;非经期则以大队消痰软坚、清热化瘀之品攻伐瘀滞癥积,药用刘寄奴、红藤、赤芍、半枝莲、夏枯草、海藻、泽漆、鸡内金、沙氏鹿茸草等。其中沙氏鹿茸草性味苦平,功能凉血解毒,消肿止痛,疏通血脉;据《大明本草》记载,刘寄奴能"通妇人经脉、癥结",善于破血消散;半枝莲功能消瘤,且能防止癌变;海藻功能软坚消痰,如配合甘草使用,则如《得配本草》所言:"反者并用,其功益烈。"至于石见穿、石打穿、黑丑、三棱、莪术、苏木、当归、川芎、桃仁等活血化瘀药物的使用,其意自明,不再赘述。沈老提醒我们,虽然在治疗中以消为主,但仍须注意,始终不能忘记健脾疏肝为其基本法则,因为卵巢囊肿的形成,肝脾气滞所导致的血瘀痰凝是其根本原因。

七、癥瘕——子宫肌腺瘤合并卵巢巧克力囊肿

张某　女　27 岁

初诊:1986 年 6 月 20 日。月经 14 岁来潮,婚后生产,婴儿健康。5 月 6 日腹痛剧,经水淋漓,6 月 13 日经量增多,腹内隐痛,舌质红,脉弦细。1986 年

6月16日据某医院B型超声波检查示：子宫74mm×80mm×49mm，子宫右方见一39mm×35mm，左方见一51mm×52mm回声增强区，伴有左侧巧克力囊肿。肝脾同病，气滞血瘀胞宫胞脉，结为石瘕。治拟养血化瘀，消散肿块，佐以止血之品。

当归10g　生地炭10g　川芎6g　炙龟甲12g　制香附10g　泽漆12g 川楝子10g　丹皮6g　黄芩10g　花蕊石30g　天葵子20g　半枝莲30g　夏枯草15g　大小蓟(各)10g　石斛12g　炙甘草6g　　　　　　　7帖

二诊：6月29日。月经于6月13日来潮，量偏多，13天净止，舌质红，脉弦细。血瘀肝旺，冲任不和。再拟养血固冲，消散肿块。

大生地15g　生白芍15g　炙甘草9g　生贯众30g　海藻20g　半枝莲30g　蛇莓20g　夏枯草15g　泽漆12g　石见穿20g　黄芩9g　功劳叶15g 仙鹤草15g　　　　　　　　　　　　　　　　　　　　　　　　14帖

另：消囊肿片1瓶，每次6片，每日2次。

821消瘤片4袋，每次8片，每日3次。

三、四诊（略）。

五诊：8月3日。少腹左侧隐痛，头晕乏力，乳胸左侧作胀。再拟养血化瘀，消散肿块。

大生地15g　黄精20g　枸杞子12g　赤芍15g　路路通10g　漏芦12g 木馒头12g　生贯众30g　海藻20g　半枝莲30g　泽漆12g　夏枯草15g　石见穿20g　红藤30g　炙甘草6g　　　　　　　　　　　　　　14帖

另：821消瘤片4袋，每次8片，每日3次。

消囊肿片1瓶，每次6片，每日2次。

止血冲剂1盒，每次一袋，每日2次。

六～十二诊（略）。

十三诊：11月2日。月经10月29日来潮，今天基本净止，腹胀已平。再拟健脾疏肝，消散肿块。

炒党参12g　北沙参12g　白术芍(各)9g　炙甘草9g　黄精20g　生贯众30g　半枝莲30g　海藻20g　蛇莓20g　槐角15g　夏枯草15g　天葵子20g　　　　　　　　　　　　　　　　　　　　　　　　　14帖

十四～十七诊（略）。

十八诊：1987年1月11日。月经延期，以往一向先期而来，腹胀减轻，口干便秘。再拟养血调经，消散肿块。

大生地15g　赤白芍(各)9g　川芎6g　夏枯草15g　制香附9g　黄精15g　玉竹12g　天葵子30g　泽漆12g　红藤30g　半枝莲30g　蛇莓20g 金狗脊15g　槐角15g　橘叶核(各)9g　　　　　　　　　　　　7帖

十九诊：2月8日。月经2月6日来潮，经量略多，腹内隐痛，头晕腰酸。1987年1月16日第一妇幼保健院B超显示：子宫大小34mm×43mm×56mm，未见明显肌瘤，右侧卵巢17mm×22mm×20mm，左侧卵巢37mm×19mm×25mm，提示子宫正常，未见明显肌腺瘤，两侧卵巢可见，左侧卵巢略大。治拟健脾固冲，消散肿块，以巩固疗效。

炒党参12g　炒白术10g　生白芍15g　炙甘草9g　黄精20g　生贯众30g　半枝莲30g　蛇莓20g　天葵子20g　石斛12g　槐角15g　红藤30g　夏枯草15g　仙鹤草20g　　　　　　　　　　　　　　　　　　　7帖

按：子宫肌腺病与卵巢巧克力囊肿均是由子宫内膜异位而引起，前者是由于子宫内膜侵入子宫肌层而引起，后者是由于子宫内膜侵入卵巢内膜而引起，二者均属于子宫内膜异位症范畴，其主要临床表现为较严重的痛经、急性腹痛、经量增多、经期延长或周期紊乱。

虽然子宫肌腺病、卵巢巧克力囊肿与子宫肌瘤的形态各异，然其病机均有肝脾不和，气滞血瘀；故其治疗原则也有相同的内容，即健脾疏肝，活血化瘀，调理冲任。具体而言，也是在经期以调经为主，非经期则以消散为主。然而，由于囊肿的液性质地，与子宫肌瘤及子宫肌腺病的实性质地有所不同，故沈老在活血化瘀之余又多用消痰之品，如海藻、昆布、泽漆之类；由于子宫肌腺病与子宫肌瘤相比较而言往往更为顽固，且多有较为严重的痛证，故在治疗中应更偏重于软坚，可用夏枯草、花蕊石、半枝莲、鸡内金，和血竭、徐长卿、炙乳没等药。本例患者为子宫肌腺病合并卵巢巧克力囊肿，沈老在经期以健脾疏肝、调理冲任为主，在非经期以养血化瘀、消散肿块为主，或养或消，历时7个月而患者终获痊愈。

八、癥瘕——盆腔肿块

吴某　女　36岁

初诊：1977年12月27日。月经失调，时多时少，妇科检查左侧少腹部有肿块，约鸭蛋大小，平日少腹两侧疼痛不休，头晕腰酸，精神不振，面色㿠白，向有慢性肾病和肝肿，大便带溏。证属肝脾肾三经同病，虚实夹杂。治拟养正健脾，疏肝消块。

党参9g　苍白术（各）9g　赤芍12g　茯苓12g　半枝莲30g　刘寄奴12g　莪术9g　制香附9g　炒五灵脂12g　怀山药12g　乌药4.5g　覆盆子9g　　　　　　　　　　　　　　　　　　　　　　　　　　　　7帖

二诊：1月3日。少腹肿块未消，腹痛略轻，乳胸作胀，头晕耳鸣，面浮足肿，苔薄腻，脉濡细。肝强脾弱，气滞湿阻。再拟健脾化湿，疏肝消块。

党参 9g　苍白术（各）9g　带皮苓 15g　柴胡 5g　广木香 9g　制半夏 9g　青陈皮（各）4.5g　白蒺藜 12g　楮实子 12g　威灵仙 12g　公丁香 3g　半枝莲 30g　　　　　　　　　　　　　　　　　　　　　　　　　　　　　7 帖

三诊：1 月 10 日。腹内肿块未消，少腹隐痛，面浮足肿，近日感冒，咽喉干燥，潮热形寒，苔薄腻，脉沉细。病久体弱夹有瘀阻胞宫。再拟疏肝消块，健脾和络。

丹参 9g　八月札 9g　金铃子 9g　楮实子 12g　威灵仙 12g　青陈皮（各）4.5g　连翘壳 9g　生甘草 3g　炒白术 9g　功劳叶 15g　鲜竹叶 9g　　　　7 帖

四诊：1 月 17 日。经来 5 天，尚未净止，少腹隐痛，左侧为甚，头晕口燥，腰痛如折，足跟痛，苔薄，脉弦细。肾亏肝旺，夹有瘀阻，曾经诊断为盆腔肿块。再拟养血疏肝，温肾暖宫，佐以消肿之品。

丹参 9g　鸡血藤 15g　赤白芍（各）9g　金铃子 9g　炒五灵脂 9g　红藤 30g　败酱草 15g　虎杖 12g　金狗脊 15g　半枝莲 30g　桑寄生 12g　川断 12g　紫石英（先煎）30g　　　　　　　　　　　　　　　　　　　　7 帖

五诊：1 月 24 日。盆腔肿块尚未消散，少腹胀痛时作，头晕口燥，腰酸足跟痛，苔薄舌糜，有红点，脉弦细。血虚气滞，夹湿热内阻。再拟养血活血，补肾疏肝，佐入消肿之品。

丹参 12g　鸡血藤 30g　赤白芍（各）9g　金铃子 12g　红藤 30g　败酱草 15g　半枝莲 30g　连翘壳 12g　竹茹 9g　青陈皮（各）5g　金狗脊 15g　马鞭草 15g　　　　　　　　　　　　　　　　　　　　　　　　　　　7 帖

六诊：1 月 31 日。向有盆腔肿块，腰酸带下，少腹胀痛，头脑作胀，夜寐不安，苔薄，脉弦细。肝脾不和，夹有瘀阻，冲任带脉不固。再拟健脾疏肝，化瘀消块，佐入清利湿热之品。

丹参 9g　白术芍（各）9g　竹茹 9g　陈皮 3g　红藤 30g　败酱草 15g　半枝莲 30g　天花粉 9g　马鞭草 15g　白残花 9g　米仁根 30g　青橘叶 9g　　　　　　　　　　　　　　　　　　　　　　　　　　　　　　10 帖

按：沈老认为盆腔肿块的辨证与肌瘤相似，亦应责之于肝脾肾，故以疏肝健脾法为主；然不同之处是，盆腔肿块多有湿热滞于局部，这与西医学认为的盆块局部多有炎症是一致的，故其治疗又多有清化湿热之法。本例证属肝强脾弱，气滞湿阻；前三诊以健脾调肝为主，方用四君子汤、六君子汤合疏肝理气止痛药为主；后三诊沈老则以验方红酱金铃四物汤为主方，集清化湿热、疏肝止痛、活血化瘀于一体，配合温胆汤、金铃子散以清利湿热，加强消散盆腔肿块的作用。

附：盆腔粘连

徐某　女　51岁

初诊：1991年11月2日。全子宫切除术后盆腔粘连，导致左肢大小腿部肿胀焮红，足底冷，腰痛如折，潮热自汗，苔薄，脉细弦。血瘀络脉。治拟活血化瘀，疏利络脉。

紫草20g　骨碎补12g　紫丹参20g　丹皮6g　鸡血藤30g　桂枝10g　怀牛膝12g　伸筋草30g　炒五灵脂15g　红藤30g　生甘草12g　蒲公英15g　炙乳没（各）9g　生苡仁15g　　　　　　　　　　　　　　　　　7帖

按：本例盆腔粘连于行全子宫切除术后发生，乃是由于手术损伤，及术后护理不当所致。此病亦可由于人工流产、中期引产或足月分娩后护理不当所引起，临床上常可见闭经、痛经、腰部酸痛、赤白带下等症。尽管本病的症情较多，沈老认为以实证为多，多可辨为瘀血、湿热壅滞。本例患者盆腔粘连较为严重，伴有明显的炎症反应，故导致大小股部肿胀焮红；故沈老以活血化瘀法为主，配以清化湿热药物。方中紫草、丹皮活血凉血；紫丹参、鸡血藤活血化瘀；红藤、蒲公英、生苡仁清化湿热而消炎，骨碎补、怀牛膝补肾健腰；炒五灵脂、炙乳没功能止痛；伸筋草舒筋活血，功专四肢；方中用桂枝，乃取其温通经脉之功，且能助诸味药力流通。

第六节　前　阴　病

阴痒

许某　女　43岁

初诊：1973年11月12日。外阴瘙痒症11年，外阴黏膜粗糙，延及阴道作痒，脉沉小。阴虚肝旺，肝脉络阴器，肝风化火化燥，皮肤失于滋养。治拟养血凉血，清肝止痒。

大生地30g　粉丹皮9g　马鞭草30g　地肤子12g　川黄柏9g　京元参12g　龙胆草9g　川楝子9g　鹿衔草30g　炙鳖甲15g　苏木9g　石韦12g　　　　　　　　　　　　　　　　　　　　　　　　　　　　　14帖

外用方：密陀僧6g　龙骨4.5g　煅石膏4.5g　炮山甲3g　飞滑石7.5g　制南星4.5g　肥皂荚（去子筋）4.5g　　　　　　　　　　　　　1帖

上药共研细末，用凡士林调和外搽于外阴痒处。

二诊：12月9日。外阴瘙痒，经内服及外治之后，外阴瘙痒大减。证属阴虚肝旺，湿火下注。再拟养血清肝，化湿止痒。

大生地 30g　粉丹皮 9g　马鞭草 30g　地肤子 12g　蛇床子 9g　川黄柏 9g　龙胆草 9g　京元参 12g　鹿衔草 30g　知母 9g　苏木 9g　石韦 9g　炙鳖甲 15g　　　　　　　　　　　　　　　　　　　　　　　　14 帖

按：本例为严重外阴瘙痒症，曾怀疑为外阴白斑，经由妇科详细检查，确诊为外阴瘙痒症。虽见外阴皮肤有粗糙和黏膜灰白色，但非白斑病。该病员系由某医院皮肤科介绍与沈老门诊 2 次，内服沈老验方苏甲马鞭散加减，兼用外治，使外阴瘙痒和皮肤灰白色迅速肃清，并由其劳保医院复诊抄方多次。通过追访，据病员自诉外阴瘙痒基本消除，多年痛痒很快获得治愈。

高某　女　38 岁

1976 年 2 月 20 日。阴户痒痛异常，带下色白如冻样，或稀薄，颜面升火，汗出，口干，小便频数，舌质红，脉弦濡，少腹酸胀牵及肛口。肝经湿火下注。治拟养血泄肝，健脾化湿。

鲜生地 30g　紫花地丁 30g　红藤 30g　败酱草 15g　赤白芍（各）9g　白薇 9g　白芷炭 9g　车前子 9g　黄芩 12g　苍术 9g　黄柏 9g　蛇床子 6g　石韦 12g　　　　　　　　　　　　　　　　　　　　　　　　　　7 帖

外用温坐药：苦参片 30g　蛇床子 12g　野菊花 12g　六一散（包）30g　　　　　　　　　　　　　　　　　　　　　　　　　　　　3 帖

按：本例外阴瘙痒，带下色白如冻样，颜面升火，小便频数，舌质红，脉弦濡。乃为脾虚生湿，肝经郁热，湿热下注，蕴郁生虫。沈老辨证属肝经湿火下注，以养血泄肝，健脾化湿内服为主，配清热利湿之外治加强局部用药。患者因其他病就诊时，自述阴户痒痛在用上药后即见痊愈。

第二章 内科疾病

❀ 第一节 外感病证 ❀

一、感冒

毛某 女 50岁

初诊：1988年1月24日。感冒后鼻塞欠通，两耳闭塞，夜寐不安，苔薄，脉濡细。风寒外袭，肺气失宣。治拟祛风宣化。

桑叶10g 牛蒡6g 净蝉蜕4g 苏叶梗10g 蔓荆子10g 生白芷10g 黄芩6g 桔梗3g 生甘草6g 藿香10g 水炙远志3g 石菖蒲10g 7帖

按：此例为风邪上犯，清窍闭塞而致鼻、耳闭塞不通。方中桑叶、牛蒡子、蝉蜕、藿香、苏叶梗、蔓荆子、白芷、桔梗均可祛风解表。方中牛蒡子、蝉蜕均为沈老所喜用的治疗外感感冒之有效药。

陈某 女 51岁

初诊：1988年8月7日。感冒鼻塞流涕，头胀头痛，喉中痰黏，苔薄，脉滑。治拟祛风宣肺，化痰通窍。

蝉蜕5g 光杏仁10g 牛蒡6g 苏叶梗（各）6g 生甘草6g 桔梗3g 藿香15g 薄荷（后下）5g 黄芩9g 蔓荆子10g 水炙远志5g 全瓜蒌（切）15g 火麻仁（打）12g 3帖

二诊：8月10日。咳嗽痰黏，咽痒不适，头痛已平，苔腻，脉滑。再拟清肺化痰，顺气止咳。

前胡6g 牛蒡6g 薄荷（后下）4g 鱼腥草15g 山海螺15g 生甘草6g 桔梗3g 制半夏10g 陈皮4g 冬瓜子12g 水炙远志5g 合欢皮10g 黄芩9g 鲜芦根1支（去节） 3帖

　　按：夏月感冒，以风热夹湿为常见，其典型症状是鼻塞流涕、头痛、咳嗽有痰，苔薄或微腻，脉浮滑。因此治疗上以祛风为主，兼化痰湿。又所谓风邪入犯，上先受之，故而风热之邪闭塞头目清窍，则头胀头痛。方中用蝉蜕、薄荷、蔓荆子等药既疏散风热，又可清利头目；藿香辛温既散风热，又化暑湿，与辛凉之药相辅为用；杏仁、苏叶、苏梗、桔梗合为杏苏散，治疗风热感冒咳嗽；又肺与大肠相表里，通大肠可以泻肺火，患者年纪偏大，故用全瓜蒌、火麻仁化痰止咳，润肠通便，缓下不伤正。

　　经初诊 3 剂药治疗后，患者头痛、鼻塞的症状已经消失，尚咳嗽有痰，痰黏不易咳出，治疗上以化痰为主，与初诊时的疏散风热有所不同，用药时清热化痰、燥湿化痰、化痰排脓三管齐下。半夏、陈皮出自二陈汤，燥湿化痰；鱼腥草、山海螺、冬瓜子化痰排脓；前胡、薄荷、牛蒡子、桔梗疏风清肺化痰。

　　由于热邪灼伤肺阴，肺阴虚痰液少而黏，故辅以养阴生津，使肺燥得以滋润，痰液容易咳出，黄芩、芦根清热养阴生津，体现了补泻结合的原则。

胡某　女　57岁

初诊：1976 年 7 月 13 日。头昏且胀，胸闷纳呆，背脊酸痛，苔薄腻，脉濡细而滑。肝肾不和，湿热阻络。治拟芳香和胃，柔肝清神。

　　广藿佩（各）9g　桑叶 9g　制半夏 6g　陈皮 3g　黄芩 9g　蔓荆子 9g　白蒺藜 12g　炒苡仁 9g　络石藤 12g　川独活 9g　炒麦芽 12g　　　　　　3帖

　　按：本案为夏月感冒，为暑令多见之证，以风热夹湿为多。处方用藿香、佩兰、半夏、陈皮芳香化湿醒脾，乃出自藿香正气散。藿香既能疏散表寒，又可去脾胃之湿浊，患者湿热之证明显，故以祛风化湿为先，桑叶、蔓荆子可疏散风热。因土虚湿困，木乘之，故取抑木扶土之意，治疗辅以健脾平肝。炒苡仁、炒麦芽健脾开胃，络石藤、独活通络止痛，黄芩、白蒺藜清热平肝。原方芳香化浊，清暑解热，用药精当合理，故 3 剂而奏效。

二、湿阻

林某　男　51岁

初诊：1994 年 7 月 20 日。胸闷嗳气，纳呆，偶觉口甘，小便色赤，苔厚腻、色白，舌胖，脉滑。脾虚湿阻，肝胃气滞。治拟健脾化湿，疏肝和胃。

　　党参 15g　苍白术（各）10g　云苓 12g　薤白头 12g　全瓜蒌（切）20g　炒苡仁 15g　娑罗子 15g　八月札 12g　平地木 30g　白蒺藜 15g　制半夏 12g　青陈皮（各）4g　石韦 20g　　　　　　7帖

　　另：猴菇菌片 3 瓶，每次 3 片，每日 2 次。

二诊：7 月 28 日。脾弱湿阻，气滞欠利，胸闷不舒，纳呆便软，苔垢腻色白，脉濡滑。再拟健脾化湿，和胃顺气。

党参 15g　苍白术（各）10g　云苓 12g　薤白头 12g　全瓜蒌（切）30g 制半夏 12g　青陈皮（各）4g　炒苡仁 15g　广藿香 15g　苏叶梗（各）10g　娑罗子 15g　八月札 12g　平地木 30g　石韦 20g　　　　　　　　　　7 帖

三诊：8 月 7 日。服药后胃脘作胀减轻，口甘亦减，小便浑赤减轻，苔白腻略化，脉濡滑。脾弱湿阻，胃气不和。再拟健脾化湿，和胃顺气，佐以活血疏肝之品。

党参 15g　苍白术（各）10g　云苓 12g　薤白头 12g　制半夏 12g　青陈皮（各）4g　广藿香 15g　娑罗子 15g　八月札 12g　桃仁 10g　炒苡仁 12g 平地木 30g　白蒺藜 15g　梗通草 10g　石韦 20g　　　　　　　　7 帖

四诊：8 月 23 日。脘中作胀见轻，嗳气欠畅，便结，苔白腻渐化，脉滑。脾弱湿阻。再拟健脾化湿，活血疏肝，佐以和胃之品。

党参 12g　苍白术（各）10g　云苓 10g　炒苡仁 12g　桃仁 12g　全瓜蒌（切）20g　娑罗子 15g　八月札 12g　白蔻仁 0.5g　制半夏 10g　平地木 30g 青陈皮（各）5g　石韦 20g　　　　　　　　　　　　　　　　　7 帖

按："太阴湿土，得阳始运"，脾胃为湿邪所困，故见胸闷纳呆，舌苔白腻，当以辛温香燥行气除满，故取平胃散之半夏、陈皮、苍术燥湿健脾。又"气化则湿化"，患者年逾五旬，脾胃必虚，尤当健脾益气，扶正以祛邪。党参、云苓、白术出自四君子汤，健脾益气；半夏、陈皮、苍术出自平胃散，燥湿健脾和胃；土虚木乘，湿阻而气滞，则见胸闷嗳气，因此补益同时又不忘疏利，以大队疏肝理气、散结止痛之品辅助补益之物，才可起到养正兼顾疏利，祛邪而不伤正的疗效。薤白、瓜蒌、娑罗子、八月札、青皮、平地木、白蒺藜共奏平肝疏肝、理气止痛之功；方中石韦利尿通淋治小便色赤，乃对症治疗。

二诊时仍有胸闷纳呆，苔白腻，可知其湿邪尚重，故取平胃散，再加藿香，乃取藿香正气散意以增强化湿药力。二诊后，疗效明显，胃脘作胀减轻，舌苔也渐化，患者仍表现出脾虚症状，故再拟健脾化湿，疏肝和胃顺气。三诊用《温病条辨》三仁汤，取苡仁淡渗利下焦，半夏行气运中焦，通草清热利湿，合用可运化中焦，开利下焦，使湿有出路，达到化湿的目的。桃仁在方中既可活血辅助疏肝理气，又可通大便以利于祛湿。四诊去通草，加蔻仁辛苦芳香，化湿醒脾，并加全瓜蒌以润肠通便。

林某　男　52 岁

初诊：1995 年 1 月 25 日。胃脘易于饱胀不适，纳呆，夜寐欠安，小便有时浑浊,苔白腻,脉滑。脾虚湿阻。治拟养血健脾,和胃化湿,佐以安神。

党参 15g　苍白术(各)9g　云苓 12g　制半夏 12g　生苡仁 12g　桃仁 10g　平地木 30g　广郁金 15g　八月札 12g　白蔻壳 4g　青陈皮(各)4g　水 炙远志 5g　六曲 10g　防风 10g　石韦 20g　　　　　　　　　14 帖

二诊:2 月 20 日。胃中嘈杂,时而作胀,夜寐不安,小便浑浊,两耳响鸣, 苔薄腻,根后为甚,脉滑。再拟健脾化湿,和胃安神。

党参 15g　炒白术 10g　茯神 10g　制半夏 10g　陈皮 4g　炒苡仁 12g　桃仁 10g　平地木 30g　白蒺藜 15g　水炙远志 5g　合欢皮 10g　生甘草 10g　鸡血藤 20g　石韦 20g　　　　　　　　　　　　　　　14 帖

按:初诊时患者胃脘时常饱胀不适,纳呆,苔白腻,属比较典型的脾虚湿 阻;脾统血,肝藏血,肝郁脾虚,血不养心则夜寐不安,因此用大剂健脾益气, 化湿醒脾之药为主,疏肝安神为辅。此法得见于东垣所云之"治湿不利小便 非其治也",沈老认为健脾益气即"利小便",非为用利小便之药物也。《黄帝 内经》云:"饮入于胃,游溢精气,上输于脾,脾气散精,上归于肺,通调水道, 下输膀胱,水精四布,五经并行。"指明了脾在水液代谢中的中心地位,故而治 湿当以健脾为法。方中党参、云苓、白术(四君子汤)同六曲健脾益气开胃,半 夏、陈皮、苍术合用取平胃散义,合苡仁、白蔻、石韦化湿醒脾、淡渗利湿,青 皮、平地木、郁金、八月札疏肝理气,远志安神定志。二诊中加用茯神、合欢 皮、鸡血藤以加强养血安神,平地木、白蒺藜平降肝阳以治耳鸣。

第二节　肺 系 病 证

一、咳嗽

张某　女　65 岁

初诊:1976 年 4 月 4 日。咳嗽频频,痰多白沫,胸闷泛恶,彻夜不寐,精神 疲倦,舌中剥,苔边黄腻,脉濡滑。风痰恋肺,清肃失司。治拟清肺化痰,顺气 和胃。

桑叶皮(各)9g　光杏仁 9g　黄芩 9g　鱼腥草 30g　开金锁 15g　山海螺 12g　佛耳草 9g　炙款冬 9g　射干 3g　淮小麦 30g　制半夏 9g　陈皮 3g　朱 灯心 3 扎　　　　　　　　　　　　　　　　　　　　　　　3 帖

二诊:4 月 7 日。咳嗽稀而未止,痰多,失眠。肺热未清。治拟养肺清肺, 化痰止咳。

南北沙参(各)9g　麦冬 9g　地骨皮 9g　山海螺 15g　佛耳草 9g　炙款

冬 9g　竹茹 9g　淮小麦 30g　射干 3g　蒸百部 9g　炙紫菀 6g　朱远志 4.5g
陈皮 3g　　　　　　　　　　　　　　　　　　　　　　　　　　　　3 帖

　　按：风温袭肺，肺失清肃，痰湿阻中，并有郁而化热之征象，故沈老用桑白皮汤清泄痰热；因咳嗽频频，故加山海螺、鱼腥草、佛耳草清肺止咳；风痰恋肺阻中，取射干、开金锁开痰结，再辅以顺气和胃之品，自然热清气顺咳减。二诊时肺热尚未清，痰多失眠，取沙参、麦冬、地骨皮滋阴清内热以治本，并取止嗽散与温胆汤意，以加强化痰止咳之力，诸药配合，标本兼治而收病愈之功。

金某　女　76岁

初诊：1980 年 11 月 6 日。感冒咳嗽，胸腹不适，痰多白沫，时作嚏，苔薄白，脉滑。治拟疏邪宣化。

清炙枇杷叶（包煎）12g　蝉蜕 4.5g　桑叶 9g　黄芩 9g　光杏仁 9g　制半夏 9g　青陈皮（各）3g　蓼菜 15g　佛耳草 9g　枳壳 9g　蒸百部 9g　陈藿香 9g　炙款冬 9g　　　　　　　　　　　　　　　　　　　　　　　3 帖

二诊：咳嗽稀而未止，头晕欠清，痰黏纳呆，苔薄黄，脉濡滑。痰湿恋肺，化而未清，胃气失展。再拟宣肺止咳，和胃化痰。

桑叶皮（各）9g　光杏仁 9g　黄芩 9g　蓼菜 15g　生百部 12g　炙款冬 9g　象贝母 9g　枳壳 9g　全瓜蒌 15g　佛耳草 9g　炒谷麦芽（各）9g　玉蝴蝶 4.5g　　　　　　　　　　　　　　　　　　　　　　　　　　3 帖

　　按：本例为感冒引起的咳嗽，胸腹不适，邪尚轻浅，以疏邪宣肺、化痰止咳之法，服药后咳嗽好转。但因湿痰恋肺，化而未清，使胃气失展，再以清肺化痰、理气和胃之药而收病愈之效。方中颇有清热化痰、理气止咳之清气化痰丸方意，蓼菜即江剪刀草，功能化痰止咳，治疗咳嗽痰盛，疗效甚佳。

顾某　男　68岁

初诊：1985 年 6 月 17 日。午后低热半月余，咳嗽，精神疲乏，周身酸痛，苔腻，脉滑带数。经某院检查，右肺叶下缘尖部有轻度炎症，心脏欠适。肺失清肃，夹有黏痰。治拟养正清肺，化痰宁心，佐以解热之品。

玉泉散（包煎）30g　银柴胡 10g　太子参 12g　黄芩 12g　鱼腥草 20g　山海螺 15g　金银花 12g　带心连翘 10g　丹参 12g　青蒿 15g　生苡仁 12g　光杏仁 10g　晚蚕沙（包煎）15g　炒谷麦芽（各）9g　　　　　　　3 帖

二诊：6 月 20 日。潮热见退，心胸不舒，夜寐不安，咳嗽已稀未止，周身酸疼,小便频数,大便先结后溏,苔薄腻,脉濡滑。伏邪湿热化而未清。再拟养正解热,清化湿热,佐以和胃安神之品。

太子参15g　功劳叶15g　银柴胡10g　光杏仁10g　黄芩10g　鱼腥草20g　山海螺15g　丹参12g　茶树根12g　晚蚕沙(包煎)12g　桑寄生12g　制半夏10g　北秫米(包煎)15g　炒谷麦芽(各)9g　　　　　　　　3帖

三诊:6月23日。身热缠绵不解,胸宇不舒,咳嗽痰黏,苔黄腻而垢,脉濡滑。湿热内阻,肺气失宣。再拟清肺解热,化痰顺气。

藿佩兰(各)10g　桑白皮12g　光杏仁12g　川朴3g　苍术10g　黄芩12g　鱼腥草20g　山海螺15g　制半夏10g　陈皮4g　炒苡仁12g　晚蚕沙(包煎)12g　炒谷麦芽(各)9g　甘露消毒丹(吞服)12g　　　　　　7帖

注:本病患者经三诊服药后,已见好转。

四诊:7月2日。身热减轻,尚有轻度低热,咳嗽咽痒,心烦不安,时而悸动,口内干燥,苔腻,脉濡滑。伏邪化而未清,夹湿热内阻。再拟清肺解热,化湿和胃。

桑叶皮(各)10g　黄芩12g　大青叶15g　光杏仁12g　制半夏10g　陈皮4g　全瓜蒌(切)15g　金银花10g　连翘壳10g　竹茹10g　炒苡仁12g　炒谷麦芽(各)9g　鱼腥草20g　山海螺10g　　　　　　7帖

五诊:7月10日。身热逐渐减轻,胸胁隐痛,咳嗽痰黏,心中动悸,苔薄腻而黄,脉濡滑,左脉动速。肺虚肝亢,夹痰热内阻。再拟清肺化痰,顺气解热。

桑白皮12g　南北沙参(各)9g　麦冬20g　光杏仁12g　黄芩10g　丹参12g　夏枯草15g　半枝莲30g　全瓜蒌(切)15g　山海螺30g　玉蝴蝶4g　茶树根10g　　　　　　　　　　　　　　　　　7帖

六诊:7月20日。潮热逐渐减退,有时偶尔升高0.3～0.4℃,咳嗽时作,痰黏稠,喉部有辛辣感,右锁骨下缘发现淋巴结肿胀,右肺下角有一阴影。苔薄腻,脉濡细。肝旺火升,夹痰热阻络。再拟清肺化痰,顺气解热。

桑叶皮(各)9g　光杏仁12g　山海螺20g　北沙参15g　黄芩12g　鱼腥草15g　麦冬12g　全瓜蒌(切)15g　蓴菜20g　半枝莲30g　蜀羊泉30g　茶树根10g　青蒿15g　川贝母9g　　　　　　　　　　　7帖

另:黛蛤散30g,每日3g,化服。

七诊:7月28日。潮热轻而未退。昨经胸科医院X线摄片检查示右肺下缘有阴影。咳嗽轻而未平,声音嘶哑,精神疲乏,胸闷泛恶,心悸动速,苔中灰腻,脉细数。肺胃热郁,心阳偏亢,夹痰热内阻。再拟养正清肺,和胃降火,佐化痰热之品。

南北沙参(各)10g　麦冬12g　太子参15g　射干10g　黄芩12g　海浮石15g　玉泉散(包煎)30g　全瓜蒌(切)15g　野荞麦根30g　蜀羊泉30g

半枝莲 30g　山海螺 20g　生谷麦芽（各）9g　茶树根 15g　胖大海 4 枚　毛冬
青 10g　　　　　　　　　　　　　　　　　　　　　　　　　　　　　　7 帖

另：左金丸 1 瓶，每次 3g。

按：本病患者年事已高，且为肺部炎症，起病热度不高，但精神疲乏，周身
酸痛，并有小便频数，脉濡滑带数，为痰热内困所致。沈老给予养正清肺，化
痰宁心，佐解热之品。三诊后，已见好转，然伏邪湿热化而未清，再予清肺化
痰，顺气解热之药，潮热渐轻而未退。此时，阴虚依然，心阳偏亢夹郁火痰热，
再拟养正解热，清肺和胃，化痰降火。沈老辨证用药，承上启下，丝丝入扣，在
此可见一斑。方中蜀羊泉、半枝莲，乃为防止癌变而设。

汤某　女　64 岁

初诊：1986 年 8 月 29 日。咳嗽痰多，色黄，咽痒不适，畏风，舌质淡红，
脉濡滑。风热袭肺，清宣失司。治拟疏邪宣化。

前胡 9g　炙款冬 9g　苏叶梗 12g　光杏仁 10g　鱼腥草 12g　象贝母 9g
黄芩 9g　制半夏 6g　陈皮 9g　蝉蜕 4g　牛蒡 10g　山海螺 15g　玉蝴蝶 4g
　　　　　　　　　　　　　　　　　　　　　　　　　　　　　　　　3 帖

二诊：9 月 3 日。咳嗽略见稀松，咽痒觉燥，手掌心热，舌质淡红，脉濡滑。
风痰恋肺，清宣失司。再拟宣肺化痰，清热止咳。

桑叶 10g　蝉蜕 4g　前胡 9g　牛蒡 10g　光杏仁 10g　黄芩 9g　炙款冬
9g　象贝母 10g　山海螺 15g　射干 9g　鱼腥草 12g　全瓜蒌 15g（切）玉蝴
蝶 10g　　　　　　　　　　　　　　　　　　　　　　　　　　　　3 帖

三诊：9 月 7 日。咳嗽稀而未止，痰多黏稠，口内干燥，大便秘结，舌质尖
红，脉濡滑，伴有畏风之象。风邪袭肺，化而未清。再拟祛风宣肺，化痰止咳。

前柴胡（各）6g　光杏仁 12g　牛蒡 10g　黄芩 9g　炙款冬 10g　象贝母
10g　生甘草 6g　桔梗 3g　功劳叶 15g　瓜蒌仁 12g　山海螺 15g　玉蝴蝶
10g　　　　　　　　　　　　　　　　　　　　　　　　　　　　　5 帖

四诊：9 月 12 日，咳嗽稀而未平，咽痒咳频，胸胁隐痛，口内苦干，舌质淡
红，脉濡滑。风痰恋肺，清肃失司。再拟清肃肺经，泄热化痰，佐以和胃之品。

前胡 10g　光杏仁 12g　黄芩 10g　生苡仁 12g　蝉蜕 4g　薄菜 30g　鱼
腥草 15g　青蒿 15g　麦冬 10g　全瓜蒌 30g（切）川贝母 10g　川楝子 10g
生谷芽 10g　　　　　　　　　　　　　　　　　　　　　　　　　5 帖

按：本病起于外感风热，肺之宣发肃降功能失司所致。故方中先用苏叶梗、
光杏仁、蝉蜕、牛蒡等药祛除外邪，继用鱼腥草、象贝母、黄芩、前胡等清热宣

肺;二诊后,咳嗽稀而未止,痰多黏稠,口内干燥,大便秘结,出现痰热内结之象,故加全瓜蒌、川贝母、玉蝴蝶、薢菜等药化痰清肺,祛邪外出而肺气清肃。

二、哮证

王某　男　43岁

初诊:1991年4月21日。哮喘已多年,咳喘时轻时剧,大便溏薄。肺脾两虚,夹痰浊内恋,气失顺降。治拟养肺顺气,化痰平喘。

南北沙参(各)10g　功劳叶20g　光杏仁12g　青礞石(先煎)30g　活磁石(先煎)30g　煅龙骨(先煎)30g　生白术10g　怀山药15g　甜葶苈5g　薢菜30g　鱼腥草20g　白前12g　生甘草10g　玉蝴蝶4g　　　　　　7帖

二诊:4月28日。哮喘已久,时轻时重,胸闷气短,痰黏不爽,便软,头晕,烘热汗多,苔薄,脉滑。肺虚痰阻。治拟养肺顺气,化痰止咳,佐以健脾之品。

生黄芪20g　生白术10g　防风10g　功劳叶20g　薢菜30g　炙款冬10g　五味子12g　炒莱菔子12g　白芥子10g　青蒿5g　白前15g　蒸百部15g　鱼腥草4g　　　　　　　　　　　　　　　　　　　　　　　　7帖

按:本案患者哮喘多年,久有宿疾,从咳喘时轻时剧,大便溏薄来看,乃气虚夹痰阻之证。《类证治裁·喘证》认为:"喘由外感者治肺,由内伤者治肾。"本病根于虚,为肺脾同病,所以用生黄芪、沙参、白术、怀山药等补肺健脾,以青礞石降气化痰,活磁石纳气平喘治肾,煅龙骨潜镇等,加炒莱菔子、白芥子、白前、百部等,共奏养肺顺气、化痰止喘之功。

伊某　女　7岁

初诊:1991年5月28日。哮喘反复发作已有5年,喉中痰声,潮热汗出,胃纳欠佳,苔薄,脉濡细。肺虚夹痰饮内恋,营卫不固。治拟养肺化痰,顺气和胃,佐以敛汗之品。

南北沙参(各)9g　黄芪15g　防风10g　青礞石(先煎)20g　灵磁石(先煎)30g　甜葶苈6g　鱼腥草20g　薢菜30g　山海螺15g　川贝母10g　生白术6g　生甘草10g　玉蝴蝶4g　　　　　　　　　　　　　　7帖

二诊:6月4日。哮喘略见平静,潮热自汗,伴有咳嗽,苔薄腻中剥,脉细滑。再拟养肺平喘,化痰止咳。

生黄芪15g　生白术10g　防风20g　青礞石(先煎)30g　活磁石(先煎)30g　甜葶苈20g　野荞麦根30g　鱼腥草20g　薢菜30g　川贝母10g　山海螺15g　生甘草10g　　　　　　　　　　　　　　　　　　　　7帖

三诊:6月11日。哮喘已平,仅见咳呛,时有潮热汗出,苔薄腻,脉滑。

肺虚腠理不密,气失顺降。再拟养肺敛汗,化痰顺气。

生黄芪15g　功劳叶15g　生白术10g　防风10g　青礞石30g　磁石30g
野荞麦根30g　蓼菜30g　鱼腥草20g　川贝母10g　山海螺15g　花龙骨30g
生甘草10g　　　　　　　　　　　　　　　　　　　　　　　　　　7帖

　　按:本病哮喘已有5年,病程日久,肺虚腠理不密,且夹痰饮内恋。书云:
脾为生痰之源,肺为贮痰之器。脾肺俱伤,肃运无权,故喉中痰声辘辘,胃纳
欠佳。治本病关键在于扶正祛邪,养肺化痰。故方取玉屏风散益气固表止汗,
再以青礞石、鱼腥草、川贝母清肺,山海螺、蓼菜、甜葶苈、玉蝴蝶等化痰止
咳,加活磁石纳气平喘,佐龙骨敛汗、野荞麦根清热。全方补虚不忘治实,祛
邪扶正同进,疗效渐收。

三、喘证

徐某　男　69岁

初诊:1988年11月5日。素有肺气肿和慢性支气管炎及陈旧性肺结核,
一般冬令发病则气喘不平,甚则痰红,大便干结,苔厚腻,脉濡细。肺虚气弱,
夹湿痰内阻。治拟养肺顺气,健脾化痰。

党参15g　南沙参12g　功劳叶15g　生白术10g　云苓12g　蓼菜3g
开金锁20g　鱼腥草20g　槐角15g　广郁金10g　火麻仁(打)15g　生甘草
6g　玉米须30g　　　　　　　　　　　　　　　　　　　　　　　　7帖

二诊:11月12日。服药以来,咳喘之象未见发作,时有黏痰不多,大便秘
结,原患痔疮,苔薄腻,脉濡滑。素有肺气肿。再拟养正化浊,培土生金。

党参20g　生白术12g　怀山药15g　南沙参15g　云苓12g　白前12g
蓼菜30g　鱼腥草20g　槐角15g　广郁金10g　火麻仁(打)15g　生甘草10g
黄精20g　玉米须30g　　　　　　　　　　　　　　　　　　　　　7帖

　　按:本病的发生,多因内伤久咳、支饮、肺痨等肺系慢性疾患,迁延失治,
痰浊潴留,气滞肺间,日久导致肺虚而成为发病的基础,故冬令气候变化则易
发病。《证治准绳·喘》说:"肺虚则少气而喘",肺虚气弱,夹湿痰内阻,治当养
肺顺气,健脾化痰。经上方治疗后,咳喘之象未见发作,气阴不足尚未全解,
故时有黏痰、便秘,再治以养正化浊、培土生金之法。

蔡某　女　62岁

初诊:1976年6月17日。患慢性支气管炎已久,清晨咳喘,痰多白沫,苔
薄腻中剥,脉细滑。治拟养肺顺气,化痰止咳。

南沙参 12g　功劳叶 15g　蒸百部 12g　紫菀 9g　䔡菜 30g　佛耳草 12g
制半夏 9g　陈皮 3g　炙款冬 9g　玉蝴蝶 4.5g　　　　　　　　　　　7 帖

按：本例患慢性支气管炎日久，肺病及脾，乃为子盗母气，脾虚失运，聚湿
生痰。正所谓：肺为贮痰之器，脾为生痰之源。肺虚夹饮邪内贮，发病呈本虚
标实。治拟化痰祛湿，止咳平喘，方取止嗽散合二陈汤之意。

四、肺积——肺癌

李某　男　60 岁

初诊：1985 年 11 月 2 日。咳嗽不平已有年余，头眩心悸，不思饮食，大便
秘结，脉细数。曾诊断为肺癌（偏右侧）。治拟养肺顺气，佐以活血化瘀。

南北沙参（各）9g　麦冬 12g　全当归 9g　花蕊石 30g　蜀羊泉 30g　蚤
休 30g　海浮石 12g　大蓟根 15g　桃仁 9g　灵磁石 30g　川贝母 9g　葶苈子
9g　坎炁（研细化服）1 条　　　　　　　　　　　　　　　　　　　　7 帖

二诊：11 月 10 日。服药后未见病况明显好转，咳喘不平，心悸，不思饮
食，胸部有闷胀感，苔薄黄，脉细数。治拟养肺顺气，佐入活血化瘀。

麦冬 12g　南北沙参（各）9g　桃仁 12g　花蕊石 30g　蜀羊泉 30g　灵磁
石 30g　葶苈子 12g　大生地 30g　款冬花 12g　青陈皮（各）9g　海浮石 12g
桑白皮 9g　　　　　　　　　　　　　　　　　　　　　　　　　　　7 帖

另：三七粉 1.2g　沉香粉 0.6g　　　　　　　　　　　　　　　　　7 帖
上两药同研，每日分 2 次用竹沥 60g 化服。

三诊：11 月 18 日，经服上药后，喘促症状好转，服药前咳喘不能平卧，气
往上升，咳痰，经服上药后咳喘已平，夜已可平卧，大便干，胃纳不佳。再拟养
肺止喘，佐入活血化瘀。

麦冬 12g　南北沙参（各）9g　桃仁 12g　花蕊石 30g　蜀羊泉 30g　灵
磁石 30g　葶苈子 9g　大生地 30g　款冬花 9g　青陈皮（各）9g　海浮石 30g
石上柏 30g　　　　　　　　　　　　　　　　　　　　　　　　　　7 帖

另：琥珀粉 1.2g　沉香粉 0.3g　　　　　　　　　　　　　　　　　7 帖
上两药同研，每日分 2 次用竹沥 60g 化服。

四诊：11 月 25 日。气稍平，曾吐血三口，现鲜红已止，痰黄稠腥味，食欲
不振，大便秘结，苔黄糙，脉细数。肺气得有肃降之机，痰热内恋化而未净。
再宜养肺顺气，化痰消肿。

麦冬 12g　南北沙参（各）9g　花蕊石 30g　桃仁 12g　蜀羊泉 30g　灵
磁石 30g　葶苈子 9g　大生地 30g　海浮石 30g　马兜铃 6g　青陈皮（各）3g
蛇果草 15g　侧柏叶 30g　火麻仁 12g　　　　　　　　　　　　　　7 帖

另：琥珀屑 1.2g　沉香粉 0.3g　朱砂 0.3g　　　　　　　　7 帖

上三药同研，每日分 2 次用竹沥 60g 化服。

五诊：12 月 2 日。肺虚痰热内困，夹有血块。近日胸脘作胀，气促见平，仍宗原意加入理气之品。

南北沙参（各）9g　麦冬 12g　玄参 12g　蜀羊泉 30g　花蕊石 30g　桃仁 12g　马兜铃 9g　海蛤壳 12g　蛇果草 15g　侧柏叶 15g　海浮石 30g　灵磁石 30g　川楝子 g　紫降香 1.5g　火麻仁 12g　　　　　　　　7 帖

六诊：12 月 9 日。投以养肺化瘀降气法后，咳喘逐渐见平，胸脘较为舒畅，口苦便秘，脉细数。瘀阻化而未净，内夹热痰。续以养肺顺气，清热化瘀。

南北沙参（各）9g　麦冬 12g　野百合 15g　蜀羊泉 30g　蛇果草 15g　花蕊石 30g　桃仁 12g　丹参 12g　马兜铃 9g　煅牡蛎 30g　灵磁石 30g　怀牛膝 9g　侧柏叶 12g　柿霜 9g　全瓜蒌（切）12g　柏子仁 12g　紫降香 6g　7 帖

七诊：12 月 16 日。近日因感冒受寒，咳嗽气急，胸闷口苦，大便秘结，苔黄腻，脉细数。肺气失降，痰热内困。治拟养肺而化痰热。

南沙参 12g　桑叶皮（各）9g　淡黄芩 9g　光杏仁 9g　马兜铃 9g　蜀羊泉 30g　白花蛇舌草 30g　一枝黄花 15g　生苡仁 15g　桃仁 12g　鸡苏散（包煎）15g　花蕊石 30g　川楝子 9g　瓜蒌仁 12g　　　　　　　　7 帖

八诊：12 月 23 日，肺部痰患服药后好转，近日来受凉后，胸闷气急，能平卧，痰多难咯，大便燥结，苔黄腻，舌质红，脉细数。治拟养正肃肺降气，清热化痰。

南北沙参（各）9g　麦冬 12g　野百合 15g　蜀羊泉 30g　蛇果草 15g　海浮石 30g　灵磁石 30g　马兜铃 9g　生苡仁 15g　侧柏叶 15g　海蛤壳 12g　川楝子 9g　柿霜 9g　瓜蒌仁（打）12g　火麻仁（打）12g　紫降香 9g　　　7 帖

按：中医学文献中虽无肺癌的病名，但其症状和体征在“肺积”“咳嗽”“咯血”“肺痈”中早有记载，现代统称原发性肺癌为“肺积”。该肺癌患者的病机乃因肺气虚弱，子盗母气，而致脾失健运，化生痰湿，上渍于肺，肺壅气塞，则津气失布，血行不利，形成痰浊瘀血。故治疗以扶正养阴、清化痰热为主，佐以活血化瘀。药用南北沙参、麦冬补益肺阴；坎炁配灵磁石补肾纳气定喘；花蕊石、桃仁、当归、三七粉、琥珀粉止血祛瘀；川贝母、葶苈子降气化痰；沉香粉降逆顺气，并用竹沥清热滑痰。服上药后喘促症状好转，气平而夜可平卧。药虽对症，但痰热内恋化而未净，难免气急、痰多难咯、大便燥结，再予以马兜铃、川楝子、瓜蒌仁、火麻仁、紫降香、侧柏叶等加减变化，扶正祛邪并用，故能取得较好疗效。

五、悬饮——胸膜炎

刘某 女 48岁

初诊：1996年11月10日。于8月16日入院，经检查发现右侧感染性胸膜炎，并有积液，合并胆结石（小结石5粒）、胆囊炎。近日右腋窝板紧不适，精神疲乏，头晕足软，便结，夜寐不安，苔厚腻，脉细软。体质衰弱，脾弱肺虚，水液不易化散，清肃失司。治拟养正健脾，清肺化饮，佐以安神利胆。

党参20g　北沙参15g　功劳叶20g　光杏仁10g　葶苈子10g　野荞麦根30g　蔊菜30g　白芥子6g　莱菔子10g　川贝母15g　广郁金15g　茵陈30g　白苏子（包煎）12g　水炙远志5g　苍白术（各）9g　黄芩10g　桑白皮10g　生甘草10g　川楝子10g　石菖蒲10g　　　　　　　　　4帖

另：广郁金100g，研细末，每日6g，用空心胶囊装入，吞服。

二诊：12月2日。服药后精神有所好转，原诊断为右侧感染性胸膜炎，并有积液，右胸胁隐痛，牵及右背隐痛，合并胆结石、胆囊炎。再拟补益气阴，清肺化饮，佐以利胆之品。

黄芪30g　南北沙参（各）15g　功劳叶20g　光杏仁10g　牛蒡10g　葶苈子15g　白芥子10g　莱菔子10g　野荞麦根30g　蔊菜30g　苍白术（各）10g　生苡仁12g　川贝母15g　茵陈30g　大青叶15g　川楝子10g　广郁金15g　生甘草10g　生谷芽10g　石菖蒲10g　　　　　　　　14帖

三诊：12月15日，胸宇隐痛偏于右侧，据检查积液未清，伴有胆结石、胆囊炎。精神有所好转，咳呛痰黏，苔厚腻，脉细软，较前有力。再拟益气养肺，豁痰化饮，佐以利胆。

黄芪30g　南北沙参（各）10g　光杏仁10g　生苡仁15g　白芥子（包煎）10g　莱菔子10g　白苏子（包煎）12g　苍白术（各）10g　广郁金15g　泽泻12g　野荞麦根30g　茵陈30g　葶苈子15g　瓜蒌皮1g　生甘草10g　川贝母15g　白蔻仁15g　香谷芽15g　　　　　　　　　14帖

四诊：1997年1月7日。昨经某医院X线、CT影像检查，为右肺积液，伴右肺压缩性肺不张。以往伴有胆结石，近1星期内胸胁牵至右腋窝隐痛，酸胀感，余无不适，苔白腻，脉细软。肺虚夹痰饮阻络，肺气不清。再拟益气补肺，顺气化饮，佐以健脾和胃。

黄芪30g　南北沙参（各）10g　生苡仁15g　冬瓜子15g　桃仁6g　山海螺30g　甜葶苈15g　野荞麦根30g　莱菔子10g　白芥子6g　川贝母10g　茵陈30g　广郁金15g　夏枯草12g　桑白皮10g　生甘草10g　生白术6g　川楝子10g　丝瓜络10g　　　　　　　　　14帖

五诊：1月26日。胸胁隐痛较前减轻，肩背仍有酸痛感，有时胸闷不适，原有胆结石,右肺积液尚未完全吸收,据查还有压缩性肺不张,导致肺虚气滞,夹痰饮内聚,化而未清。再拟补肺顺气,化饮止痛,佐以利胆和胃。

黄芪 30g　党参 20g　北沙参 15g　苍白术(各)6g　生苡仁 15g　冬瓜子 20g　桃仁 10g　山海螺 30g　葶苈子 15g　野荞麦根 50g　白芥子(包煎)10g　白苏子(包煎)12g　广郁金 15g　川楝子 10g　广地龙 30g　生甘草 10g　川贝母 10g　黄芩 10g　丝瓜络 10g　　　　　　　　　　　　　　　　14 帖

六诊:3 月 25 日。服药以来,精神有所好转,经 X 线摄片检查,提示右侧胸腔第 6～9 肋间积液较多,尚未吸收,自觉右侧胸胁牵及腋窝与背后隐痛或抽痛,腰部酸软,右侧手及下肢偶有酸痛,二便调,苔黄腻,脉细缓。肺脾肃运失常,水饮内聚肺叶右侧。治拟健脾化湿,养肺逐饮,清宣顺气。

黄芪 30g　党参 20g　苍白术(各)10g　生苡仁 15g　葶苈子 15g　白芥子(包煎)15g　山海螺 30g　广地龙 30g　桃仁 10g　木防己 15g　广郁金 15g　冬瓜子 30g　生甘草 10g　麻黄 10g　野荞麦根 50g　青陈皮(各)4g　夏枯草 12g　丝瓜络 10g　　　　　　　　　　　　　　　　　　　14 帖

另:玉枢丹(又名紫金锭)1 大盒,每次 3g,每日 2 次。

七诊:6 月 24 日。经 X 线摄片检查提示:右侧胸腔第 6～7 肋间见少量液性暗区,大小 52mm×34mm。右胸胁作胀,未见抽痛,有时胸闷气急,咳呛痰黏,右侧手及下肢酸痛,苔厚腻,脉细滑无力。脾虚肺弱,夹痰饮内恋,清肃失司。再拟培土生金,肃肺化饮。

黄芪 30g　党参 20g　苍白术(各)10g　生苡仁 15g　桃仁 15g　葶苈子 15g　旋覆花(包煎)12g　白芥子(包煎)12g　射干 10g　广地龙 30g　海浮石 15g　路路通 12g　野荞麦根 50g　麻黄 12g　黄芩 10g　鱼腥草 30g　生甘草 10g　生川军(后下)10g　石菖蒲 10g　　　　　　　　　　　　14 帖

八诊:7 月 20 日。患者来信告知已获痊愈。

按:本例为胸膜炎患者,属于中医之"悬饮"。内有胸腔积液,故而胸闷不适,甚则胸胁隐痛,牵及背部有酸痛感,证属肺虚气滞,夹痰饮内聚。治以培土生金以治其本,豁痰化饮以治其标,佐以利胆之品。取东垣黄芪补中汤合葶苈大枣泻肺汤、三子养亲汤等加减组方。沈老还在方中运用玉枢丹以泻水逐饮,加速了胸腔积液的吸收,经过约 8 个月的治疗和调理,最终完全恢复健康。本案辨证处方精当,疗效显著,颇多借鉴,于后学洵有空谷足音之启迪。

⋄ 第三节　心脑系病证 ⋄

一、心悸

谢某　女　72岁

初诊：1994年6月14日。素有肺心病，心悸早搏，咳嗽气促精神疲乏，苔黄腻，舌边红，脉细数，伴结代。心阳偏亢，肺气失肃。治拟养肺降气，清心宁神。

南北沙参（各）10g　麦冬12g　山海螺30g　蕹菜30g　川贝母10g　茶树根20g　毛冬青15g　带心连翘12g　淮小麦30g　紫丹参30g　生白芍20g　生甘草10g　代赭石（先煎）30g　花龙骨（先煎）30g　玉竹15g　石韦20g

7帖

二诊：6月21日。心悸早搏频繁未平，咳喘不平，胸闷嗳气，大便质软，日2～3次，苔厚垢腻，舌质红，脉结代而数。肺心同病，夹痰热内恋。再拟养肺顺气，宁心安神。

南北沙参（各）10g　山海螺20g　黄芩10g　川贝母10g　黄芪20g　紫丹参30g　茶树根20g　毛冬青15g　代赭石（先煎）30g　灵磁石（先煎）30g　玉竹15g　生甘草10g　花龙骨（先煎）30g　石韦20g　蕹菜30g　　14帖

三诊：7月5日。心悸早搏频繁，胸闷气短，咳喘已平，大便基本成形，舌质红，苔白腻，脉结代。肺心同病。再拟养肺顺气，补血宁心，佐以清热之品。

南北沙参（各）10g　黄芩10g　带心连翘12g　黄芪20g　丹参30g　鸡血藤30g　黄精20g　茶树根20g　毛冬青15g　代赭石（先煎）30g　花龙骨30g　玉竹15g　生甘草10g　蕹菜30g　川贝母20g　野荞麦根30g　　14帖

四诊：7月19日。心悸早搏减轻，胸闷气短，咳喘见平，大便成形，苔薄黄，脉弦，伴结代。再拟养血宁心，清肺化痰。

北沙参15g　麦冬12g　丹参30g　黄芩10g　茶树根20g　毛冬青15g　玉竹15g　花龙骨（先）30g　蕹菜30g　川贝母10g　粉葛根15g　生白术6g　生甘草10g　广郁金15g　石韦20g　野荞麦根30g　石菖蒲10g　　14帖

五诊：8月3日。心悸早搏减轻，胸闷气短，咳喘轻而未平，口内干燥，舌质红，苔薄黄，脉细滑。再拟补益气阴，养血宁心，佐以清肺止咳。

南北沙参（各）9g　麦冬12g　丹参30g　黄芩10g　茶树根20g　毛冬青15g　玉竹15g　野荞麦根30g　生白术10g　天花粉15g　川贝母10g　花龙骨（先煎）30g　水炙远志5g　夜交藤15g　生甘草10g　广郁金15g　石韦30g　　14帖

按：本例心悸病人素有肺心病，肺气不足，则咳嗽气促；心血不足，不能养心，故而心悸；气血亏虚，则精神疲乏；心阴不足，势必心阳偏亢，肺气失肃，肺心同病，又夹痰热内恋。所以沈老拟养肺顺气，宁心安神为法。取南北沙参、麦冬、玉竹补益肺阴；紫丹参、鸡血藤、黄精活血养血；茶树根、带心连翘、生甘草清热宁心；毛冬青、粉葛根活血通脉；代赭石、灵磁石、花龙骨重镇宁心；川贝母清化热痰止咳，共奏滋阴清热，宁心安神之效。四诊后心悸早搏减轻，胸闷气短，咳喘轻而未平，口内干燥，乃痰热已化，然气阴明显不足，再予补益气阴，养血宁心，佐以清肺止咳药而收功。

尹某　女　65岁

初诊：1994年12月24日。患有冠心病，源于风湿性心脏病和支气管炎症，心动过缓，经住院急救治疗缓解。近日彻夜不眠，心悸自汗，气急，咳嗽痰黏，形寒怯冷，时或潮热，苔薄腻中剥，脉沉细。治拟补益气血，养血宁心，肃肺顺气，化痰止咳，佐以安神。

紫丹参30g　黄芪20g　党参20g　生龙骨（先煎）50g　生白术6g　玉竹15g　黄精30g　五味子12g　炒枣仁15g　茶树根20g　麦冬12g　鸡血藤30g　蟑菜30g　炙甘草12g　　　　　　　　　　　　　　　　7帖

二诊：1995年元旦。家属代诊。

紫丹参30g　黄芪20g　党参20g　生白术10g　南北沙参（各）10g　生龙骨（先煎）50g　生代赭石（先煎）30g　灵磁石（先煎）30g　黄精30g　鸡血藤30g　茶树根30g　五味子15g　炒枣仁15g　蟑菜30g　山海螺20g　玉竹15g　天竺黄10g　　　　　　　　　　　　　　　　7帖

三诊：1月8日。家属代诊。服上方后自觉较前更好，自汗已止，夜寐得安，咳嗽已稀，再以上方去竺黄，加川贝母10g　　　　　　7帖

四诊：1月15日。服药以来，心悸见平，夜寐已安，自汗已止，动则气短，咳嗽稀而未止，舌黄薄润，脉沉弦。据西医诊断有脑缺血、心缺血现象。再拟益气养血，健脾宁心，佐以肃肺止咳。

紫丹参30g　鸡血藤30g　黄精30g　党参20g　黄芪20g　熟女贞15g　炒白术10g　玉竹15g　五味子15g　炒枣仁20g　茶树根20g　麦冬12g　山海螺30g　炙甘草15g　川贝母10g　　　　　　　　　　　　　　7帖

五诊：1月23日。昨日上午突发汗出，心悸无力，经西医输液而复苏，彻夜不寐。家属代诊。再予补益气血，健脾养心。

紫丹参30g　党参30g　炒白术15g　黄芪30g　炙甘草15g　生龙骨（先煎）50g　升麻12g　黄精30g　鸡血藤30g　五味子15g　夜交藤20g　灵磁石（先煎）30g　炒补骨脂10g　玉竹15g　石斛10g　　　　　　7帖

另：天王补心丸 1 瓶。

六诊：1 月 30 日。胸闷气短，心悸不宁，夜寐欠安，偶有虚汗，家属代诊。再拟补益气血，健脾养心，滋肾通阳。

紫丹参 30g　党参 30g　黄芪 30g　生龙骨（先煎）50g　代赭石（先煎）30g　灵磁石（先）30g　鸡血藤 30g　黄精 30g　茶树根 20g　炒补骨脂 15g　玉竹 15g　五味子 15g　炒枣仁 20g　炙甘草 15g　千年健 15g　　　　　7 帖

七诊：2 月 6 日。心悸气短，虚汗见平，夜寐始终不安，醒后感觉口燥。心肺不和，夹痰热内恋，心阳偏亢，肺气不清。再拟养阴清肺，豁痰顺气，补血宁心。

南北沙参（各）10g　太子参 15g　紫丹参 20g　麦冬 12g　野荞麦根 30g　青礞石 30g　灵磁石（先煎）30g　花龙骨（先煎）30g　生甘草 12g　鸡血藤 30g　茶树根 20g　天竺黄 6g　忘忧草 12g　山海螺 15g　陈皮 4g　　　　　7 帖

八诊：2 月 13 日。心悸气短改善而未平，夜寐仍不安，时好时坏。醒后口燥、咳呛痰黏基本消除。心肺两亏，血不养心，神不守舍。再拟养正益血，补肺宁心，佐以安神之品。

太子参 15g　南北沙参（各）9g　麦冬 12g　黄精 30g　五味子 15g　花龙骨（先煎）50g　生牡蛎（先煎）30g　鸡血藤 30g　代赭石（先煎）30g　茶树根 20g　炙甘草 15g　忘忧草 12g　野百合 15g　石斛 12g　　　　　7 帖

九诊（代诊）：2 月 20 日。心悸气短时好时差，昨晚又见失眠，经服西药安眠药仍不得安睡，二便调。再拟养正补血，和胃宁心，佐以安神之品。

太子参 15g　南北沙参（各）9g　麦冬 12g　黄精 30g　鸡血藤 30g　五味子 15g　花龙骨（先煎）50g　代赭石（先煎）30g　茶树根 20g　炙甘草 15g　野百合 15g　石斛 12g　忘忧草 12g　　　　　7 帖

另：川连 6g　上官桂 6g　珍珠粉 3g　　　　　7 帖

三味同研细末，分成 5 包，每日 1 包。

十诊：2 月 27 日。潮热自汗，夜寐不安，服安定后可以入眠，食欲尚好，二便调，苔薄腻，脉细软。心血不足，血不养心，神明不得安舍。再拟健脾养心，补益气血，以安神明。

党参 15g　生白术 10g　制首乌 12g　枸杞子 12g　炒枣仁 15g　丹参 20g　柏子仁 12g　合欢皮 12g　水炙远志 5g　炙甘草 12g　五味子 10g　麦冬 10g　朱灯心 3 小扎　紫石英（先煎）20g　生龙骨（先煎）30g　　　　　7 帖

十一诊：3 月 4 日。心脏悸动过缓，彻夜不寐，胸闷纳呆，不思食，苔垢腻，色白、微黄，脉细软，有结代象。心脾两亏，心血不足，脾虚夹湿痰内阻，郁而化热；心通神明之府，故而神明不安。再拟健脾化湿，苦辛开窍，以安神明。

苏叶梗（各）10g　姜汁炒川连 4g　竹沥半夏 10g　青陈皮（各）4g　娑罗

子 15g　苍术 10g　鸡血藤 30g　陈胆星 10g　煅代赭石 30g　粉葛根 15g　茶树根 20g　桂枝 6g　水炙远志 5g　生甘草 6g　　　　　　　　　7 帖

十二诊：3 月 11 日。心脏病心动过缓，胸闷纳呆，夜寐不安。心脾两亏。再拟健脾益气，养血宁心，佐以安神。

心 2 号方减蒺藜，党参改 20g，加：炒枣仁 15g　竹沥半夏 12g　陈胆星 10g　桂枝 10g　　　　　　　　　　　　　　　　　　　　　　　7 帖

另：①磁朱丸 1 瓶，每次 3g，每日 2 次。②琥珀多寐丸 1 瓶，每次 3g，临睡前化服。

注：心 2 号方详见下篇特色处方。

十三诊：3 月 18 日。心悸动缓有所恢复，食欲欠佳，经用针刺改善睡眠，苔薄黄，脉细数。心胃不和，神明不安。再拟养阴宁心，和胃顺气，佐以敛汗。

党参 15g　炒白术 10g　茯神 10g　水炙远志 5g　炒枣仁 15g　柏子仁 10g　竹茹 10g　茶树根 15g　黄精 20g　桂枝 6g　煅龙骨 30g　香谷芽 15g　炙甘草 10g　朱灯心 3 小扎　　　　　　　　　　　　　　　　　7 帖

十四诊（代诊）：3 月 25 日。睡眠不安，时好时坏，精神欠佳，食欲减退。再拟养血宁心，健脾补肾，使之交通心肾。

党参 20g　炒白术 10g　制首乌 15g　紫丹参 20g　鸡血藤 30g　紫石英（先煎）30g　灵磁石（先煎）30g　肉苁蓉 15g　巴戟肉 10g　带心连翘 12g　广郁金 10g　五味子 15g　炙甘草 12g　生龙骨（先煎）30g　朱灯心 4 小扎　　7 帖

另：①琥珀多寐丸 1 瓶，服法同上。②五味子糖浆 1 瓶，按说明服用。

按：本例病人，为冠心病心肌缺血、心动过缓，又有风湿性心脏病和支气管炎症。症见心悸、彻夜不眠，乃心气心血两亏，血不养心，故夜不安寐；素因肺虚气逆，夹痰饮内恋，故气急、自汗。投以补益气血、养血宁心的黄芪、党参、白术、玉竹、黄精、紫丹参，以及肃肺顺气、化痰止咳的天竺黄等，佐以安神之品。三诊后已较前好转，自汗已止，夜寐得安，咳嗽已稀，再按上方去竺黄加川贝母治疗。五诊再予补益气血，健脾养心的中药汤剂，并服天王补心丸。此后病人心悸气短时好时差，由于心肺两亏，血不养心，神不守舍，睡眠也不安。十二诊时又出现心悸动缓，彻夜不寐，胸闷纳呆等症，予心 2 号方加味治疗，并加用磁朱丸、琥珀多寐丸。服药后，心悸动缓有所改善，睡眠欠安，时好时坏，精神欠佳，再与养血宁心、健脾补肾药，使之交通心肾。加用琥珀多寐丸、五味子糖浆继续调理巩固。

张某　女　50 岁

初诊：1994 年 11 月 22 日。曾经患心肌炎，继发为心动过缓，伴高血压，

心悸，头晕头痛，四肢酸痛，潮热自汗，胸痛彻背，大便干结，口干且苦，苔薄，脉细缓。心血不足，心气衰弱，兼肝阳上亢。治拟补益气阴，宁心平肝。

心1号方：全瓜蒌（切）30g　钩藤15g　茶树根20g　　　　　7帖

注：心1号方详见下篇特色处方。

二诊：11月29日。心悸不宁，甚则过缓，胸闷隐痛，头晕头痛，潮热自汗，口干且苦，素有高血压，喉中痰黏，大便干结，膝关节酸痛，苔薄，脉细软。再拟补益气阴，平肝宁心。

心1号方加：汉防己20g　罗布麻叶20g　钩藤15g　茶树根20g　黄芩6g　　　　　　　　　　　　　　　　　　　　　　　　　　　　　　14帖

三诊：12月13日。心悸过缓已见改善，胸闷气短，头痛未平，关节酸痛，便结，苔薄腻，脉细滑。心气不足，心血亏损。再拟补益气阴，养血宁心，佐以平肝安神。

心1号方加：全瓜蒌（切）30g　茶树根20g　汉防己20g　青木香10g　苦丁茶10g　　　　　　　　　　　　　　　　　　　　　　　　　　14帖

四诊：12月27日。心动过缓已有改善，胸闷减轻，头痛已平，喉中痰黏，夜寐梦多，形寒怯冷，苔薄腻，脉细小。心气心血两亏，清阳失展。再拟补益气阴，养血宁心，佐以平肝疏络。

心2号方加：汉防己20g　　　　　　　　　　　　　　　　　　　14帖

五诊：1995年1月11日。形寒肢冷，精神疲乏，胸闷不舒，心悸口干，舌质胖，苔薄白。心气心血两亏，肾气不足，营卫失调。再拟补益气血，养血宁心，佐以调和营卫。

心2号方加：桂皮10g　防风12g　汉防己20g　怀牛膝12g　　　14帖

六诊：1月25日。心动过缓有所改善，胸痛未作，喉中痰黏，形寒怯冷，苔薄腻，脉细小。心气心血两亏，心阳不足。再拟补益气血，温阳宁心。

心2号方减白蒺藜，党参改20g，黄芩改6g，茶树根改20g

加：千年健15g　杜仲15g　黄芪20g　　　　　　　　　　　　14帖

按：此例病人曾患心肌炎，继发为心动过缓、心悸，辨为心血不足，心气衰弱，兼肝阳上亢，治拟补益气阴，宁心平肝。用心1号方加全瓜蒌宽胸，钩藤平肝，茶树根宁心。用心2号方加汉防己。五诊、六诊守方加减，体现出中医"证同治亦同，证异治亦异"的辨证论治思想。

黄某　女　34岁

初诊：1995年2月10日。心悸不宁，时速时缓，心电图示T波改变。起因心肌炎后遗症，精神疲乏，胸宇隐痛彻背，苔薄，脉细软。心血不足，心气不顺,心循环失调。治拟健脾益气,温阳宁心。

心2号方减:黄芩、白蒺藜,茶树根改20g。加:降香6g 石菖蒲10g 青陈皮(各)3g 　　　　　　　　　　　　　　　　　　　　　　　7帖

另:冠心苏合丸2瓶,每次1粒,化服,日服2次

二诊:2月17日。心悸不宁,胸闷略舒,纳呆便结,四肢无力,苔根薄腻,脉细迟。再拟补益气血,和胃通幽。

心2号方黄芩改6g,茶树根改20g,加:防风10g 火麻仁(打)15g 香谷芽15g 　　　　　　　　　　　　　　　　　　　　　　　　　　7帖

三诊:2月24日。心悸不宁,胸宇不畅,胸胁隐痛见平,周身乏力,动则气短,便结,苔薄腻,脉细小。心气心血不足,脾阳失展。再拟健脾通阳,养血宁心。

心2号方减黄芩,党参改20g,加:黄芪15g 娑罗子10g 八月札15g 竹茹10g 　　　　　　　　　　　　　　　　　　　　　　　　14帖

另:冠心苏合丸2瓶,每次1粒,日服2次。

四诊:3月8日。心悸胸闷,心胸胁部隐痛,周身乏力,颈项酸痛,经行量多,月经3月25日来潮,7天净止,第2、3天量多,夹有血块,无腹痛,苔薄,脉细小。心气心血两亏,心循环失调。再拟健脾益气,养血宁心,佐以祛风和络。

心3号方丹参改15g,加:金雀根20g 白蒺藜15g 八月札15g 千年健10g 黄精20g 　　　　　　　　　　　　　　　　　　　　　　14帖

注:心3号方详见下篇特色处方。

五诊:3月22日。心悸未平,胸闷隐痛,颈项酸疼,经行量多,苔薄,脉细小。心气不顺,夹风湿阻络。再拟养血宁心,疏肝理气,佐以祛风通络。

心3号方加:老鹳草30g 金雀根15g 　　　　　　　　　　　　14帖

六诊:4月5日。心悸心动过缓或过速,夜寐不安,为病毒性心肌炎后遗症。周身无力,形寒怯冷,苔薄,脉细迟。再拟补益气血,温阳止痛。

心2号方减白蒺藜,茶树根改20g,党参改20g,加:川桂枝6g 防风10g 黄芪5g 蔓荆子10g 　　　　　　　　　　　　　　　　　14帖

七诊:4月19日。心悸不宁,心电图示T波轻度改变,胸宇隐痛,有时甚则彻背,两肩胛酸疼,苔薄,脉细小。再拟健脾益气,养血宁心,佐以和胃清化,渗湿通络。

心2号方茶树根改20g,加:老鹳草30g 金雀根20g 石菖蒲10g 青陈皮(各)3g 　　　　　　　　　　　　　　　　　　　　　14帖

按:本病起因心肌炎后遗症,精神疲乏,心悸不宁,时速时缓,心电图示

T波改变。胸宇隐痛彻背，辨为心血不足，心气不顺。治拟健脾益气，温阳宁心。用心2号方加降香活血散瘀定痛，石菖蒲宁心安神，青陈皮理气调中，无需清热与平肝故减黄芩、白蒺藜。加冠心苏合丸配合治疗，治法严谨，疗效亦好。四、五、六诊时，证有变化，方亦有出入。因心气不顺，夹风湿阻络，故用心3号方加广郁金、老鹳草、金雀根祛风通络。

魏某　男　58岁

初诊：1999年3月27日。心悸怔忡已有3年之久，伴有早搏，胸闷隐痛，痛甚彻背，头胀耳鸣，血压偏高，两手欠温，下肢麻木，伴有胃炎。苔薄腻，脉细弦。心电图诊断为：二尖瓣后叶脱垂伴中度反流，主动脉瓣轻度反流，主动脉弹性减低，左室顺应性减低。心血不足，肝阳偏亢，夹痰热内恋，心血循环欠顺，心气不和。治拟补益气阴，活血化瘀，平肝潜阳，佐以豁痰疏络之品。

太子参15g　北沙参15g　麦冬12g　紫丹参20g　茶树根20g　毛冬青20g　生龙骨（先煎）30g　紫贝齿（先煎）30g　生牡蛎（先煎）30g　天竺黄10g　川贝母10g　旋覆花（包煎）10g　罗布麻叶20g　汉防己20g　粉葛根15g　石菖蒲10g　　　　　　　　　　　　　　　　　　　　　　7帖

另：丹参舒心胶囊2盒，每次2粒，日服2次。

二诊：4月3日。心悸早搏减轻，胸痛未作，干咳已平，两手欠温，下肢麻木，苔薄腻，脉细软。心血不足，心气欠顺。再拟补益气阴，平肝宁心。

太子参15g　北沙参15g　麦冬12g　紫丹参20g　茶树根20g　毛冬青20g　生龙骨（先煎）30g　紫贝齿（先煎）30g　生牡蛎（先煎）30g　怀牛膝10g　天竺黄10g　旋覆花（包煎）10g　粉葛根15g　汉防己20g　罗布麻叶20g　石菖蒲10g　　　　　　　　　　　　　　　　　　　　14帖

另：①麝香保心丸2盒，每次1粒，每日2次。②丹参舒心胶囊3盒，每次2粒，每日2次。

三诊：5月8日。心悸早搏较为减轻，腰部酸痛异常，偶有胃脘不适，苔薄，脉细软。再拟养血活血，顺气宁心，佐以补肾和络。

太子参15g　麦冬12g　紫丹参30g　茶树根30g　毛冬青20g　黄精20g　生龙骨（先煎）30g　紫贝齿（先煎）30g　八月札15g　桑寄生15g　杜仲15g　秦艽12g　旋覆花（包煎）10g　粉葛根20g　伸筋草30g　石菖蒲10g　14帖

四诊：7月17日。心悸不宁，早搏有而不多，胸闷异常，有时胸痛彻背，苔薄腻，脉细软。心血不足，心气不顺。再拟补益气阴，顺气宁心，佐以化痰之品。

太子参15g　南北沙参（各）9g　麦冬12g　丹参20g　鸡血藤30g　当归10g　茶树根30g　毛冬青20g　旋覆花（包煎）10g　生龙骨（先煎）30g　生

牡蛎(先煎)30g　炙甘草10g　益母草20g　广郁金15g　川贝母10g　14帖

另:丹参舒心胶囊4盒,每次2粒,每日2次。

五诊:9月4日。药后心悸早搏见轻,腰痛已平,但精神欠佳,胸宇不畅,经乙肝血清学检查,乙肝表面抗原阳性。舌质红,脉细弦。再拟补益气阴,养血宁心,佐以疏肝消肿。

南北沙参(各)9g　黄芪15g　丹参20g　鸡血藤30g　当归10g　茶树根30g　络石藤30g　田基黄20g　益母草20g　生牡蛎(先煎)30g　炙甘草10g　广郁金15g　汉防己20g　平地木20g　石菖蒲10g　14帖

另:丹参舒心胶囊2盒,每次2粒,每日2次。

六诊:2000年2月12日。心悸心慌,心动过缓,平卧则咳呛,胸闷不舒,经乙肝血清学检查,呈小三阳,苔薄腻,脉细缓。心气不足,心血衰弱,导致心血循环欠佳。再拟补益气血,顺气宁心,佐以疏肝安神。

紫丹参30g　黄芪30g　鸡血藤30g　黄精20g　枸杞子15g　茶树根30g　毛冬青20g　络石藤30g　益母草20g　炒补骨脂6g　紫石英(先煎)30g　炙甘草12g　平地木30g　粉葛根15g　山海螺15g　14帖

七诊:2000年2月26日。心悸心慌,偶有早搏心动过缓,头胀不适,胸痛彻背,夜寐欠安,苔薄腻、微黄,脉细软无力。气血两亏,血不养心,心气不顺。再拟补益气血,顺气宁心,佐以疏肝止痛。

丹参30g　黄芪30g　鸡血藤30g　益母草30g　枸杞子15g　降香10g　广郁金15g　茶树根30g　毛冬青20g　络石藤30g　炒补骨脂10g　田基黄30g　粉葛根15g　炙甘草10g　石菖蒲15g　7帖

八诊:3月4日。心悸不宁,伴有早搏,心动过缓,胸痛减轻,苔薄腻,微黄,脉细软。心血不足,心气不顺,肾亏肝旺。再拟补益气血,顺气宁心,滋肾疏肝。

丹参30g　黄芪30g　鸡血藤30g　益母草30g　枸杞子15g　降香10g　茶树根30g　毛冬青20g　络石藤30g　炒补骨脂10g　田基黄30g　平地木30g　汉防己20g　炙甘草10g　石菖蒲15g　14帖

按:本例为心脏病较为严重者,素体心气心血两亏,血不养心,心气不顺,同时肝阳偏亢,夹痰热内恋,故症见心动过缓,心悸早搏,胸痞隐痛,甚则彻背,及头胀耳鸣。一至五诊以补益气阴,养血宁心为根本,五诊后心悸早搏诸症减轻。然由于患者一段时间未再续诊以巩固疗效,次年又见发作。故自六诊起再予补益气血、顺气宁心药物,佐以滋肾疏肝法,经过一段时间的调理,当可再见良效。

石某 男 42岁

初诊：1994 年 4 月 16 日。胸闷、心悸 2 年，有风湿性心脏病史。胸闷心悸，乏力，常伴心前区隐痛，苔黄腻，脉虚细带数。曾有大西北高原服兵役史。心阴心阳失调，心血不足，心气不顺。治拟养血宁心，温阳顺气，佐以安神。

心 2 号方加：桂枝 6g 花龙骨（先煎）30g　　　　　　　　　　7 帖

二诊：4 月 23 日。素有风湿性心脏病史，心悸不宁，胸闷隐痛，两手发麻，服药后有所改善，苔薄腻微黄，脉细数。心阴心阳失调，心血不足。再拟养血宁心，温阳顺气，佐以和胃。

心 2 号方减黄芩，加：老鹳草 30g 玉米须 10g 桂枝 6g 花龙骨（先煎）30g　　　　　　　　　　14 帖

三诊：5 月 14 日。胸闷隐痛减轻，两手麻木，精神不振，苔薄腻微黄，脉细软。证属心血不足，心气不顺。再拟补益气血，顺气宁心。

心 3 号方　　　　　　　　　　14 帖

另：三七片 1 瓶，每次 3 片，每日 2 次。

四诊：6 月 11 日。心悸不宁较以往减轻，有时胸闷隐痛，两手麻木已平，精神较好，苔薄腻微黄，脉细软。心阴心阳失调。再拟补益气阴，化瘀宁心。

心 3 号方加：汉防己 20g　　　　　　　　　　14 帖

五诊：6 月 25 日。心悸减轻，有时胸闷隐痛，两手麻木已平，自汗亦止，苔薄腻，脉细软。心气不足，心血瘀阻已见化散。再拟健脾益气，养血宁心，佐以化瘀顺气。

心 3 号方加：花龙骨（先煎）30g 桂枝 6g　　　　　　　　　　14 帖

六诊：7 月 9 日。7 月 2 日经某医院心脏彩超检查提示：主动脉瓣关闭不全，主动脉右上角略有关闭不全，心血反流量为 7.2（1993 年 12 月心血反流量为 8.4）。近日来左手麻木，胸痹隐痛减轻，有时心悸不宁。气血两亏，夹有血瘀，心气不足。再拟补益气血，温阳宁心，佐以补肾。

心 3 号方加：花龙骨（先煎）30g 补骨脂 6g 玉竹 10g　　　　　　　　　　14 帖

另：①益神冲剂 1 盒，每次 1 汤匙，早晚各 1 次。②冬凌草片 2 瓶，每次 4 片，每日 2 次。

七诊：8 月 20 日。心悸不宁，时轻时重，有时两手麻木，心痛已平，二便调，苔薄腻，脉细软。心气心血两亏，再拟补益气血，滋肾宁心。

心 3 号方加：补骨脂 10g　　　　　　　　　　14 帖

八诊：9 月 3 日。胸闷气短，心悸不宁，主动脉瓣闭锁不全，服药后改善。心气不足，心阳衰弱，脾阳失展。再拟补益脾肾，养血宁心。

心 3 号方加：补骨脂 10g 五味子 10g 当归 10g　　　　　　　　　　14 帖

另：冬凌草片4瓶，每次4片，日服2次。

按：本例有风湿性心脏病史，故其治疗特点是在养血宁心的同时，应用祛风除湿药，并配合温阳药，以祛除风湿，使心血循环得以通畅，心阴心阳得以平衡。故方取养血温阳兼备的心3号方，并配合老鹳草、桂枝、汉防己等药治之；紫石英功能温阳宁心，为心经引经药，沈老擅用之，颇可借鉴。

康某　男　15岁

初诊：1995年1月21日。胸闷乏力、心慌2年多，1993年12月体检发现心律失常，心电图检查示：室性早搏（四联律），偶见阵发性室上性心动过速。口唇干燥，苔黄腻，舌质红，脉细弦带数。心血不足，心阳偏亢。治拟补益气阴，养血宁心，佐以和胃清热。

心1号方减玉竹，加：黄芩10g　带心连翘15g　茶树根20g　　　　7帖

另：①丹参片4瓶，每次3片，每日2次。②辅酶Q_{10} 2瓶，每次2片，每日3次。

二诊：2月11日。服药后室性早搏有所改善，精神疲乏，口内干燥，苔薄腻，脉细软，数象已平。心气心血两亏。再拟补益气阴，养血宁心。

心2号方加：黄精30g　带心连翘12g　野百合10g　　　　　　21帖

另：辅酶Q_{10} 2瓶，每次2片，每日3次。

三诊：3月25日。心悸逐渐改善，早搏已轻，口燥已润，苔薄，脉细软、心脾两亏，心血不足，心阳偏亢。再拟养血清心，和胃顺气。

心2号方减白蒺藜，加：生龙骨（先煎）30g　五味子10g　野百合10g　黄精20g　　　　　　　　　　　　　　　　　　　　　　　　14帖

另：丹参片2瓶，每次3片，每日2次。

四诊：4月15日。心肌炎后，偶发室性早搏，但无明显不适，偶有心悸，苔薄，脉细软。心脾两亏，心气不顺。再拟养血宁心，和胃顺气。

心2号方减白蒺藜、黄芩，加：生龙骨（先煎）30g　五味子10g　野百合10g　黄精20g　石斛10g　　　　　　　　　　　　　　　　14帖

五诊：4月25日。服药后室性早搏有所减轻，心悸不宁，胸宇不舒，二便调，苔薄腻，脉细软。心气心血两亏，平衡失调。再拟健脾益气，养血宁心。

心2号方减：全瓜蒌，加：五味子10g　黄精20g　野百合10g　毛冬青15g　　　　　　　　　　　　　　　　　　　　　　　　　14帖

另：丹参片2瓶，每次3片，每日2次。　　　　　　　　　　　8帖

六诊：5月15日。心悸及室性早搏有所减轻，口内干燥，苔薄腻微黄，脉细小。心脾两亏，平衡失调。再拟健脾养心，生津和胃。

心1号方减玉竹，加：野百合10g　茶树根15g　带心连翘10g　　　　　21帖

另：①丹参片3瓶，每次3片，每日2次。②辅酶Q_{10}3瓶，每次2片，每日3次。

七诊：6月7日。素有室性早搏，偶见心动过速，心悸怔忡，药后诸症均改善，喉中黏痰，苔薄黄，脉细弦。心阴不足，心阳偏亢，夹痰热内阻。再拟补益气阴，养血宁心，佐以清肺化痰。

心1号方加：黄芩6g　竹茹10g　川贝母10g　　　　　　　　　　　21帖

另：①丹参片3瓶，每次3片，每日2次。②辅酶Q_{10}3瓶，每次2片，每日3次。

注：本患者最后恢复健康，正常入学。

按：《丹溪心法》言："惊悸，人之所主者心，心之所养者血。心血一虚，神气不守，此惊悸之所肇端也。"虽然心悸可辨证为虚实两端，临床上仍以虚证多见，这可能与现代人工作、学习、生活压力过大，思虑过度，暗耗心血有关，而且目前此病在人群中有迅速增加的趋势。本例患者为室性早搏，口唇干燥，且苔黄腻，显然为阴虚火盛之证，且夹湿热内阻，故沈老治以补益气阴，养血宁心，佐以清化湿热法。心1号方补益气阴，养血宁心，与本案辨证非常吻合，故用之。另经现代药理研究发现玉竹有强心作用，能使心脏搏动增加，但适用于心动过缓，故其虽为滋补养阴之品，沈老亦弃之不用。心2号方性味平和，气血双补之力极大，所以沈老用其随症加减，与心1号方交替使用，其效尤佳，患者在七诊后终获痊愈。从此案中，我们可领悟到，沈老从不拘泥于古，而是善于利用现代科学研究的结果，他提倡中西结合、古今结合，又坚持西为中用、古为今用，这种临证思想值得我们借鉴与学习。

二、胸痹心痛

章某　男　50岁

初诊：1986年9月7日。自诉心胸痞闷，日前有心绞痛现象，头晕乏力，夜寐不安，清晨口苦，继而口淡，苔薄，脉濡细。属心脾不和，夹痰热内阻，清旷失展。治拟瓜蒌薤白半夏汤合半夏泻心汤加减。

薤白头10g　全瓜蒌（切）20g　竹沥半夏10g　姜汁炒川连1.5g　太子参15g　陈皮4g　炙甘草9g　茶树根15g　炒白术9g　水炙远志5g　柏子仁20g　石菖蒲9g　朱灯心4小扎　　　　　　　　　　　　　　　　7帖

另，苏合香丸3粒，每日1粒，打碎，分2次用温开水化服。

二诊，头晕减轻，胸闷渐宽舒，腹胀亦轻，心脏跳动欠整齐，伴有早搏，苔薄腻，脉细小。再拟温阳化浊，顺气宁心。

薤白头 12g　全瓜蒌（切）30g　竹沥半夏 10g　太子参 15g　粉葛根 12g　茶树根 15g　炙甘草 9g　炒白术 9g　柏子仁 10g　竹茹 9g　青陈皮（各）4g　石菖蒲 10g　毛冬青 12g　　　　　　　　　　　　　　　　　7 帖

另：苏合香丸 3 粒，服法同上。

三诊：近日腹胀胸闷又作，头晕较重；精神不振，食欲不佳；咽干且痛，二便调畅，苔薄，脉弦滑。心脾不足，心阳偏亢。再拟养正和胃，调益心脾，佐清心火。

太子参 15g　北沙参 12g　明天麻 12g　生白术 6g　竹茹 10g　青陈皮（各）4g　牛膝 12g　毛冬青 12g　茶树根 12g　淮小麦 20g　生甘草 9g　竹沥半夏 10g　朱远志 5g　青莲心 3g　　　　　　　　　　　　7 帖

四诊：腹胀减轻，头晕心悸，心烦不安，夜寐不宁，食欲不佳，感觉疲劳，苔薄，脉弦。肾气不足，心阳偏亢。再拟养正和胃，交通心肾。

党参 10g　北沙参 15g　太子参 12g　麦冬 12g　五味子 6g　炙甘草 9g　生白术 6g　明天麻 12g　土牛膝 12g　毛冬青 15g　茶树根 15g　淮小麦 30　陈胆星 6g　石菖蒲 10g　黄精 15g　　　　　　　　　　14 帖

按：《金匮要略》言："胸痹不得卧，心痛彻背者，瓜蒌薤白半夏汤主之。"又言："呕而肠鸣，心下痞者，半夏泻心汤主之。"本例患者有心胸痞闷，头晕乏力，有心绞痛现象，故而沈老在一、二诊中用瓜蒌薤白半夏汤合半夏泻心汤加减，以去其内阻之痰热为先，已见初效。三、四诊中由于患者头晕较重，又咽干且痛，故取半夏白术天麻汤合温胆汤加减主之，并配合生脉散益气生津之法，祛邪扶正，当见良效。四诊中用土牛膝一味，乃取其以泻火解毒见长，故可泻心火而平心阳偏亢，沈老常用其配合万年青根治心动过速，疗效明显。

刘某　男　63 岁

初诊：1977 年 5 月 8 日，1972 年起见心悸不宁，继而从 1975 年 9 月至 1977 年 3 月，出现心绞痛，每于晚间发作，头晕头痛，胸宇不舒，颜面升火，小溲频数，口干觉黏，有时两腿中有胀感，苔腻中黄，脉滑。血压 22.4/9kPa（168/68mmHg），心脏听诊，收缩期杂音Ⅱ级，血脂胆固醇、甘油三酯等不高，经各医院诊断为冠心病心绞痛。证属心阳心阴两伤，心血不足，血不养心，影响心气的通畅，所谓"不通则痛"，年高肾气不足，水火失于调节。治拟益气养心，疏通血脉，佐入清化湿热之品。

南北沙参（各）9g　太子参 9g　麦冬 12g　茶树根 30g　毛冬青 15g　陈胆星 9g　石菖蒲 9g　柏子仁 9g　丹参 9g　降香 6g　全瓜蒌（切）30g　生苡仁 12g　陈皮 3g　　　　　　　　　　　　　　3 帖

二诊：5月11日。经用生脉散加养心活血法后，心气略感舒畅，两股部麻木亦见缓解，行动略便，夜寐亦安静，苔黄腻，脉滑带弦。心肝之火偏亢，心气不畅，夹湿热内阻。再拟养正清心，顺气疏络，佐入清化湿热之品。

南北沙参（各）9g　太子参9g　麦冬12g　茶树根30g　毛冬青15g　丹参12g　川芎9g　降香9g　全瓜蒌（切）30g　粉葛根12g　黄芩6g　生苡仁12g　怀牛膝9g　石菖蒲3g　　　　　　　　　　　　　　　　7帖

另：①苏合香丸2粒，每次1粒，打碎，分2次化服。②竹沥120g备用，心绞痛时用温开水调和化服。

三诊：5月30日。经服药20剂后，冠心病心绞痛未见发作，胸闷气促，痰多之象见平，头痛头晕已清，两腿麻木消失，劳累后下肢无力，来函续以前法治之。益气养心，疏利血脉。

太子参12g　麦冬12g　五味子9g　茶树根30g　毛冬青15g　丹参9g　川芎9g　粉葛根15g　炙甘草9g　全瓜蒌12g　生苡仁12g　桑寄生9g　降香4.5g　石菖蒲9g　　　　　　　　　　　　　　　　　10帖

按：本例患者为冠心病心绞痛，证属气阴两亏，心气不畅，夹湿热内阻，故以生脉散补益气阴，配合丹参、粉葛根、川芎活血通脉，降香、苏合香丸、全瓜蒌顺气止痛，茶树根、毛冬青平定心悸，又佐以胆星、苡仁、陈皮化湿，牛膝、桑寄生补肾。辨证全面，用药精当，故三诊即见良效。

三、眩晕

邱某　男　66岁

初诊：1980年9月16日。头晕时作，精神不振，四肢麻木略轻，大便干结，小便频数，日间多，晚1～2次，苔薄腻，脉濡滑。肾亏肝旺。治拟滋肾平肝，佐以益气法。

太子参12g　生白芍12g　生白术6g　大生地15g　怀山药12g　旱莲草15g　石决明（先煎）15g　生牡蛎（先煎）30g　罗布麻叶15g　稽豆衣9g　绿萼梅4.5g　生楂肉12g　火麻仁12g　石菖蒲9g　　　　　　　7帖

二诊：9月23日。头晕欠清，精神易疲倦，麻木已瘥，脉濡滑。肾亏肝旺。再拟滋肾平肝，佐以益气。

太子参12g　黄芪9g　大生地12g　枸杞12g　怀山药15g　芡实15g　生牡蛎（先煎）30g　珍珠母（先煎）30g　绿萼梅4.5g　罗布麻叶15g　生楂肉12g　火麻仁（打）12g　石菖蒲9g　　　　　　　　14帖

另：新天麻丸1瓶。

三诊：10月7日。头晕欠清，两肢乏力，大便干燥，脉濡。再拟益气活血，生津清热。

太子参12g　黄芪9g　大生地12g　枸杞9g　麦冬9g　竹茹9g　绿萼梅4.5g　罗布麻叶15g　怀牛膝9g　火麻仁12g　石斛9g　川断12g　石菖蒲9g

　　　　　　　　　　　　　　　　　　　　　　　　　　　　　　14帖

按：张景岳认为眩晕的病因病机"虚者居其八九，而兼火兼痰者，不过十中一二耳"。本例患者年高肾阴亏虚，肝失所养，以致肝阴不足，肝阳上亢，发为眩晕。故以滋肾平肝为法，佐以益气之品。待头晕减轻后，再予益气活血、生津清热为治。

胡某　男　58岁

初诊：1991年4月2日，头晕目眩，轻而未平，精神易倦怠，胃纳尚佳，大便质软，伴有形寒，苔垢腻，脉细滑。治拟通阳化湿，健脾疏肝。

薤白头15g　川桂枝10g　粉葛根20g　制半夏12g　青陈皮（各）3g　炒苡仁12g　苍白术（各）9g　蔓荆子12g　藁本9g　泽泻15g　干地龙30g　茶树根15g　广郁金12g　广藿香12g　　　　　　　　　　　　　　7帖

二诊：4月9日。眩晕轻而未平，精神较前轻松，苔垢腻化而未净，脉濡滑。心脾不和，夹湿浊内阻，清阳失展。再拟温阳化湿以清头目，和胃疏肝以降浊升清。

薤白头（白酒炒）15g　川桂枝20g　粉葛根20g　制半夏12g　泽泻5g　苍白术（各）9g　茶树根15g　陈胆星6g　杜仲12g　蔓荆子12g　白蒺藜15g　绿萼梅6g　青陈皮（各）3g　　　　　　　　　　　　　7帖

三诊：4月16日。眩晕见轻，尚未恢复正常，有时血压偏高，苔垢腻，微黄，脉濡滑。再拟瓜蒌薤白半夏汤法。

薤白头15g　全瓜蒌（切）15g　制半夏10g　青陈皮（各）3g　泽泻15g　苍白术（各）9g　八月札9g　干地龙20g　白蒺藜15g　陈胆星6g　蔓荆子12g　杜仲12g　粉葛根15g　石菖蒲10g　绿萼梅6g　　　　　　　　7帖

四诊：4月23日。眩晕逐渐减轻，有时心悸欠宁，夜寐已安，苔厚腻，脉弦细。肝肾不和，夹湿热内阻，清空失展。再拟和胃化湿，疏肝清神。

薤白头12g　全瓜蒌（切）15g　制半夏12g　泽泻15g　苍白术（各）6g　八月札9g　白蒺藜15g　云苓12g　陈胆星9g　合欢皮10g　粉葛根15g　淮小麦30g　炒麦芽15g　蔓荆子12g　　　　　　　　　　7帖

五诊：4月30日，眩晕减轻，尚未完全平静，大便带溏，偶有咳呛，苔薄腻，脉濡滑。饮邪化而未清，肝强脾弱。再拟健脾化饮，升阳清神。

薤白头15g　制半夏12g　青陈皮（各）3g　泽泻15g　苍白术（各）9g

干地龙 30g　　陈胆星 9g　　蔓荆子 12g　　白蒺藜 15g　　粉葛根 15g　　绿萼梅 6g
杜仲 12g　　石菖蒲 10g　　　　　　　　　　　　　　　　　　　　　　　　7 帖

六诊：4 月 7 日。眩晕逐渐减少，便黏，1 日多次，苔薄腻，脉濡滑。肝脾不和。再拟健脾柔肝，升阳清神。

苍白术（各）9g　　薤白头 15g　　制半夏 12g　　青陈皮（各）3g　　炒白芍 10g
陈胆星 6g　　干地龙 20g　　白蒺藜 15g　　蔓荆子 12g　　煨葛根 15g　　杜仲 12g
绿萼梅 6g　　石菖蒲 10g　　　　　　　　　　　　　　　　　　　　　　　7 帖

七诊：4 月 14 日。眩晕时有时平，大便日 2 次，夜寐欠安，苔厚腻，脉濡小。脾虚湿阻，清阳失展。再拟健脾化湿，平肝清神。

苍白术（各）9g　　薤白头 15g　　制半夏 12g　　干地龙 30g　　煨葛根 20g　　广藿香 12g　　蔓荆子 12g　　合欢皮 10g　　绿萼梅 6g　　白蔻壳 4g　　杜仲 12g　　钩藤 15g　　玉米须 20g　　　　　　　　　　　　　　　　　　　　　　　　7 帖

按：本例眩晕，是由气虚痰阻所致。朱丹溪有"无痰不作眩"之说，提出"治痰为先"之方。既是气虚痰阻，则应健脾益气，通阳化湿，宗瓜蒌薤白半夏汤法以治其本，又佐以平肝之法，待脾健湿化，肝阳潜伏，则眩晕自止。

石某　女　61 岁

1991 年 4 月 21 日就诊。脑震荡后，头晕不平，行动乏力，口内干苦，舌尖红，脉濡细。清气不升，内热熏蒸。治拟升清化浊，散热平晕。

冬桑叶 10g　　滁菊花 6g　　鬼针草 30g　　生贯众 30g　　苍耳草 15g　　川芎 10g　　生白芷 10g　　蔓荆子 10g　　白蒺藜 12g　　黄芩 9g　　明天麻 12g　　荷叶边 12g　　　　　　　　　　　　　　　　　　　　　　　　　　　7 帖

按：本例眩晕，是脑震荡后遗症。脑为髓之海，头为六阳之首，所患眩晕，非外来之邪，乃昏厥跌仆或撞击所致。病因既为清气不升、内热熏蒸，故治以升清化浊、散热平晕。方中鬼针草、生贯众清热化瘀，擅治脑震荡后遗症。

四、中风

经某　女　46 岁

初诊：1991 年 12 月 24 日。脑溢血后，肢节酸麻，行动乏力，咽痒作呛，苔厚腻，脉弦细。肝火夹痰浊阻络。治拟活血疏络，清肝息风。

紫丹参 30g　　鸡血藤 30g　　竹节白附子 15g　　老鹳草 30g　　广郁金 12g　　竹沥半夏 12g　　山海螺 15g　　伸筋草 30g　　僵蚕 12g　　汉防己 30g　　怀牛膝 12g　　青风藤 20g　　生甘草 10g　　蔓荆子 12g　　　　　　　　　　　　　7 帖

二诊：1992年1月1日。左侧上下肢麻木不仁，时感酸胀，左鼻孔时流清涕，日前潮热汗多，近日见好，苔薄腻，脉弦细。再拟活血化瘀，疏风通络。

紫丹参30g　鸡血藤30g　生白芍20g　忍冬藤30g　桃仁15g　天麻15g　汉防己20g　防风15g　金雀根20g　广郁金12g　黄芩10g　怀牛膝12g　柏子仁10g　络石藤30g　　　　　　　　　　　　　　　　　7帖

三诊：1月8日。月经1月2日来潮，左侧膝股酸痛麻木，步履不便，口内干燥，苔薄，舌质红，脉濡细。证属小中风后，经脉血瘀。再拟养血活血，疏通络脉。

紫丹参30g　鸡血藤30g　川楝子10g　汉防己20g　独活10g　黄芩10g　桃仁12g　川牛膝12g　伸筋草30g　木瓜10g　千年健15g　秦艽15g　生甘草12g　　　　　　　　　　　　　　　　　　　　　7帖

四诊：1月15日。左侧膝股酸痛麻木，尚未减轻，夜寐不安，苔薄，脉细弦。气虚血瘀，肝风内动。再拟益气活血，疏风活络。

生黄芪20g　防风15g　干地龙30g　汉防己20g　鸡血藤30g　天麻15g　桃仁15g　黄芩10g　伸筋草30g　络石藤20g　丹参30g　生甘草10g　秦艽15g　罗布麻叶20g　川芎10g　　　　　　　　　　　　　　7帖

五诊：1月23日。血压偏高，头胀面麻觉痒，左半身麻木依然未平，左耳部刺痛，苔薄，脉细小。再拟养血息风，和营通络，佐以降压之品，令其气血平衡。

生黄芪30g　当归15g　干地龙30g　川芎10g　桃仁15g　红花10g　羌独活(各)9g　秦艽10g　夏枯草15g　钩藤15g　制南星12g　竹节白附子15g　海风藤30g　伸筋草30g　生甘草12g　　　　　　　　　　　7帖

按：本例脑溢血后，出现左侧上下肢麻木不仁，时感酸胀，行动乏力，咽痒作呛，尚未见偏瘫昏迷，俗称"小中风"，此乃受邪较浅中络者。辨为肝火夹痰浊阻络，予紫丹参、鸡血藤、生白芍、忍冬藤、桃仁、天麻等活血疏络、清肝息风药。三诊时月经来潮，左侧膝股酸痛麻木，步履不便，为血瘀经脉，故予以养血活血、疏通络脉，在前方基础上，加用木瓜、千年健、秦艽、地龙。因血压偏高，除养血息风、和营通络外，更佐以夏枯草、钩藤等平肝降压之品，使气血协调，络脉通畅，以冀恢复正常。

叶某　男　55岁

初诊：1960年9月5日。年逾半百，昨日执笔书写过度，陡然跌仆中风。高热不退，两颧升火，昏迷不醒，手足瘫痪，鼾睡痰鸣，舌质光红，脉弦数。病因肾阴亏耗，水不涵木，肝阳上亢，夹痰火阻络，神明被蒙，证属类中风。急则治其标,治拟息风解热,涤痰清神。

大生地 30g　北沙参 15g　大麦冬 10g　大青叶 15g　川石斛 10g　明天麻 10g　粉丹皮 6g　嫩钩藤(后下)12g　天竺黄 6g　白僵蚕 10g　石菖蒲 10g
　　　　　　　　　　　　　　　　　　　　　　　　　　　　　3 帖

另:羚羊角粉 1.2g,分 2 次化服;竹沥油 2 支,加温开水少许化服。

二诊:9 月 8 日。高热减轻,神识略微清醒,舌强言謇,手足稍能活动,有时烦躁不安,口干欠润,舌质红已淡而润,脉弦数象减轻。病因水不涵木,肝火偏亢,夹痰热内恋,筋脉不利。再拟息风解热,涤痰疏络,佐以生津和胃。

西洋参 6g　北沙参 15g　大麦冬 10g　川石斛 10g　大生地 20g　大青叶 12g　黄芩 10g　明天麻 10g　生石决明(先煎)30g　珍珠母(先煎)30g　川贝母 10g　白僵蚕 10g　带心连翘 15g　石菖蒲 10g　　　　　3 帖

另:羚羊角粉 0.6g,分 2 次化服;竹沥油 2 支,加温开水少许化服。

三诊:9 月 11 日。神识已清醒,言语亦顺利,手足已能随意行动,夜寐欠安,并思进食,大便通润,舌质淡白,脉弦细滑。阴液得有滋生之机,痰火平息。再拟养阴生津,滋肾柔肝。

太子参 15g　南北沙参(各)9g　大麦冬 12g　紫丹参 20g　杭白芍 15g　生甘草 10g　生石决明(先煎)30g　生牡蛎(先煎)30g　珍珠母(先煎)30g　川贝母 10g　淮小麦 30g　怀牛膝 10g　石菖蒲 10g　灯心草 4 小扎　　　3 帖

按:本案病因阴虚阳亢,痰火阻络,蒙蔽清窍,而致发生类中风。虽其势凶猛,突然高热神昏,手足不用,但肝火一旦平息,即见神志清醒,较快恢复正常。方中羚羊角粉用竹沥油化服,为类中风急救方药之一,屡试不爽,实为值得珍视之良方。

五、失眠

何某　女　65 岁

初诊:1976 年 6 月 18 日,失眠已久,经治未愈,心悸烦躁,大便溏薄,口渴不欲饮,舌质光红,中有裂纹,脉弦细。阴虚心火偏亢。治拟养阴宁心,健脾升清。

南北沙参(各)9g　麦冬 12g　五味子 9g　怀山药 15g　玉竹 12g　白扁豆 12g　朱拌连翘心 12g　马勃 4.5g　生山楂 12g　葛根 9g　白薇 9g　朱灯心 4 小扎　　　　　　　　　　　　　　　　　　　　　　　7 帖

另:川连 0.3g、肉桂 0.2g,同研细末,临睡前用温开水化服。

二诊:6 月 25 日。失眠已久,未见平静,心悸烦躁,大便溏薄,口舌碎痛,舌质光剥边红而碎,脉弦细。肝强脾弱,心肾失交。治拟养阴平肝,交通心肾。

山羊角（先煎）30g　煅龙骨 30g　丹参 9g　杭白芍 12g　生炙甘草（各）4.5g　麦冬 12g　生葛根 9g　马勃 4.5g　朱拌连翘心 12g　怀山药 15g　五味子 9g　茶树根 15g　石菖蒲 9g

7帖

按：失眠一证，病因很多，或阴虚火旺，肝阳扰动，或阳不交阴，心肾不交，或思虑太过，伤及心脾等。本病乃阴虚心火偏亢，治以养阴宁心，健脾升清。药虽对症，然失眠已久，未见平静。心悸烦躁，大便溏薄，口舌碎痛，乃是肝强脾弱，水火失于既济之象，故投以养阴平肝、交通心肾之交泰丸，可期见效。

林某　男　35岁

初诊：1975 年 3 月 15 日。彻夜失眠月余，形体消瘦，精神恍惚，容颜憔悴；四肢无力，言语轻微，纳呆，口干便结，舌质光红、少津，脉细数。据述起因为赴外地采购工业原料，远近奔波，开始失眠，继则寐而不寐；甚至彻夜不得入睡。病因劳心耗血，血不养心，心神不宁，心火偏亢，肾水不得上交于心，则水火失于既济。治以张仲景方黄连阿胶汤。

上川连 4g　蛤粉炒阿胶（炖烊分冲）12g　大麦冬 12g　带心连翘 10g　炒枣仁 10g　柏子仁 10g　紫丹参 20g　朱灯心 4 小扎

3帖

另：鲜鸡蛋 2 只，服汤药后，分 2 次用温开水将蛋黄搅匀乘温饮之。

二诊：3 月 18 日。投以黄连阿胶鸡子黄汤后，感觉舒适，神情安静，得以片刻入睡，但易醒寐，言语微弱，大便已通，舌质光红略化，脉细数。心主血脉而藏神，心火偏亢，则神不安舍，故不寐。再拟养血清心，以安神明，庶获安眠之效。

上川连 4g　黄芩 10g　生白芍 12g　紫丹参 20g　蛤粉炒阿胶（炖烊分冲）12g　大麦冬 10g　柏子仁 10g　炒枣仁 10g　野百合 10g　淮小麦 30g　青莲心 10g

3帖

三诊：3 月 21 日。精神有所好转，已能入睡四五小时，语言发音有力，时而潮热汗出，面色欠华，舌质淡红已润，脉濡细，数象平。心血得有生化之机，但尚欠充沛，汗为心之液，其华在面。再拟养血安神，清心敛汗，以善其后。

太子参 15g　北沙参 15g　紫丹参 20g　大熟地 15g　大麦冬 10g　枸杞子 12g　野百合 10g　炒枣仁 10g　浮小麦 15g　合欢皮 10g　夜交藤 15g　灯心草 3 小扎

5帖

按：失眠症之严重者多见彻夜不寐。张仲景在《伤寒论》第303条辨少阴病脉证并治指出："少阴病，得之二三日以上，心中烦，不得卧，黄连阿胶汤主之。"严重失眠症的病因病机，乃由于心主身之血脉，心藏神，心血不足，则血不养心,而致心火偏亢,神志不安其舍,则不得入寐,故用黄连以泻心火,阿胶以补心血,鸡子黄以滋胃阴,则心血充盈而火平得眠矣。黄连阿胶汤堪称安眠良方。

六、痫证

李某 女 24岁

初诊:1987 年 7 月 29 日。自幼发生痫证,目前每月 1 次,发病则昏晕抽搐,不省人事,有时口吐沫,心悸不宁,有时头痛剧。肝阳夹痰逗留,心气失展,神明失聪。治以镇肝清神,宁心豁痰。

山羊角(先煎)30g　生白芍 15g　丹参 15g　陈胆星 10g　川楝子 5g　麦冬 12g　白僵蚕 10g　海浮石 20g　毛冬青 15g　干地龙 20g　野葡萄藤 30g　钩藤(后下)15g　土牛膝 12g　石菖蒲 10g　　　　　　　　　　7 帖

按:本例痫证自幼发生,此得之"在母腹中时,其母有所大惊",或出生时难产,或跌仆撞击所致。然病机皆以痰邪作祟故也。正如《医学纲目·癫痫》说:"癫痫者,痰邪逆上也。"本例亦与肝阳相关,辨为肝阳夹痰逗留,心气失展,神明失聪。故治以镇肝清神,宁心豁痰。

唐某 女 39岁

初诊:1987 年 10 月 4 日。今年 6 月 15 日突发癫痫,口吐白沫,神志不清,胸闷不舒,头晕头痛,面色不华,月经尚调,苔薄,脉濡细。病由忧郁,肝气郁结,神明不安所致。治拟疏肝解郁,豁痰安神。

大生地 15g　汉防己 15g　柏子仁 10g　陈胆星 10g　生牡蛎(先煎)30g　珍珠母(先煎)30g　天竺黄 6g　金铃子 10g　广郁金 12g　合欢皮 10g　防风 10g　生甘草 10g　石菖蒲 10g　　　　　　　　　　7 帖
另:白金丸 12g,吞服。

按:本例痫证,病因忧郁,肝气郁结,神明不安,此与七情失调有关。《素问·举痛论》云"恐则气下""惊则气乱""思则气结"。由于七情失调,造成脏腑失调,痰浊阻滞,气机逆乱,风阳内动而致本病。故治拟疏肝解郁,豁痰安神为法。方中大生地、汉防己、金铃子、生甘草清热疏肝;广郁金行气解郁;合欢皮、柏子仁安神;陈胆星、天竺黄、石菖蒲豁痰开窍;生牡蛎、珍珠母平肝息风;更用白矾、川郁金组成的白金丸吞服,达到标本同治之功。主方出自《金匮要略》中风历节病方论:"防己地黄汤,治病如狂状妄行,独语不休,无寒热,其脉浮。"可资参考。

❧ 第四节　脾胃肠系病证 ❧

一、胃痛

朱某　男　35岁

初诊：1986 年 4 月 25 日。胃不和，夹湿热交阻，气滞欠利，脘中隐痛，口内干燥，大便时溏，苔灰腻，脉滑。治以和胃降浊，疏肝理气。

竹茹 10g　青陈皮（各）5g　白蔻仁 15g　苍术 9g　黄芩 9g　制半夏 9g　煅代赭石 30g　川楝子 10g　甘松 6g　煨葛根 10g　广郁金 6g　炒谷麦芽（各）9g　　　　　　　　　　　　　　　　　　　　　　7 帖

另：左金丸 1 瓶，每日 3g，分 2 次吞服。

二诊：5 月 3 日。经服健脾化湿，佐以清泄之剂，胃中湿热得有化散之机，脘中隐痛减轻，大便已结，苔黄腻，灰苔已除，脉滑。再拟健脾化湿，疏肝清热。

炒白术 10g　制半夏 10g　青陈皮（各）4g　竹茹 9g　炙马兜铃 6g　当归 9g　煅代赭石 30g　路路通 10g　广郁金 9g　甘松 6g　炒苡仁 10g　焦六曲 10g　石菖蒲 10g　　　　　　　　　　　　　　　　　　　　7 帖

另：左金丸 1 瓶，每日 1.5g，分 2 次吞服。

三诊：5 月 12 日。胃脘隐痛减轻，大便已结，夜寐不安，苔黄腻，脉濡滑。湿热化而未清。再拟健脾和胃，清利湿热之邪。

苍白术（各）6g　黄芩 9g　制半夏 10g　青陈皮（各）5g　川楝子 10g　六一散（包煎）20g　广郁金 8g　炒苡仁 10g　白蔻仁 15g　竹茹 9g　合欢皮 10g　炒谷麦芽（各）9g　梗通草 6g　　　　　　　　　　　　　7 帖

另：龙胆泻肝丸 60g，每次 3g，每日 2 次。

四诊：5 月 21 日。服清化湿热之剂以来，脘痛十去七八，苔垢腻得化，脉濡滑。素体肾虚，精气薄弱。再拟和胃化湿，佐以滋肾之品。

苍白术（各）6g　黄芩 9g　云苓 10g　泽泻 10g　覆盆子 10g　桑寄生 10g　炒苡仁 12g　竹茹 9g　青陈皮（各）5g　合欢皮 10g　炒谷麦芽（各）9g　梗通草 6g　　　　　　　　　　　　　　　　　　　　　7 帖

按：胃脘痛为临床多见病证，中医辨证可分肝气犯胃、湿热中阻、寒邪客胃、瘀血阻络、脾胃虚寒、胃阴不足等证型，然临床上常见虚实夹杂之证。脾胃之论，详于东垣，立意以内伤劳倦为主，创补中益气汤升脾胃之阳。至叶天士将脾与胃分而论之，认为"脾宜升则健，胃宜降则和"，创立甘凉濡润养胃阴的方法，补前人之未备。

近代对胃病的研究报道颇多，仁者见仁，智者见智。对湿热中阻者沈老喜用温胆汤、清中汤、泻心汤化裁清胃肠湿热，配以左金丸清肝胃之热。方中用代赭石降逆平肝，川楝子、甘松理气止痛，广郁金疏肝解郁、活血止痛，葛根升阳止泻，谷麦芽、六曲健胃消食助运化，又佐梗通草、六一散、苡仁、泽泻、茯苓之类利湿。半夏配黄芩辛开苦泄，对恢复脾胃升降功能，清利湿热有良效。方中马兜铃擅治热性胃痛，为沈老用药特色。

张某　男　34岁

初诊：1986年10月11日。经某医院诊断为球部多发性溃疡、胃窦炎。经常脘腹胀痛，精神不振，有时头晕，潮热自汗，苔垢腻、色白，脉濡滑。治拟健脾化湿，和胃清热，佐以顺气止痛之品

炒党参10g　苍白术（各）9g　川朴4g　炒枳壳6g　乌药6g　姜汁炒川连1.5g　炒苡仁10g　青陈皮（各）3g　煅瓦楞12g　川楝子10g　炒谷麦芽（各）9g　蜜炙马兜铃6g　石菖蒲10g　　　　　　　　　　　4帖

二诊：10月17日。脘腹作胀，甚则隐痛不休，头晕心烦，夜寐不安，苔厚腻，脉濡滑。脾虚胃弱，湿热内阻，气滞不利。再拟健脾化湿，和胃清化，佐以理气。

炒党参10g　苍白术（各）9g　川朴5g　姜汁炒川连1.5g　黄芩6g　八月札6g　路路通9g　炒苡仁12g　蜜炙马兜铃6g　淮小麦30g　青陈皮（各）4g　川楝子9g　甘松6g　　　　　　　　　　　　　　　10帖

按：患者精神不振，头晕自汗，知为脾虚不能运化，苔垢腻，脉濡滑，为湿盛，故以党参、白术健脾益气，平胃散合连朴饮燥湿并化郁热，乌药、川楝子温中理气止痛。对溃疡病，沈老多用煅瓦楞、乌贼骨制酸以促进溃疡收敛。常用理气止痛药为川楝子、甘松、八月札、路路通、檀香、九香虫等。石菖蒲善化痰湿，和中开胃，为治疗湿阻脾胃所常用。

李某　男　35岁

初诊：1976年1月8日。脘中隐痛，于午后至半夜为甚，有时心嘈。曾经检查诊为胃窦炎，苔薄白，脉濡。胃气不和，脾阳失展。治以小建中汤。

生白芍15g　炙甘草9g　党参9g　干姜3g　炙乌梅3g　娑罗子9g　大红枣5枚　陈皮3g　饴糖（分2次冲服）90g　　　　　　　　　7帖

按：此例为较单纯的脾胃虚弱，实邪不明显，隐痛于午后至半夜为甚，有时心嘈，证属中虚无疑。脾胃为气血生化之源，仲景小建中汤治虚劳里急阴

阳两虚之腹中痛,故以小建中汤去桂枝健运中气以化阴液。取芍药、甘草、乌梅酸甘化阴,党参、干姜、红枣、陈皮健脾益气,饴糖补脾养血、缓急止痛,娑罗子疏肝理气不伤阴,少佐干姜有辛甘化阳、温中助脾运化之功。

徐某 女 28岁

初诊:1980年12月2日。脘部隐痛不止,按之则舒,或温暖则平,苔薄,脉弦。胃气不和,气滞湿阻。治拟健脾和胃,理气止痛。

炒党参9g 白术6g 生白芷12g 炙甘草6g 茯苓9g 煅乌贼骨12g 煅瓦楞12g 路路通9g 甘松6g 炒五灵脂6g 白檀香4.5g 石菖蒲9g

7帖

二诊:12月8日。胃脘隐痛未止,时而嗳气痛引背部,苔腻,脉弦滑。肝胃气滞,湿热交阻。再拟温阳化湿,疏肝理气。

旋覆花(包煎)9g 代赭石(先煎)30g 制半夏9g 青陈皮(各)3g 薤白头9g 全瓜蒌(切)15g 生白芍15g 生甘草6g 八月札6g 铁扫帚12g 徐长卿15g 淡干姜3g 甘松6g

7帖

按:一诊以健脾益气活血止痛为主,效果不理想。二诊见嗳气痛引背部,脉弦滑,证属肝胃不和,即以旋覆代赭汤平肝降逆,瓜蒌薤白半夏汤化痰降浊。徐长卿和胃顺气止痛,是治胃痛的有效药。铁扫帚又名火鱼草,功能消肿止痛,沈老擅用其治疗胃痛,颇有特色。

潘某 男 32岁

初诊:1975年2月23日。胃脘痛已有2年,曾经检查诊断为十二指肠溃疡。饥饿后则隐痛,大便隐血,苔黄腻,边有齿印,脉濡缓。胃气不和,湿热内阻。治拟旋覆代赭汤加减。

旋覆花(包煎)6g 代赭石(煅)30g 制半夏4.5g 青陈皮(各)4.5g 白茯苓9g 炒焦兜铃6g 槐花9g 蚕豆花9g 甘松6g 焦白术6g 焦苡仁12g 九香虫3g

6帖

按:用旋覆代赭汤加减治疗十二指肠溃疡是沈老的经验,临床证实非常有效。代赭石可保护胃黏膜,配以旋覆花、半夏降逆,可治肝胃不和的嗳气、胃痛;患者湿热未化,故用二陈汤加白术、焦苡仁健脾化湿;大便隐血,故用蚕豆花、槐花、马兜铃凉血止血;虽十二指肠溃疡有出血,但仍属瘀血阻络而致的血不归经,故以九香虫化瘀止痛。

王某　女　50岁

初诊：1976年6月15日。据述患有萎缩性慢性胃窦炎，脘中疼痛，时传至背部，腹鸣隐痛，两腿关节疼痛，小便频数，大便时溏，苔厚腻微黄，脉濡滑。脾胃气滞，湿浊内阻。治拟瓜蒌薤白半夏汤。

薤白头9g　瓜蒌皮9g　姜半夏6g　陈皮3g　九香虫4.5g　杭白芍18g
炙乌梅4.5g　乌药9g　炙甘草3g　娑罗子12g　白蔻仁（打）3g　杜仲12g
炒白术4.5g　绿萼梅4.5g　　　　　　　　　　　　　　　　　　4帖

另：①苏合香丸1粒，研末化服。②鲜菖蒲9g，煎汤化服。

按：此虽为萎缩性胃炎，但腹鸣、大便溏、苔厚腻，显然为湿浊中阻。一般认为萎缩性胃炎胃酸缺乏，故酸甘化阴法必不可少，治用白芍、乌梅配甘草，而此例以瓜蒌薤白半夏汤和二陈汤祛邪为主，佐以养阴。《金匮要略》中用瓜蒌薤白半夏汤治疗由于痰涎壅塞胸中所致的胸痹心痛，现代临床用于治疗痰湿阻滞所致的胃痛也很理想。用白蔻仁芳香化湿有香砂六君之意，其较砂仁略有不同，又可入肺经，治肺有利于治肝胃；绿萼梅味酸，疏肝理气，又可柔肝，胃阴不足者常用。

蒋某　男　39岁

初诊：1980年10月11日。胃脘隐痛已久，经某医院诊断为萎缩性胃炎。经常隐痛不休，大便带溏，形体消瘦，苔薄，脉濡缓。脾胃虚弱，夹湿热内阻。治拟健脾和胃，酸甘化阴。

石菖蒲9g　太子参9g　生白术6g　生白芍12g　生甘草4.5g　炙乌梅
4.5g　甘松6g　路路通8g　怀山药12g　竹茹9g　秦艽6g　炒白扁豆9g
抱茯神9g　　　　　　　　　　　　　　　　　　　　　　　　5帖

按：萎缩性胃炎多见气阴两虚证，往往还夹有湿邪未化，养阴与化湿两者有矛盾之处，此类病例较为棘手。本例患者脾胃虚弱明显，不堪重剂，宜清淡之品。参苓白术散健脾化湿止泻而不伤阴，适用于脾胃虚弱者，故用之；乌梅配甘草酸甘化阴；秦艽、石菖蒲、竹茹入阳明胃经清化湿热；甘松、路路通行气止痛，路路通又可活血通络、利水，有益于萎缩性胃炎的恢复。

二、痞满

徐某　男　39岁

初诊：1975年2月21日。胸脘痞闷作胀，卧平则气平胀消，纳食尚可，但形体显见消瘦，舌苔光滑中剥，边有齿印，脉弦软。曾经某医院诊断为十二指肠球部溃疡和胆囊收缩功能欠佳。肝胆气虚，胆气失于疏泄。治拟旋覆代赭汤加减。

旋覆花（包煎）9g　代赭石（先煎）30g　党参9g　白芍15g　炙甘草4.5g　炒兜铃6g　茵陈30g　焦山栀6g　姜水竹茹9g　白檀香3g　甘松4.5g　7帖

按：《伤寒论》创立的泻心汤寒热并用，辛开苦降，为治痞之祖方。痞证往往虚实夹杂，治疗时要注意虚实兼顾。沈老以旋覆代赭汤降逆化痰、益气和胃消痞；檀香、甘松理气；茵陈、山栀利胆。

三、腹痛

徐某　女　28岁

初诊：1980年12月5日。腹痛偏于右侧少腹，近阑尾点，防为肠痈之变，脉弦数。热郁气滞。治拟清利郁热，理气止痛。

川连3g　黄芩12g　黄柏6g　鸭跖草30g　川楝子12g　延胡索12g　败酱草20g　红藤30g　炙乳没（各）4.5g　生川军（后下）6g　生米仁12g　平地木15g　甘露消毒丹（包煎）20g　3帖

二诊：12月9日。腹痛已平，近日胃脘隐痛，苔薄腻，脉濡滑、数象已平。郁热已解，湿阻气滞。再拟健脾和胃，理气化湿，佐以疏肝之品。

太子参9g　生白术9g　茯苓9g　生甘草6g　生米仁12g　柴胡6g　川楝子9g　败酱草15g　路路通9g　延胡索6g　生楂肉12g　石菖蒲9g　红藤30g　赤白芍（各）6g　7帖

按：腹痛当辨缓急虚实与寒热。此例为急腹痛，脉弦数，湿热壅滞在里，为防肠痈之变，急以三黄泻心汤泻热。红藤、败酱草清热解毒活血消痈，是治肠痈的必用药；延胡索、乳没活血化瘀止痛；鸭跖草、平地木、甘露消毒丹清利湿热。其中又有张仲景薏苡附子败酱散方，《金匮要略》用治肠痈脓已成者。大黄有活血化瘀导瘀热下行之功，亦为急腹症要药。因用药及时得当，三帖药腹痛即平。二诊热象减，又从健脾化湿入手，以四君子汤去党参加太子参，因党参性偏温；赤芍凉血活血，芍药配甘草缓急止痛，少佐柴胡、川楝子疏肝理气，石菖蒲化痰湿和胃，生楂肉活血化瘀，路路通行气止痛，活血利水。

四、泄泻

陈某　女　51岁

初诊：1975年8月17日。阳虚便泄已有年余，腹冷痛，或溏黏，或水样，形寒头晕，脉沉细，苔腻边有齿印。脾阳不振，清气下陷。治拟益气健脾，温阳升清。

炒党参 12g　黄芪 9g　白术芍（各）12g　升麻 6g　制附块（先煎）3g　炮姜炭 3g　炙甘草 4.5g　茯苓 12g　怀山药 15g　胡芦巴 12g　仙灵脾 12g　大枣 4 枚　　　　　　　　　　　　　　　　　　　　　　　　　　　　　　7 帖

二诊：8 月 24 日。形寒畏风，喜热饮而舒适，服药嗜卧，便溏好转，舌淡白中腻，脉沉细。脾阳不振，卫气不固。再拟温阳健脾，理气化湿。

黄芪 9g　桂枝 6g　白芍 9g　制附块（先煎）4.5g　炙甘草 3g　苍白术（各）6g　广木香 6g　白茯苓 12g　公丁香 4.5g　炒补骨脂 6g　方通草 4.5g　　　　　　　　　　　　　　　　　　　　　　　　　　　　　　　　　　　7 帖

三诊：8 月 31 日。形寒畏风，喜热饮，易感冒，药后精神略振，苔薄腻，脉沉小。脾弱阳虚，营卫不和。再拟益气温阳，健脾化湿。

黄芪 12g　桂枝 6g　白芍 15g　制附块（先煎）3g　炙甘草 3g　苍白术（各）6g　广木香 6g　白茯苓 12g　公丁香 4.5g　台乌药 4.5g　炒补骨脂 9g　方通草 3g　　　　　　　　　　　　　　　　　　　　　　　　　　　　　　7 帖

四诊：9 月 7 日。形寒减轻，胃纳尚好，腹泻见平，苔薄腻，脉濡小，较前有力。气虚脾弱。再拟益气健脾，温中和胃。

党参 9g　黄芪 9g　苍白术（各）6g　制附块（先煎）3g　桂枝 4.5g　白芍 12g　炙甘草 3g　补骨脂 9g　广木香 6g　公丁香 4.5g　青陈皮（各）3g　谷麦芽（各）9g　　　　　　　　　　　　　　　　　　　　　　　　　　　　　　7 帖

五诊：9 月 21 日。畏风形寒，遇风则易感冒，腹鸣怕冷之象已除，体力转好，苔淡白，脉沉细。气虚脾弱，肾气不足。再拟益气健脾，补肾养血。

党参 12g　黄芪 12g　苍术 9g　桂枝 6g　白芍 12g　土炒当归 9g　煅龙骨 30g　生炙甘草（各）4.5g　青防风 6g　补骨脂 9g　公丁香 4.5g　白扁豆 12g　谷麦芽（各）9g　　　　　　　　　　　　　　　　　　　　　　　　12 帖

按：泄泻一病，早在《黄帝内经》中就有论述，如"湿胜则濡泄""洞泄""注泄"等。《景岳全书》云："泄泻之本，无不由于脾胃。"故其病因主要为脾虚湿困，亦有食滞、肝木克土等。久病则致脾肾阳虚。《医宗必读》提出治泻九法：淡渗、升提、清凉、疏利、甘缓、酸收、燥脾、温肾、固涩，可谓集大成者。

本例辨证为脾胃虚寒，先以补中益气汤益气升阳；附子理中汤合四君子汤健脾温中散寒；又加怀山药健脾止泻；脉沉细有肾阳虚之象，故用胡芦巴、仙灵脾温肾阳。服药后病情好转，形寒，畏风，喜热饮，除脾胃虚寒外又有卫阳不固，改用黄芪建中汤为主方。加附子温阳散寒；补骨脂温脾肾止泻有四神丸之意；木香辛温行气燥湿；公丁香温中散寒，温肾助阳，是治脾胃虚寒的常用药；通草利水渗湿，合茯苓利小便以实大便。后又加防风组成玉屏风散以固表,煅龙骨以固涩,效果显著。方中综合了淡渗、升提、燥脾、温肾、固涩之法。

王某 男 42岁

初诊:1989年5月17日。大便溏黏久而不愈十余年,行便较急,有时腹痛,头晕乏力,苔薄腻,脉濡缓。脾肾两亏,清阳下陷。治拟健脾升清,和胃顺气。

党参20g 炒白术12g 云苓10g 升麻10g 怀山药15g 煨肉果10g 煨葛根15g 石榴皮12g 广木香6g 炙甘草10g 车前子(包煎)12g 禹余粮15g 干荷叶10g 7帖

另:纯阳正气丸10瓶,每日1瓶,分2次化服。

二诊:6月3日。大便溏泄已久,服上药后,有所改善,或偏成形,但不稳定,有时仍日行2次,胸闷已舒畅,舌质淡,脉细小。脾肾两亏,阳气下陷,运化乏力。再拟健脾益气,和胃升清,佐以温肾之品。

炒党参20g 炒白术15g 炒白芍15g 甘草10g 升麻12g 骨碎补12g 炒补骨脂10g 煨肉果10g 石榴皮15g 怀山药30g 益智仁10g 禹余粮15g 绵茵陈20g 乌药10g 7帖

三诊:6月30日。大便减少为日行一次质软,仍属五更泻症状,清晨腹内阵痛,小便频数减少,舌质淡,脉细小,脾肾两亏,命门火衰,运化乏力。再拟健脾升清,补肾温阳。

党参12g 生白术12g 煨葛根20g 骨碎补12g 上川朴3g 赤石脂(包煎)15g 禹余粮20g 煅龙骨30g 公丁香1.5g 石榴皮15g 升麻12g 乌药6g 炙甘草10g 玉米须20g 7帖

四诊:7月7日。大便溏泄,每日一次,由五更推迟至晨7点即欲更衣,大便前有下坠感,右胁隐痛,舌质淡,脉细小。再拟健脾补肾。

党参15g 炒白术12g 怀山药15g 煨葛根20g 升麻12g 柴胡6g 广郁金12g 骨碎补12g 上川朴3g 赤石脂(包煎)15g 禹余粮20g 公丁香3g 炙甘草10g 石榴皮15g 7帖

五诊:8月18日。服药以来,腹泻减轻,日行一次,苔薄,脉濡。脾弱湿阻。再拟健脾升清,和胃顺气。

党参15g 炒白术10g 薤白头10g 煨葛根15g 诃子肉15g 禹余粮30g 炙甘草10g 炒白扁豆15g 石榴皮12g 怀山药12g 杜仲12g 乌药12g 香谷芽12g 7帖

六诊:10月14日。大便已见成形,肠鸣腹痛,苔薄白,脉沉细。脾肾两亏,温运失常。再拟健脾升清,温肾理气。

党参 15g　白术 12g　怀山药 15g　煨葛根 15g　炒补骨脂 12g　公丁香 6g　煨木香 6g　桑螵蛸 10g　菟丝子 10g　金狗脊 15g　杜仲 10g　益智仁 10g　乌药 6g　炙甘草 10g　广郁金 10g　黄精 30g　熟地 15g　枸杞子 10g　巴戟 10g　　　　　　　　　　　　　　　　　　　　　　　　14 帖

另：健脾收敛止泻痢丸方：

生白术 40g　煨肉果 20g　诃子肉 20g　禹余粮 30g　炮姜 15g　上川朴 12g　赤石脂 60g　白蔻仁 10g　石榴皮 20g

上方配 1 料，各药共研细末，水泛为丸，如绿豆大小，每服 3g，日服 2 次。

按：此案从温补脾肾入手，结合补中益气汤、真人养脏汤、四神丸温补脾肾，加赤石脂禹余粮汤温肠固涩止泻。腹内胀气，重用川朴，腹痛加公丁香、木香，用石榴皮酸收涩肠止泻。

五、便秘

陈某　女　56 岁

初诊：1993 年 12 月 23 日。便秘 4 日，口内碎痛，苔厚腻，脉细数。脾胃湿热内阻，气机不通。治拟健脾化湿，清热通幽。

苍术 12g　黄芩 15g　生川军（后下）1g　枳实 10g　天葵子（打）20g　决明子（打）15g　生苡仁 15g　川楝子 10g　生甘草 10g　油当归 10g　马勃 6g　鲜芦根（去节）1 尺　　　　　　　　　　　　　　　　　　　　　　　　3 帖

按：本例脉细数，可知属血虚失润有热。腑气不通，湿热内阻，故苔厚腻，火郁于里故口内碎痛。沈老用黄龙汤加减养血通便，苍术、黄芩、苡仁燥湿利湿，天葵子、决明子清热通便，芦根清热生津，川楝子理气。马勃清肺利咽，一般用于治疗咽喉肿痛，喉痹失音，咳嗽等，然其性辛平，辛可散郁热，又治湿疮，用治口内碎痛甚为恰当。沈老用药之精可见一斑。

王某　女　16 岁

初诊：1998 年 2 月 16 日。平日大便欠顺，由于学习压力较重，经常欲如厕而辄止，以致五六天大便一次，又偏食辛辣，故大便如羊矢状成粒，行而不畅甚苦。苔薄黄，脉细弦。病因肠内积热，津枯而致便秘。治拟养血生津，润肠通幽，佐以和胃顺气之品。

大生地 20g　玄参 15g　大麦冬 12g　黄芩 10g　橘皮 3g　竹茹 10g　全瓜蒌（切）30g　火麻仁 20g　决明子 20g　天葵子 20g　生甘草 6g　鲜芦根（去节）1 支　　　　　　　　　　　　　　　　　　　　　　　　3 帖

郭某　男　70 岁

初诊：1997 年 6 月 14 日。古稀之年，精血不足，阴液亏损，肠内干燥，失于通润，年高无力屏气，肠蠕动无力，故虽有便意而排便困难，长至六七日一次，舌质光而少津，脉沉细，证属老年便秘，内有郁热。治拟养血增液，和胃通幽。

油当归 20g　肉苁蓉 20g　生熟地（各）9g　枳实 6g　火麻仁 15g　全瓜蒌（切）30g　松子仁（打）12g　天葵子 15g　生甘草 10g　陈皮 4g　　　3 帖

按：便秘为常见病，但辨证施治至关重要。除外感病之承气汤证外，临床常见性便秘有热秘、冷秘、气秘、虚秘之不同。上述两例应属热秘与虚秘之类。王姓青年为热秘，取法增液汤加味，郭姓老年为虚秘，取法苁蓉润肠丸、东垣通幽丸加减。其中各方加用天葵子一味，为沈老常用之通便药，具有清热、消肿、润肠功效，较大黄性缓而效佳，且无腹痛之副作用，但无内热者不可用，以免引起滑泄之虞。

六、癥瘕——胰腺癌

缪某　男　59 岁

初诊：1989 年 7 月 31 日。经西医诊断为胰腺癌。

1. 内服药，以半夏泻心汤法治之：

太子参 15g　西洋参 10g　川连 3g　黄芩 10g　柴胡 9g　川军（后下）6g　生白芍 20g　生甘草 10g　半枝莲 30g　蜀羊泉 30g　炒五灵脂 15g　威灵仙 30g　红藤 30g　败酱草 30g　金狗脊 15g　生苡仁 15g　天葵子 20g　苏叶梗 10g　川楝子 10g　　　　　　　　　　　　　　　　　　7 帖

2. 外用药

蜈蚣 6 条、公丁香 20g、上肉桂 10g，三味同研细末，掺于膏药上，用狗皮膏敷贴于腰椎部，第 2 次改用麝香追风膏敷贴。

二诊：8 月 1 日。

内服粉剂：

1. 青黛 60g、参三七粉 30g、苏合香丸 10 粒，共研细末，分成 20 包，每日 1 包，分 2 次用鲜竹沥化服。

2. 全蝎 30g、沉香末 6g，共研细末，分成 10 包，每日 1 包，分 2 次化服。

三诊：8 月 7 日。胃脘腹部作胀，甚则疼痛，食欲不佳，大便时结时溏，有时腰痛异常，时出冷汗。

1. 党参 15g　西洋参 10g　生白芍 30g　生甘草 10g　生白术 10g　半枝莲 30g　蜀羊泉 30g　白花蛇舌草 30g　徐长卿 30g　鸡内金 12g　川楝子 12g

炒五灵脂 15g　川贝母 10g　白僵蚕 12g　血竭 6g　金狗脊 15g　威灵仙 30g

5帖

2. 内服粉剂,停服 1 方,服下方观察:

青黛 40g、人造牛黄 20g、珍珠粉 6g、沉香粉 6g、苏合香丸 5 粒,共研细末,分成 25 包,每日 1 包,分 2 次化服。

另:水牛角粉 2 瓶,备用。

唐某　男　58岁

初诊:1990 年 8 月 19 日。经 B 超等检查诊断为胰腺癌合并肝大。脘腹胀痛异常,矢气不畅,腰挺不直,挺直则酸疼,感右胁下隐痛,背部下缘两侧痛,中间尤甚,面色青黄,巩膜黄,苔薄黄,舌质淡,脉弦。治拟养阴生津、疏利肝胆、清热解毒。

1. 西洋参 15g　麦冬 15g　大生地 3g　柴胡 10g　生川军(后下)6g　黄芩 12g　生苡仁 20g　石见穿 30g　川贝母 12g　炒五灵脂 20g　红藤 30g　八月札 15g　丹皮 10g　生甘草 12g　花蕊石 30g　　　　　　　　　　7帖

2. 珍珠粉 15g、青黛 15g、川贝粉 15g、梅片 1.5g、苏合香丸 5 粒,共研细末,分成 15 包,每日 1 包,分 2 次化服,用鲜竹沥 2 瓶(或每次 2 支)化服。

二诊:8 月 31 日。脘腹痛减轻,面黄,巩膜发黄,腹胀不适,据述有腹水,症属胰腺癌合并肝大。

西洋参 10g　石斛 15g　大生地 30g　柴胡 12g　黄芩 15g　绵茵陈 50g　平地木 30g　生苡仁 30g　败酱草 4g　白僵蚕 30g　连钱草 30g　汉防己 20g　侧柏叶 20g　川椒 5g　葶苈子 10g　炒五灵脂 20g　生川军(后下)5g　　5帖

三诊:10 月 5 日。续服下方:

生黄芪 30g　汉防己 20g　猪云苓(各)10g　绵茵陈 50g　连钱草 50g　平地木 5g　石见穿 30g　丹皮 10g　八月札 15g　枳实 12g　鸡血藤 30g　川椒 6g　连翘 15g　陈葫芦瓢 30g　生川军(后下)6g　　　　　　　　10帖

另:①仲景十枣丸 12g,分成 2 包,每包 6g。②党参 30g、炒白术 15g、青陈皮(各)5g,三味煎汤化丸,小便过多时服。

按:胰腺癌的临床症状和体征纷杂,变化多端,在中医临床中多属于"癥瘕""积聚""黄疸"范畴。胰腺癌的发病与肝、脾两脏最为密切,"肝为刚脏","主疏泄","喜条达而恶抑郁"。肝气郁结,则气机不畅,气滞血瘀,瘀毒互结,积而成癥,故临床常见腹痛甚剧,脘腹胀满不适;肝气犯脾,则脾气受损,脾虚生湿,湿郁化热,热毒内蓄,湿热邪毒互结,积而成癥,发为黄疸,故临床多见纳呆厌食,恶心呕吐,一身面目俱黄。总之,胰腺癌的基本病变为湿热、瘀毒、正虚。湿热瘀毒胶结为邪实的一面,脾胃气虚为正虚的一面,邪实与正虚并存,互为因果,恶性循环,贯穿了胰腺癌的全过程。沈老以其多年的临证经验,采用中医中药治疗胰腺癌,有效地缓解了患者的症状,减轻了痛苦,值得我们研究与学习。以上两例胰腺癌,前者症状相对较轻,沈老治以半夏泻心汤法。半夏泻心汤原为《金匮要略》治疗"呕而肠鸣,心下痞者",功能辛开苦降,治疗寒热互结中焦,用其治疗胰腺癌,颇为对证;配合柴胡、川楝子疏肝理气;白芍、甘草平肝柔肝;半枝莲、蜀羊泉、白花蛇舌草、天葵子抗癌消瘕;红藤、败酱草、川军清热解毒;威灵仙、炒五灵脂止痛;又外用蜈蚣、丁香、肉桂以温阳止痛。二诊中沈老给予青黛、人造牛黄、苏合香丸及全蝎、沉香、水牛角粉等粉剂让患者内服,功能解毒散结,活血止痛。三诊中仍守扶正消瘕止痛。经治疗后,患者疼痛、腹胀、呕吐等症状很快得到了缓解。

后一案例,患者症状较为严重,黄疸明显,且有腹水,故用药有所不同,处方以清利湿热、消肿利水为主,又配合抗癌、止痛、凉血活血诸药而治之,疗效明显。虽然以上两例患者最终均不免病故,然而中医中药疗法减轻了病人的痛苦,甚至可以延长病人的生命,值得借鉴研究。

附:胃癌术后诸病

毕某 男 75岁

初诊:1994年10月22日。家属代诊:胃大出血后,大便干结,气阴两亏。治拟补益气阴,和胃润肠,佐以清化之品。

太子参20g 北沙参15g 麦冬12g 石斛15g 黄精30g 决明子(打)20g 生甘草12g 生苡仁12g 生白术6g 大生地20g 川楝子60g 黄芩10g   10帖

二诊:12月2日。于11月1日做胃癌手术,进行顺利,当时禁食4日,因血白细胞低下而未能进行化疗。经服汤剂而见血白细胞上升,经某医院中医诊断,苔薄质淡润,脉细数无力。再拟滋阴养血,和胃润肠。

太子参20g 生白术12g 熟女贞20g 山萸肉15g 生甘草10g 黄精30g 半枝莲30g 鸡血藤30g 石斛15g 怀山药30g 花龙骨(先煎)50g 八月札30g   3帖

三诊:12月6日。改处方如下:

太子参20g 生白术12g 熟女贞30g 山萸肉20g 生甘草10g 黄精30g 半枝莲30g 蜀羊泉30g 鸡血藤20g 仙鹤草20g 代赭石(先煎)30g 灵磁石(先煎)30g 石斛15g 花龙骨(先煎)50g 八月札20g 广地龙30g   3帖

注:本方有升提白细胞、抗癌、养胃顺气的作用。

四诊：12月9日。上方加枸杞子20g　　　　　　　　　　5帖

五诊：12月22日。某中心医院陆医师提供病情及苔脉情况：

近日食后嗳气，纳呆，便溏，形体瘦弱，舌质淡微黄，脉细弱。阴液不足，气血两亏，脾胃虚弱。再拟健脾益气，滋阴养血。

党参20g　炒白术15g　熟女贞20g　黄精20g　生甘草12g　鸡血藤30g　丹参3g　茶树根20g　八月札20g　五味子12g　青陈皮（各）4g　石斛15g　半枝莲30g　蜀羊泉30g　香谷芽15g　　　　　　　　　　5帖

六诊：12月28日。化疗后又见血白细胞低下。夜初寐欠安，胃脘嗳气欠畅，胃纳尚好。再拟益气健脾，和胃安神。

党参20g　黄芪20g　炒白术15g　熟女贞20g　黄精30g　鸡血藤30g　枸杞子15g　生甘草12g　五味子12g　炒枣仁15g　蜀羊泉30g　半枝莲30g　八月札15g　石斛15g　淮小麦30g　　　　　　　　　　5帖

七诊：1995年1月4日。服药以来，血白细胞维持在$5×10^9$/L左右，睡眠上半夜欠佳，矢气频作，夜尿多。再拟益气健脾，养血安神，佐以补肾缩泉之品。前方减淮小麦、八月札，炒枣仁改10g，加：桑螵蛸15g、乌药10g　7帖

八诊：1月16日。血白细胞仍偏低，晚8～12时之间未能入睡，夜寐不安，尿频略好转，近日鼻衄。仍宗原方，减黄芪、鸡血藤，白术改成10g，党参改用太子参15g，半枝莲改为白花蛇舌草30g，八月札改白莲须12g，加：北沙参15g、麦冬12g、仙鹤草20g　　　　　　　　　　7帖

按：胃癌手术后，病人又接受放、化疗，导致气阴大亏，白细胞降低，其纯为虚证，故予以大补气阴，益气养血，佐以安神，方宗一贯煎养阴之法，又配合参、芪大补正气，以促使病人早日恢复健康。然特别需要提醒的是，病人胃气受伤，须时时注意顾护脾胃，否则一味投补而不能运化，徒劳无功也。

◈ 第五节　肝胆系病证 ◈

一、胁痛——脂肪肝

施某　男　47岁

初诊：1996年3月10日。经某医院诊断为脂肪肝，胁痛，便溏，偶有干咳，特别左目有下垂无力感，曾经红赤，苔淡白，脉濡滑。肝脾肾三经同病。再拟健脾益气，养血疏肝。

党参20g　生白术10g　杭白芍15g　怀山药20g　炙甘草10g　熟女贞12g　杜仲15g　白蒺藜12g　平地木30g　谷精草10g　稆豆衣10g　绿萼梅

4g　竹茹 10g　荷叶边 15g　　　　　　　　　　　　　　　　　7 帖

按：脂肪肝一病，为西医学新名，临床多从痰瘀论治。病虽在肝，然《金匮要略》曰："见肝之病，知肝传脾，当先实脾。"又脾虚则水湿运化不利，易聚而生痰。患者有便溏、目下垂等脾虚表现，故用四君子汤为主健脾益气，加山药补脾止泻；目睛曾经红赤，有肝阴虚阳动之势，以女贞、白芍、稽豆衣、绿萼梅、白蒺藜养血疏肝；女贞、杜仲补益肝肾；而稽豆衣、谷精草、白蒺藜又可平肝明目，对肝火上炎所致的目赤有良效；竹茹清痰热；荷叶降脂升脾阳；平地木活血利水。全方配伍标本结合，以治本为主。

二、胁痛——慢性肝炎

于某　男　47 岁

初诊：1976 年 2 月 9 日。慢性肝炎多年，近来发现肝肿，肝区隐痛不止，痰多稠厚，口苦而涩，苔垢腻色黄，脉弦滑。气滞血瘀，肝旺脾弱。治拟健脾疏肝，清化湿热。

当归 12g　柴胡 6g　黄芩 9g　苍白术（各）6g　茯苓 12g　平地木 30g
败酱草 30g　白毛夏枯草 30g　紫丹参 9g　丹皮 9g　开金锁 15g　石菖蒲 9g
茵陈 15g　　　　　　　　　　　　　　　　　　　　　　　　　7 帖

按：慢性肝炎，病程日久，往往正虚邪实夹杂。正虚方面主要是肝肾阴血不足及肝木克土以至脾虚，而邪实方面则主要有气滞、血瘀、湿热（湿毒）等几个因素。治疗时常须兼顾，方可收效。虽然湿毒是慢性肝炎的关键病因，但一味地清热解毒或活血化瘀有时效果不理想，故应辨病与辨证相结合。沈老常用逍遥散加减养血疏肝健脾，再配以清热解毒利湿之品，常用的有败酱草、田基黄、夏枯草、平地木等，该类中药经现代药理研究证实皆有降转氨酶及保肝作用。

本例病虽日久，但口苦苔垢腻，说明湿热仍盛，肝肿为有瘀血。除以逍遥散加减健脾疏肝外又加平地木、败酱草、白毛夏枯草清热解毒，丹参、丹皮凉血活血，黄芩、茵陈清湿热，开金锁、石菖蒲化痰。

夏某　男　30 岁

初诊：1975 年 12 月 7 日。曾患肝炎，继而转为慢性，胸闷嗳气，牙龈出血，经检查发现脾脏轻微肿大，苔薄腻，脉弦细。肝旺气滞，见肝之病知肝传脾（故有便溏）。治拟养血活血，疏肝健脾。

土炒当归 12g　赤白芍（各）9g　白术 9g　川楝子 9g　败酱草 30g　半枝

莲 30g　铁扁担 15g　景天三七 15g　侧柏叶 12g　煅牡蛎 30g　青陈皮（各）3g　7帖

按：慢性肝炎日久常有脾大、出血之症，属久病入络，血瘀所致。沈老喜用景天三七、侧柏叶活血止血。景天三七是江浙一带常用止血草药，与中药的参三七有所区别。参三七属五加科人参三七的根，味甘微苦、温，而景天三七属景天科药用景天三七的全草，性平，味甘微酸，临床治疗各种出血效果理想。牡蛎软坚散结，可使肿大的脾脏回缩。用川楝子而未用柴胡，因患者有牙龈出血，柴胡升阳，不利于此，而川楝子疏肝而不伤阴，又无升阳之弊，故用之。半枝莲、铁扁担是上海地区常用的利湿退黄治肝炎的草药。

尹某　男　17岁

初诊：1980 年 9 月 21 日。患无黄疸性肝炎已有半年，病情尚不稳定，肝区隐痛，大便未行，舌淡苔白，脉弦滑。正虚邪实，肝脾并亏。治拟疏肝健脾化湿。

党参 9g　苍白术（各）6g　赤白芍（各）9g　柴胡 6g　五味子 9g　生甘草 6g　平地木 30g　田基黄 30g　炒米仁 12g　黄芩 9g　青陈皮（各）3g　黑大豆 30g　7帖

二诊：10 月 9 日。服药后病情有所好转，肝区隐痛，未见平静，大便反见干结，舌质红，脉弦滑。阴虚肝旺气滞。再拟养血疏肝，和胃润肠。

1. 大生地 12g　当归 9g　赤白芍（各）9g　川楝子 9g　连钱草 30g　柴胡 9g　黄芩 12g　平地木 30g　五味子 9g　田基黄 30g　炒米仁 12g　全瓜蒌 15g　焦山栀 9g　黑大豆 15g　7帖

2. 五味子 120g、丹参 30g，共研细末，每次服 3g，日服 3 次，用胶囊丸装后服。

另：田基黄注射液 2 支，每日 1 支。

三诊：11 月 22 日。患病以来，查谷丙转氨酶指标时降时升。肝区隐痛，药后嗜睡，舌质红，脉弦滑。血虚肝热，气滞不利。再拟养血疏肝，清热解毒。

大生地 12g　赤白芍（各）9g　水牛角（先煎）30g　川楝子 9g　连钱草 30g　柴胡 9g　黄芩 12g　平地木 30g　玉米须 30g　焦山栀 9g　生楂肉 12g　黑大豆 20g　败酱草 15g　7帖

按：此例初诊时以脾虚湿阻为主，故用党参、苍白术、炒苡仁健脾益气利湿，柴胡、黄芩、赤白芍、甘草疏肝，平地木、田基黄利湿退黄降酶，五味子单味药经药理及临床证实有降谷丙转氨酶的作用，但易反弹，应结合其他药物一同运用，且用于气虚较湿热重的患者效果好；黑豆配甘草可健脾解毒。二诊时胁痛未平，大便反结，舌红显阴虚之象，加生地、当归、全瓜蒌养阴清热润肠，有四物汤之意。川楝子疏肝，山栀清火，连钱草清热利湿退黄。后病情一度反复，谷丙转氨酶时升时降，又加用田基黄注射液及五味子合丹参研末口服，汤药仍宗二诊法，用茵陈、垂盆草降谷丙转氨酶。服药后仍见阴虚有热，改用犀角地黄汤法，方中以水牛角代替犀角，以清营凉血解毒。

三、胆胀——胆囊炎

王某　男　36岁

初诊：1995年2月11日。曾患肝炎，胸胁隐痛，口苦口臭，据检为胆囊炎，舌红苔薄，脉细弦。肝胆气滞，湿热内阻。治拟疏肝利胆，清利湿热。

细茵陈30g　焦山栀10g　竹茹10g　青陈皮（各）4g　川楝子6g　广郁金12g　生白芍15g　生甘草10g　柴胡6g　黄芩6g　香谷芽12g　　　7帖

二诊：3月7日。胸胁痛、口苦均见减退，二便调，原患有胆囊炎，牙宣，舌质淡红，脉细滑。肝胆气滞，内有瘀阻。再拟疏肝利胆，和胃化湿。

细茵陈40g　焦山栀10g　竹茹10g　黄芩10g　仙鹤草20g　景天三七15g　广郁金15g　生白芍15g　生甘草12g　柴胡6g　川楝子6g　生谷芽12g　蒲公英12g　　　　　　　　　　　　　　　　　　　　7帖

三诊：6月23日。服药后胸胁隐痛减轻，牙龈渗血未止，曾出鼻血已止，舌质红，脉细弦。再拟养血清肝，泄热利胆。

大生地30g　黄芩10g　平地木30g　生甘草10g　仙鹤草15g　地锦草20g　炒黑荆芥10g　旱莲草15g　熟女贞10g　茵陈30g　侧柏叶30g　金银花12g　景天三七15g　花蕊石30g　　　　　　　　　　　14帖

按：《灵枢·胀论》载："胆胀者，胁下痛胀，口中苦，善太息。"其病机多由气滞、湿热等因素引起肝胆气郁，故而胁痛。久则气郁化火伤阴，或湿阻气滞血瘀，使得正虚邪恋，病情多反复发作。此病近来有多发之势，似与饮食结构改变有关。

此病例属湿热内阻，肝胆气滞。沈老以茵陈蒿汤与柴胡疏肝散加减。其中茵陈蒿汤清利肝胆湿热，柴胡疏肝散疏肝利胆，加黄芩、竹茹以清热，以川楝子、广郁金易枳壳、香附以防伤阴之弊。辨证准确故效佳。后因患者出现牙宣，加仙鹤草、三七以益气活血止血。病情稳定之后，虽湿邪渐化，阴虚之象复现，故以二至丸加生地养肝肾阴血；牙宣未止，又加地锦草、侧柏叶、花蕊石以凉血止血。此病始终以湿热为关键因素，故沈老一直用茵陈、黄芩清利湿热，后又加平地木、地锦草清热止血。

四、肝积——肝癌

蔡某　男　63岁

初诊：1986年7月7日。患肝癌剧痛，胃癌转移至肝脏（为肝癌），肝坚肿胀痛异常，不得平卧已有数昼夜，嘱拟一方。病因痰热血瘀阻滞。悬拟清肝凉血，消肿止痛。

水牛角（先煎）50g　丹皮12g　赤白芍（各）10g　白花蛇舌草30g　半枝莲30g　蜀羊泉30g　露蜂房12g　炒五灵脂15g　血竭10g　川楝子15g　生甘草10g　天葵子30g　紫草20g　平地木50g　　　　　　　　　　7帖

另：苏合香丸3粒，水牛角粉1瓶，两药同研细末，每次1小匙，用温开水化服，每隔2小时服1次。

二诊：7月14日。据家属口述，病情有好转，肝胀痛见轻，改处方如下：

上方加：龙胆草10g　萹蓄30g　　　　　　　　　　　　　　　　5帖

另：金黄散100g　（或1瓶）用白蜜、金银花露适量调匀如糊状，外敷肝区痛处。

三诊：7月19日。胸痞气升情况逐渐减轻，小便见通畅，时有胀痛。证属胃癌转移肝脏，气滞血瘀。再悬拟清肝解毒，消肿止痛。

水牛角（先煎）50g　丹皮12g　赤白芍（各）10g　紫草20g　平地木60g　炒五灵脂15g　血竭10g　川楝子15g　白花蛇舌草30g　半枝莲30g　蜀羊泉30g　生甘草10g　天葵子30g　　　　　　　　　　　　　　14帖

四诊：9月12日。胸腹作胀又见加重，遍身肿胀，白昼疼痛见轻，夜晚则痛甚，饮食甚少。家属代诊，拟方如下：

黄芪20g　汉防己15g　猪云苓（各）10g　平地木30g　川楝子15g　乌药10g　白花蛇舌草30g　蜀羊泉30g　半边莲30g　炒五灵脂15g　石见穿30g　天仙藤30g　鸡内金12g　六曲12g　　　　　　　　　　4帖

另：苏合香丸4粒，每日1粒，研细末化服

五诊（出诊）：9月16日。脘中胀痛减轻，伴有腹水，小便略见通畅，但尿量仍少。证属胃癌，转移至肝脏。厥气失于疏泄，膀胱气化失常。再拟健脾疏肝，顺气利尿。

党参30g　苍白术（各）10g　猪云苓（各）10g　平地木60g　败酱草30g　炒五灵脂15g　血竭12g　乌药10g　蜂房12g　白花蛇舌草30g　蜀羊泉30g　石见穿30g　苦参片30g　半边枝莲（各）20g　黛蛤散（包煎）30g　泽泻15g　石韦15g　　　　　　　　　　　　　　　　　　　　7帖

另：①牛黄至宝丹8粒，每日1粒。②生牛蒡子280g，分成7包，每日1包，煎浓汁服2酒盅。

按：肝癌为气血痰瘀毒互结之重证，临床较为棘手。此例沈老以水牛角、丹皮、赤白芍、紫草凉血解毒，配以白花蛇舌草、半枝莲、蜀羊泉、平地木等清热解毒抗癌。方中天葵子、露蜂房解毒散结，五灵脂、血竭活血散瘀止痛，金黄散外敷可散瘀肿，苏合香丸、牛黄至宝丹服用可清热化浊解毒。后患者虽最终病故，但剧痛减轻，得以平卧，提高了生存质量。

第六节 肾膀胱系病证

一、水肿

贾某 男 52岁

初诊：1975年12月7日。面浮足肿，午晚为甚，偶有血压偏高以及吐泻之症，易感冒，咳嗽，遍身发有湿疹，苔薄腻而黄，脉濡缓。脾弱肝旺，湿热内蕴。治拟健脾平肝，化湿消肿。

黄芪12g 汉防己15g 白术芍（各）9g 苡仁12g 玉米须15g 罗布麻叶15g 怀牛膝9g 威灵仙12g 陈皮4.5g 蝉蜕4.5g 地肤子9g 金雀根30g 5帖

二诊：12月12日。面浮足肿见退，药后有头晕心烦之象，口内觉干燥，皮肤瘙痒已平，苔薄黄，脉濡滑。素体肝旺，虚阳易升，津液不足，胃气欠顺。再拟平肝潜阳，和胃顺气。

太子参12g 麦冬9g 生白芍12g 金石斛9g 竹茹9g 陈皮3g 罗布麻叶15g 旱莲草12g 山海螺12g 钩藤（后下）12g 桑寄生9g 方通草3g 7帖

按：本例患者面浮足肿，午晚为甚，遍身发有湿疹，乃湿毒浸淫，内归脾肺，是脾弱肝旺，湿热内蕴所致。治拟健脾平肝，化湿消肿。取黄芪、白术健脾益气，白芍、钩藤、罗布麻叶柔肝平肝，汉防己、苡仁、方通草等清热化湿，药后面浮足肿见退，皮肤瘙痒已平。有头晕心烦之象，口内觉干燥，是肝旺而虚阳升，津液不足，再予平肝潜阳，和胃顺气之剂可望痊愈。

张某 男 41岁

初诊：1975年9月23日。慢性肾炎已有年余，面浮足肿，时轻时剧。近日腹胀不适，下肢酸软，苔黄腻，脉濡滑。肾虚肝旺，水湿内聚。治拟滋肾清化，疏肝理气。

大生地15g 黄柏9g 知母9g 苦参30g 冬葵子15g 炙龟甲12g 地

锦草 30g　椿根皮 12g　补骨脂 6g　八月札 6g　汉防己 12g　石韦 12g　平地木 15g　　　　　　　　　　　　　　　　　　　　　　　　　　　　　　7 帖

二诊：9 月 30 日。面浮足肿，两膝酸痛，苔黄腻，脉濡滑，腹胀不适未除。肝肾不足，水湿易聚。治拟滋肾消肿，疏肝理气。

大生地 15g　黄柏 9g　知母 9g　苦参 30g　冬葵子 15g　炙龟甲 12g　地锦草 30g　刘寄奴 9g　椿根皮 12g　补骨脂 6g　平地木 15g　石韦 12g　乌药 6g　　　　　　　　　　　　　　　　　　　　　　　　　　　　7 帖

三诊：10 月 7 日。两腿足浮肿加剧，腰酸乏力。近日纳呆食减，咽喉干燥，伴有恶心，舌苔厚腻，脉濡滑。肾虚肝旺，虚火上升，水湿下注。治拟滋肾利尿，平肝和胃。

黄芪 12g　汉防己 15g　茯苓 12g　怀牛膝 9g　白术 9g　炙龟甲 12g　椿根皮 12g　槐花 9g　小蓟 12g　冬葵子 30g　平地木 12g　陈皮 4.5g　　　7 帖

四诊：10 月 14 日。服前方后，水肿减轻，夜尿频而稀，食欲增加，精神好转，形寒畏冷，四肢无力，舌胖，边有齿印，脉濡滑。肾气充足，水湿得有化散之机，仍宗前方。

上方加：大蓟 12g　　　　　　　　　　　　　　　　　　　　　　　7 帖

五诊：10 月 21 日。选用益气滋肾利尿之剂后，肿胀明显轻退，形寒肢冷较前好转，苔薄腻，脉濡滑。现见效机，仍宗原意。

黄芪 12g　汉防己 15g　茯苓 12g　白术 9g　怀牛膝 9g　炙龟甲 12g　椿根皮 12g　大小蓟（各）12g　冬葵子 30g　平地木 12g　槐花 9g　石韦 9g
　　　　　　　　　　　　　　　　　　　　　　　　　　　　　　　　7 帖

按：水肿一证，外感内伤皆可引起，但病理变化主要在肾，肾阴久亏，水不涵木，则肝阳上亢，肝木犯脾，则又可引起纳呆恶心等症状，故而沈老从肾肝脾论治水肿，以滋肾清化为主，佐以疏肝和胃之法。方取知柏地黄丸加减合龟甲、补骨脂滋肾清化；配合苦参、冬葵子、地锦草、椿根皮、汉防己等清热解毒，利水消肿；平地木平和肝阳；白术、陈皮健脾和胃；石韦、大蓟、小蓟可防治肾炎引起的血尿。五诊中用防己黄芪汤以健脾利水。诸药配合，获效甚速。

二、淋证

王某　女　59 岁

初诊：1975 年 7 月 27 日。患泌尿系统感染已有 4 年，多次复发。现血尿刺痛，小溲混浊，腰酸，苔薄腻，脉濡。治拟滋肾清化。

生地 15g　萹蓄 15g　瞿麦穗 12g　生草梢 4.5g　马齿苋 30g　滑石块 12g　黄柏 9g　桑寄生 9g　地锦草 15g　冬葵子 12g　石韦 12g　　　5 帖

二诊：8月1日。小便混浊，有时有血尿，腰酸痛，苔薄腻，脉濡。湿热内阻，肾气不足。治拟凉血清化，滋肾和络。

细生地18g　小蓟草15g　净槐花6g　萹蓄12g　生草梢6g　马齿苋30g
滑石块12g　黄柏9g　金钱草15g　桑寄生9g　石韦12g　　　　　　7帖

三诊：8月8日。药后小便较前清，腰酸痛，苔薄腻，脉濡。肾虚湿热化而未清。治拟滋肾清化。

小生地9g　黄柏9g　知母9g　生草梢4.5g　马齿苋15g　萹蓄12g　炙
龟甲12g　桑寄生9g　石韦12g　冬葵子9g　　　　　　　　　　　7帖

按：小便频数短涩，尿血而痛，小腹拘急或痛引腰腹，此为血淋。患病已有4年，多次复发，乃虚实夹杂之证，辨为湿热内阻、肾气不足。治拟凉血清化，滋肾和络。方与小蓟饮子合知柏地黄丸加减。细生地、小蓟草、净槐花、马齿苋凉血止血；知母、黄柏滋肾清化；萹蓄、滑石块、金钱草等通淋利湿；生草梢泻火而能走达茎中以止痛。诸药配合，共奏补虚滋肾、清化湿热、利尿通淋之功。

章某　男　55岁

初诊：1991年8月16日。左侧腰部疼痛异常，腹胀不适，胸闷作泛，大便闭结，苔薄黄，脉细涩。治拟温肾利尿，和胃降逆，佐以止痛。

生牡蛎（先煎）50g　泽泻15g　连钱草50g　制川军（后下）9g　炙乳没
（各）10g　炒五灵脂20g　红藤30g　徐长卿30g　炒补骨脂15g　骨碎补15g
姜汁炒川连6g　胡芦巴10g　　　　　　　　　　　　　　　　　2帖

另：苏合香丸2粒，分6次化服。

二诊：8月18日。腰左侧剧痛减轻，但仍阵痛，大便已通欠畅，胸闷作泛已平，苔薄，脉滑。再拟温肾活血，和胃降逆，佐以止痛。

生牡蛎（先煎）50g　泽泻15g　生白术10g　制川军10g　炒五灵脂30g
炙乳没（各）10g　徐长卿30g　川楝子12g　胡芦巴15g　骨碎补15g　金狗
脊20g　威灵仙30g　红藤30g　川芎12g　炒谷麦芽（各）10g　　　5帖

三诊：8月23日。今晨肾绞痛又发作，二便通畅，未见泛吐，怀疑为肾结石，经某医院急诊检查诊断为左肾绞痛。再拟滋肾化水，理气止痛，有待复查。

生牡蛎（先煎）50g　泽泻15g　连钱草50g　海金沙（包煎）30g　炒五灵
脂20g　红藤30g　地鳖虫15g　骨碎补15g　炒补骨脂15g　胡芦巴12g　炙
乳没（各）10g　石见穿30g　蒲公英15g　紫降香5g　茶树根15g　　5帖

四诊：8月28日。初步诊断为肾绞痛，小便隐血，大便尚通畅，心动过缓，苔薄，脉细迟。再拟补肾化瘀，强心止血，佐以止痛。

生牡蛎（先煎）50g　泽泻 12g　花龙骨（先煎）50g　生黄芪 30g　炒补骨脂 20g　骨碎补 15g　蒲公英 15g　红藤 30g　胡芦巴 15g　海金沙（包煎）30g　炒五灵脂 30g　炙乳没（各）10g　连钱草 50g　萹蓄 30g　茶树根 15g　地鳖虫 15g　玉竹 30g　紫降香 6g　　　　　　　　　　　　　　　2 帖

五诊：8 月 30 日。左侧腰痛见轻，今天基本无感觉，心悸已平，头项疼热，苔淡白，脉濡滑。再拟补肾化瘀，舒筋和络，以观动静。

生黄芪 30g　汉防己 20g　川独活 12g　秦艽 15g　炒补骨脂 20g　胡芦巴 15g　巴戟肉 15g　连钱草 50g　海金沙（包煎）30g　红藤 30g　萹蓄 30g　炙乳没（各）10g　杜仲 15g　炒五灵脂 20g　威灵仙 30g　　　　　　　　5 帖

六诊：9 月 4 日。腰痛已平，精神欠佳，家属代诊。再拟健脾益气，养心补肾。

党参 20g　生黄芪 30g　炒补骨脂 20g　炒白术 12g　怀山药 30g　杜仲 15g　连钱草 40g　胡芦巴 12g　蒲公英 15g　茶树根 15g　炙甘草 10g　玉竹 20g　紫降香 6g　　　　　　　　　　　　　　　　　　5 帖

七诊：9 月 9 日。腰痛偶尔发生，颈项后部板滞，头重头胀，心悸动或缓慢或早搏，苔薄，脉细弦。再拟益气养心，滋肾和络。

党参 20g　炒白术 10g　羌独活（各）5g　秦艽 12g　炒补骨脂 15g　茶树根 15g　毛冬青 15g　玉竹 15g　陈胆星 6g　金狗脊 30g　炙甘草 12g　明天麻 12g　威灵仙 20g　连钱草 30g　　　　　　　　　　　　7 帖

八诊：9 月 16 日。腰痛已平，头胀头重，纳呆，心悸减轻。再拟健脾和胃，柔肝清神。

党参 20g　炒白术 15g　云苓 10g　藁本 9g　蔓荆子 12g　钩藤 15g　明天麻 12g　广藿香 15g　陈胆星 10g　茶树根 15g　金狗脊 20g　炒补骨脂 15g　连钱草 30g　炒麦芽 15g　炙甘草 10g　　　　　　　　　　　7 帖

九诊：9 月 23 日。腰痛已平，心悸神疲，头胀头痛。再拟健脾和胃，疏肝宁心。

党参 20g　炒白术 15g　云苓 10g　炒补骨脂 20g　巴戟肉 6g　金狗脊 20g　茶树根 15g　陈胆星 10g　冬葵子 30g　连钱草 30g　蔓荆子 12g　明天麻 12g　炙甘草 10g　　　　　　　　　　　　　　　7 帖

十诊（代诊）：9 月 30 日。近日胸脘胀气，时而嗳气不畅，头胀不清。拟予健脾和胃，顺气清神。

党参 20g　炒白术 10g　云苓 10g　八月札 10g　娑罗子 12g　明天麻 12g　蔓荆子 12g　炒补骨脂 20g　煅代赭石 30g　茶树根 15g　金狗脊 20g　青陈皮（各）3g　炙甘草 6g　藁本 6g　石斛 12g　陈胆星 10g　　　　　　　7 帖

按：小便频数短涩，尿中时夹砂石，小腹拘急或痛引腰腹，此为石淋。本病左侧腰部疼痛异常,腹胀不适,胸闷作泛,大便秘结,治以温肾利尿,和胃降逆,佐以止痛。药后腰左侧剧痛减轻,但仍阵痛,再拟温肾活血,和胃降逆止痛。四诊时腰痛已平,精神欠佳,改拟健脾益气,养心补肾法。患者肾绞痛、肾结石的症状已缓解,现见心悸神疲,头胀头痛,故予党参、白术、云苓、炙甘草等健脾和胃,并配合顺气清神宁心之中药收功。

三、癃闭

尹某 男 35岁

初诊:1994年11月6日。近日尿急腹胀痛,小便点滴而下,为前列腺炎症。因扁桃体炎经常发作,行摘除术。肾阴不足,夹湿热内阻,治拟滋肾利尿,清化湿热。

大生地30g 知母10g 黄柏10g 萹蓄30g 紫花地丁30g 广地龙30g 川楝子15g 蒲公英30g 生草梢10g 乌药10g 马齿苋30g 生白术10g 木馒头15g 苦参30g　　　　　　　　　　　　　　　　　　3帖

二诊:11月9日。腹内胀痛轻而未平,但腹胀仍较重,舌质红,脉数见平,细滑。肾虚肝旺,热郁膀胱。再拟滋肾清肝,泄热消胀。

大生地30g 黄柏10g 广地龙30g 金钱草30g 萹蓄30g 川连2g 柴胡10g 川楝子15g 黄芩10g 苦参30g 丹皮6g 乌药10g 生草梢12g 半枝莲30g 蒲公英20g　　　　　　　　　　　　　　3帖

另:琥珀屑3g,研细,分2次化服。

三诊:11月12日。小腹胀痛减轻,晚间小便频数,周身酸痛,大便溏薄,舌质红,脉细小。肝肾不和,阴虚火旺。再拟滋肾清肝,泄热消胀,佐以通利缩泉法。

生白芍30g 生草梢15g 广地龙30g 金钱草30g 萹蓄30g 川楝子15g 川连2g 半枝莲30g 蒲公英30g 川军炭(后下)10g 乌药10g 柴胡10g 黄芩10g 苦参30g 黄柏10g 桑螵蛸15g　　　　　　5帖

四诊:11月17日。小腹胀痛逐渐减轻,周身酸痛,大便质软,舌质红,脉细小。肾气不足,心阳偏亢,肝气郁结,膀胱气化失常。再拟滋肾疏肝,清心消胀。

紫丹参20g 赤白芍(各)10g 生甘草10g 马鞭草10g 萹蓄30g 马齿苋30g 苦参30g 川楝子12g 猪苓15g 蒲公英30g 徐长卿30g 石韦20g　　　　　　　　　　　　　　　　　　　　5帖

五诊:11月22日。小腹胀痛轻而未止,小便频数欠畅,舌质红渐退,脉细小。经西医泌尿科检查为膀胱炎、前列腺炎。再拟养肺滋肾,通利小便,以清膀胱炎症。

大生地 20g　赤芍 15g　萹蓄 30g　瞿麦穗 15g　黄柏 10g　生草梢 15g
苦参 30g　车前子(包煎)15g　金钱草 30g　地龙 30g　泽泻 12g　北沙参 15g
杜仲 15g　石韦 20g　　　　　　　　　　　　　　　　　　　　　5 帖

六诊：11 月 27 日。小便频数已见平静，腹胀已除，苔薄，脉滑。肾气不足，湿热易聚。再拟滋肾养阴，清化膀胱郁热。

大生地 30g　北沙参 15g　萹蓄 30g　苦参 30g　生草梢 15g　金钱草 30g
杜仲 15g　广地龙 30g　黄柏 10g　车前子(包煎)15g　石韦 20g　　　5 帖

另：琥珀屑 3g，分 2 次化服。

按：癃闭的表现主要是：小便点滴而下，或点滴全无。本例病人有前列腺炎，发病后尿急腹胀痛，小便点滴而下，是为癃闭，乃肾阴不足，夹湿热内阻。故沈老治以滋肾利尿，清化湿热法，取知柏地黄丸法合利湿通淋之萹蓄、紫花地丁、生草梢等。二诊时腹内胀痛轻而未平，但腹胀仍较重，尿频，为肾虚肝旺，热郁膀胱，再拟滋肾清肝，泄热消胀。五诊时小腹胀痛轻而未止，小便频数欠畅，改拟养肺滋肾，通利小便之法。六诊时小便频数已见平静，腹胀已除，癃闭之症已除，予滋肾养阴，清利膀胱郁热之药善后。

四、滑精

邹某　男　45 岁

初诊：1975 年 10 月 17 日。梦遗滑精，已历 20 余载，颇感懊恼。夜寐梦多，两颧升火，时有小溲浑浊余沥和刺痛感，舌质淡红，边有齿印，脉细软。肾乃藏精而主封藏之本，病久肾气不固，相火妄动，精泄于外，导致精关失约，膀胱热郁而水行涩少，故见滑精、小便余沥之症。治拟补肾固摄，引火归原，佐入清化之品。

怀山药 15g　芡实 15g　太子参 9g　煅牡蛎 30g　炙龟甲 15g　潼沙苑
9g　金樱子 12g　草薢 9g　乌药 9g　淮小麦 30g　朱灯心 4 小扎　钟乳石 3g
(研细末，分 2 次化服)　　　　　　　　　　　　　　　　　　　7 帖

按：本例梦遗滑精，已历多年，仅存一案参考。沈老认为，该患者不同于青年时期的梦遗，非纯属实火可比，乃属虚火妄动，小便余沥伴有刺痛感，是膀胱郁热，为假热之象，故方中不用黄柏、知母等泻相火之品，仅佐以萆薢清利湿热。方中特别用钟乳石引火归原，起到温通固精的作用；参以滋补肾阴之法，而使肾中阴阳相济，心气下通于肾，而肾气上承于心，心肾相交，则肾的封藏之本复其原。故患者经治 2 个月，进药数十帖，滑精自每星期四五次减少为每星期一两次，精神逐渐好转，其后转为每月偶见一两次。

据《本草纲目》记载,钟乳石性味甘温无毒,主益精气,补虚损,治泄精、精滑不禁。用钟乳石治滑精,是古人经验总结,记载确凿,用之有效。

叶天士治遗精,有用滑涩互施之法,认为"非通不能入脉,非涩无以填精","涩固之药必佐以通滑以引导涩味",正合本例的用意。故沈老用钟乳石的温通以行精管之中,用金樱子的固涩以填其肾精,犹所谓通补兼施之义,亦多相仿。

五、阳痿

杨某　男　36岁

初诊:1975年2月25日。头晕健忘,精神疲倦,阳痿精衰,舌质淡红,脉沉小。气阴两亏,肾精不足。拟以调益气阴,补肾生精。

生熟地(各)9g　制首乌12g　党参12g　肉苁蓉12g　覆盆子30g　功劳叶12g　菟丝子9g　韭菜子9g　石斛9g　五味子4.5g　补骨脂9g　胡芦巴9g　　　　　　　　　　　　　　　　　　　　　　　　　　　10帖

按:本例阳痿病人,头晕健忘,精神疲倦,乃肾精不足,气阴两亏之象。治拟调益气阴,补肾生精。取生熟地、制首乌补养精血,党参益气,石斛、肉苁蓉补肾养阴,覆盆子、韭菜子、菟丝子、补骨脂、胡芦巴温肾摄精。既治其标,又培根本,达到治疗目的。

附:男性不育症

张某　男　35岁

1990年3月26日。婚后5年不育,伴有阳痿早泄之象,舌质黯红,苔薄黄,脉濡滑。阴阳不调,精血衰微。治以滋肾清化,调理阴阳。

大生地15g　生白芍12g　石斛12g　川草薢12g　怀山药15g　覆盆子15g　菟丝子10g　仙灵脾12g　肉苁蓉12g　车前子(包煎)15g　生甘草10g　黄精15g　石韦15g　　　　　　　　　　　　　　　　　　　　　14帖

按:本例病人婚后5年不育,伴有阳痿早泄,乃脏腑亏虚,精血衰微,阴阳不调所致,沈老治以滋肾清化,调理阴阳之法。方用生地、生白芍、石斛、黄精滋补肾阴,川草薢、车前子、石韦乃清化之品,怀山药健脾益气,覆盆子、菟丝子、仙灵脾、肉苁蓉温肾壮阳。如此既补脾肾,又调阴阳,使先后天得养,则生机化育旺也。

田某　男　32岁

初诊:1974年12月10日。阳痿不振已有多年,睾丸略见缩上,身壮而畏

寒,苔薄白,脉沉小。外实内虚,先天不足,肾阳衰弱。治拟补肾益精,壮命门
之火。

　　大熟地 15g　肉苁蓉 10g　炙黄芪 20g　熟附块 10g　韭菜子 12g　胡芦
巴 10g　巴戟肉 10g　覆盆子 10g　仙灵脾 15g　杜仲 10g　小茴香 6g　橘叶
核(各)9g　炙甘草 10g　阳起石 20g　　　　　　　　　　　　　　　　　7 帖

　　按:本例患者据述婚后 3 年不育,原因为阳痿不振,肾阴肾阳失调。药后
阴阳调和,阳痿好转,并育得一子。

❦ 第七节　气血津液病证 ❧

一、血证

陈某　男　32 岁

初诊:1986 年 11 月 10 日。小便频数,尿检隐血,腰酸软且疼,口内干燥,
易于惊醒,苔薄黄,舌尖红,脉弦滑。经某医院诊断为精囊炎。肝肾失调,肝
火下陷,肝脉络阴器,肾阴不足。治拟养血清肝,滋肾淡渗。

　　细生地 20g　生牡蛎(先煎)30g　泽泻 12g　萹蓄 30g　凤尾草 15g　冬
葵子 30g　小蓟草 15g　金狗脊 15g　桑寄生 12g　粉萆薢 10g　生草梢 10g
石韦 15g　黄芩 10g　花蕊石 30g　　　　　　　　　　　　　　　　　10 帖

二诊:11 月 20 日。服药后症状有所改善,尿血已止,尿频亦减轻,腰部疼
痛,苔黄腻,脉滑。证属精囊炎,肾虚夹湿热内阻,膀胱气化失常。再拟滋肾
清化,泻肝渗湿。

　　大生地 15g　生牡蛎(先煎)30g　泽泻 12g　瞿麦穗 15g　萹蓄 30g　凤
尾草 15g　黄柏 6g　知母 6g　大小蓟(各)10g　生草梢 12g　滑石块 20g　花
蕊石 30g　冬葵子 30g　金狗脊 15g　　　　　　　　　　　　　　　　10 帖

三诊:12 月 25 日。投以滋肾清化以来,尿液澄清且通畅,尿血已止,腰痛
如折,苔黄腻,脉濡滑。湿热化而未清,肾虚膀胱气化失常。再拟补肾滋肾,
宣化湿热余邪。

　　北沙参 15g　大生地 20g　黄精 15g　生牡蛎(先煎)30g　瞿麦穗 15g
萹蓄 30g　凤尾草 15g　黄柏 6g　生草梢 12g　生苡仁 12g　大小蓟(各)10g
怀山药 15g　杜仲 12g　金狗脊 15g　冬葵子 30g　　　　　　　　　　10 帖

四诊:1987 年 2 月 15 日。肾气不足,脾虚湿郁,导致湿热内阻,经尿检红
白细胞仍较多,小便浑浊欠畅,腰痛,苔垢腻而黄,脉濡滑。再拟滋肾健脾,凉
血止血。

苍白术（各）9g　黄柏6g　苦参片30g　冬葵子30g　萹蓄30g　凤尾草15g　滑石块20g　生苡仁12g　生草梢10g　猪苓12g　杜仲10g　怀牛膝10g　芡实30g　苎麻根12g　石韦20g　　　　　　　　　　　　　　　10帖

五诊：3月1日。肾虚脾弱，湿热内阻，气滞膀胱，清晨小便欠畅，睾丸有时作胀，苔黄腻，脉滑。再拟滋肾健脾止血。

大生地15g　苍术10g　黄柏6g　苦参片30g　鸭跖草30g　小蓟草15g　滑石块30g　生苡仁15g　冬葵子30g　海金沙（包煎）30g　杜仲10g　怀牛膝10g　生草梢10g　马鞭草10g　石韦20g　　　　　　　　　　　10帖

另：外洗方：苏木10g　延胡索6g　生楂肉10g　当归10g　红花3g　五灵脂6g　　　　　　　　　　　　　　　　　　　　　　　　　　3帖

六诊：3月29日。肾虚脾弱，湿热内阻，经服药后湿热逐渐化散。近日小便较以往为清，清晨素有盗汗现象，苔薄黄，舌质红未退尽，脉滑。再拟滋肾健脾，清化湿热，佐以敛汗。

大生地15g　知母6g　黄柏6g　苍术6g　炙龟甲12g　生牡蛎（先煎）30g　泽泻12g　苦参30g　鸭跖草30g　冬葵子30g　海金沙（包煎）30g　小蓟草20g　杜仲12g　生草梢12g　地骨皮12g　生黄芪12g　　　14帖

七诊：4月12日。湿热逐渐有化散之势，尿检示红细胞亦减少，尿较清澈，盗汗亦轻，苔薄黄，腻化，脉弦滑。脾肾不足。再拟滋肾清化，佐以敛汗之品。

大生地15g　生牡蛎（先煎）30g　泽泻15g　知母6g　黄柏6g　炙龟甲15g　苦参30g　地骨皮12g　海金沙（包煎）30g　大小蓟（各）10g　生黄芪15g　怀山药15g　生草梢12g　　　　　　　　　　　　　　14帖

按：尿中有血，分尿血和血淋两种，尿中有血以排尿不痛或痛不明显者，称为"尿血"。本病人为尿血，究其病因乃肾阴不足，肝火下陷，脾肾失调。治以滋肾清化，凉血止血法，用小蓟饮子合知柏地黄丸加减化裁。取小蓟草、细生地、石韦、冬葵子、生草梢等凉血止血，利湿通淋；因夹湿热内蕴，脾弱湿阻，故于四诊开始采取三妙丸法以健脾利小便，此法正如东垣所云："治湿不利小便，非其治也。"在后来的治疗过程中，随着证的变化，用药又有增减，治疗法则也有变化，但滋肾清化始终贯穿主线。

张某　女　52岁

初诊：1995年4月14日。头痛头晕，近日鼻衄，经西医治疗已止，两腿酸软，便结，苔黄腻，脉细弦。心肝火旺，迫血妄行。治拟养血平肝，清心宁神。

生白芍15g　生甘草10g　大生地20g　仙鹤草20g　钩藤（后下）15g

淮小麦30g　石斛12g　黄芩10g　麦冬12g　黄精20g　怀牛膝12g　苦丁茶10g　青莲心6g　火麻仁(打)15g　　　　　　　　　　　　　　　7帖

　　二诊：4月21日。今日鼻衄又作，头胀头痛，心悸不宁，两肢酸软，苔厚腻，脉细弦。肝阳偏亢，夹痰热内阻。再拟平肝凉血，养心止血。

大生地30g　生石决明(先煎)30g　生磁石(先煎)30g　黄芩10g　花蕊石30g　仙鹤草20g　麦冬12g　钩藤(后下)15g　生苡仁15g　怀牛膝12g　苦丁茶10g　景天三七15g　　　　　　　　　　　　　　　　　7帖

　　另：羚羊角粉3g，每日0.6g，分2次吞服。

　　三诊：4月28日。鼻衄已止，鼻孔干燥，头痛时作，有时心悸，易于疲乏，苔黄腻，脉细弦。再拟养血平肝，清心安神。

大生地30g　生白芍15g　生甘草10g　黄芩10g　麦冬12g　水炙远志5g　生苡仁12g　生石决明(先煎)30g　苦丁茶10g　钩藤(后下)15g　怀牛膝12g　仙鹤草20g　茶树根15g　景天三七15g　　　　　　　　　　7帖

　　按：鼻衄多由火热迫血妄行所致，以肺热、胃热、肝火为常见。本例为心肝火旺，迫血妄行，以养血平肝、清心宁神为法。二诊时病人鼻衄又作，头胀头痛，心悸不宁，沈老认为乃肝阳偏亢，夹痰热内阻，再予平肝凉血，养心止血大法。用大生地、生白芍、麦冬、生石决、钩藤等滋阴平肝；黄芩、苦丁茶清肝泻火；花蕊石、仙鹤草与生地相配，凉血止血。诸药配伍精当，鼻衄痊愈。

二、汗证

潘某　女　48岁

初诊：1976年5月1日。自汗有多年，从上身沿及下腹汗出，头眩耳鸣，因跌仆后，颈项板滞不适，有时颜面升火，腰肢酸软，纳食易饥，苔薄白而腻，脉沉小。气虚卫阳不固，虚阳易升，络脉不利。治拟益气敛汗，平肝疏络。

生白芍15g　桂枝4.5g　炙甘草9g　炒白术9g　黄芪12g　生牡蛎(先煎)30g　黄精15g　十大功劳12g　仙灵脾12g　陈皮3g　饴糖(烊化，分2次化服)30g　　　　　　　　　　　　　　　　　　　3帖

　　二诊：自汗略见稀少，上半身较多，头眩欠清，颈项板滞不适，有时颜面升火，苔薄白，脉沉小。气虚卫阳不固。肝阳易升，络脉不和，夹有饮邪。再拟益气敛汗，平肝和络，佐入化饮宁神。

　　上方加：泽泻9g　淮小麦12g　　　　　　　　　　　　　　　3帖

　　按：自汗一证，有肺气不足、营卫不和等病机，本例为气虚卫阳不固，肺气不足、营卫不和两者兼具，故沈老取小建中汤合黄芪建中汤两方加减。方中

白芍和营敛阴，桂枝温经解肌，两药合用，一散一收，调和营卫；黄芪益卫固表，白术健脾除湿，助黄芪益气固表；因气虚较甚，从上身沿及下腹汗出多，故加黄精益气固摄，生牡蛎固表敛汗，阳虚加仙灵脾温阳敛汗。二诊时自汗略见稀少，再加淮小麦以增养心敛汗之力，夹有饮邪，故加泽泻，以化饮宁神。

李某　女　22岁

初诊：1976年4月23日。潮热盗汗已有2年，心悸动速，精神疲倦，苔淡白，舌质红，脉细数。气阴不足，营卫不和，心阴不足，心阳偏亢。治拟益气养血，宁心解热。

太子参9g　北沙参12g　麦冬12g　玄参9g　玉竹15g　茶树根12g　土牛膝12g　升麻6g　柴胡4.5g　生炙甘草（各）4.5g　当归9g　白薇9g　7帖

二诊：5月21日。经临3日将净，心悸怔忡，潮热见退，舌质红嫩，尖有刺，脉细数。心阴不足，血不荣心，营卫不和。治拟养血宁心，生津清化。

太子参9g　北沙参12g　麦冬12g　玉竹15g　茶树根12g　土牛膝12g　地骨皮9g　柏子仁9g　生炙甘草（各）4.5g　白薇9g　朱灯心4小扎　14帖

三诊：6月4日。潮热盗汗渐解，尚未平静，心悸头痛，精神不振，两手欠温，舌质红嫩，脉细数。阴虚则生内热，汗出则阳气亦虚。再拟调益阴阳，宁心敛汗。

太子参9g　黄芪12g　紫丹参9g　白薇9g　玉竹15g　茶树根15g　土牛膝15g　覆盆子9g　枸杞子9g　柏子仁9g　五味子4.5g　生炙甘草（各）4.5g　14帖

四诊：6月18日。潮热盗汗轻减，有时自汗，心悸已轻，伴发风疹，苔薄，舌质红嫩，脉细小。治拟养阴宁心，佐入凉营之品。

太子参9g　黄芪9g　生炙甘草（各）4.5g　丹参9g　玉竹15g　茶树根15g　土牛膝15g　紫草12g　覆盆子9g　枸杞子9g　功劳叶12g　五味子4.5g　麦冬9g　石菖蒲9g　14帖

按：本病潮热盗汗两年有余，经血渐少，阴精亏虚，虚火内生，热逼津液外泄，故见盗汗。取北沙参、麦冬、玄参、玉竹、当归滋阴养血，壮水之主以制阳光；升麻、柴胡升举阳气，合白薇清退虚热；茶树根、土牛膝宁心化瘀解热。二诊时，经临3日将净，经量少，心悸怔忡，潮热见退，此为心阴不足，血不荣心，营卫不和之征，加太子参、朱灯心、柏子仁补气养心，地骨皮、功劳叶解热。阴虚生内热，汗出则阳气亦虚。再诊时根据病情调益阴阳，宁心敛汗，继予滋阴、凉营、宁心安神的枸杞子、丹参、石菖蒲等药配合而收功。

三、消渴

方某 女 40 岁

初诊:1977 年 10 月 25 日。患消渴已有十载,现用胰岛素注射,尚能控制血糖。头痛心悸,口燥尿频,苔薄腻,脉弦细。肝脾肾三经失调,津液输布失常。治以育阴平肝,健脾滋肾。

怀山药 30g 天花粉 12g 全瓜蒌 15g 玉竹 9g 玄参 9g 炙龟甲 12g
冬葵子 9g 黄芪 9g 桑寄生 12g 稽豆衣 9g 蚕茧壳 10 只   5 帖

二诊:11 月 1 日。消渴证已有十载,口燥尿频,头痛心悸,尚未平静,苔薄腻,脉弦细。肾虚肝旺,肾虚则小便为之变。再拟益气滋肾,平肝宁心。

黄芪 12g 怀山药 30g 天花粉 12g 玄参 12g 麦冬 9g 粉葛根 9g 炙鳖甲 12g 玉米须 30g 枸杞子 9g 玉竹 9g 冬葵子 9g 桑寄生 12g 蚕茧壳 10 只   7 帖

三诊:11 月 8 月。头痛心悸,口干欲饮,心烦不安,小溲频数,苔薄腻,脉弦细。素有消渴证,肾气不足,肾虚则小便为之变,引动心肝火旺。再拟益气滋肾,平肝清心。

黄芪 12g 怀山药 30g 天花粉 12g 粉葛根 12g 麦冬 9g 石斛 9g 玉米须 30g 枸杞根 30g 柏子仁 9g 玉竹 9g 冬葵子 9g 黄柏 6g 蚕茧壳 10 只   7 帖

四诊:11 月 15 日。头痛心悸、口渴欲饮均较前轻减,小溲频数,苔薄腻,脉弦细。素有消渴证。肾虚肝旺,水不涵木,虚阳上升。再拟滋肾生津,平肝潜阳。

黄芪 12g 怀山药 30g 天花粉 12g 粉葛根 12g 玉米须 30g 枸杞根 30g 玉竹 9g 黄柏 6g 蚕茧壳 10 只 夏枯草 12g 苦丁茶 9g 泽泻 9g 钩藤(后下)12g   7 帖

五诊:11 月 22 日。患消渴已有十多年,头痛心悸较前轻减,小溲频数略少,心悸惊恐,苔薄,脉弦细,肾虚肝旺,心神不安。再拟育阴滋肾,平肝宁心。

北沙参 12g 麦冬 9g 天花粉 15g 黄芪 9g 怀山药 12g 柏子仁 9g 陈胆星 9g 石菖蒲 9g 玉米须 30g 枸杞根 30g 杜仲 9g 钩藤(后下)12g 蚕茧壳 10 只   7 帖

六诊:11 月 29 日。消渴已有多年,心悸惊恐略轻,四肢浮肿,夜寐不安,小溲频数,苔薄,脉弦细。肾阴肾阳两亏,水湿易聚,络脉不和,心肝火旺。再拟滋肾消肿,平肝安神。

黄芪 12g 汉防己 12g 生牡蛎(先煎)30g 泽泻 12g 怀山药 15g 玉米须 30g 陈胆星 9g 石菖蒲 9g 杜仲 12g 冬葵子 12g 天花粉 15g 蚕茧

壳 10 只 7 帖

七诊：1978 年 1 月 10 日。消渴多年，经来色黑，量少已净，面浮足肿，头晕神疲，苔薄腻，脉沉细。肾气不足，阴阳失调，膀胱气化失常。再拟益气补肾，调理阴阳。

党参 12g　黄芪 12g　生牡蛎（先煎）30g　泽泻 9g　怀山药 30g　女贞子 15g　粉葛根 15g　炙龟甲 12g　枸杞根 30g　秦艽 12g　石韦 12g　　14 帖

八诊：1 月 24 日。经服益气滋肾剂，消渴症状见轻，面浮足肿尚未消退，精神略振，苔薄，脉沉细。肾气不足，膀胱气化失常，药后得有恢复之机，仍宗前法。

党参 12g　黄芪 12g　生牡蛎（先煎）30g　怀山药 15g　天花粉 12g　麦冬 12g　炙龟甲 12g　粉葛根 12g　枸杞根 30g　玉米须 30g　秦艽 9g　石韦 12g 7 帖

九诊：1 月 31 日。消渴轻而未平，胸闷嗳气，面浮足肿减轻，小便不畅，苔薄腻，脉沉细。肾气不足，肾虚则小便为之变，膀胱气化失常。再拟滋肾清化。

生牡蛎（先煎）30g　太子参 12g　黄芪 12g　天花粉 12g　粉葛根 15g　玉米须 30g　米仁根 30g　冬葵子 12g　陈皮 3g　炙龟甲 12g　石韦 12g　蚕茧壳 10 只 14 帖

按：消渴一证，本有上、中、下三消之分，然临床每多混杂。阴虚为本，燥热为标。阴虚燥热，常见变证百出。此一病人，患消渴已有十载，肺失滋润，肝失濡养，以肝脾肾三经失调为主，津液输布失常。先治以育阴平肝，健脾滋肾。因本案患者迁延既久，阴损及阳，又现肾阴肾阳两亏，水湿相聚，络脉不和，心肝火旺，再予滋肾消肿、平肝安神及益气补肾，调理阴阳之品。经服益气滋肾剂，消渴症状见轻，面浮足肿尚未消退，精神略振。脉沉细，此乃肾气不足，膀胱气化失常，药后得有恢复之机，仍宗前法。九诊时，在前方基础上，再拟滋肾生津，清化利湿，有望控制病情。

骆某　女　67 岁

初诊：1975 年 11 月 8 日。糖尿病复发，头晕口燥，小便入夜 4～5 次，潮热失眠，苔薄黄，脉弦滑，乃阴虚内热。治拟益气滋肾，生津泄热。

黄芪 12g　生地 30g　玄参 12g　麦冬 12g　黄精 15g　生山药 15g　玉米须 30g　知母 9g　天花粉 15g　炙龟甲 12g　黄芩 9g　蚕茧壳 10 只 7 帖

二诊：11 月 15 日。头晕面浮，神疲。再拟益气滋肾，生津泄热。

上方加：党参 9g　生牡蛎（先煎）30g　带心连翘 9g　旱莲草 12g　14 帖

131

按：本病下消之症明显，为肾阴亏虚，阴虚内热所致。故用生地、玄参、麦冬、天花粉生津清热，生山药养脾阴而摄精微，黄芪益气，龟甲滋阴益肾，蚕茧壳益肾缩泉，知母滋阴润燥，与玉米须、黄精、生牡蛎相配合，生津止渴固涩，加入黄芩泻火坚阴。二诊时患者头晕面浮，神疲，为气阴两虚之故，因此在上方基础上加党参以益气，带心连翘清心泻火，旱莲草滋阴益肾。此为治下消肾阴亏虚证之典型病例，以臻扶正祛邪之目的。

四、虚劳

郑某　男　23岁

初诊：1975年11月8日。精神疲倦，易于汗出，心悸心慌，头发多脂易落，左半身骨节酸痛，纳差，苔薄腻，脉濡弦。肾虚肝旺，虚阳易升，上扰心神。治以滋肾平肝，健脾安神，佐以和络之品。

党参12g　白术芍（各）9g　熟地12g　枸杞子9g　川楝子9g　生炙甘草（各）4.5g　旱莲草30g　淮小麦15g　朱远志4.5g　柏子仁9g　金雀根15g　石菖蒲6g　谷麦芽（各）9g　　　　　　　　　　　　　　　　7帖

二诊：11月15日。精神略振，心悸时作，头晕升火，左半身关节酸痛，纳食较馨，苔薄腻，脉濡弦。肾虚肝旺，虚阳易升。再拟益肾平肝，潜阳宁心。

生熟地（各）9g　太子参9g　白术芍（各）9g　生炙甘草（各）4.5g　朱远志4.5g　旱莲草30g　麦冬9g　金雀根30g　柏子仁9g　白蒺藜12g　地骨皮9g　广地龙12g　石菖蒲9g　　　　　　　　　　　　　　7帖

三诊：11月23日。续服丸方如下：

黄芪120g　太子参90g　麦冬90g　山海螺90g　枸杞子90g　白芍90g　生炙甘草（各）45g　旱莲草150g　女贞子90g　金雀根150g　五味子15g　四季青90g　柏子仁90g　黑大豆90g　玉蝴蝶150g　石菖蒲60g　陈皮15g

以上诸味配1料，共研成末，以蜜和丸，如梧桐子大，每服12g，分2次化服。

按：虚劳是脏腑亏损、气血阴阳不足的病证，其病损的部位主要在于五脏，根据《素问·三部九候论》"虚者补之"的治疗原则，无论何种虚损，应以补益为原则。由于脾为后天之本，是水谷、气血生化之源；肾为先天之本，寓元阴元阳，是生命的本元，所以补益脾肾在虚损治疗中有重要意义。沈老基于此，根据病人的特点，以健脾滋肾的党参、白术、熟地、枸杞子为主，加平肝安神的白芍、旱莲草、朱远志、柏子仁，佐以和络宁心之品。先予汤药，再以丸药缓图其功。

叶某 女 57岁

初诊：1976年6月18日。胸胁隐痛，心悸失眠，大便溏黏，甚则昏沉抽掣，心胸觉冷。舌前光滑，脉弦细。气阴两亏，心肾不足，水火失济，脾胃薄弱，治拟益气健脾，调和心肾，佐入疏肝解郁之品。

党参12g 白术芍（各）9g 炙甘草9g 紫石英（先煎）30g 桂枝6g 丹参12g 仙灵脾12g 菟丝子9g 川楝子9g 补骨脂6g 淮小麦30g 石菖蒲9g　　　　　　　　　　　　　　　　　　　　　　　　　　7帖

二诊：6月25日。心悸目胀，口燥觉涩，右腹部隐痛（X线检查示胃下垂，存蛔虫1条），胸中觉冷已除。再拟健脾升清，平肝生津。

党参12g 白术芍（各）9g 丹参12g 紫石英（先煎）30g 苦楝根皮12g 生甘草4.5g 淮小麦30g 竹茹9g 桂枝6g 败酱草15g 娑罗子12g 白蒺藜12g 仙灵脾9g 石菖蒲9g　　　　　　　　　　　　　　　　　7帖

三诊：7月2日。心悸较平，头胀目涩，口肿微燥，胸中觉冷已除（蛔虫尚未排出），腹痛未作，苔薄腻，脉弦细。心气不足，肝胃不和。再拟养心和胃，疏肝理气，佐入杀虫之品。

党参12g 白术芍（各）9g 炙甘草6g 炙乌梅3g 黄精15g 丹参9g 紫石英（先煎）15g 娑罗子12g 苦楝根皮12g 仙灵脾9g 败酱草15g 石菖蒲9g　　　　　　　　　　　　　　　　　　　　　　　　　7帖

四诊：7月9日。心悸已平，胸宇隐痛不适，夜间醒后口燥，苔黄腻，脉濡细。肝胃气滞，湿热内阻。再拟益气和胃，平肝顺气。

党参9g 白术芍（各）9g 炙甘草4.5g 枸杞子9g 川楝子9g 麦冬9g 炒苡仁9g 娑罗子12g 升麻6g 瓜蒌皮12g 白蒺藜12g 仙灵脾9g 谷精草9g　　　　　　　　　　　　　　　　　　　　　　　　　　7帖

五诊：7月16日。心悸胸痛，均见平静，精神好转，口燥欠润，左目有轻度赤肿，周身筋脉酸疼，苔根黄腻，脉濡有力。阴虚肝旺。肝主筋。治拟调益气阴，疏肝和络。

南北沙参（各）9g 大生地12g 赤白芍（各）9g 生甘草3g 生白术6g 枸杞子9g 鸡血藤12g 竹茹9g 陈皮3g 瓜蒌皮12g 夏枯草12g 谷精草9g 丝瓜络9g　　　　　　　　　　　　　　　　　　　　　　　　7帖

按：此例虚劳，乃脾胃薄弱，气阴两亏，心肾不足，水火失济所致，治拟益气健脾。予党参、白术健脾益气以培后天之本；又予丹参、仙灵脾、补骨脂、菟丝子等调和心肾，少佐疏肝解郁之品。后期因肝胃气滞，湿热内阻，阴虚肝旺，再治以益气和胃、平肝顺气法，予以竹茹、陈皮、瓜蒌皮、夏枯草等。肝主筋，筋失濡润，筋脉酸痛，再予调益气阴，疏肝和络的南北沙参、大生地、赤白芍、丝瓜络等药,药中肯綮,必有康复之机也。

❦ 第八节　经络肢体病证 ❧

一、头痛

陈某　男　63岁

初诊:1980 年 9 月 21 日。近 3 月来头额重痛,头晕目花,视力不济,久则昏糊,平日嗜烟酒,伴有支气管炎。苔薄腻,脉滑。湿热内困,清阳失展,神明不安。治拟泽泻汤加味。

泽泻 15g　苍白术(各)6g　制半夏 9g　竹茹 9g　陈皮 3g　白蒺藜 12g　蔓荆子 9g　生米仁 9g　绿萼梅 4.5g　方通草 3g　石菖蒲 9g　枳椇子 9g　3 帖

二诊:10 月 27 日。头额痛轻而未平,时而头晕欠清,伴有干咳,苔薄而糙,脉濡滑。湿浊蒙闭清阳。再拟健脾化湿,平肝潜阳。

泽泻 12g　苍白术(各)9g　赤芍 9g　苦丁茶 9g　蔓荆子 9g　淮小麦 30g　枳椇子 9g　绿萼梅 4.5g　朱茯神 9g　竹茹 9g　夏枯草 12g　薄菜 9g　石菖蒲 9g　　　　　　　　　　　　　　　　　　　　　　　　　　　3 帖

按:泽泻汤为《金匮要略》方,原用来治疗"心下有支饮,其人苦冒眩",此处配合温胆汤(二陈、竹茹),另辅以淡渗湿热之苡仁、通草,治疗湿热内困之本,颇为有效;方中白蒺藜平降肝阳、祛风明目,蔓荆子散热祛风,兼能燥湿,皆治头痛之标;绿萼梅"芳香不燥,能鼓动津液";根据现代药理研究,蔓荆子有镇静解热止痛的功效,临床上用于治疗头痛效果颇佳,为沈老所喜用;另方中特设枳椇子一味,乃因为患者平素嗜酒,而枳椇子专能清热解酒毒。

王某　女　44岁

初诊:1994 年 12 月 16 日。早年脑震荡后头痛时作,左侧头皮麻木、作胀、疼痛。苔薄,脉细滑。头部血瘀阻络。治拟活血化瘀,祛风止痛。

黄芪 15g　防风 10g　蔓荆子 12g　生白术 6g　升麻 10g　川芎 10g　蜜炙细辛 3g　赤芍 12g　鸡血藤 20g　生白芷 10g　生甘草 10g　白菊花 5g　薄荷尖(后下)6g　　　　　　　　　　　　　　　　　　　　　　　　　7 帖

按:本例患者由于脑震荡而致瘀血阻络,故应活血化瘀,但由于患者头部瘀血日久,必致血脉运行失常而络脉空虚,而易于外感风邪。有鉴于此,如单以活血化瘀法恐不能获得良效,故沈老以祛邪止痛法与活血化瘀法同用。

耿某 男 53岁

初诊：1975年11月2日。血压23.9/13.8kPa（180/104mmHg），头痛偏左，痛剧则牵及后脑，夜寐多梦，眼动脉有硬化现象。苔薄腻微黄，脉濡滑。肝阳偏亢，夹痰湿内恋。治以镇肝潜阳，化痰安神。

水牛角（先煎）30g 生牡蛎（先煎）30g 决明子30g 钩藤（后下）15g 丹皮9g 旱莲草30g 苦丁茶9g 生白芷9g 川芎9g 槐角12g 陈胆星9g 石菖蒲9g 　　　　　　　　　　　　　　　　　　　　7帖

二诊：11月17日。服药后血压见平，头痛偏左，痛剧牵及脑后，咽燥吐痰沫，夜寐多梦，苔薄腻微黄，脉濡细微弦。阴虚肝旺，夹痰浊内阻。治拟镇肝潜阳，化痰和络。

水牛角（先煎）30g 生牡蛎（先煎）30g 决明子30g 生白芍12g 黄芩9g 旱莲草15g 苦丁茶9g 罗布麻叶30g 鬼针草30g 生白芷12g 广地龙12g 陈胆星9g 石菖蒲9g 　　　　　　　　　　　　　　　7帖

三诊：1976年1月5日。血压20/13.3kPa（150/100mmHg），头痛见平，时而升火，夜寐多梦。苔薄腻，脉濡滑。素体肝旺阳升，夹痰热内阻。治拟镇肝潜阳，化痰安神。

生牡蛎（先煎）30g 决明子30g 丹皮9g 生白芍12g 旱莲草30g 陈胆星9g 石菖蒲9g 广地龙12g 罗布麻叶15g 玄参12g 竹茹9g 夏枯草12g 佛耳草9g 　　　　　　　　　　　　　　　　　　14帖

四诊：4月3日。经常偏左侧头痛，泛恶不适，血压升高，夜寐多梦，苔薄腻，脉濡滑。素体肝阳偏亢，胃气不和。治拟平肝潜阳，和胃顺气。

山羊角（先煎）30g 生牡蛎（先煎）30g 决明子15g 制半夏9g 陈皮3g 黄芩9g 夏枯草12g 生白芍9g 生苡仁12g 白蒺藜12g 石菖蒲9g 方通草3g 　　　　　　　　　　　　　　　　　　　7帖

五诊：4月23日。头痛见轻，有时泛恶。苔腻微黄，脉濡。肝旺胃弱，湿热内阻。治拟平肝潜阳，和胃化湿。

山羊角（先煎）30g 生牡蛎（先煎）30g 生白芍9g 黄芩9g 夏枯草12g 决明子15g 制半夏9g 陈皮3g 生苡仁12g 白蒺藜12g 石菖蒲9g 方通草3g 　　　　　　　　　　　　　　　　　　　7帖

按：《证治汇补》言："头为天象，六腑清阳之气，五脏精华之血，皆会于此。唯经气上逆，干犯清道，不得运行，则壅遏为痛。"又《丹溪心法》云："头痛多主于痰。"本例患者为偏左头痛，甚则牵及后脑，加之血压偏高，乃由肝阳上亢所致，治拟平肝息风为主。沈老取羚角钩藤汤方义，和祛湿化痰药，证治恰当，其效甚佳。

方中生牡蛎、夏枯草、决明子、苦丁茶、罗布麻叶、白蒺藜皆为助平肝潜阳之力而设;《丹溪心法》言:"头痛须用川芎。"方中设川芎、白芷、细辛正是此意;方中制半夏、陈皮、陈胆星、竹茹、生苡仁、石菖蒲或取二陈汤意,或取温胆汤意,皆可化湿,而黄芩、丹皮、旱莲草俱可清热,合清热利湿之通草,共奏清化湿热之功。

值得一提的是在二诊中沈老所用鬼针草,又称"婆婆针",一名盲肠草,其性苦平,功能散瘀活血,消痛解毒,可治偏头痛。沈老亦多用此药治疗脑震荡后遗症,为沈老之特色用药。

二、痹证

李某　女　52岁

初诊:1976年9月11日。右臀酸痛,屈伸不利,延及腿股酸麻,并感觉寒冷,已近两年。苔淡白,脉濡缓。肾虚络脉不和,夹瘀血阻络。治拟补肾温阳,活血和络。

熟地12g　黄精12g　净麻黄6g　白芥子9g　炮姜4.5g　炙甘草6g　鹿角霜12g　秦艽15g　桃仁12g　肉桂(分2次吞服)4.5g　　　　　　5帖

二诊:9月19日。服阳和汤加味之后,右臀酸痛轻减,但自股至足寒冷异常。苔淡白,脉濡缓。肾主骨,肝主筋;肝肾不足,筋骨失于濡养。治拟补肾舒筋,温养和络。

熟地12g　黄精12g　净麻黄6g　白芥子9g　鹿角霜12g　炙甘草6g　桃仁12g　秦艽15g　川桂枝15g　徐长卿30g　炙乳没(各)4.5g　炮姜4.5g　仙灵脾15g　伸筋草12g　　　　　　10帖

三诊:10月31日。来信自述,右边腰部酸痛较厉害,以致延及腿部,以大腿为甚,手麻木,特别在夜间易发作,面部和腿部微浮肿。再拟上法出入。

党参15g　黄芪12g　黄精30g　鸡血藤30g　酒炒当归12g　桂枝30g　毛冬青30g　苍白术(各)9g　秦艽15g　千年健15g　威灵仙15g　海桐皮12g　独活9g　仙灵脾15g　　　　　　10帖

四诊:1977年1月3日。来信叙述病情,右臀疼痛已减轻,原来腰腿疼痛难忍,特别上半夜,现在疼痛大大减轻,已能坐4小时左右,走路做事腰酸,面虚肿,精神好,胃口佳,二便正常。仍宗上法出入。

黄精30g　鸡血藤30g　黄芪12g　酒炒当归12g　川桂枝30g　毛冬青30g　秦艽15g　苍白术(各)9g　锁阳15g　白芥子9g　怀牛膝12g　仙灵脾15g　　　　　　20帖

按:张秉成言:"夫痛疽流注之属于阴寒者,人皆知用温散之法矣。然痰凝血滞之证，若正气充足者，自可运行无阻，所谓邪气所凑，其气必虚。故其所虚之处，即受邪之处。病因于血分者，仍必从血而求之。"本例患者肾虚络滞，夹有瘀血内阻，乃为阴证，故沈老用阳和汤治之，以散阴寒痰湿凝结之证，奏温补托里通滞之功。

初诊方中用黄精以增补血之功，加桃仁以增活血之力，佐秦艽以增祛风湿之效。二诊时症状已有较大好转，仍宗前方，又加徐长卿、制乳没祛风止痛，加用仙灵脾以增加温阳之力，佐伸筋草疏通经络。三诊中由于患者有浮肿，乃气虚水不运化之症，故而加强了益气养血、祛湿通络之力。四诊时，经服25帖，症状已大大缓减，仍宗阳和汤意，续服20帖，以巩固疗效。

徐某　男　67岁

初诊：1980年10月15日。左肩胛疼痛，抬举不便，入夜为甚，舌胖，脉滑。气虚风湿阻络。治拟益气祛风通络。

黄芪12g　防风9g　当归9g　苍术9g　黄芩9g　豨莶草15g　伸筋草15g　海风藤15g　络石藤12g　老鹳草20g　生米仁20g　嫩桑枝15g　　7帖

二诊：10月24日。左肩胛疼痛轻而未除，抬举尚可，口臭。苔薄腻而黄，脉濡滑。湿热阻络。再拟益气祛风，化湿通络。

黄芪12g　防风9g　当归9g　汉防己12g　黄芩9g　豨莶草15g　老鹳草30g　徐长卿12g　海风藤12g　伸筋草12g　千年健15g　生米仁12g　　7帖

按：本例患者为气虚风湿痹痛，且部位偏于上部，故沈老仿益气和营、祛风通络的蠲痹汤而处方用药。方中同用豨莶草、伸筋草、海风藤、络石藤、老鹳草、嫩桑枝、徐长卿而祛风除湿止痛；由于患者内有湿热，故而又用苍术、生米仁、黄芩燥湿清热。处方用药精当，故而效如桴鼓。

徐某　男　41岁

初诊：1994年10月30日。形体消瘦，精神疲乏，颈骨节酸痛（颈椎第4～5节肥大），左肩关节酸痛异常，伴结肠炎。苔白腻，舌尖红，边有瘀斑，脉细弦。脾肾两亏，夹风湿阻络。治拟健脾益气，滋肾祛风。

党参15g　黄芪15g　金雀根20g　老鹳草30g　炒白术12g　煨木香6g　川芎10g　汉防己20g　青陈皮（各）4g　秦皮10g　伸筋草30g　杜仲15g　黄精20g　鸡内金15g　　　　　　　　　　　　　　　　　　　　7帖

按：在本例中，沈老用防己黄芪汤加减，益气固表与祛风行水并行，标本兼治。治以健脾益气、补肾活血、祛风止痛。方中金雀根活血通络，兼能益脾,擅治关节痛风,为沈老所喜用。

白某 女 32岁

初诊:1977年12月27日。肝肾两亏,精血不足,肝主筋,肾主骨,筋骨失养,筋脉失和,周身关节酸痛,面目虚浮,形寒潮热。舌淡白,脉沉细。治拟补益肝肾,通利血脉。

黄芪20g 当归12g 肉苁蓉12g 白术芍(各)9g 骨碎补9g 威灵仙12g 石楠叶12g 地骨皮9g 泽漆12g 怀牛膝9g 川断12g 炒谷麦芽(各)9g　　　　　　　　　　　　　　　　　　　　　　　　7帖

二诊:1978年1月10日。潮热形寒,面目虚浮,小便混浊,尿检有红细胞,四肢关节异常,行动乏力。苔薄,脉沉细。肝肾两亏,筋脉失养,膀胱气化失常,乃属膏淋之象。再拟补肾消肿,疏肝活络,佐入清化之品。

黄芪20g 生牡蛎(先煎)60g 泽泻12g 猪苓12g 茯苓皮12g 冬葵子12g 汉防己15g 椿根皮12g 米仁根30g 金铃子9g 老鹳草30g 千年健15g 石韦12g　　　　　　　　　　　　　　　　　　　　14帖

三诊:1月24日。面目虚浮,小便混浊,尿检有红白细胞,尚未净止,四肢关节酸痛,面色㿠白。病久气血两亏,肾气不足,膀胱气化失常,脾虚湿阻。再拟补肾健脾,消肿和络。

党参20g 黄芪20g 生牡蛎(先煎)30g 泽泻9g 米仁根30g 汉防己15g 菟丝子12g 椿根皮12g 小蓟草15g 老鹳草30g 络石藤30g 石韦12g　　　　　　　　　　　　　　　　　　　　　　　　　7帖

另:金匮肾气丸1瓶,每日9g,分2次吞服。

按:本例属肝肾两亏所形成之痹病痛证。肝主筋,肾主骨,肝肾精血不足,则关节失于润养,夹湿热侵犯经络而成痹痛。沈老取防己黄芪汤、牡蛎泽泻散、三痹汤等方加减,并重用祛风疏络之老鹳草、络石藤、千年健等,以及补肾利水之金匮肾气丸,乃至为难得之痹证复方,可供临床参考使用。

三、痿证

黄某 男 10岁

初诊:1992年1月5日。先天不足,后天失调,导致精气不足,脾肾并亏,发育欠佳,形体生长缓慢。苔薄,舌滑,脉濡细。治拟补益肾精,健脾和胃,助长发育。

生熟地(各)10g 天冬15g 肉苁蓉15g 巴戟肉10g 菟丝子10g 枸杞子12g 潼沙苑12g 黄精30g 炒补骨脂10g 炙龟甲12g 党参15g 生

白术 10g　怀山药 15g　益智仁 10g　当归 12g　制首乌 15g　炙甘草 10g　胎盘粉 6g　（分 2 次化服）　　　　　　　　　　　　　　　　　　　　7 帖

刘某　男　19 岁

患侏儒症，用西药后，体质智力尚好，阴茎幼稚，发育欠佳，脉沉细，苔黄，一般情况尚良好。拟丸方如下：

鹿角霜 100g　枸杞子 60g　天冬 60g　怀牛膝 60g　生黄芪 120g　生熟地（各）100g　肉苁蓉 100g　巴戟肉 60g　杜仲 60g　细辛 50g　菟丝子 100g　补骨脂 100g　当归 100g　女贞子 80g　公丁香 20g　覆盆子 120g　黄精 120g　仙灵脾 100g　韭菜子 100g　春砂仁 20g　麻雀脑 30 只　海马 50g　阳起石 160g　炙甘草 100g　急性子 50g　钙片 30g　胎盘片 50 片

上药共研细末，筛去杂质，蜜炼为丸，如梧桐子大小。每次 20～30 粒，早晚各服 1 次，用温开水化服。

按：痿证的病因虽可分为先天与后天两种，然皆责之于肝肾亏损与脾胃亏虚。其治疗历代医家多遵《素问·痿论》"治痿者独取阳明"之说，在治疗过程中应重视调理脾胃，但不能单以"独取阳明"的法则治疗各种类型的痿证，沈老认为痿证的治疗应该具体情况具体对待，坚持辨证论治的基本法则。以上所列两例痿证，前者为脾肾并亏，故应补肾健脾并进；后者以先天的肝肾亏损为主，故应以补益肝肾，填精益髓为优先。前例方取右归丸和八珍汤加减出入，后例以右归丸配合填精益髓药调补，以丸代煎，缓缓图效。

❧ 第九节　内　科　杂　病 ❧

一、狐惑病

金某　女　23 岁

初诊：1965 年 9 月 9 日。口疮糜腐已久，时发时平，上行则口唇焮肿，口内碎痛，下行则前阴、肛口肿痛。舌质红，苔黄腻，脉弦细。病因肝胃火炽，口腔属胃，肝脉绕阴器，湿火由里达表，证属《金匮要略》狐惑病。治以甘草泻心汤合白虎汤法。

川黄连 1.5g　黄芩 9g　生甘草 9g　鲜生地 18g　生石膏 30g　知母 9g　玄参 9g　板蓝根 12g　白僵蚕 9g　带心连翘 12g　金银花 12g　鲜竹叶 30 片
　　　　　　　　　　　　　　　　　　　　　　　　　　　　　　　　　7 帖

另：①锡类散 2 小瓶，外搽口腔舌面碎腐处。②黄柏 9g，研细末，搽外阴红肿处。

二诊：9月17日。狐惑病又复发作，口唇焮红，口腔碎腐，鼻孔觉热，阴户肿痛，遍身发出红块，经水适来2日。舌苔粉白，脉弦。此乃心胃之火上升，肝火下移，肝脉络阴器，故上行口唇，下行外阴。再拟养血调经，清泄心肝之火。

生地12g　当归9g　赤芍9g　丹皮6g　川黄连1.2g　黄芩9g　生甘草6g　川楝子9g　滑石块12g　连翘壳12g　　　　　　　　　　　　7帖

另：珠黄散2瓶，外搽口腔碎腐处。

三诊：9月24日。月经已净，口唇焮肿见退，口腔糜腐亦轻减，鼻孔觉热，阴户肛口微肿。舌苔粉白已化，脉濡弦。肝胃之火虽化未清，鼻窍属肺，邪火上升清窍，证属狐惑病。再拟育阴清肺，平肝泻火。

北沙参12g　麦冬9g　大生地12g　丹皮g　金石斛9g　生甘草4.5g　黄芩9g　黄柏9g　金银花9g　连翘壳9g　鲜竹叶30片　　　　　　7帖

四诊：10月3日。口腔糜腐逐渐减轻，肛口微肿，苔粉白亦化，脉濡，弦象平。胃阴得有润养之机，肺热未清，下移大肠。再拟育阴生津，清肺泄热。

北沙参12g　麦冬9g　玄参12g　生地12g　鲜石斛9g　生甘草4.5g　知母9g　黄柏9g　金银花9g　连翘壳9g　丹皮6g　鲜芦根（去节）1支　7帖

五诊：10月11日。迭投育阴泻火之剂，相火得以收敛，阴液渐复，口唇红肿亦退。近来精神不振，易于疲倦，乃火势平静之佳兆。苔根薄腻，舌质淡红，脉濡。肺胃之阴液已得润泽，夹有湿阻之象。再拟养阴清热，和胃化湿。

北沙参12g　大生地15g　金石斛12g　麦冬9g　玄参9g　生甘草4.5g　金银花9g　连翘壳9g　生苡仁9g　竹茹9g　陈皮3g　　　　　　　7帖

按：临床所见，本病多因肝气抑郁引起，导致相火亢盛，心肝火旺，上犯肺胃。肝脉上连目系，下绕阴器，舌为心之苗窍，口属脾胃之窍，肺主气而合大肠。由于上述关系，因而出现上行发为眼、口之疾，下行发为前后二阴之症。正如《脉经》所说："病人或从呼吸上蚀其咽，或从下蚀其肛阴，蚀上为惑，蚀下为狐。"狐惑病的病名首见于《金匮要略·百合狐惑阴阳毒证治》："狐惑之为病，状如伤寒，默默欲眠，目不得闭，卧起不安，蚀于喉为惑，蚀于阴为狐，不欲饮食，恶闻食臭，其面目乍赤、乍黑、乍白，蚀于上部则声喝，甘草泻心汤主之。"

本例为沈老早年在医院带教时所摘录。据患者自诉，每值发病之初，先见无名指甲内侧焮肿疼痛异常，继则唇肿，然后延及下部阴户肛口亦肿热不适。无名指属三焦经，三焦经交出胆经，络心包，乃相火炽盛，病在其经，而显形于外。手少阳经病，多见咽喉肿痛，及无名指疼痛等，故与本病有关。沈老用甘草泻心汤合白虎汤法治之，以清化湿热，泻火解毒，辨证施治准确，故而五诊而得渐愈。

二、中毒——氯中毒

舒某　男　35岁

初诊: 1976年6月25日。1972年曾因氯中毒之后,感到体力衰弱,经常头昏,心悸不安,有时自觉有心跳间歇之象,咽喉干燥,声音嘶哑,手掌心热,两腿出冷汗。脉沉弦,舌质红。肺阴被灼,心气不足,言为心声,故音哑不扬。治拟育阴清肺,养心宁神,佐入解毒之品。

南北沙参(各)9g　麦冬9g　玄参12g　朱远志4.5g　贯众30g　黑大豆30g　柏子仁9g　丹参9g　煅牡蛎45g　地骨皮9g　仙鹤草15g　旱莲草30g　石菖蒲9g　　　　　　　　　　　　　　　　　　　　　　　　　　14帖

二诊: 7月16日。服药2星期以来,头晕心悸、咽燥音哑均见减轻,手掌心觉热,两小腿肚出冷汗。舌质淡红,脉沉细带弦。氯气中毒之后,心肺气阴两伤。再拟育阴清肺,养心解毒。

南北沙参(各)9g　麦冬9g　玄参12g　丹参9g　玉竹15g　柏子仁9g　贯众30g　黑大豆30g　生炙甘草(各)4.5g　五味子4.5g　全瓜蒌15g　怀牛膝9g　旱莲草15g　石菖蒲9g　　　　　　　　　　　　　　　　　　　　14帖

按: 本例患者因参加冶金部门劳动,不慎接触氯气而轻度中毒,肺气清润之机失常,病久引起心气衰弱。曾经中西医治疗,略有好转,但未见消除。现经二诊,服药28帖后,颇有效果。据书信往来了解,患者已有明显好转,现仍参考原方继续治疗。从本例我们也可以学到,虽然临证时疾病各异,复杂多变,然只要谨守病机,坚持辨证论治,就可以达到以不变应万变,且出奇制胜的效果。

三、中毒——氟中毒

严某　男　36岁

初诊: 1975年9月26日。患者因参加某厂劳动,轻度吸入化合物气体氟而中毒。其后常见胸痛偏于右侧有灼热感,头晕且痛,口干,心悸,手心觉热,有时口唇和指甲青紫,门齿干涩灰黯。舌苔薄黄,质滑,脉细弦。燥邪侵袭,阴液暗耗,导致阴虚肝旺,肺失清润之权。治拟育阴清燥,润肺平肝,佐入解毒之品,以观动静。

南北沙参(各)9g　山海螺30g　开金锁30g　玄参12g　麦冬9g　生甘草9g　黑大豆30g　平地木30g　瓜蒌皮12g　带心连翘15g　　　　　7帖

二诊: 10月15日。经服育阴清燥、润肺解毒之剂后,证情较前有所减轻,胸中灼热而痛,头晕,手汗,遇风则嚏,夜寐多梦。肺虚肝旺,阴液受伤。治拟养正清肺，平肝解毒。

南北沙参（各）9g　山海螺 30g　开金锁 30g　玄参 12g　麦冬 9g　黛蛤散（包煎）12g　黑大豆 30g　生贯众 15g　平地木 30g　大生地 12g　野百合9g　地骨皮 9g　带心连翘 12g　　　　　　　　　　　　　　　　　　10帖

三诊：10月30日。胸宇右侧灼热逐渐减轻，头晕昏沉不适，手汗已稀，夜寐多梦。舌质淡红少津，脉弦细。肺虚津液输布失常，夹痰热内恋。治拟育阴生津，清肺顺气，佐入解毒之品。

南北沙参（各）9g　山海螺 30g　开金锁 30g　水牛角（先煎）30g　丹皮9g　玄参 12g　黛蛤散（包煎）12g　黑大豆 30g　生贯众 15g　大生地 15g　天竺黄 4.5g　带心连翘 12g　生甘草 9g　石菖蒲 9g　　　　　　　　10帖

四、五、六诊（略）。

七诊：12月10日。胸中灼热以右侧为重，昨起又见胸痛，咽喉欠润，夜寐不安，头晕耳鸣。舌质淡红浮紫，脉弦细带数。肺虚津液暗耗，内热化而未清。再拟养肺生津，清热解毒。

水牛角（先煎）60g　南北沙参（各）9g　大生地 30g　丹皮 9g　山海螺30g　鱼腥草 30g　桃仁 9g　天竺黄 4.5g　玄精石（先煎）30g　黑大豆 15g　全瓜蒌 30g　茶树根 15g　山豆根 9g　生甘草 9g　竹沥（分2次冲服）60g

10帖

八诊：12月31日。胸胁隐痛和灼热之感均见减轻，头晕欠清，舌面有热痛感，小便时龟头刺痛。舌质浮紫已化，苔薄腻，脉弦细，数象亦静。营分热毒虽化，正气受损。再拟养正生津，清肺平肝。

南北沙参（各）9g　麦冬 12g　玄参 12g　地骨皮 9g　功劳叶 15g　山海螺 30g　山豆根 9g　生甘草 9g　茶树根 15g　四季青 12g　平地木 30g　炙龟甲 12g　黄柏 9g　养心草 15g　　　　　　　　　　　　　　　　　10帖

九诊（略）。

十诊：1976年2月10日。胸宇灼痛大见轻减，呼吸之气亦觉舒畅，痰稠黄白相杂，两膝沉重，腰部因扭伤疼痛，小溲有时刺痛。舌质浮紫已退，苔薄腻，脉弦滑。肺气不足，津液乏于润泽，夹痰热内蕴，络脉不和。再拟养肺生津，化痰泄热，佐入和络之品。

太子参 12g　北沙参 12g　紫丹参 9g　玄参 30g　麦冬 9g　山海螺 30g　山豆根 9g　生甘草 6g　玄精石（先煎）30g　炙龟甲 12g　威灵仙 12g　秦艽9g　景天三七 15g　卷心竹叶 12g　　　　　　　　　　　　　　　　　10帖

十一诊：2月20日。经治以来，症状均见好转，正虚邪实，内热尚未肃清，血瘀已得消除，故胸宇灼热隐痛已平，痰多灰白或微黄，心悸怔忡，间有神经衰弱及遗精之证。苔薄腻，脉虚弦。肺虚肾亏，心神不安，夹有痰热阻络；病久正气未复，气阴两伤，余毒化而未清，防其星星之火可以燎原之虞。再拟养正清肺，滋肾宁心。

北沙参 12g　太子参 12g　玄参 18g　麦冬 12g　丹参 9g　紫石英（先煎）30g　煅牡蛎 60g　生熟地（各）9g　山豆根 9g　野百合 12g　生甘草 9g　马兜铃 4.5g　全瓜蒌 30g　炙龟甲 12g　芡实 12g　川贝粉（分 2 次化服）4.5g

10 帖

按：患者因于 1974 年 11 月 7 日参加某厂劳动，吸入氟气而轻度中毒。经职业医院、结核医院和肿瘤医院各方面的检查，诊断右肺有炎症，伴有增生。经过中西医治疗未见明显效果，遂转来门诊，经用中药治疗 6 个月以来，疗效甚佳，患者颇有信心。治疗原则以养阴生津、清肺解毒为主，经过十诊次后，胸宇灼热疼痛消除，精神逐渐恢复正常，仅在工作劳累后偶有发作。特别是在采用黑大豆、贯众等解毒药后，口唇发绀、门齿灰黯、舌质浮紫等中毒现象完全消除。黑大豆据《日华子本草》记载能"制金石药毒"，《陈藏器本草》言其能"压丹石烦热消肿"。李时珍对贯众一药引证《神农本草经》，言其能"解诸毒，解轻粉毒"。证明两药确有解毒作用。方中玄精石一药，乃取其咸温解毒。《本草纲目》引证寇宗奭所说，玄精石主治"指甲面色青黑，心下胀满结硬，咽喉不利肿痛，肺热咳嗽等症"，从医案中多次应用的效果来看，证明它有除肺热、利咽喉、通血脉和解毒的作用。以上诸药，配合养阴清肺、清热解毒的中草药，使之达到扶正达邪的目的。足见用药贵在鹄的，方能奏效迅捷。

第三章 外科疾病

第一节 皮 肤 病

一、疱疹

章某 男 52岁

初诊:1988年8月7日。左面部疱疹肿痛,口面歪斜,伴有发烧,大便秘结,苔黄腻,脉滑数。风温外袭,夹痰热内阻,热郁营分。治拟祛风解毒,清热消肿法。

黄连3g　黄芩15g　川军(后下)15g　马勃10g　板蓝根30g　玄参12g　连翘15g　金银花15g　天竺黄10g　大青叶15g　生苡仁12g　牛蒡10g　苏叶梗(各)6g　卷心竹叶15g　萹蓄30g　　　　　　　　　　　　　　3帖

另:六神丸×3瓶

二诊:8月13日。左面部疱疹肿痛减轻,大便秘结,胸闷纳呆,苔黄腻(比前减轻)。风毒得有化散之机,痰热恋肺。再拟泻肝清热,化痰和胃。

桑叶皮(各)10g　蝉衣5g　黄芩15g　板蓝根30g　大青叶15g　赤芍15g　玄参12g　天竺黄10g　生苡仁15g　金银花12g　连翘壳12g　生川军(后下)15g　生甘草10g　卷心竹叶15g　　　　　　　　　　　　3帖

三诊:8月17日。左面部肿痛已平,面部仍感麻木,头晕失眠,大便秘结,据家属口述,拟方如下:

桑白皮12g　地骨皮10g　赤芍15g　生甘草10g　板蓝根15g　白僵蚕10g　川贝母10g　生苡仁12g　乌梅6g　连翘壳10g　钩藤12g　蝉衣4g　生川军(后下)12g　　　　　　　　　　　　　　　　　　3帖

四诊:8月28日。左面部红肿消退后,麻痹逐渐减退,头晕口燥,食欲不佳,小便混浊起泡,舌质光红,脉细小。病后气阴两亏,胃气不足。再拟补益气阴,柔肝和胃法。

党参15g　北沙参15g　麦冬12g　石斛12g　竹茹10g　川楝子10g　青

陈皮（各）3g　萹蓄 20g　滁菊花 6g　桑叶 10g　赤白芍（各）6g　蔓荆子 10g
石韦 15g　　　　　　　　　　　　　　　　　　　　　　　　　　7 帖

按：本病主因外感风温之邪，内夹湿热痰邪所致。因此病之初期多以疏风清热化湿为主，常用大黄、黄连、黄芩等清热解毒、苦寒燥湿，金银花、大青叶、板蓝根、马勃等疏风清热解毒，玄参、连翘、天竺黄、牛蒡子等清热化痰。病之后期热毒渐衰，气阴亦损，因此多以补益气阴、和胃化浊为主，多用党参、沙参、麦冬、石斛、白芍、陈皮、贝母、苡仁、竹茹等药。

二、湿疮

余某　男　5岁

初诊：1985 年 4 月 28 日。全身湿疹，自去岁服药以来，瘙痒减轻，大便干结，今春又见发作，但疹子较细小而作痒，苔薄，脉滑。湿火内寄营分。再拟养血清肝，化湿止痒法。

小生地 20g　桑叶皮（各）9g　赤芍 15g　连翘壳 12g　龙胆草 5g　地肤子 12g　白鲜皮 12g　土茯苓 15g　车前子 10g　葎草 30g　　　　　10 帖

二诊：5 月 14 日。全身湿疹逐渐减少，但腿部瘢痕尚未收敛，脉滑。脾虚湿阻，脾主肌肉，湿浊横溢肌肤。再拟养血疏络，健脾化湿。

小生地 20g　桑叶皮（各）9g　赤芍 15g　连翘壳 12g　忍冬藤 15g　地肤子 12g　白鲜皮 12g　土茯苓 15g　葎草 30g　车前子 10g　生苡仁 12g　茵陈 20g　六一散（包煎）15g　　　　　　　　　　　　　　　10 帖

三诊：12 月 15 日。周身湿疹，因食鸡肉又见发作，部分有浸淫之象，苔薄，脉滑。再拟清肺健脾，化湿止痒。

细生地 15g　桑白皮 10g　赤芍 12g　六一散（包煎）20g　桃仁 9g　丹皮 6g　生苡仁 12g　地肤子 12g　白鲜皮 12g　茵陈 20g　紫草 15g　黄芩 9g　晚蚕沙（包煎）12g　丝瓜络 10g　　　　　　　　　　　　　7 帖

外洗方：　苦参片 30g　蛇床子 15g　野菊花 10g　枯矾 10g　　　4 帖

童某　男　68岁

初诊：1988 年 11 月 20 日。周身皮肤瘙痒异常，并夹湿疹结痂，舌苔薄腻，脉濡。湿热内郁，横溢皮肤。治拟养血化瘀，祛风渗湿法。

小生地 20g　赤芍 15g　桃仁 10g　蝉衣 5g　地肤子 12g　黄芩 10g　生苡仁 12g　白鲜皮 10g　忍冬藤 30g　晚蚕沙（包煎）12g　香谷芽 12g　防风 10g　葎草 30g　　　　　　　　　　　　　　　　　　5 帖

二诊：11 月 25 日。周身皮肤瘙痒轻而未平，湿疹结痂见脱落，口干纳呆，舌苔薄腻，脉濡。湿热内蕴。再拟养血化瘀，化湿止痒。

　　小生地 30g　赤芍 15g　地骨皮 20g　黄芩 10g　云苓 12g　蝉衣 5g　地肤子 15g　白鲜皮 12g　防风 10g　萹草 30g　炒谷麦芽（各）9g　生苡仁 12g

5 帖

周某　女　39 岁

　　初诊：1995 年 5 月 16 日。遍身发出红疹，略有瘙痒，腹胀便结，红疹发作四年余，苔后厚腻，脉细。脾弱湿阻，肝郁血热。治拟健脾疏肝，清化湿热法。

　　苍白术（各）9g　黄柏 6g　生苡仁 12g　扦扦活 30g　蝉衣 4g　地肤子 12g　紫草 20g　大生地 20g　川楝子 6g　功劳叶 20g　白薇 10g　生甘草 10g　石韦 15g

3 帖

　　二诊：5 月 19 日。遍身发出红疹，随退随发，瘙痒减轻，腹胀便结，苔灰腻，脉细缓。肝脾不和，夹湿热内阻。再拟健脾化湿，养血清肝。

　　苍白术（各）10g　黄柏 10g　生苡仁 15g　扦扦活 30g　白鲜皮 15g　蝉衣 4g　地肤子 12g　紫草 30g　川楝子 10g　大生地 30g　忍冬藤 30g　六一散（包）30g　石韦 20g

3 帖

　　另：甘露消毒丹 ×1 瓶，每次 3g，每日 2 次。

　　三诊：5 月 22 日。遍身发出红疹，服药后有所减退，瘙痒亦轻，腹胀时作，矢气频频，昨日感冒发热，苔厚腻，脉细滑。再拟健脾化湿，清肝止痒法。

　　苍白术（各）6g　黄柏 6g　生苡仁 12g　黄芩 6g　蝉衣 4.5g　滑石块 15g　生甘草 3g　紫草 9g　地骨皮 9g　川楝子 6g　全瓜蒌（切）12g　地肤子 9g　白鲜皮 9g　车前子 9g　小生地 15g

14 帖

　　另：甘露消毒丹 ×10 瓶，每次 3g，每日 2 次。

　　按：湿疮相当于西医学的湿疹，其病因复杂，系由多种内外因素所引起的一种瘙痒性皮肤病，可发生于全身各处，又能发生于任何年龄。皮损呈多形性，且反复发作，迁延不愈。内因主要由伤于饮食，湿困脾土所致，外因以感受风、湿、热邪为主。

　　沈老治疗此病，急性期以疏风清热化湿为主，佐以养血清肝止痒；慢性期则重在健脾化湿，养血息风润燥。治疗中应注意养血而不恋湿，凉血而不伤阴，清肝而不伤脾阳。处方以二妙散、六一散、消风导赤散为基础，佐以清利湿热及清肝药物。上述三则案例，以此法治疗，皆获得满意疗效。

三、粉刺

刘某　女　20岁

初诊：1991年4月3日。面部痤疮，起因食狗肉后频发，背部亦有，月经尚调匀，舌尖红，脉细弦。治拟健脾化湿，清肺解毒法。

北沙参15g　桑白皮10g　地骨皮10g　细生地20g　赤芍15g　丹皮6g　忍冬藤30g　茵陈30g　生苡仁15g　天葵子20g　黑大豆30g　地肤子12g　生甘草10g　紫草15g　　　　　　　　　　　　　　　　　7帖

按：粉刺主要发于青春期的男女，本患者因春日过食狗肉，脾胃湿热内生，肺经火毒壅盛，湿热火毒熏蒸面部而发为粉刺。方中生地、赤芍、丹皮、紫草、忍冬藤、生甘草清热解毒；又因火毒伤及肺阴，故予北沙参、桑白皮、地骨皮清肺热、养肺阴；生苡仁、黑大豆健脾化湿；茵陈、地肤子清利湿热，天葵子通便排毒。沈老常用清解肺胃热毒，清利湿热之品治疗粉刺，疗效甚佳。

四、红蝴蝶疮——红斑狼疮

梁某　女　11岁

初诊：1994年6月17日。面部发出蝴蝶斑，经血液检验阳性指标不明显，但从表皮显示为红斑狼疮症。肾虚肝旺，血瘀络脉。治拟滋肾柔肝，疏络化瘀，佐以清肺之品。

南北沙参（各）9g　玄参12g　桑白皮10g　生甘草10g　麦冬10g　紫草20g　黄精20g　枸杞子10g　制首乌15g　金银花10g　桃仁10g　花龙骨（先煎）30g　　　　　　　　　　　　　　　　　　7帖

二诊：7月1日。红斑狼疮久而不平，发于面部，感觉皮肤发痒，曾见服药后呕吐，舌质红，脉弦。木旺刑金，肾阴不足。再拟养血清肝，滋肾肃肺。

南北沙参（各）9g　桑白皮10g　地骨皮10g　生甘草12g　紫草30g　生苡仁10g　麦冬12g　野荞麦根20g　黄芩6g　黄精20g　金银花12g　玉米须15g　　　　　　　　　　　　　　　　　　14帖

按：红蝴蝶疮即西医学所称之"红斑狼疮"，是一种自身免疫性疾病，多发于青年女性。中医认为本病主因先天不足，肝肾亏虚，毒邪侵袭，燔灼营血所致。沈老治疗红蝴蝶疮，除使用补益肝肾药物之外，常考虑到邪犯肺络、瘀阻皮肤诸症，因此多用清肺热、养肺阴之品，酌加清热凉血药物，常可起到较佳的疗效。本案中，沙参、麦冬、玄参滋养肺阴，桑白皮、地骨皮、银花、黄芩清泻肺热，配紫草、野荞麦根解毒凉血。

附：面部色素沉着

张某　女　37岁

初诊：1981年3月9日。月经尚准，生产后面部色素沉着，口内碎痛，苔薄，脉濡。阴虚之体。治拟养血柔肝，和胃清化法。

大生地12g　生白芍12g　枸杞子9g　白蒺藜12g　石斛9g　麦冬9g
生甘草6g　石菖蒲9g　马勃4.5g　小黑豆20g　金狗脊12g　桑寄生9g　火
麻仁12g　　　　　　　　　　　　　　　　　　　　　　　　　5帖

按：孕期常因肝肾亏虚、冲任失调、气血失和导致面部黄褐斑，因此治疗多以滋补肝肾、调理气血、调和冲任为主。

本案中沈老以大生地、生白芍、枸杞子、金狗脊、桑寄生、石斛、麦冬等调补阴血、滋肾柔肝，作为治疗面部色斑的基础；配合马勃、生甘草清解余火，对治口内碎痛；又以火麻仁润肠通便，以使气血调和。方中小黑豆与甘草配伍乃取自扁鹊三豆饮之意，功能去除面部黑斑，为沈老推崇的美容效方。

◈ 第二节　乳房疾病 ◈

一、乳癖

黄某　女　18岁

初诊：1976年7月13日。向有痛经，有时甚剧，上次月经于6月19日来潮，6天净止。曾经妇科医院诊断为乳房纤维腺瘤，左侧已经手术，于右乳房外侧上缘又发现结核胀痛，苔薄黄，脉弦滑。血络不和，气滞血郁，肝脉胃络上行乳房。治宜疏肝和营，通络消结法。

赤白芍（各）9g　川芎6g　全瓜蒌（切）15g　生白芷9g　柴胡4.5g　海藻
12g　槐角15g　夏枯草9g　玄参12g　路路通9g　干地龙9g　橘叶核（各）9g
　　　　　　　　　　　　　　　　　　　　　　　　　　　　　　7帖

另：外用药：1029药膏100g，外敷右乳结核处，每日换药1次。

二诊：7月21日。右乳房纤维腺瘤，经内服、外敷之后，结核已见消散之迹象，面部和四肢发出热疮较多，苔薄黄，舌前半质红，脉弦滑。营分积热，络脉不和。再拟疏肝清营，和络消结法。

小生地12g　赤白芍（各）9g　生甘草4.5g　全瓜蒌（切）15g　黄芩9g
玄参12g　桑白皮9g　地骨皮9g　槐角12g　路路通9g　生白芷9g　山海螺
15g　橘叶核（各）9g　　　　　　　　　　　　　　　　　　　7帖

三诊：7 月 30 日。月经于 26 日来潮，已推迟 1 周，仍有腹痛不甚，经血即将净止，乳房微有胀感，右乳房纤维腺瘤已见消除，苔薄，舌质淡红，脉濡滑。气滞血瘀已得化散。再拟养血活血，理气和络，以防后患。

当归 9g　川芎 6g　赤白芍（各）9g　大生地 12g　川楝子 9g　制香附 9g 路路通 9g　生白芷 9g　槐角 12g　生甘草 4.5g　橘叶核（各）9g　　　　7 帖

按：乳房纤维腺瘤为青年妇女常见之乳房良性肿瘤。中医称之为"乳中结核"。一般多为单个发生，部位在乳房外上方最多，内上方次之，内下方最少。肿块开始发觉时形如桂圆大小，继似核桃或鸡卵大，皮色不变，质地坚实，表面光滑，或呈结节状，肿块与皮肤不相粘连，经年累月，不会溃破。一般不觉疼痛，少数病人可有轻微胀痛，与月经无关，但值月经期可见乳房轻度作胀之感觉。

本例患者曾确诊为左侧乳房纤维腺瘤，已经手术，嗣后又发于右乳房外侧上方。沈老师采用疏肝消瘤法，方用柴胡疏肝散、四物汤配合路路通、山海螺、橘叶核、夏枯草以消瘤；同时外敷 1029 药膏，用以辅助消块。经过 3 个诊次，内服煎剂 21 帖，肿块完全消除。

毛某　女　20 岁

初诊：1975 年 3 月 5 日。月经超前，经来则腹痛，两乳作胀，结块，延及半月余，始见松弛，异常不适，胸闷心悸，舌质淡红，脉弦。血虚肝旺，胃络窒碍。治拟养血疏肝，和胃通络。

大生地 12g　当归 9g　川芎 6g　赤芍 9g　川楝子 9g　路路通 9g　山海螺 15g　地龙 12g　生白芷 9g　全瓜蒌（切）12g　橘叶核（各）9g　鹿角粉（分 2 次化服）3g　　　　10 帖

二诊：3 月 19 日。乳房胀痛未见发作，时有背脊隐痛窜走。再拟原法出入。

上方加：丹皮 9g　威灵仙 12g　　　　10 帖

三诊：4 月 16 日。经行乳房胀痛已平，但期中又见胀痛结块，头眩，胸闷，带多，舌质淡红，脉弦。血虚肝旺，厥气失于疏泄。再拟养血活血，疏肝理气。

大生地 30g　当归 9g　川芎 4.5g　赤白芍（各）9g　丹皮 9g　夏枯草 12g 地龙 12g　山海螺 15g　地骨皮 9g　生白芷 9g　玄参 12g　橘叶核（各）9g 　　　　5 帖

四诊：4 月 22 日。经来 4 天，腹痛又作如前，两乳作胀结块。肝气郁结，气滞化火上升，胃络窒碍。再拟养血疏肝，和胃通络。

大生地 12g　赤白芍（各）9g　生甘草 4.5g　春柴胡 4.5g　川楝子 9g　路路通 9g　生白芷 9g　全瓜蒌（切）12g　丹皮 9g　橘叶核（各）9g　威灵仙 9g 鹿角粉（分 2 次化服）3g　　　　3 帖

五诊：4月25日。经来昨天已净，乳胀轻而未平，夜寐不安，舌质淡红，脉弦小。血虚气滞。肝胃络窒。再拟养血疏肝，和胃安神。

大生地15g　赤白芍（各）9g　春柴胡6g　干地龙12g　生白芷9g　全瓜蒌（切）15g　娑罗子12g　合欢皮12g　海浮石12g　木馒头12g　泽漆9g　仙灵脾12g　橘叶核（各）9g　　　　　　　　　　　　　　　　　　7帖

六诊：5月14日。近日头胀且痛，口燥纳呆，乳房略有胀感，舌质淡红，脉弦小。素体阴虚肝旺，冲任不足。再拟养阴平肝，生津调经。

大生地15g　杭白芍12g　生甘草4.5g　玄参12g　天花粉9g　全瓜蒌（切）12g　苦丁茶9g　钩藤（后下）12g　娑罗子9g　旱莲草12g　白蒺藜9g　石菖蒲6g　　　　　　　　　　　　　　　　　　　　　　　　　5帖

另：经行期服3月5日方。

七诊：6月18日。经前半月，之前已见乳胸胀痛，并有结块，头眩肢热，舌质淡红，脉弦。素体阴血不足，肝气窜络。再拟养血和络，理气软坚法。

大生地15g　赤白芍（各）9g　蒲公英12g　路路通9g　生白芷9g　全瓜蒌（切）12g　山海螺15g　干地龙9g　木馒头12g　海浮石30g　夏枯草9g　橘叶核（各）6g　鹿角粉（分2次化服）3g　　　　　　　　　　　7帖

按：乳癖的成因主要为：①肝气郁结，气血失和，痰浊凝滞；②先天不足，肝肾两亏，水湿不化，凝聚成痰而聚于乳房成癖。沈老治疗此病主张养阴血、疏肝气、温肾阳、化痰浊共用，使肝血有养，肝气得疏，肾阳可复，痰浊得化。

二、乳衄

缪某　女　25岁

初诊：1977年7月17日。7月3日起见左乳头渗血，2～3次，初次色鲜，继见黯红，乳房无胀痛，无肿块，6月份月经闭止，继见漏红，苔薄腻，脉细弦。阴虚肝旺，乳头属肝。治拟养血疏肝，凉血止血法。

当归12g　生地12g　赤白芍（各）9g　丹皮9g　生甘草4.5g　麦冬9g　夏枯草12g　山海螺15g　旱莲草30g　花蕊石30g　蒲公英15g　木馒头12g　　　　　　　　　　　　　　　　　　　　　　　　　　4帖

另：珠黄散×2瓶，外搽。

二诊：7月20日。闭经1个月余，继见乳头出血，苔黄腻，脉濡细带弦。血虚肝旺，冲任通盈失常。再拟养血通经，平肝止血。

当归12g　生地12g　鸡血藤30g　泽兰叶12g　赤白芍（各）9g　卷柏15g　木馒头12g　路路通12g　全瓜蒌15g　蒲公英12g　生苡仁9g　石见穿15g　生甘草4.5g　　　　　　　　　　　　　　　　　　　　4帖

三诊：7月24日。闭经一月余，乳头出血已止，苔薄腻，脉濡细。血虚肝旺，冲任通盈失常。再拟养血活血，通经利中。

当归12g　生地12g　鸡血藤30g　黄精30g　泽兰叶12g　石见穿15g
留行子9g　怀牛膝9g　卷柏15g　木馒头12g　蒲公英12g　生甘草4.5g
覆盆子12g　　　　　　　　　　　　　　　　　　　　　　　　　4帖

四诊：7月28日。24日起见发热，有汗不解，咽喉焮痛，左颈部淋巴结胀痛，月经未见正常来潮，约15日见淡红量极少，乳房略感作胀，苔黄腻，舌边红，脉细微数。暑邪侵袭，先解表，继以调经疏肝法。

1. 清水豆卷12g　大青叶15g　蒲公英30g　夏枯草12g　鸡苏散（包）12g
黄芩9g　金银花9g　连翘壳9g　晚蚕沙（包）12g　生白芷9g　焦楂肉12g　3帖
另：甘露消毒丹（包）15g

2. 调经和络法：当归12g　泽兰叶12g　赤白芍（各）9g　紫石英（先煎）30g　鸡血藤30g　黄精15g　路路通9g　卷柏15g　木馒头12g　茺蔚子9g
生甘草4.5g　覆盆子12g　石菖蒲9g　　　　　　　　　　　　　4帖

五诊：8月5日。月经7月1日来潮，4天净止，左侧胸胁和颈淋巴有些胀痛，牵引经脉不适，纳呆，便结，苔薄腻，微黄，脉细弦。血虚肝旺，络脉不和。再拟养血柔肝，疏通络脉。

1. 生地12g　生白芍12g　生白术6g　丹参9g　夏枯草15g　泽漆12g
生甘草9g　蒲公英15g　全瓜蒌15g　生白芷9g　木馒头9g　生麦芽12g
生苡仁12g　陈皮4g　　　　　　　　　　　　　　　　　　　　7帖

2. 生地12g　生白芍9g　北沙参9g　枸杞子9g　川楝子9g　生甘草9g
鸡血藤30g　黄精15g　夏枯草12g　蒲公英12g　生苡仁9g　生麦芽12g
合欢皮9g　　　　　　　　　　　　　　　　　　　　　　　　　10帖

按：乳衄多见于乳管内乳头状瘤，亦可见于乳腺增生、乳癌患者。究其原因，常因肝火妄动，溢于脉外而致，此类型多见乳头鲜红；亦可因脾气虚弱，统血功能失施而成，此型多见虚证。沈师认为，治疗本病宜清热凉血、养血疏肝并用，病程较长者，还可酌加白术、黄芪等，以益气而摄血。

第三节　瘿　病

肉瘿

唐某　女　60岁

初诊：1977年4月4日。甲状腺瘤，右叶为甚，感觉抽跳而痛，右叶有硬块,略见缩小,夜寐不安。舌质红,苔薄黄,灰腻已化,脉濡滑。痰热阻络。再拟养阴平肝,化痰消瘤。

生地 12g 玄参 12g 生白芍 12g 生甘草 6g 海浮石 30g 夏枯草 30g 海藻 12g 海蛤壳 30g 象贝母 9g 黄芩 9g 蛇莓 30g 板蓝根 15g 带心连翘 12g   7帖

二诊:4月11日。甲状腺瘤,右侧肿块轻减,渐见柔软,咽喉焮红梗痛,苔黄腻而垢,脉滑。血热夹瘀阻,湿热蕴聚,化而未清。再拟凉营清肝,化痰消肿。

水牛角(先煎)30g 生地 12g 丹皮 9g 黄连 15g 黄芩 9g 夏枯草 30g 开金锁 30g 蛇莓 30g 海浮石 15g 海藻 12g 天竺黄 6g 生甘草 6g 生苡仁 12g 卷心竹叶 12g   7帖

另:1. 珠黄散 ×2 瓶。

2. 1029 药膏,外敷患处。

按:该病系发生于甲状腺的良性肿瘤。沈老根据全身情况辨证治疗,予以海藻玉壶汤加减、珠黄散,及 1029 药膏外敷,取得比较满意的疗效。一诊重在养阴,清肝火,以缓解夜间疼痛。夜寐不安等;二诊由于患者偏于血热夹瘀,又有湿热凝聚,故去其阴药,重在清热凉营而平肝火,同时结合化痰法,以达消肿散结之效。

第四章 五官科疾病

《 第一节 鼻 部 疾 病 》

一、齁嚏——过敏性鼻炎

徐某 女 25岁

鼻塞流涕，头胀头痛，舌质光红，脉细小。症属过敏性鼻炎，肺气失清。治拟宣肺开窍。

桑叶10g　牛蒡10g　薄荷叶（后下）4g　蝉衣4g　生甘草6g　桔梗3g　生白芷12g　蔓荆子10g　白蒺藜12g　苏叶梗（各）6g　川芎10g　　　　7帖

按：此案即为古医案所称之"齁嚏"。患此病者大多体质特异，对某些花粉异气过敏，从而出现脏腑功能失调的表现，常出现卫阳不足，风邪外侵，叩金则气嚏而鸣，壅肺则鼻塞流涕。沈老常以疏风宣肺，开窍和气之法治疗此病，方中使用大队祛风散寒药物，以祛除外邪，对抗过敏；川芎活血化瘀，祛风止痛，为血中之气药，此处用之乃取"血行风灭"之意，其意深也。

二、鼻衄

李某 男 5岁

初诊：1988年9月1日。经常鼻衄，苔红热郁，舌质红，脉滑。肺虚肝旺。治拟养肺清肺，平肝凉血法。

桑白皮10g　地骨皮6g　生甘草10g　玄参10g　麦冬10g　仙鹤草15g　白及6g　夏枯草6g　景天三七10g　野百合10g　白茅根30g　　　　7帖

按：鼻衄一般由于肺胃热壅、血热妄行所致，但也有因体力劳役，真阴伤损，而水不制火，妄动衄出者。本例患儿经常衄血，阴血受损，木火刑金，使肺气更伤，火毒更旺，致使热象更彰。故沈师在清肺胃火热的基础上，施以养阴平肝凉血之法,方取《小儿药证直诀》泻白散加减,《本草纲目》认为此方乃"泻肺诸方之准绳也"。因为小儿为"稚阴"之体,故不能直泄肺中实热,而泻白散功能清泻肺中伏火以清肺热,再配合滋阴、止血等药物,则有标本兼顾之功。

◈ 第二节 耳部疾病 ◈

耳鸣

夏某　女　55岁

初诊:1995年4月25日。胸闷不舒,嗳气略畅,口干欲饮,右耳响鸣,夜寐欠安,苔黄腻,舌质淡红,脉弦滑。肺虚内热,胃气不和,夹湿热蕴阻。再拟健脾和胃,泄热化湿,佐以顺气之品。

南北沙参(各)10g　玉泉散(包煎)30g　代赭石30g　旋覆花(包煎)10g
生苡仁12g　竹茹10g　青陈皮(各)3g　黄芩10g　钩藤15g　川贝母10g
茵陈30g　广郁金12g　八月札15g　白蔻仁1.5g　千年健15g　淮小麦30g
　　　　　　　　　　　　　　　　　　　　　　　　　　　　　　4帖

二诊:4月29日。胸脘胀满不适,右耳响鸣,清晨便溏,夜寐欠安,口臭已除,向有高血压,苔薄腻渐化,脉滑。肝胃不和。再拟健脾和胃,柔肝升清,佐以化湿降浊。

党参15g　炒白术10g　仙半夏12g　煨金铃子6g　青陈皮(各)4g　姜竹茹10g　黄芩10g　茵陈30g　川贝母10g　旋覆花(包煎)10g　娑罗子15g
钩藤15g　合欢皮10g　罗布麻叶20g　方通草4g　　　　　　　　4帖
另:香连丸×1瓶,每次3g,每日2次。

三诊:5月3日。右耳响鸣异常,未见平静,夜寐仍不安宁,便溏减轻,伴有汗出口干。苔薄黄,脉弦。血压偏高,夹湿热内阻。再拟平肝潜阳,和胃顺气,佐以清化湿热之品。

生石决明(先煎)30g　珍珠母(先煎)30g　青龙齿(先煎)30g　灵磁石(先煎)30g　明天麻15g　竹茹10g　青陈皮(各)4g　青木香10g　罗布麻叶20g
川贝母10g　茵陈30g　八月札12g　青蒿12g　白蒺藜12g　荷叶边15g　4帖

四诊:5月7日。脘腹作胀不适,右耳响鸣异常,夜寐不安,腰部足跟酸痛无力,便溏减轻,时有忧郁感,苔厚腻已化,脉弦见平。肺炎后肝胆火旺,疏泄失常,神明不安。再拟温胆汤合旋覆代赭汤加味。

太子参12g　代赭石(先煎)30g　灵磁石(先煎)30g　旋覆花(包煎)10g
枳壳6g　竹茹10g　广郁金12g　合欢皮10g　伸筋草30g　茵陈30g　仙半夏10g　青陈皮4g　明天麻15g　陈胆星6g　淮小麦30g　石菖蒲10g　4帖

五诊：5月10日。脘腹作胀，嗳气不畅，夜寐不安，腰肢酸软，胸中有烧灼感，苔腻得化，微黄，脉弦细。再拟健脾疏肝，和胃顺气。

　　南北沙参（各）9g　生白术6g　川楝子6g　煅代赭石30g　旋覆花（包煎）10g　竹茹10g　八月札12g　娑罗子12g　仙半夏10g　茵陈30g　白蒺藜15g　路路通10g　淮小麦30g　石菖蒲10g　　　　　　　　　　　4帖

傅某　女　61岁

初诊：1991年10月12日。平日头脑部雷鸣之感，两耳响鸣，大便溏薄，项颈板滞，胸闷不舒。舌质淡白，脉细小。浊气上升，清气在下，神明欠清。治拟益气祛风，清神降浊法。

　　生黄芪15g　防风10g　粉葛根15g　羌独活（各）6g　苍术9g　明天麻15g　蔓荆子12g　活磁石30g　炒枳壳9g　姜竹茹10g　炙甘草6g　石菖蒲10g　八月札9g　　　　　　　　　　　　　　　　　　5帖

二诊：10月20日。脾虚湿阻，清阳上升，浊气在上，导致头脑雷鸣，亢而不平，大便溏薄，项颈板滞，胸闷不舒。苔薄，脉细小。再拟健脾升清，和胃降浊法。

　　党参15g　苍白术（各）6g　蜜炙细辛6g　粉葛根15g　明天麻12g　蔓荆子12g　炒补骨脂10g　活磁石（先煎）30g　花龙骨（先煎）30g　干地龙30g　紫丹参20g　广郁金10g　藁本6g　方通草10g　　　　　　5帖

　　按："耳鸣乃聋之渐也"，多因火、痰、虚等因素而为之。前一案例中，沈老本肝火乘脾土之意，以柔肝泻火之旋覆花汤、健脾益气化痰之二陈汤，酌配开窍之品，辨证准确，用药得当而获良效。对后一案例，则重在补益脾肾，以治疗脾不升清，浊气不降而耳鸣者，其主因为虚，故以健脾益气通阳升清为主，辅以重镇之品以降浊气，使气机通调，阴阳调和而奏效。

❀ 第三节　口腔部疾病 ❀

一、口疮

陈某　女　57岁

初诊：1994年6月10日。近日口腔溃疡，口燥内热，咽喉焮痛，苔薄腻，脉滑。胃火上升，夹痰热内恋。治拟清胃泄热，利咽化痰。

　　生石膏（先煎）30g　知母10g　全瓜蒌（切）30g　黄芩10g　金银花12g　连翘壳10g　牛蒡10g　生甘草10g　玉桔梗5　马勃6g　象贝母10g　板蓝

根 15g　卷心竹叶 12g　　　　　　　　　　　　　　　　　　　5 帖

二诊：6 月 15 日。服药后内热减轻，口腔碎痛，咽喉燥痛，咳呛痰黏，苔薄腻，脉滑。胃火上升，肺气失清。再拟清胃泄热，宣肺化痰。

生石膏（先煎）30g　知母 10g　全瓜蒌（切）30g　牛蒡 10g　生甘草 10g
桔梗 5g　板蓝根 15g　金银花 12g　连翘壳 10g　象贝母 10g　马勃 6g　野菊花 5g　卷心竹叶 12g　　　　　　　　　　　　　　　　7 帖

按：口舌生疮，实者多因心脾二经蕴热所致，虚者多因肺肾阴虚、虚火上炎所成。本案患者为属阳实之证，脾胃火毒炽盛，内夹痰热。沈老取《景岳全书》玉女煎加减治之，原方为治疗胃热阴虚而设地黄、麦冬滋阴壮水，而本例乃一派实热，急当清胃泄热，故取生石膏、知母清胃火而不伤津，再伍以多味清热解毒、宣肺化痰之品，自获良效。

二、舌疮

熊某　女　62 岁

初诊：1975 年 7 月 20 日。心阴不足，湿热熏蒸于上，化而未清。苔黄腻而灰，舌边有剥落，口舌碎痛，舌苔白糜腐异常。治以育阴清心而化湿热法。

南沙参 12g　玄参 12g　麦冬 9g　生苡仁 9g　紫地丁 30g　生甘草 3g　马勃 6g　连翘壳 12g　野菊花 4.5g　鲜竹茹 9g　野蔷薇花 9g　板蓝根 9g　7 帖

二诊：7 月 27 日。口舌碎痛，糜腐未平，乃心阴不足，心火偏亢，夹湿热熏蒸上焦所致，苔黄腻，脉滑。治以养阴清心，淡渗湿热。

南沙参 12g　玄参 12g　紫地丁 30g　连翘壳 12g　焦山栀 9g　马勃 6g
板蓝根 9g　白僵蚕 9g　六一散（包煎）12g　黄芩 6g　紫草 9g　野蔷薇花 9g　　　　　　　　　　　　　　　　　　　　　　　　　7 帖

三诊：8 月 11 日。山栀改丹皮 6g　　　　　　　　　　　　　　　7 帖

四诊：8 月 31 日。舌上碎痛，逐渐轻减，口内腐斑亦见消退，苔薄腻，脉滑。湿热化而未清。治以养阴清心，助化湿热。

南沙参 12g　麦冬 9g　玄参 12g　紫草 9g　焦山栀 9g　生甘草 4.5g　连翘壳 12g　白僵蚕 9g　马勃 6g　生苡仁 9g　朱灯心 4 小扎　野蔷薇花 9g　7 帖

五诊：8 月 17 日。舌上碎痛转而未平，舌苔剥落之处尚未长满。由于心阴不足，夹湿火内寄。治以养阴清心，渗利湿热。

玄参 12g　麦冬 9g　丹皮 6g　生白芍 9g　生甘草 4.5g　马勃 6g　生苡仁 9g　玉泉散（包煎）12g　连翘壳 12g　龙胆草 4.5g　野蔷薇花 9g　卷心竹叶 9g　　　　　　　　　　　　　　　　　　　　　　　　　7 帖

六诊：8 月 31 日。舌上碎痛，剥落处逐渐缩小，糜腐已消，苔黄腻，脉濡

滑。湿热颇甚，心阴不足，心火偏亢。治以育阴清心，淡渗湿热。

玄参9g　鲜竹茹9g　丹皮6g　带心连翘12g　龙胆草6g　生苡仁12g　蒲公英12g　卷心竹茹9g　野蔷薇花9g　　　　　　　　　7帖

七诊：9月14日。舌上碎痛，经治以来，剥落部分逐渐轻退，苔黄腻，脉濡。湿热内阻。再拟清化湿热，凉血清心法。

桑叶9g　甘菊花4.5g　六一散（包煎）15g　鲜竹茹9g　决明子12g　生苡仁12g　带心连翘12g　板蓝根12g　马勃4.5g　白僵蚕9g　紫草9g　野蔷薇花9g　朱灯心4小扎　　　　　　　　　　　　　　14帖

八诊：10月19日。舌上碎痛，虽见轻减，但时轻时剧，如睡眠安静则舌面刺痛较好。乃心火上升之象。治以育阴清心，佐化湿热之品。

黄芪9g　生甘草4.5g　玄参9g　旱莲草30g　孩儿参6g　带心连翘12g　柏子仁9g　火麻仁12g　马勃4.5g　白僵蚕9g　野蔷薇根15g　朱灯心4小扎　　　　　　　　　　　　　　　　　　　　　　　　7帖

童某　男　67岁

初诊：1987年12月30日。口内碎痛，因食物不慎复发刺痛，大便干结，舌质碎腐，脉濡细。阴虚火旺。再拟养阴清热，生津化腐。

川连1.5g　黄芩9g　大生地12g　玄参12g　鲜石斛12g　金银花10g　白僵蚕10g　玉竹15g　野菊花5g　白残花6g　决明子（打）20g　生甘草10g　卷心竹叶12g　　　　　　　　　　　　　　　4帖

二诊：1988年1月2日。服养阴生津化腐之剂，口内舌面碎痛减轻，舌左右边部有红腐两条，脉濡细。阴虚火旺。再拟前方加减。

大生地20g　京玄参15g　黄芩9g　鲜石斛12g　金银花10g　连翘壳10g　白僵蚕10g　玉竹15g　马勃9g　野菊花5g　决明子（打）20g　槐角15g　生甘草10g　卷心竹叶12g　　　　　　　　　　　　　7帖

三诊：1月16日。口舌碎痛逐渐减轻，肛门便后坠胀，大便干结，食欲不佳，舌质淡红，脉细小。胃阴不足。再拟养阴清化，解热和胃法。

南北沙参（各）9g　麦冬12g　石斛12g　竹茹9g　金银花12g　板蓝根12g　马勃9g　生甘草10g　槐角15g　天葵子30g　七叶一枝花30g　白僵蚕10g　鲜芦根（去节）1支　香谷芽12g　　　　　　　　　7帖

按：舌为胃本，又为心之苗，沈老认为舌疮的主要病机为心阴亏虚，心火偏亢，夹脾胃湿热，熏灼于舌，酿成疮毒，证属虚实夹杂，治疗当以育阴清心，佐化湿热为主，而不能纯以苦寒之品，直折其火，以免伤阴。此乃治疗舌疮的要点，不能不知。

三、牙衄

陈某 女 51岁

初诊：1983年4月18日。昨晚突然心悸动速，胸胁隐痛，惊骇不安，牙宣出血，口内干燥，舌面碎腐，鼻孔觉热，痰黏喉中，苔薄白，舌质淡红，脉细数。心肝火旺，夹痰热内阻。再拟养正宁心，平肝和胃。

太子参12g　麦冬9g　鲜石斛12g　茯神9g　茶树根15g　川楝子9g　全瓜蒌（切）15g　黄芩9g　钩藤15g　马勃6g　淮小麦30g　天竺黄6g　石菖蒲9g　　　　　　　　　　　　　　　　　　　　　　　　　3帖

另：白残花12g，3帖，煎汤漱口。

二诊：4月26日。牙宣出血，口鼻热气，口渴多饮，头晕胸闷，惊悸不安，舌质红绛，脉弦细。心肝之火上升不已，阴液暗耗神明不安。再拟清心泻肝，生津和胃法。

川连3g　黄芩10g　鲜石斛12g　竹茹10g　橘络3g　麦冬12g　大竺黄6g　生白芍15g　生甘草6g　马勃6g　川楝子12g　开金锁20g　白茅花10g　　　　　　　　　　　　　　　　　　　　　　　　　3帖

另：用青黛散外搽口腔。

三诊：5月3日。胸闷嗳气不畅，口中觉甜，牙齿出血，夜寐欠安，舌质淡红，脉濡细，弦平。再拟平肝和胃，清化湿热。

竹茹12g　陈皮3g　黄芩12g　煅代赭石30g　鲜石斛12g　丹皮6g　天竺黄6g　生白芍6g　生苡仁6g　开金锁20g　马勃6g　绿萼梅6g　白茅花10g　白残花12g　　　　　　　　　　　　　　　　　　　　　　4帖

四诊：5月20日。胸闷不舒，头胀神疲，口碎已除，牙宣出血，苔薄白，脉濡。肝胃不和，湿热内阻。再拟平肝清心，和胃止血。

太子参10g　生白芍12g　竹茹12g　陈皮3g　黄芩10g　仙鹤草15g　石斛12g　绿萼梅6g　煅代赭石30g　开金锁15g　石菖蒲10g　　　9帖

五诊：5月25日。胸闷嗳气不畅，头晕乏力，牙宣出血，精神疲惫，口臭觉干，苔薄腻，脉沉小（白细胞$3.43×10^9$/L，血小板$80×10^9$/L）。气血两亏夹湿热内阻，肝胃不和。再拟益气和胃，养血柔肝，佐化湿热。

大生地12g　鸡血藤12g　仙鹤草15g　生甘草6g　功劳叶15g　生白术6g　黄芩10g　公丁香6g　竹茹10g　茯神10g　白茅花12g　石菖蒲10g　　　　　　　　　　　　　　　　　　　　　　　　　5帖

六诊：5月31日。胸闷嗳气，牙宣出血，牙龈微腐，苔薄腻，脉转弦细。肝胃火旺，热郁营分。再拟凉血清肝，和胃清热法。

大生地12g　丹皮6g　赤白芍（各）10g　仙鹤草15g　黄芩10g　板蓝根

12g　竹茹 10g　六一散（包煎）15g　山茶花 6g　玄参 10g　白茅花 12g　生麦芽 12g　云苓 10g　生苡仁 6g　　　　　　　　　　　　　　　　　5帖

另：珠黄散×1瓶。

七诊：6月14日。牙宣出血稀而未止，咽喉觉燥，胸闷不舒，苔灰黯边剥，脉细弦。再拟养阴清热，和胃降浊。

大生地 12g　丹皮 6g　玉泉散（包煎）15g　金银花 10g　连翘壳 10g　黄芩 10g　竹茹 10g　板蓝根 12g　天竺黄 6g　白茅花 12g　卷心竹叶 12g　5帖

八诊：6月28日。牙宣出血见轻，口内碎痛，夜寐不安，苔黄灰而腻，脉细弦。湿热内阻。再拟养阴清化法。

大生地 12g　丹皮 6g　碧玉散（包煎）15g　焦山栀 10g　细茵陈 20g　黄芩 10g　天竺黄 6g　竹茹 10g　带心连翘 12g　白茅花 10g　卷心竹叶 12g

　　　　　　　　　　　　　　　　　　　　　　　　　　　　　　　7帖

按：本病类似于西医学之萎缩性牙周病，以龈肉萎缩、牙根宣露、牙龈松动、经常渗出血液为特征，多因胃火上蒸，或精气亏虚、气血不足、虚火妄动等原因而致病。

该例患者年逾五十，肝肾亏虚，虚火内炽，同时又有心胃火热壅盛。沈老以平肝清心、养阴清热法为主，佐以和胃止血等药。方取清胃汤之意，以大生地凉血滋阴，丹皮凉血清热，配合黄芩、山栀、开金锁清上焦之热，仙鹤草、白茅花、板蓝根、山茶花等凉血止血，碧玉散、茵陈利湿清肝，白残花（即绿萼梅）疏肝理气。诸药配合，清热化湿，调和肝胃，治疗牙宣出血疗效显著。

四、牙痈

刘某　男　11岁

初诊：1995年7月1日。牙龈肿痛作脓，头晕心悸（早搏动速），便结，苔薄腻，脉细弦。肝胃火升，夹痰瘀阻络。治拟清胃泻肝，养血宁心法。

大生地 20g　黄芩 10g　连翘壳 10g　金银花 12g　茶树根 15g　山海螺 15g　白僵蚕 12g　蜂房 10g　生甘草 12g　生苡仁 12g　全瓜蒌（切）30g　决明子（打）20g　卷心竹叶 12g　　　　　　　　　　　　　　　　4帖

二诊：7月6日。牙龈肿痛减轻，心悸未发，苔薄腻，脉细缓。再拟凉血清肝，养血宁心。

大生地 20g　生白芍 15g　生甘草 10g　金银花 10g　白僵蚕 10g　全瓜蒌（切）30g　生苡仁 10g　竹茹 10g　天葵子 15g　连翘壳 10g　茶树根 12g　卷心竹叶 12g　　　　　　　　　　　　　　　　　　　　　4帖

按：此例牙痛属风热毒邪，引动胃火上炎，犯及齿龈之急症。沈老治之多责于心、肝、胃，常用清胃、泻肝、养血宁心之法，使患儿牙龈肿痛及心悸症状均迅速减轻。方中蜂房性味甘平，归胃经，功能祛风攻毒，散肿止痛，治疗牙龈肿痛有良效。

五、痄腮——腮腺炎

顾某 女 59岁

初诊：1985年12月11日。据述经西医诊断为腮腺炎，两颊耳后作胀，咽喉梗痛，苔薄腻，脉濡滑。肝脾湿热内阻，络脉不和。治拟祛风消肿，清利湿热，佐以和络之品。

当归10g 赤芍12g 大生地15g 丹皮10g 黄芩10g 金银花12g 连翘壳12g 蒲公英15g 板蓝根15g 玄参12g 生苡仁12g 开金锁15g 紫花地丁30g 生甘草10g 马勃6g 　　　　　　　　10帖

另：金黄散60g，金银花白蜜调敷。

按：此病多见于小儿，成人偶可见之。该患者已届老年，基于此，沈老考虑既要使用清轻的疏风清热解毒之品，同时也要顾及肝肾之亏。本例用药清轻，剂量也偏小，结合外用药，获得佳效。

❧ 第四节 咽 部 疾 病 ❧

一、乳蛾

邱某 男 24岁

初诊：1977年4月9日。乳蛾焮痛较轻，稍有潮热，易于汗出，口苦而臭，两膝关节疼痛，苔黄腻舌红，脉濡滑，弦象略平。邪热内蕴，湿浊郁阻未化。再拟清营解热，化湿通络法。

水牛角（先煎）30g 生地12g 丹参9g 太子参12g 秦艽15g 黄芩12g 板蓝根30g 铁扁担15g 老鹳草30g 海桐皮30g 生苡仁12g 生甘草6g 陈皮3g 　　　　　　　　5帖

陈某 女 54岁

初诊：1991年12月7日。近日扁桃体炎症，焮肿疼痛，高烧头痛，苔黄腻，脉滑数。治拟解热清肺，和胃消肿。

牛蒡10g 板蓝根30g 青蒿15g 生甘草10g 玉桔梗5 白僵蚕10g

马勃 9g　黄芩 9g　薄荷叶（后下）3g　晚蚕沙（包煎）15g　金银花 12g　连翘壳 12g　鲜芦根（去节）1 支　　　　　　　　　　　　　　　　　4 帖

二诊：12 月 11 日。咽喉焮痛，发热见轻，胸闷心悸，苔腻，脉细滑。再拟清热消肿，和胃化湿。

冬桑叶 10g　牛蒡 10g　板蓝根 30g　青蒿 15g　金银花 12g　连翘壳 12g　马勃 9g　生甘草 10g　白僵蚕 10g　薄荷叶（后下）6g　桔梗 6g　挂金灯 10g　钩藤（后下）12g　　　　　　　　　　　　　　　　　　　　　4 帖

三诊：12 月 14 日。发热已退，咳呛痰黏，咽喉焮肿疼痛，轻而未平，苔厚腻，脉濡。再拟宣肺化痰，清肝消肿法。

桑叶皮（各）9g　牛蒡 10g　马兜铃 6g　马勃 9g　板蓝根 30g　僵蚕 10g　制半夏 10g　陈皮 4g　山海螺 20g　薄荷叶（后下）6g　钩藤（后下）15g　生苡仁 12g　玉桔梗 5g　生甘草 10g　　　　　　　　　　　　　4 帖

四诊：12 月 18 日。咽喉焮痛已退，咳呛减轻，喉中痰黏觉燥，苔黄腻，脉滑细。再拟清肺化痰，平肝清热法。

桑叶皮（各）9g　牛蒡 6g　马兜铃 6g　马勃 6g　板蓝根 30g　鱼腥草 30g　僵蚕 10g　甜葶苈 9g　山海螺 20g　生苡仁 5g　薄荷叶（后下）5g　玉桔梗 4g　生甘草 10g　　　　　　　　　　　　　　　　　　　　5 帖

五诊：12 月 23 日。喉痛已平，咽燥痰多，苔薄，脉濡细。肺气失清。再拟清肺化痰，和胃降浊。

桑叶皮（各）9g　牛蒡 6g　马兜铃 6g　板蓝根 20g　鱼腥草 20g　甜葶苈 6g　陈胆星 6g　制半夏 9g　山海螺 20g　生苡仁 12g　陈皮 5g　玉桔梗 4g　生甘草 10g　　　　　　　　　　　　　　　　　　　　7 帖

按：乳蛾多因肺胃火毒上攻，风热之邪外乘，风、火相搏，夹痰瘀互结所致；或因七情失节，引动肝火上攻，或过食辛辣等，皆可致病。

前一案例患者为男性青年，体实感邪，邪正交争剧烈，外热内湿熏蒸于上，而咽肿痛，口臭，苔黄腻；湿热下注于关节则活动屈伸不利。故沈老以清营解热，化湿通络法治之。后一案例患者为风热外袭、痰浊阻滞之证，加之年高肝肾亏虚，阴阳不调，故处以疏风清热、解毒化痰之药，酌配调和阴血、平肝泻火之药，终获佳效。

二、音哑

陈某　女　55 岁

初诊：1975 年 11 月 8 日。音声不扬，痰黏咳呛，胸闷，头痛偏左，伴有耳鸣，大便干结，伴有紫癜。苔白腻中黄，脉弦。肝旺脾弱，湿热内阻，肺气失宣。治以宣肺开音，平肝化痰。

南沙参 9g 桑叶皮（各）9g 山海螺 30g 桔梗 3g 苡仁 12g 马兜铃 3g 土大黄 12g 制半夏 6g 陈皮 3g 开金锁 9g 玉蝴蝶 4.5g 生甘草 3g 5帖

二诊：11月23日。音声略扬，环唇干燥，大便秘结，咳嗽未止，头痛偏左，耳鸣，伴有紫癜。再拟润肺生津，化痰开音。

南沙参 9g 桑叶皮（各）9g 玄参 9g 山海螺 30g 槐花 9g 马兜铃 3g 土大黄 9g 玉蝴蝶 4.5g 生甘草 3g 竹茹 9g 凤凰衣 3g 钩藤（后下）12g

7帖

按：《景岳全书·声哑》云："暗哑之病，当知虚实。实者其病在标，因窍闭而喑也；虚者其病在本，因内夺而喑也。"论治则实当宣肺，虚宜滋肾，此患者年过五旬，肝肾阴亏，肝阳偏亢，而音哑痰咳，其病在肺。故沈老处方，宣肺开音，平肝化痰，以治其急，用玉蝴蝶、凤凰衣、桑白皮、马兜铃等药和咽开窍；沙参、玄参、土人黄养阴清热解毒；竹茹、半夏化痰；钩藤泻其肝火。

三、上石疽——鼻咽癌

孙某 男 48岁

初诊：1978年9月13日。鼻咽癌经肿瘤医院放射治疗两月，已治愈。颜面颈部皮肤干燥，面目虚肿，口腔和牙龈酸胀不适，口内觉燥少津，苔糙腻，舌边有瘀紫斑，干咳痰黏，脉弦软。肺胃之阴两伤，津液乏于输布，夹有瘀阻。治宜益气养阴，润肺清胃，以利清窍。合乎"先其所因，伏其所主"的治疗法则。

南北沙参（各）9g 麦冬 12g 玄参 12g 鲜石斛 12g 生甘草 9g 天花粉 12g 金银花 9g 半枝莲 30g 七叶一枝花 30g 全瓜蒌 30g 鲜生地 30g 桃仁 9g 卷心竹叶 12g 竹沥（分2次冲服）60g 7帖

二诊：9月21日。鼻咽癌经放射治疗后，鼻咽部和腔内有碎腐干燥之象，每天早晨起床时，鼻咽内有衄血现象，苔糙腻略化，脉弦软。肺开窍于鼻，肺热少津，故鼻干而衄，胃阴暗耗。病情明显见轻，再拟养肺清热，生津和胃，佐入活血化瘀，凉血止血之品。

1. 南北沙参（各）9g 麦冬 12g 玄参 12g 鲜石斛 12g 鲜生地 30g 生芍药 12g 生甘草 9g 天花粉 12g 马勃 4.5g 七叶一枝花 30g 半枝莲 30g 全瓜蒌（切）30g 花蕊石 30g 金银花 9g 卷心竹叶 12g 竹沥（分2次冲服）60g 7帖

2. 噙化丸方：珠黄散（1分装）10瓶 寒水石 30g 西瓜霜 12g 硼砂 9g 马勃 15g 乌梅 9g 天竺黄 9g 薄荷叶 1.5g 梅片 0.9g 细盐 0.9g 竹沥 30g

上药研成细末，用蜂蜜适量调和成丸，如樱桃大小1粒（合0.9～1.2g，旧制即3～4分量），口内噙化服。

三诊：9月27日。鼻咽口腔碎腐干燥之象，药后已见滋润，尚有少许衄血，味觉较前为好，糙苔已化，较为薄腻，脉濡缓。肺胃之阴两伤，津液得有恢复之机。再拟养阴清肺，生津和胃法。

南北沙参（各）9g　麦冬12g　玄参12g　鲜生地30g　鲜石斛15g　生甘草9g　金银花12g　仙鹤草12g　金果榄12g　马勃4.5g　七叶一枝花30g　半枝莲30g　全瓜蒌30g　花蕊石30g　芒种草30g　卷心竹12g　竹沥（分2次冲服）60g　　　　　　　　　　　　　　　　　　　　　　　　　7帖

四诊：10月6日。鼻咽口腔碎腐十去七八，偶有紫黯色血性分泌物，量极少，近日胃中不适，苔酸腻，舌尖微有起刺之象，干糙已化，阴液得有恢复之机，转为湿热郁阻。再拟养阴生津，清化湿热，佐入和胃之品。

南北沙参（各）9g　麦冬9g　鲜生地15g　六一散（包煎）15g　金石斛12g　马勃4.5g　金银花9g　仙鹤草12g　景天三七30g　七叶一枝花30g　半枝莲30g　花蕊石30g　生麦芽12g　卷心竹叶12g　竹沥（分2次冲服）60g

　　　　　　　　　　　　　　　　　　　　　　　　　　　　　　7帖

五诊：10月16日。鼻咽口腔碎腐十去七八，色黯的分泌物尚未清除，口内味觉恢复正常，但口燥欠润，苔薄白，脉弦细。阴津得有资生之机，余焰未尽。再拟养肺生津，育阴凉血法。

1. 南北沙参（各）9g　麦冬12g　鲜生地15g　仙鹤草9g　旱莲草15g　侧柏叶30g　马勃4.5g　金银花12g　七叶一枝花30g　半枝莲30g　景天三七30g　六一散（包煎）15g　金石斛12g　生麦芽12g　竹沥（每日分2次冲饮）60g　　　　　　　　　　　　　　　　　　　　　　　　　10帖

2. 外用吸鼻方

白及粉9g　花蕊石9g　绿豆粉18g　薄荷晶1.5g（或薄荷尖6g）

四味同研极细粉，每日嗅鼻，日2～3次。

3. 外敷放射后颈部焦黑皮肤方

第一方：芙蓉叶30g　野菊花15g　一见喜15g　蛇莓15g　天葵子12g　樟脑6g

白凡士林调匀外敷或外搽。

第二方：芙蓉花30g　西瓜霜12g　炉甘石12g　冰片5g

上药研细末，筛去杂质，用白凡士林适量调匀外搽黑皮肤处。

六诊：10月30日。19日突然发生高热（40℃），伴有吐泻，经西医诊断为放射性高热，经用解热药而瘥，尚有二三分低热，咽喉干裂而痛，鼻衄夹有拇指大的血块，口燥异常，口腔又觉糜腐，苔腻微白，脉细数带弦。肺虚引动肝胃之火上升，郁于营分，津液暗耗，夹有痰浊。再拟清热解毒，平肝和胃。

水牛角（先煎）60g　紫草30g　玄参15g　白花蛇舌草30g　蜀羊泉30g
开金锁30g　金银花15g　僵蛹12g　半枝莲30g　花蕊石30g　六一散（包煎）15g　鱼腥草（后下）30g　生麦芽12g　原皮参4.5g　　　　　　7帖

另：鲜石斛18g，配7帖，煎汤代茶。

七诊：11月7日。高热退后，近日有低热（约37℃），鼻衄十去六七，口腔糜烂逐渐减轻。苔垢腻微黄，脉濡，心慌不宁，大便溏黏。湿热内蕴，化而未净，津液输布失常。治宜清热凉血，化浊解毒法。

水牛角（先煎）60g　紫草30g　麦冬12g　白花蛇舌草30g　蜀羊泉30g
开金锁30g　大青叶15g　蒲公英30g　六一散（包煎）30g　半枝莲30g　金银花15g　花蕊石30g　僵蛹15g　生楂肉12g　　　　　　　　12帖

另煎汤代茶：原皮参4.5g　鲜石斛18g　　　　　　　　　　　　　12帖

八诊：11月24日。潮热尚未清退，吞咽已渐顺利，尚感干燥，鼻衄仅见血丝，糜烂消除，苔薄腻，边有齿印，脉濡，正气渐渐恢复，湿热化而未净，夹有痰热内阻，络脉欠利。再拟清热凉血，解毒化痰法。

水牛角（先煎）30g　紫草30g　麦冬12g　白花蛇舌草30g　蜀羊泉30g
开金锁30g　板蓝根18g　蒲公英30g　半枝莲30g　金银花18g　生甘草6g
花蕊石30g　天竺黄6g　僵蛹15g　生楂肉12g　　　　　　　　　10帖

另煎汤代茶：皮尾参4.5g　鲜石斛18g　　　　　　　　　　　　　10帖

九诊：12月7日。潮热已退，鼻衄再见净止，咽喉焮红，微有梗痛，舌淡白尖淡红，微有起刺，脉右滑左细小。阴液暗耗，得有恢复之机，夹有痰热。再拟育阴生津，化痰清热法。

鲜生地30g　麦冬12g　玄参12g　紫草30g　蛇莓30g　蜀羊泉30g　开金锁30g　生甘草9g　金果榄18g　金银花18g　连翘壳15g　半枝莲30g
花蕊石30g　天竺黄6g　僵蛹15g　　　　　　　　　　　　　　10帖

另煎汤代茶：皮尾参4.5g　鲜石斛18g　　　　　　　　　　　　　10帖

十诊：1981年3月4日。内服丸方：

霍石斛60g（或用金石斛）　青黛90g　蛤粉60g　蛇莓40g　土牛膝30g
水泛为丸，每日9g，每日2次。

按：鼻咽癌在不同期的病象可见于中医的"鼻衄""鼻渊""上石疽""真头痛"范畴。本例为鼻咽癌经放射治疗后，体内热毒炽盛，伤及肺胃之阴，导致气血凝滞。沈老治以益气养阴、润肺清胃、利窍清咽之法，前五诊意在滋阴解毒以扶正抗癌，未料患者突发高热，乃热毒进入营分之象，遂用水牛角、紫草等，乃取清营汤之意，配合解毒药物又治疗四诊后，诸症十去其八九，乃予以丸方善后。

❧ 第五节 眼部疾病 ❧

目衄

施某 男 47岁

初诊：1996年3月1日。近年两目出血，经服中药已平，有眼眵，偶有耳鸣，据述伴有脂肪肝，便溏，苔薄白，脉濡滑。肝血不足，脾肾薄弱。治拟健脾柔肝，滋肾明目。

太子参12g 生白术6g 杭白芍15g 熟女贞12g 炙甘草10g 平地木30g 广郁金12g 谷精草10g 密蒙花10g 稆豆衣10g 绿萼梅4g 煨葛根15g 荷叶边15g 　　　　　　　　　　　　　　　　　　　　7帖

二诊：4月9日。两目经常有巩膜出血现象，劳累则发，偶有耳鸣未平，大便带溏，有头晕现象，苔薄腻，脉细软。脾虚肝强，虚阳易升。再拟健脾升清，补肾明目法。

党参20g 生白术12g 杭白芍15g 旱莲草20g 熟女贞12g 枸杞子12g 明天麻12g 蔓荆子10g 谷精草10g 密蒙花10g 杜仲15g 炙甘草10g 白蒺藜15g 八月札10g 荷叶边15g 　　　　　　　　　　14帖

三诊：4月29日。两目巩膜出血现象有所减少，视物过度则发作，眼皮无力，便溏减轻，苔薄白，脉细缓。脾虚肝亢，清阳欠升。再拟健脾升清，平肝明目。

党参20g 生白术12g 升麻10g 旱莲草20g 熟女贞12g 枸杞子12g 侧柏叶30g 生白芍15g 生甘草10g 谷精草10g 密蒙花10g 明天麻12g 杜仲15g 蔓荆子10g 山茶花4g 　　　　　　　　　　14帖

另：石斛夜光丸×4瓶，每次8粒，每日3次。

四诊：5月19日。左目巩膜出血未作，夜寐欠安，大便带溏，苔薄，脉细缓。肝肾两亏，肝阳偏亢，伴有脂肪肝。再拟健脾补肾，疏肝潜阳。

党参20g 苍白术（各）9g 平地木30g 广郁金15g 生白芍20g 生甘草10g 旱莲草20g 怀山药30g 杜仲15g 谷精草12g 密蒙花10g 明天麻12g 黄精30g 竹茹10g 青陈皮（各）3g 　　　　　　　　14帖

另：石斛夜光丸×6瓶，每次8粒，每日3次。

五诊：6月9日。左目巩膜出血已平，视力亦见好转，大便日二次，夜寐已安，苔薄腻，细缓。肝肾不足，水不涵木，脾运乏力。再拟健脾益气，补肾柔肝法。

党参20g 炒白术10g 云苓10g 青陈皮（各）4g 平地木30g 生甘草

10g　旱莲草20g　熟女贞10g　谷精草12g　密蒙花10g　杜仲15g　菟丝子
12g　黄精30g　竹茹10g　合欢皮10g　　　　　　　　　　　　　14帖

　　另：石斛夜光丸×6瓶，每次8粒，每日3次。

　　按："肝开窍于目""肝受血而能视""肝气通于目，肝和则目能辨五色"，提
示眼的视觉功能主要由于肝的作用，肝又为藏血之脏，可知目衄首当责之于
肝；然脾统血，肝木又赖于肾水的涵养，故目衄的辨证论治亦当考虑脾与肾。
沈老认为当以柔肝、健脾、滋肾三法治之。方用四君子汤、八月札、荷叶边、稆
豆衣、煨葛根、升麻健脾升清，平地木、白芍、广郁金平肝柔肝，旱莲草、熟女
贞、黄精、枸杞子、菟丝子、杜仲养血滋肾，谷精草、密蒙花清肝明目。诸药配
合，五诊而得痊愈。

第五章 膏方医案

第一节 概　述

中药膏方，具有益气补血，调和营卫，通利血脉等功用。沈老认为，膏方的选用，要根据病情来决定，同时还要考虑病人的体质，当时的季节、气候、地理条件，因人、因时、因地制宜，只要服用合理，方法对头，就能使有病虚损早日痊愈，恢复健康。在用药方面，沈老认为在膏方中不能一味重用补药，在许多情况下，祛邪亦即为补；故沈老在处方中，遵循"实者去其壅积，虚者补其不足"的原则，实事求是，以治病为根本目的。沈老还特别注重对于脾胃的调理，认为"脾胃乃后天之本"，只有脾运健旺，消化吸收能力强健，才能充分发挥膏滋药的疗效，而达到治疗目的。另外，对于平时不服中药的患者，一般会要求其服用 1 周时间的开路方，以使病人的身体适应药力。为了配合治疗，在服药期间会要求病人忌食某些食物，如服滋补性膏方时，不宜饮茶，一般服膏方期间应忌食生冷、油腻、辛辣等不易消化及有特殊刺激性的食物。由于膏方是根据每个病人的体质和病情进行拟方，为治病和调补并举，故疗效较好。

膏方制备方法：先将阿胶半斤（250g）用黄酒浸到溶解，隔水蒸后备用。另备麦芽糖 500g 或冰糖 250～500g，胡桃肉、芝麻适量炒熟研碎，桂圆肉、莲心、红枣肉各适量，水煮成糊状。制膏时先将中药用大盛器浸泡一夜，次晨煎药，倒出药汁，浓缩至 1 500g 或 2 000ml，加入麦芽糖、冰糖、阿胶，文火煎熬，不断搅动，防止烧焦，直至药汁呈滴珠状，即可将已准备好的芝麻、桂圆、桃肉、莲心等倒入锅内，继续搅拌均匀，离火，冷却（不加盖，仅用一层纱布盖住），成膏后放置阴凉通风处，每日早晚各 1 次，每次 1 匙，开水调服。

对某些内、妇科等疾病如哮喘病、心肌炎后遗症、阳痿、不孕症、痛经、月经失调、慢性盆腔炎、崩漏、产后体虚、更年期综合征等慢性疾病，需要较长时期服药者可予病情稳定后给予缓治。膏方特点是药物全面，药力缓和，服用方便，便于携带，病家习惯乐用。冬季服用尤为适宜，通常冬至开始服补膏至立春为止。

以下列举沈老治验的 22 例膏方。

❦ 第二节 妇科病膏方 ❧

金某 女 30 岁

1990 年 12 月 15 日。月经失调，时来时闭，带多色黄，精神疲乏，腰肢酸软，夜寐不安，易于脱发，口内干燥，苔薄，脉濡细。气血不足，冲任不和，脾肾两亏。治拟补益气血，调理肝脾，佐以益肾之品。膏滋代煎，缓图根本。

生晒参（另煎汁冲入）30g　炒白术 90g　生熟地（各）90g　当归 120g　炒白芍 90g　泽兰叶 120g　益母草 100g　旱莲草 200g　黑料豆 100g　黄精 100g　山萸肉 90g　夜交藤 150g　覆盆子 100g　菟丝子 90g　石斛 120g　马鞭草 120g　金狗脊 120g　刘寄奴 90g　青陈皮（各）40g　陈阿胶 250g　白冰糖 500g

上药配 1 料，凉水浸 1 宿，水煎 3 次，过滤去渣取浓汁，和入陈阿胶（另用陈酒炖烊）、白冰糖等，溶化搅和收膏，以滴水成珠为度，自然冷却成膏，每日早晚各服 1～2 匙，用白开水冲服。

如遇伤风、发热、食滞等情况，暂缓停服，服药期间忌饮食茶叶、蟹腥之品。

邬某 女 42 岁

1990 年 12 月 1 日。经行过多开始于初潮，经中西医治疗未见明显效果，经 B 超检查无肿瘤。伴有贫血之象，心动过缓，头晕腰酸，面部黧黑，舌边瘀斑，苔薄腻，脉濡细。治拟养血化瘀，固摄冲任，补益肝肾之品，以膏代煎，标本兼顾。

开路方：

适值经行量多，精神疲惫。治拟益气固冲，滋肾止血法。

党参 15g　生黄芪 15g　生熟地（各）9g　丹皮 6g　苁蓉 12g　益母草 15g　天葵子 20g　怀山药 15g　马齿苋 20g　煅牡蛎 30g　煅龟甲 15g　花蕊石 30g　制香附 6g　鸡内金 10g　　　　　　　　　　　　　7 帖

膏方：

党参 200g　生晒参（另煎汁冲）50g　紫丹参 150g　生熟地（各）90g　黄精 300g　制首乌 150g　益母草 150g　苁蓉 120g　赤白芍（各）90g　柏子仁 100g　煅龙骨 300g　制香附 60g　山萸肉 90g　金狗脊 150g　春砂壳 30g　炙甘草 100g　黑大豆 300g　菟丝子 100g　生白术 60g　金银花 120g　马齿苋 200g　生黄芪 150g　青防风 90g　炙龟甲 150g　阿胶 250g　白冰糖 1 000g

上药配 1 料，凉水浸 1 宿，水煎 3 次，过滤去渣取浓汁，和入陈阿胶（另用陈酒炖烊）、白冰糖等，溶化搅和收膏，以滴水成珠为度，自然冷却成膏，每日早晚各服 1～2 匙，用白开水冲服。

如遇伤风、发热、食滞等情况，暂缓停服，服药期间忌饮食茶叶、蟹腥之品。

朱某 女 42 岁

1990 年 11 月 10 日。往年冬令进服膏滋方后，明显有好转之象，经行腹痛减轻，量多亦减，头晕乏力，夜寐欠安，腰酸肢楚，时或带下赤白，伴有痔疮，时而下坠便血，苔薄腻，脉濡细。气血两亏，肝肾不足，血不养心，神明欠安。治以膏滋代煎，缓图补元，所谓亡羊补牢，及时进补，调理冲任带脉，为时未晚。

生晒参 50g　党沙参（各）100g　太子参 120g　生熟地（各）90g　紫丹参 100g　黄精 200g　鸡血藤 200g　制首乌 150g　熟女贞 100g　菟丝子 100g　炙龟甲 100g　生白术 100g　怀山药 150g　杜仲 100g　巴戟肉 90g　桑寄生 150g　椿根皮 60g　枸杞子 120g　金狗脊 150g　威灵仙 150g　槐角 120g　红藤 200g　紫花地丁 100g　青陈皮（各）30g　陈阿胶 250g　白冰糖 1000g

上药配 1 料，凉水浸 1 宿，水煎 3 次，过滤去渣取浓汁，和入陈阿胶（另用陈酒炖烊）、白冰糖等，溶化搅和收膏，以滴水成珠为度，自然冷却成膏，每日早晚各服 1～2 匙，用白开水冲服。

如遇伤风、发热、食滞等情况，暂缓停服，服药期间忌饮食茶叶、蟹腥之品。

郭某 女 26 岁

1990 年 11 月 17 日。向有痛经，每于第 1～2 天腹痛较甚，痛剧则恶心作泛，乳胸作胀，冬令形体畏寒，夜寐多梦，腰部酸软，月经本月 16 日来潮，约 7 天净止，苔薄，脉濡细。肝脾气滞，肾气不足，冲任不和，夹有血瘀胞宫，病久气虚血瘀。治拟益气健脾，疏肝化瘀，佐以补肾暖宫法，以膏代煎，冀图根本。

开路方：

1. 紫丹参 10g　生白芍 15g　炙甘草 10g　竹茹 10g　青陈皮（各）3g　胡芦巴 6g　路路通 10g　怀山药 15g　炒五灵脂 12g　白蒺藜 12g　合欢皮 10g　桑寄生 12g　香谷芽 12g　　　　　　　　　　　　　　　　　7 帖

2. 膜样痛经方：

川连 15g　川贝粉 30g　公丁香 20g　肉桂 12g

四味共研细末，分成 20 包，每日 1 包，分 2 次化服。痛止吐平停服。

膏方：

生晒参 25g　西洋参（另煎汁冲入）15g　党参 100g　生白术 90g　青陈

皮(各)30g　紫丹参120g　紫石英300g　艾叶100g　炒五灵脂120g　当归100g　赤白芍(各)60g　胡芦巴90g　怀山药150g　公丁香30g　炙乳没(各)30g　金狗脊120g　炒枣仁90g　夜交藤150g　生白芷60g　石斛120g　天麦冬(各)60g　炙甘草90g　香谷芽120g　枸杞子90g　陈阿胶200g　白冰糖500g

上药配1料,凉水浸1宿,水煎3次,过滤去渣取浓汁,和入陈阿胶(另用陈酒炖烊)、白冰糖等,溶化搅和收膏,以滴水成珠为度,自然冷却成膏,每日早晚各服1~2匙,用白开水冲服。

如遇伤风、发热、食滞等情况,暂缓停服,服药期间忌饮食茶叶、蟹腥之品。

曹某　女　28岁

1990年11月3日。向有痛经,经行第一天痛剧,甚则泛吐,四肢欠温,婚后年余不孕,腰部酸软,苔薄,脉沉细。肾气不足,胞宫失于温煦,夹有瘀阻,厥气失于疏泄之机,肝升太过,胃气失于和降。治拟温肾暖宫,疏肝化瘀,调理冲任,以图根本。

开路方:

当归10g　紫丹参12g　熟地12g　制香附10g　炒五灵脂15g　红藤30g　枳壳6g　路路通12g　益智仁6g　紫石英(先煎)30g　金狗脊15g　香谷芽15g　炙甘草9g　青陈皮(各)3g　　　　　　　　　　　　　　　　5帖

膏方:

生晒参(另煎汁冲入)30g　生白术100g　苁蓉100g　炙甘草100g　紫丹参120g　当归100g　熟地90g　紫石英(先煎)300g　炒五灵脂120g　胡芦巴60g　巴戟肉100g　路路通120g　杜仲100g　金狗脊120g　姜竹茹90g　青陈皮(各)30g　怀山药150g　覆盆子120g　菟丝子100g　香谷芽120g　石菖蒲60g　五味子90g　陈阿胶250g　白冰糖1000g

上药配1料,凉水浸1宿,水煎3次,过滤去渣取浓汁,和入陈阿胶(另用陈酒炖烊)、白冰糖等,溶化搅和收膏,以滴水成珠为度,自然冷却成膏,每日早晚各服1~2匙,用白开水冲服。

如遇伤风、发热、食滞等情况,暂缓停服,服药期间忌饮食茶叶、蟹腥之品。

吴某　女　40岁

1990年12月15日。月经尚调准,曾经人工流产2次,平日头晕耳鸣,腰部酸痛,四肢欠温,甚则寒冷异常,头发易落,有时头痛,大便时结时溏,咽喉燥痛,时吐黏痰,苔薄腻,脉沉细。肾虚肝旺,虚火易升,上热下寒。治拟补益气血,滋肾柔肝,健脾升清。膏滋代煎,以图根本。

开路方：

党参 12g　南北沙参（各）9g　功劳叶 15g　熟地 10g　杭白芍 12g　炙甘草 10g　旱莲草 20g　熟女贞 12g　金樱子 12g　菟丝子 12g　潼白蒺藜（各）9g　金果榄 9g　天麦冬（各）9g　钩藤 12g　　　　　　　　　　　7帖

膏方：

生晒参 30g　西洋参（另煎汁冲入）30g　生熟地（各）90g　黄精 200g　枸杞子 120g　鸡血藤 200g　杭白芍 120g　生白术 100g　钩藤 120g　潼白蒺藜（各）90g　金樱子 100g　旱莲草 200g　熟女贞 120g　炒补骨脂 60g　巴戟肉 50g　炙甘草 100g　山萸肉 90g　怀山药 150g　芡实 150g　桑螵蛸 120g　乌药 40g　陈阿胶 100g　鹿角胶 100g　龟甲胶 150g　白冰糖 500g

上药配 1 料，凉水浸 1 宿，水煎 3 次，过滤去渣取浓汁，和入陈阿胶（另用陈酒炖烊）、鹿角胶、龟甲胶、白冰糖等，溶化搅和收膏，以滴水成珠为度，自然冷却成膏，每日早晚各服 1~2 匙，用白开水冲服。

如遇伤风、发热、食滞等情况，暂缓停服，服药期间忌饮食茶叶、蟹腥之品。

赵某　女　28岁

1990 年 11 月 3 日。产后两年余，胎儿安健，乳汁尚未见净，经行量多，腹内胀痛，头晕异常，甚则欲昏倒之象，心慌不安，夜寐梦多，舌质黯红，脉细弦。血瘀胞脉，清阳失展，素体血亏血瘀，虚实夹杂。治拟养血化瘀，清神降浊，调理冲任，佐以疏肝解郁之品，以膏代煎，标本兼顾，庶能根治。

开路方：

党参 15g　生白术 10g　紫丹参 12g　川芎 10g　桃仁 9g　赤白芍（各）9g　蔓荆子 12g　天麻 9g　广郁金 12g　鬼针草 30g　升麻 9g　玉米须 15g　陈胆星 6g　白蒺藜 12g　　　　　　　　　　　　　　　6帖

膏方：

党参 150g　生白术 100g　云苓 100g　益母草 120g　升麻 100g　柴胡 60g　桃仁 90g　川芎 90g　红花 60g　煅代赭石 300g　陈胆星 60g　广郁金 90g　留行子 90g　炙甘草 90g　鬼针草 150g　野葡萄藤 150g　白蒺藜 120g　明天麻 90g　紫丹参 100g　紫石英 300g　蔓荆子 90g　黄精 200g　鸡血藤 200g　生白芷 60g　陈阿胶 150g　白冰糖 1000g

上药配 1 料，凉水浸 1 宿，水煎 3 次，过滤去渣取浓汁，和入陈阿胶（另用陈酒炖烊）、白冰糖等，溶化搅和收膏，以滴水成珠为度，自然冷却成膏，每日早晚各服 1~2 匙，用白开水冲服。

如遇伤风、发热、食滞等情况，暂缓停服，服药期间忌饮食茶叶、蟹腥之品。

徐某　女　33岁

1991年12月14日。婚后不孕，经行过少，服药以来，精神好转，但经行两天即净，未见恢复。肝肾两亏，胞宫寒冷，值此冬季改服膏方，药多功优，以图根本，拭目以待。

生晒参50g　红参20g　海马（研末和入）20g　紫河车粉（和入）100g　肉桂心粉（另煎汁冲，和入）20g　黄芪30g　紫丹参20g　熟地15g　川芎6g　赤白芍（各）9g　益母草30g　泽兰叶12g　柴胡9g　白术10g　枸杞子12g　仙灵脾15g　巴戟肉10g　覆盆子15g　菟丝子15g　杜仲10g　补骨脂10g　川椒6g　柏子仁10g　天麦冬（各）9g　紫石英30g　五味子10g　炙甘草10g　石菖蒲6g　当归20g　红花10g　石楠叶15g　苁蓉15g　制香附10g　陈阿胶（陈酒炖烊和入）200g　鹿角胶200g　白冰糖600g

洛某　女　33岁

1990年11月10日。经B超检查诊断为左侧附件囊性肿块（69mm×36mm×58mm），平时经行量多，夹有血块，第一天腹痛较甚，腰部酸软，白带量中，大便溏薄，苔厚腻，脉濡细。由于血瘀胞脉，导致冲任失调，带脉不固，脾虚清阳下陷，肾气不足，虚中夹实。治拟标本同治，膏滋代煎。

生晒参（另煎汁冲）50g　党参120g　炒白术100g　怀山药150g　芡实150g　覆盆子150g　菟丝子100g　紫石英（先煎）300g　胡芦巴60g　炒补骨脂90g　路路通120g　炒五灵脂120g　鬼箭羽200g　沙氏鹿茸草300g　荷叶60g　半枝莲300g　炒白扁豆150g　杜仲100g　仙鹤草120g　川椒30g　炙甘草90g　陈皮30g　陈阿胶250g　白冰糖500g

上药配1料，凉水浸1宿，水煎3次，过滤去渣取浓汁，和入陈阿胶（另用陈酒炖烊）、白冰糖等，溶化搅和收膏，以滴水成珠为度，自然冷却成膏，每日早晚各服1～2匙，用白开水冲服。

如遇伤风、发热、食滞等情况，暂缓停服，服药期间忌饮食茶叶、蟹腥之品。

陈某　女　41岁

1990年11月3日。近据B超检查，曾患附件肿块已见消除，右侧卵巢与子宫有粘连现象，不耐劳累，过劳则腰肢酸软，口内碎痛。肝肾两亏，夹水液内聚，蕴积胞脉，防其复发。治以滋肾疏肝，化瘀散结，佐以健脾升清之品。

生晒参30g　北沙参100g　生白术100g　猪苓100g　炙龟甲150g　黄柏50g　炒白芍120g　红藤200g　蒲公英100g　天葵子150g　火麻仁120g　鸡内金100g　沙氏鹿茸草200g　金狗脊120g　杜仲60g　生甘草100g　石斛100g　桑寄生120g　蛇莓200g　陈阿胶250g　白冰糖1000g

上药配 1 料,凉水浸 1 宿,水煎 3 次,过滤去渣取浓汁,和入陈阿胶(另用陈酒炖烊)、白冰糖等,溶化搅和收膏,以滴水成珠为度,自然冷却成膏,每日早晚各服 1～2 匙,用白开水冲服。

如遇伤风、发热、食滞等情况,暂缓停服,服药期间忌饮食茶叶、蟹腥之品。

黄某　女　35岁

1990 年 11 月 3 日。向有小型子宫肌瘤,目前在稳定中,左侧附件切除,手术顺利,恢复尚好,平日腰肢酸软,大便干结,痔疾时好时发,甚则便血,夜寐欠安,带下绵绵,苔薄腻,舌边红,脉细弦。肝肾不足,夹有瘀阻胞宫胞脉,气阴两亏。治拟补益气阴,化瘀消瘤,佐以清化湿热,消痔润肠,标本同治法。

开路方:

党参 12g　生白术 10g　云苓 10g　生贯众 30g　半枝莲 30g　生黄芪 15g　防风 10g　蒲公英 6g　马齿苋 20g　合欢皮 10g　桑螵蛸 12g　乌药 6g　炙甘草 10g

5 帖

另:龟龄集×2 瓶

膏方:

生晒参 50g　西洋参(另煎冲入)30g　天麦冬(各)90g　生熟地(各)90g　煅牡蛎 300g　生白术 60g　生甘草 90g　马齿苋 200g　半枝莲 300g　石见穿 300g　蒲公英 60g　天葵子 200g　菟丝子 100g　苁蓉 100g　炒枣仁 100g　合欢皮 100g　仙灵脾 120g　益智仁 60g　桑螵蛸 120g　乌药 60g　怀山药 120g　金狗脊 150g　青陈皮(各)30g　炒五灵脂 120g　陈阿胶(陈酒适量炖化)250g　白冰糖 1 000g

上药配 1 料,凉水浸 1 宿,水煎 3 次,过滤去渣取浓汁,和入陈阿胶(另用陈酒炖烊)、白冰糖等,溶化搅和收膏,以滴水成珠为度,自然冷却成膏,每日早晚各服 1～2 匙,用白开水冲服。

如遇伤风、发热、食滞等情况,暂缓停服,服药期间忌饮食茶叶、蟹腥之品。

周某　女　44岁

1985 年 10 月 24 日。病久气血两亏,肝脾肾三经同病。肝藏血,脾统血,肾藏精,由于历年经行血崩,造成严重贫血,精血两亏。经今年 9 月 12 日 B 超检查,为浆膜下子宫肌瘤合并功能失调性子宫出血,兼因血瘀胞宫,结为石瘕,舌薄,脉沉细。证属中虚夹实,冲任功能失常。治拟补益气血,以治其本;化瘀消瘤,以治其标;标本兼顾,以图根本,今以膏代煎。

党参 15g　黄芪 15g　生白术 10g　赤白芍(各)5g　黄芪 20g　枸杞子

12g　山萸肉 10g　巴戟肉 6g　杜仲 10g　怀山药 15g　芡实 15g　马齿苋 30g　金狗脊 15g　旱莲草 15g　制首乌 15g　菟丝子 10g　炙甘草 6g　石斛 12g　半枝莲 30g　天葵子 15g　槐角 12g　陈皮 10g　鸡内金 6g

上药共配 14 帖。另加：白参 30g、阿胶 300g、白冰糖 500g。

上药配 1 料，凉水浸 1 宿，水煎 3 次，过滤去渣取浓汁，和入陈阿胶（另用陈酒炖烊）、白冰糖等，溶化搅和收膏，以滴水成珠为度，自然冷却成膏，每日早晚各服 1～2 匙，用白开水冲服。

如遇伤风、发热、食滞等情况，暂缓停服，服药期间忌饮食茶叶、蟹腥之品。

杨某　女　35 岁

1990 年 11 月 17 日。向有痛经，经 B 超检查诊断为盆腔肿块及发现子宫肌瘤，日益增大，影响至月经量多，头晕耳鸣，腰肢酸软；西医提出子宫切除，故于今年 6 月 5 日顺利进行全子宫切除手术，术后但见精神欠佳，腰肢酸软，头痛，并伴有右侧乳晕处肿块，时有胀痛，舌质红，脉细弦。肝肾两亏，冲任失固。治拟补益气阴，滋肾疏肝，消散乳块。时值冬至，以膏代煎，缓图根本，予以标本同治法。

开路方：

党参 12g　生黄芪 10g　功劳叶 15g　生白芍 12g　炙甘草 10g　五味子 9g　麦冬 12g　炒枣仁 12g　金狗脊 15g　煅龙骨 30g　生白芷 10g　潼白蒺藜（各）9g　夏枯草 12g　千年健 15g　生谷芽 15g　　　　　　　　　　7 帖

膏方：

生晒参 50g、西洋参 30g，均另煎浓汁和入。

紫丹参 150g　黄精 300g　生熟地（各）90g　山萸肉 90g　枸杞子 120g　石斛 120g　麦冬 100g　炙甘草 100g　茶树根 100g　毛冬青 60g　五味子 90g　杜仲 90g　金狗脊 150g　潼白蒺藜（各）60g　怀山药 150g　漏芦 90g　路路通 90g　钩藤 150g　千年健 150g　生白芷 90g　稆豆衣 90g　海藻 60g　八月札 90g　香谷芽 150g　青陈皮（各）30g　煅龙骨 300g　陈阿胶 250g　白冰糖 500g

上药配 1 料，凉水浸 1 宿，水煎 3 次，过滤去渣取浓汁，和入陈阿胶（另用陈酒炖烊）、白冰糖等，溶化搅和收膏，以滴水成珠为度，自然冷却成膏，每日早晚各服 1～2 匙，用白开水冲服。

如遇伤风、发热、食滞等情况，暂缓停服，服药期间忌饮食茶叶、蟹腥之品。

第三节 内科病膏方

王某 男 43岁

1998年12月10日。经西医肺科诊断为肺结核病,此后时常发热、咳嗽、精神疲乏。因体力日渐衰弱,潮热不解,改服中药调理后,潮热、咳嗽等减轻,但肺虚阴液不足,肺虚肾亏,金水失于既济,导致气血两亏不得恢复正常,血压偏高,引起肝胃不和。症见潮热时轻时重,自汗不止,容易感冒咳嗽、胸闷泛吐、心悸早搏、头晕欠清、夜寐梦扰、内热口干、大便秘结,苔薄腻,脉滑或弦滑。治拟扶正养肺,滋肾柔肝,佐以补益心脾、和胃顺气之品。膏滋代煎,以冀亡羊补牢之计。

蛤蚧1对,酒洗,文火熬取浓汁,和入膏内搅匀;冬虫夏草30g、生晒参50g,另煎取浓汁和入。

黄芪300g 光杏仁100g 麦冬150g 川贝母100g 生熟地(各)100g 枸杞子150g 山海螺200g 鱼腥草150g 开金锁200g 功劳叶200g 蒸百部100g 生白术100g 茶树根300g 毛冬青200g 炙甘草100g 天竺黄60g 玉竹120g 旋覆梗100g 石斛100g 平地木300g 八月札150g 青陈皮(各)40g 鸡血藤300g 青木香100g 合欢皮100g 杜仲120g 生谷芽150g

上药共32味药(包括2味另煎药),浸1宿,用清水适量煎熬3次,取浓汁,加陈阿胶(另用陈酒炖烊)、白冰糖1000g,溶化搅和收膏,以滴水成珠为度,自然冷却成膏,每日早晚各服1～2匙,用白开水冲服。

如遇伤风、发热、食滞等情况,暂缓停服,服药期间忌饮食茶叶、蟹腥之品。

杨某 男 60岁

1985年10月24日。素体肺肾两亏。书云:肺为气之主,肾为气之本;肺主肃降,肾主纳气。肾气不纳则肺气不降,而致上逆,夹痰热内阻,病发则咳呛、气短,甚则气喘。去年服膏方后,病情有所改善,平时运化乏力,脾胃虚弱,时有便溏腹鸣,苔薄腻,脉濡滑。治拟养肺顺气,滋肾纳气,佐以健脾化痰之品,以膏代煎,冀图根本。

南北沙参(各)120g 桑叶皮(各)120g 党参120g 生白术120g 云苓120g 光杏仁120g 川贝母60g 天竺黄50g 白前120g 江剪刀草120g 紫菀50g 黄精120g 煨木香60g 桑寄生120g 怀山药120g 功劳叶120g 鸡内金100g 谷麦芽(各)60g 陈皮50g 山海螺150g

上药配1料,凉水浸1宿,水煎3次,过滤去渣取浓汁,和入白冰糖1000g,

溶化搅和收膏,以滴水成珠为度,自然冷却成膏,每日早晚各服 1～2 匙,用白开水冲服。

如遇伤风、发热、食滞等情况,暂缓停服,服药期间忌饮食茶叶、蟹腥之品。

惠某 男 47岁

1998 年 12 月 5 日。心为君主之官,而主神明。心生血,心血充盈则心安而不惧。该患者自患心脏病已有 8 年之久,经心电图诊断为窦性心动过缓,伴房性早搏、完全性右束支传导阻滞、左束分支传导阻滞。日久心气心血两亏,导致心血瘀阻,肾气衰弱,心肾失交,而致心血循环失于平衡。服中药煎剂以来,心悸早搏减轻,心动过缓亦见改善,心气心血得有恢复之机。治拟健脾益气,养血宁心,活血化瘀庶使心气顺畅,则心肾相交,心阳振作,心血流畅矣。值此冬令进补,膏滋代煎,以冀调理本源,缓图功效之义。

别直参(另煎浓汁和入膏内)60g　黄芪 30g　党参 20g　生白术 10g　熟附子 12g　紫丹参 30g　鸡血藤 30g　川芎 10g　桃仁 15g　红花 15g　当归 15g　苏木 15g　玉竹 15g　茶树根 30g　毛冬青 20g　桂枝 10g　煅龙骨 30g　紫石英 30g　炒补骨脂 15g　干姜 3g　炙甘草 15g　细辛 6g　络石藤 30g　八月札 15g　杜仲 15g　　　　　　　　　　　　　　　　　　10 帖

上药以凉水浸 1 宿,水煎 3 次,过滤去渣取浓汁,和入陈阿胶 250g(另用陈酒炖烊)、白冰糖 500g,溶化搅和收膏,以滴水成珠为度,自然冷却成膏,每日早晚各服 1～2 匙,用白开水冲服。

如遇伤风、发热、咳嗽,暂时停服,服药期间忌饮食茶叶、蟹腥之品。

王某 男 37岁

1998 年 11 月 28 日。自 1996 年发现心脏病,经诊断为心肌炎后遗症。心悸早搏频发,时轻时重,继而引起心动过缓,体力衰弱,精神疲乏异常,咳呛痰多,胸闷隐痛,苔厚腻,脉沉细。经服用温阳益气、养血宁心及健脾肃肺、化痰顺气之品,诸恙逐渐消除,已臻康复,体力得以恢复正常。值此冬令进补,膏滋代煎,培元养心,以冀根治。

生晒参 100g、冬虫夏草 50g,另煎汁和入膏滋汁内。

黄芪 20g　党参 20g　苍白术(各)10g　云苓 10g　熟附子 12g　桂枝 10g　炙甘草 10g　紫石英 30g　煅龙骨 30g　黄精 20g　紫丹参 30g　当归 15g　茶树根 20g　细辛 6g　粉葛根 15g　甜葶苈 10g　白芥子 6g　川贝母 10g　苍耳草 10g　竹沥半夏 10g　青陈皮(各)4g　广郁金 10g　川芎 10g　红花 10g　苁蓉 12g　仙灵脾 15g　杜仲 15g　明天麻 15g　炒补骨脂 15g　石菖蒲 10g　生楂肉 15g　玉米须 15g　　　　　　　　　　　　　　　　　14 帖

上药共 32 味，凉水浸 1 宿，水煎 3 次，过滤去渣取浓汁，和入陈阿胶（另用陈酒炖烊）、白冰糖 600g，溶化搅和收膏，以滴水成珠为度，自然冷却成膏，每日早晚各服 1～2 匙，用白开水冲服。

如遇伤风、发热、食滞等情况，暂缓停服，服药期间忌饮食茶叶、蟹腥之品。

石某 男 45岁

1998 年 12 月 5 日。心悸不宁，偶见早搏，胸闷气短，有心脏扩大之迹象，劳累则烘热自汗，夜寐欠安。自服用中药后，精神又获恢复正常，为了巩固疗效，值此冬令，续服膏方补剂，再造雄厚之根源，治拟补益心脾，交通心肾，调理阴阳。膏滋代煎，以图根本。

生晒参 60g　冬虫夏草（另煎汁冲入，和匀）40g　党参 20g　黄芪 30g　丹参 30g　炒白术 15g　功劳叶 20g　防风 10g　制半夏 10g　陈皮 4g　桂枝 10g　鸡血藤 30g　黄精 20g　鹿衔草 20g　青木香 10g　天麻 15g　枸杞子 15g　当归 12g　煅龙骨 30g　茶树根 20g　毛冬青 20g　紫石英 30g　炒补骨脂 10g　五味子 10g　川贝母 10g　柏子仁 10g　蚕茧壳 10g　石菖蒲 10g　　　　14 帖

上药共 26 味，煎取浓汁 3 次，加入陈阿胶（黄酒适量炖烊，和入膏内）250g，再加白冰糖 500g，溶化收膏，每次 1 调羹，日服 1～2 次，开水冲饮。

如遇伤风、发热、食滞等情况，暂缓停服，服药期间忌饮食茶叶、蟹腥之品。

吴某 女 54岁

1990 年 12 月 15 日。月经于 48 岁时停止，平日形寒怯冷，肩胛腰部酸软乏力，头晕欠清，夜寐不安，普查时发现胆结石，无胆结石引起的疼痛症状，苔薄腻，脉濡细。肝胆气滞，脾虚络脉不和。治拟益气健脾，疏利肝胆，佐以安神之品，以膏滋代煎，以图标本兼治。

开路方：

党参 15g　生黄芪 12g　生白术 10g　炙甘草 10g　紫丹参 12g　柏子仁 10g　春砂壳 4g　广郁金 12　金雀根 20g　金狗脊 15g　川桂枝 6g　赤芍 12g　千年健 15g　夜交藤 15g　合欢皮 10g　青陈皮（各）3g　　　　7 帖

膏方：

生晒参（另煎汁冲）50g　党参 150g　生黄芪 120g　生白术 100g　生熟地（各）90g　鸡血藤 300g　赤白芍（各）60g　广郁金 150g　茵陈 200g　焦山栀 90g　紫丹参 120g　柏子仁 90g　春砂壳 40g　川桂枝 50g　金雀根 200g　金狗脊 150g　石斛 100g　千年健 150g　怀牛膝 100g　伸筋草 200g　夜交藤 150g　合欢皮 100g　丝瓜络 90g　炙甘草 100g　陈阿胶 250g　白冰糖 500g

上药配 1 料，凉水浸 1 宿，水煎 3 次，过滤去渣取浓汁，和入陈阿胶（另用

陈酒炖烊)、白冰糖等，溶化搅和收膏，以滴水成珠为度，自然冷却成膏，每日早晚各服1～2匙，用白开水冲服。

如遇伤风、发热、食滞等情况，暂缓停服，服药期间忌饮食茶叶、蟹腥之品。

邵某　女　40岁

1990年12月15日。临冬形寒怯冷，精神疲乏，口内干燥，平日易于感冒，咽喉燥痛，面部色素沉着，经行量多，有时带多腰酸，小便频数，舌质淡，苔薄，脉濡细。脾肾两亏，卫阳不足，肾气亦亏，肝火内寄，证属肝脾肾三经同病。治拟补益气血，调理脾肾，平肝清化，佐以固涩冲任法，以膏代煎，缓图根本。

开路方：

北沙参12g　党参12g　川桂枝9g　黄芩6g　防风10g　金果榄10g　怀山药15g　芡实12g　菟丝子10g　覆盆子12g　桑螵蛸12g　乌药6g　黄精20g　黑料豆30g　生甘草10g　赤白术10g　陈皮4g　　　　　　　　7帖

膏方：

生晒参50g　西洋参（另煎汁冲入）30g　北沙参150g　功劳叶150g　桂枝90g　黄芩60g　生甘草100g　防风100g　怀山药150g　芡实150g　菟丝子100g　黑料豆300g　桑螵蛸120g　乌药60g　黄精200g　炒白术90g　陈皮40g　金果榄90g　仙鹤草150g　椿根皮90g　石斛100g　龟甲胶200g　陈阿胶250g　白冰糖500g

上药共浸1宿，浓煎汁3次，加入陈阿胶（酒浸炖化）250g，龟甲胶（与阿胶同炖化）200g，和白冰糖溶化收膏，每次服2调羹，开水冲服，早晚各1次。

如遇伤风、发热、食滞等情况，暂缓停服，服药期间忌饮食茶叶、蟹腥之品。

金某　女　58岁

1990年11月10日。农村劳动，积劳体虚，平日腰肢酸软乏力，烘热头晕，夜寐欠安，口内干燥，两耳响鸣，大便秘结，苔薄，脉细小。气阴两亏，肾虚肝亢，阴液不足，血不养心，心神不宁，络脉不和。治拟补益气血，柔肝潜阳，养阴宁心，佐以和络之品，以膏代煎，缓图本元。

生晒参50g　西洋参30g　北沙参120g　麦冬120g　石斛120g　生熟地（各）90g　枸杞子120g　紫丹参120g　杭白芍120g　地骨皮90g　仙鹤草100g　制首乌150g　钩藤150g　稽豆衣90g　杜仲100g　怀牛膝120g　金狗脊120g　菟丝子100g　柏子仁100g　石菖蒲60g　决明子150g　八月札60g　香谷芽120g　陈皮30g　陈阿胶250g　白冰糖500g

上药配1料，凉水浸1宿，水煎3次，过滤去渣取浓汁，和入陈阿胶（另用陈酒炖烊）、白冰糖等，溶化搅和收膏，以滴水成珠为度，自然冷却成膏，每日早晚各服 1～2 匙,用白开水冲服。

如遇伤风、发热、食滞等情况,暂缓停服,服药期间忌饮食茶叶、蟹腥之品。

姜某 男 43岁

1990 年 11 月 3 日。结婚 5 年不育,伴有阳痿不举,起因手淫,导致肾阴肾阳衰微,苔薄腻,脉细滑。肾主宗筋,肝脉络阴气,厥气失于疏泄之机。治拟补益肾阴肾阳,填精壮阳,以膏代煎,培补本元。

开路方:

1. 党参 12g 生黄芪 10g 当归 10g 苁蓉 15g 覆盆子 15g 菟丝子 12g 韭菜子 10g 仙灵脾 15g 仙茅 10g 天麦冬(各)10g 留行子 10g 阳起石(先煎)30g 炙甘草 10g 沉香粉(分冲)3g 7帖

另:龟龄集×2 瓶。

2. 抗阳痿方:

当归 60g 白芍 30g 蜈蚣 18g 韭菜子 40g 甘草 20g 菟丝子 30g

上药共研细末,筛去杂质,分成 40 包,每日 1 包,空腹用黄酒送服,如下午则应为晚饭前服。

膏方:

党参 200g 生黄芪 100g 当归 100g 黄精 200g 覆盆子 150g 菟丝子 120g 苁蓉 150g 枸杞子 120g 炒补骨脂 100g 巴戟肉 100g 柴胡 90g 韭菜子 100g 仙灵脾 150g 留行子 90g 阳起石 500g 熟地 150g 火麻仁 150g 石斛 150g 玄参 120g 天冬 100g 炙甘草 100g 陈阿胶 250g 白冰糖 1 000g 牛鞭(煮烂和入)2 条(或用膏亦可)

上药配 1 料,凉水浸 1 宿,水煎 3 次,过滤去渣取浓汁,和入陈阿胶(另用陈酒炖烊)、白冰糖等,溶化搅和收膏,以滴水成珠为度,自然冷却成膏,每日早晚各服 1～2 匙,用白开水冲服。

如遇伤风、发热、食滞等情况,暂缓停服,服药期间忌饮食茶叶、蟹腥之品。

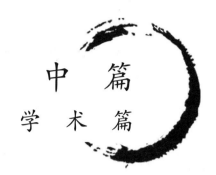

中 篇

学 术 篇

第一章 学说研究

◈ 第一节 李东垣学术思想研究 ◈

东垣学说，是宋金元时期四大医学流派之一。东垣，姓李，名杲，字明之（1180—1251 年），晚年取号"东垣老人"。宋金时真定（今河北省保定市）人。东垣学医于张元素（洁古），继承了张氏的学术思想，推崇"古方新病，不相能也"的观点、辨药性气味升降浮沉的理论，以及因病制方、随症用药的方法，并对张元素学说有所发展。他能打破因循守旧的治法，主张升发阳气、培补脾胃，创立了新的治法和方剂，至今还在临床上应用。

李东垣的著作有《脾胃论》《内外伤辨惑论》《兰室秘藏》《东垣试效方》等。其中《脾胃论》和《内外伤辨惑论》为阐述脾胃学说和内伤学说的重要文献。

《脾胃论》是李东垣的代表作，讲述了"脾胃与元气"的重要关系。他试图将自然界物质运动升降变化的普遍现象运用于医学，引证《黄帝内经》《难经》的理论，创立了以脾胃升降的气化功能为基础的学说。

《内外伤辨惑论》指出"内伤脾胃，元气不足"是"变化百病"的主要因素，从而形成内伤学说。他的学术思想，在当时是进步的，给人以颇多的启发，对充实和发展中医学做出了一定的贡献。

一、对脾胃生理功能的阐述

李氏对脾胃生理功能的叙述，着重于阐明脾胃病理变化的原因。关于脾胃的主要生理功能，他强调"脾胃与元气的关系"及"脾胃的升降气化作用"。

（一）脾胃与元气的关系

脾胃为生化元气的源泉，因此，李氏认为脾胃与元气有着密切的关系。"元气"是维持人体生理活动的动力之一，他强调元气是水谷经脾胃所化生的基本物质，正是由于这种物质（元气）的不断运动，才能促进人的生长、发育和一切生理的活动。元气运行全身，有营养、温煦等作用。至于李氏所说脾胃与元气的关系，是指脾胃对于气血和维持正常活动所必需营养的生成起着主要的作用。他说："夫元气、谷气、营气、清气、卫气、上升之气，此六者，皆饮食入胃，谷气上行，胃气之异名，其实一也。"

脾与胃合称为"后天之本""气血生化之源"，意即全身的"气""血"都要依靠脾胃运化水谷、输布精微来濡养，它对生理活动起着主要作用。因此，他在《脾胃论》中指出："真气又名元气，乃先身生之精气，非胃气不能滋之。"

另一方面，李氏论述脾胃与元气的关系，关键在于阐发气与人体的病理变化，提出"内伤脾胃，百病由生""脾胃之气既伤，而元气亦不能充，而诸病之所由生也"的论点，而发挥了"内伤学说"。他认为内伤病的形成，原因就是元气不足，而气之不足，又是脾胃受到损伤的结果。因此，在他的论述反复地说明脾胃是元气之本源，元气是生理功能的主体，具有互相联系、互相影响的作用。同时，也正说明了人们在日常生活、工作、饮食等方面，必须注意保护脾胃这个脏器的气化作用，才不致消耗"元气"，所以他十分重视脾胃与元气的关系。

（二）脾胃升降浮沉之理

1. 论天地阴阳升降浮沉变化之理　李氏论天地阴阳升降浮沉的道理，是在于探讨人体内脏的气化作用。由于古代医家从自然现象的观察，发现自然界有阴阳、升降、浮沉的交互作用，而自然气候变化，又密切地关系到生物的生化，于是李氏就根据《黄帝内经》所说天地物质运动的方式，归纳为升降浮沉，引证《素问·阴阳应象大论》"天以阳生阴长，地以阳杀（消）阴藏"之理，提出"天地阴阳生杀之理在升降浮沉之间论"。例如：一年四季，以春为首，春夏之时，地气升浮，阳生阴长，万物由萌芽而枝叶盛茂；时至秋冬，天气沉降，阳杀阴藏，万物枝叶凋落而生气潜藏。所以"经言岁半以前天气主之，在乎升浮也；……岁半以后地气主之，在乎降沉也。……升已而降，降已而升，如环无端，运化万物，其实一气也"。他认识到人体内脏气化的活动，有升必有降，有降必有升，为顺行，则调和健康；但升不降，但降不升，为逆行，则发生疾病。如他说："万物之中人一也，呼吸升降，效象天地，准绳阴阳……若夫顺四时之气，起居有时以避寒暑，饮食有节，及不暴喜怒以颐神志，常欲四时均平而无偏胜则安。"是升降顺行的现象。又说："清气不升，浊气不降，清浊相干，乱于胸中，使周身气血逆行而乱。"是升降逆行的现象。从而说明人体的生命活动全在此升降浮沉运动之中。而这种升降浮沉运动的变化，是生化气血以营养经络、脏腑、四肢、百骸，故脾胃元气充足则清升浊降，生化气血，脏腑得气血濡养则功能活动正常，才能有旺盛的生命力。

2. 论脾胃的升降气化作用　李氏进一步阐述在脾胃的气化活动过程中，也具有这种升降浮沉的作用，如他说："盖胃为水谷之海，饮食入胃，而精气先输脾归肺，上行春夏之令，以滋养周身，乃清气为天者也；升已而下输膀胱，行秋冬之令，为传化糟粕，转味而出，乃浊阴为地者也。"是脾胃正常的生理活动现象。如果人体升降浮沉的气化活动一旦因机体内部自身变化以及受外界环境变化影响，而使平衡发生障碍或破坏时，那就是病理现象。因此，李氏认为脾胃虚弱，则升降失常，可出现两种不同的病理情况。如"或下泄而久不能升，是有秋冬而无春夏，乃生长之用陷于殒杀之气，而百病皆起；或久升而不降，亦病焉"。所以李氏在升降问题上，特别强调生长和升发的一面，他认为只有谷气上升，脾气升发，清气上升，浊气下降，清浊不相干，生机才能洋溢活跃，以保持人体气化活动的正常调节，而起到推陈出新的作用。与此相反，则谷气不升，脾气下流，元气就要衰少和消沉，生机也就受到影响，不能活动如常，产生一种"阴火"的上亢而发生病变。

因此，他在理论上非常重视升发脾胃之阳气，在治法用药方面善于运用升麻、柴胡的升发，正因为他有这样的想法，所以他提出"大肠小肠五脏皆属于脾胃，虚则俱病论"，"脾胃虚则九窍不通论"，"胃虚脏腑经络皆无所受气而俱病论"，"胃虚元气不足诸病所生论"等论点。并把这些论点做了专题阐发，强调升发脾胃之气的重要性，引申为脾胃是元气之本，元气是健康之本，脾胃伤损则元气衰，元气衰则疾病所由生的道理，而形成了李东垣内伤学说中一个基本观点。

二、内伤学说的阐述

李氏内伤学说，是依据其从临床实践中总结出的"内伤脾胃"是"变化百病"的主要因素而树立的。实际上，它包括虚劳病和虚实夹杂的各种内伤病变。现将李氏内伤学说提要分述如下：

（一）病因

内伤病的病因，李氏认为有下列两方面：

1. 饮食不节 李氏认为，饮食不节，首先影响脾胃。如他说："若饮食失节，寒温不适，则脾胃乃伤。"在临床所见，可因"内伤饮食，付药者，受药者，皆以为琐末细事，是以所当重者为轻，利害非细，殊不思胃气者，营气也，卫气也，谷气也，清气也……人之真气衰旺，皆在饮食入胃，胃和则谷气上升，谷气者，升腾之气也。"或因"饮食不节，则胃病，胃病则气短精神少，而生大热"。因此，他特别重视维护胃气。如他说："夫脾者，行胃津液，磨胃中之谷，主五味也。胃既伤，则饮食不化，口不知味，四肢倦困，心腹痞满，兀兀欲吐而恶食，或为飧泄，或为肠澼，此胃伤脾亦伤明矣。"这段话说明因饮食所伤者，可病腹泻或痢疾等症；还可因饮食不节，发生心下痞闷，腹胁作胀，口失滋味，脚膝痿软等症。这种情况，确为临床所常见。

2. 精神因素 李氏认为精神刺激能资助"心火"。如他说："喜怒忧恐，损耗元气，既脾胃气衰，元气不足，而心火独盛，心火者，阴火也。"所谓"阴火"，是由于气血不足所产生的一种虚火。心主血，心火盛因于血虚，血虚又因脾胃元气受损所致。他又说："凡怒忿悲思恐惧，皆损元气，夫阴火之炽盛，由心生凝滞，七情不安故也。"都是指情志激动，精神抑郁，而引起心火亢甚，但非实火，故称"阴火"。心火上冲，或心火郁遏，皆可引起阴火炽盛，日渐煎熬，血气亏少，则心无所养，致使心乱而烦闷不安，于是反映为精神不安的病态。李氏进一步认为阴火伤其生发之气，脾胃气虚，不能升浮，是清气不升，浊气不降，清浊相干，乱于胸中，使周身气血逆行而乱，脾虚则火邪乘之，而生大热，也就是虚热之象。因此，他强调："发明脾胃之病，不可一例而推之，不可一途而取之，欲人知百病，皆由脾胃衰而生也。"就是说，精神因素也可以使脾胃伤损，而脾胃气衰，则阴火亢甚，如欲平息其阴火，必须补益脾胃，脾胃清阳上升，则精神自然舒畅，所以李氏制有一方叫做"补脾胃泻阴火升阳汤"，就是循这个道理。

（二）病机

内伤病的病机，主要有以下两个方面：

1. 阴火与元气不两立 "阴火"之说首创于东垣。李氏认为阴火是内伤病理变化的一种重要病机，由于元气不足，就会产生阴火，如他说："脾胃气衰，元气不足，而心火独盛，心火者阴火也。"又说"脾胃既虚，不能升浮，为阴火伤其生发之气，营血大亏，阴火炽盛，日渐煎熬，血气亏少"所致。因此，他把这种阴火叫做"元气之贼"。"火与元气不两立，一胜则一负"，火与元气是势不两立的，是相互对立的，但是，胃中元气充沛，则阴火自然潜降；反之，元气不足时，阴火就亢盛枭张而发生病变。如他说："脾胃既为阴火所乘，谷气闭塞而下流，即清气不升，九窍为之不利，胃之一腑病，则十二经元气皆不足也。气少则津液不行，津液不行则血亏，故筋骨皮肉血脉皆弱，是气血俱羸弱矣。"

李氏所说阴火的性质，可归纳为三种不同因素，在上焦因心火独盛，而致阴火上冲，阴火胜则灼肺；中焦因脾胃气虚，则夹肝火，而致阴火妄行；下焦可因肾间阴火沸腾。因此李氏所谓的"阴火"，实际上是包括了心火、包络之火、下焦相火和肝肾之火等。他创立这一阴火理论，主要为了说明由于饮食劳倦所伤，或情志不适等变化，会损伤脾胃元气。另一方面，李氏对这种内伤病理变化，认为有寒热的区别，他说："饮食劳倦，喜怒不节，始病热中，则可用之；若末传为寒中，则不可用也……。"指出本病的发生多由先病热中，后传寒中。为此，他就详述热中、寒中的变化，而提出"饮食劳倦所伤始为热中论"。他说："脾胃气衰，元气不足，而心火独盛……则气高而喘，身热而烦，其脉洪大而头痛，或渴不止，其皮肤不任风寒而生寒热。……惟当以辛甘温之剂，补其中而升其阳，甘寒以泻其火，则愈矣。"这是属于热中的病理和症状。至于寒中，也是气虚发热病的一种病变，如他说："凡脾胃之症，调治差误，或妄下之后，末传寒中。"但寒中的病因有：一是脾胃受寒，下焦阳虚；一是脾肾两亏，上盛下虚。多属阴盛阳虚之证。前者指纯寒证，多见心腹冷痛，腹鸣便泄，手足厥逆，精神沉困自汗等；后者指寒中假热证，多见上焦如火，下寒如冰，咳嗽气短，或恶风寒，更有身热心中烦乱，有时显现火热上行，独燎其面，头痛，口中涎，掌中热，目中流火，视物不明，步行乏力，阴汗出，前阴冷，小便频数，大便不调；妇人白带，阴中大痛，牵心而痛，鳖黑失色；男子控睾牵心腹隐隐而痛，面如赭色，膝下筋急寒冷等。这是属于寒中的病机和症状。

上述论证，我们从实践中体会到它有一定的指导意义。比如，我们在临床上时常看到某些慢性病患者，在日常工作和生活中，饮食不调，或稍稍劳倦，或精神受刺激，就会出现不明原因的发热，夜卧不安，心烦口渴，饮食无味，便溏尿频等症。这类慢性病多因脾胃虚弱，元气不足，虚阳升浮，而形成的内伤发热病。正如李氏所说的"元气不足，阴火炽盛"的种种假热现象，有似外感发热之症，但与外感发热颇同而实异。因此，东垣对内伤病的治疗方面，提出了"益元气"与"泻阴火"的辩证关系。

2. 升降失常 升降作用既然是人体生理功能活动的普遍现象，那么疾病形成，也必然是升降的生理功能发生障碍而推动平衡的缘故。脾胃的气化作用是主持升降的枢纽，脾胃气虚，元气不足，则升降失常，清气不升，浊气不降，脾气下陷，气血不得生化，血虚则心神失养而心火亢盛，心火亢盛则诸虚热证俱现，一系列内伤发热证的发生，即因脾虚升降失常造成。所以脾胃的升降失常是内伤病的主要病机，其根本原因在于内脏升降功能发生障碍，而外来的致病因素，仅是构成发病的条件罢了。

脾胃升降运动的实际意义是生化气血以营养经络、脏腑、四肢、百骸，传化糟粕而推陈出新。若脾胃气虚，元气不足，则升降失常，气血得不到正常的生化，而脏腑也就缺乏气血的濡养。东垣提出："胃虚脏腑经络皆无所受气而俱病""胃气下溜五脏气皆乱其为病互相出见论"等论点。他认为脾胃气虚而升降失常，可影响五脏六腑相互的协调作用，而导致内伤疾病的发生。现将李氏的论证提要分述如下：

（1）脾胃和心的关系

"脾胃气衰，元气不足，而心火独盛"。

"脾胃气虚，营血大亏。心主血，血减则心无所养，致使心乱而烦，病名曰悗，悗者心惑而烦闷不安也"。

（2）脾胃和肺的关系

"胃虚不能上行，则肺无所养，故少气"。

"肺金受邪，由脾胃虚弱，不能生肺，故咳嗽，气短，气上，皮毛不能御寒"。

（3）脾胃和肝的关系

"因脾弱而风（肝）乘之，风湿相搏，一身尽痛，或为眩晕战摇，或为麻木不仁"。

"阴盛阳虚，则九窍不通，令青白翳见于大眦，足厥阴肝经气不得上通于目，故青白翳内阻也"。

（4）脾胃和肾及膀胱的关系

"脾胃虚，则湿土之气溜于脐下，肾与膀胱受邪，膀胱主寒，肾为阴火，二者俱弱，润泽之气不行"。

"如见肾火旺及督任冲三脉盛，则用黄柏、知母……"。

（5）脾胃和大肠小肠及胆的关系

"大肠者主津，小肠者主液；此皆属胃，胃虚则无所受气而亦虚，津液不濡，睡觉口燥咽干，而皮毛不泽也"。

"胃虚，则胆及小肠生长之气俱不足，伏留于有形血脉之中，为热病"。

综上所述，可见东垣所指的脾胃，是指脾胃的"气化"功能。因此，脾胃虚，则脏腑、经脉、九窍、四肢、百骸都得不到充分的营养之气，而引起内伤疾病。

三、治法用药上的特点

李氏在治法用药方面，有他的独到之处。除了根据药物性味升降浮沉的特点处方用药之外，还有下面两个特点：

（一）甘温除热法

东垣创立"甘温除热"一法，在临床上有它的指导实践意义。所谓甘温除热法，就是指"脾胃气虚"所引起的一种发热，必须用升阳补气的方法、"甘温"的药物才能解除。他所创制的"补中益气汤"，就是一个代表方剂。

李氏认为内伤病是气虚不足之症，故以补中益气为主要治法，甘温之药主要是黄芪、甘草、人参等。他说："脾虚缘心火亢甚，而乘其土也。其次，肺气受邪，为热（虚热）所伤，必须用黄芪最多，甘草次之，人参又次之，三者皆甘温之阳药也。脾始虚，肺气先绝，故用黄芪之甘温，以益皮毛之气而闭腠理，不令自汗而损其元气也，甘草最少，恐资懒语，须用人参以补之，心火乘脾，须用炙甘草以泻火热，而补脾胃中元气，甘草最少，恐资满也。若脾胃之急痛，并脾胃太虚，腹中急缩，腹皮急缩者，却宜多用之。"方中还用升麻、柴胡以升脾中清阳，白术的健脾化湿、当归的和营血、橘皮的散滞气，又能助阳气上升。这段话概括地说明了补中益气汤的用药意义。

同时李氏提出，内伤发热与外感发热之病，是有根本区别的，他说："外伤风寒六淫客邪皆有余之病，当泻不当补；饮食失节，中气不足之病，当补不当泻。"所以"当以辛甘温之剂，补其中而升其阳，甘寒以泻其火，则愈矣。《经》

曰：劳者温之，损者温之。又云：温能除大热，大忌苦寒之药，损其脾胃"。故必须用甘温法以解其热，在治疗法则上称它为"反治"法。

（二）泻火散火

李氏于泻火和散火的治法，是在正虚邪实，兼有实火郁遏的病情下，也并不放弃苦寒泻火、升阳散火之法。他认为苦寒泻火或升阳散火的目的，是在照顾元气的同时，达到扶正祛邪、泻火解热的效用。

李氏认为升发脾胃之气就可以降火，而有时则必须泻火或散火，才能升发脾胃之气，所以无论泻火、散火，都是为脾胃升发之气提供有利条件。如他的制方"朱砂安神丸"（苦寒泻火）、"升阳散火汤"（散火解热）、"当归龙胆汤"（升散眼中白翳）等就都是为了这一个目的。

此外，他对单纯实火的病因，则采用"普济消毒饮"以治时毒发颐症，"龙胆泻肝汤"以治肝经湿火之证等，则着重于泻其实火和清热解毒的作用，以及用"当归六黄汤"治虚中夹实的盗汗，都是临床上常用的著名方剂。

四、小结

李氏创立脾胃学说并写成名著《脾胃论》，阐发了脾胃在生理、病理中的重要作用。并对内伤病的治疗特点，以及各科的治疗提供了新的见解，在历来的临床实践中，都起着一定的指导作用。

李氏认为元气充沛的人就健康，元气衰弱的人就容易发病，尤其重视"脾胃与元气"的关系，阐明脾胃与元气的生化作用，并阐发脾胃的升降气化运动，认为清阳上升、浊阴下降是人体元气活动的正常状态，因而强调升发脾胃之气的重要性。相反，脾胃伤则元气衰，元气衰则清阳不得上升，而引起内伤病。所以认为内伤病的形成，就是人体内部"元气"不足的结果。从而提出升阳益气的理论，创立"甘温能除大热"的补中益气汤等方剂。

但是，李氏的学说受到当时社会条件和自然科学条件的限制。一方面，在脏腑关系上，他过分强调脾胃，而从临床上来说，有许多疾病是由其他脏腑先病，而后传到脾胃的；另一方面，在医学理论上，李氏强调内伤病，而对于外感病，则相对地忽视。这些都是东垣学说的不足之处，后学者应当有所了解。

❦ 第二节　试析李东垣的《脾胃虚则九窍不通论》❧ 对五官科临床的指导意义

李东垣创立的《脾胃虚则九窍不通论》，是中医理论中的精粹部分，这一观点的阐述，起到了推陈出新，溯源发微。其自成体系，对后之学者颇多启迪，并引起了历代医学家的重视。该论详见于《脾胃论》，九窍不通的辨证论治则见于《兰室秘藏》。

东垣所称九窍，即今之五官科的含义，指眼、耳、鼻、口、喉部位。有谓头面七窍合前后二阴为九窍，自当别论。故本文主要依据东垣九窍不通论，并引证有关五官科的经典理论和前人的论述，力求联系实际。

一、九窍不通的经典理论

东垣阐述脾胃虚则九窍不通论，认为"九窍者，五脏主之，五脏皆得胃气，乃能通利"。故强调脾胃虚可以引起九窍之疾。他进一步指出："五脏气净，九窍不通；五脏不和，则九窍不通。"此说极为精辟，对五官病理提出了新的见解。但是这一学术思想是有来源的，主要是根据《黄帝内经》《难经》之理论而来。如《素问·生气通天论》："天地之间，六合之内，其气九州、九窍、五脏、十二节，皆通乎天气……故圣人传精神，服天气，而通神明。失之则内闭九窍，外壅肌肉，卫气散解，此谓自伤，气之削也。""阳不胜阴，则五脏气争，九窍不通。"说明九窍内外相通之生机，假使五脏之气相争而紊乱，可导致九窍不通。《灵枢·脉度》篇："五脏常内阅于上七窍也，故肺气通于鼻，肺和则鼻能知香臭矣；心气通于舌，心和则舌能知五味矣；肝气通于目，肝和则目能辨五色矣；脾气通于口，脾和则口能知五谷矣；肾气通于耳，肾和则耳能闻五音矣。五脏不和，则七窍不通。"经文仅言七窍，实则口内咽喉二窍尚未述及，故概括为七窍。同时说明五脏的精气经常可由体内显示到面部的七窍，观颜察色，以色辨证。

二、九窍不通与五脏五官的辨证论治

从东垣论述九窍不通与五脏五官的联系，可知治疗五官不通之疾，应以《黄帝内经》所说"五脏气争，九窍不通"为指导，重点以东垣"脾胃虚则九窍不通"的发挥进行辨证，这样，才能得出比较正确的治疗方法，这是颇为重要的。现仅就东垣九窍不通之论述为主体，其不足之处，则参考历代经验记录，借以触类旁通，以窥全豹。以下阐述，首论眼疾，次论耳病、咽喉病、口齿病的辨证论治。

（一）眼病证治

临床以目赤、白障、流泪三症为多见。东垣阐述"诸脉者皆属于目"论，系引自《素问·五脏生成》篇云"诸脉者，皆属于目"和《灵枢·大惑论》云"五脏六腑之精气，皆上注于目而为之精"。东垣引证经典论目疾，尤其有所发挥，并能联系实际。兹提要分述于后。

1. 目赤　为眼科中最常见，或因季节性的流行眼病。东垣论曰："目者，血脉之宗也，故脾虚则五脏之精气皆失所司，不能归明于目矣。心者，君火也，主人之神，宜静而安，相火化行其令，相火者，包络也，主百脉皆荣于目，既劳役运动，势而妄行……凡医者不理脾胃，及养血安神，治标不治本，是不明正理也。"指出治目赤之疾，除应泻火之外，还应健脾利湿，湿火消散，则目赤可愈。

东垣对目睑赤烂，热肿疼痛并稍赤，及眼睑痒痛生疮、流泪、干涩难开，治以广大重明汤（龙胆草、防风、生甘草、细辛），并可用其清汁温洗双目。

2. 白内障　东垣说："凡心包络之脉出于心中，以代心君之行事也，与少阳为表里。瞳子散大者，少阴心脉挟目系，厥阴肝之脉连目系。心主火，肝主木，与木火之势盛也。其味则宜苦、宜酸、宜凉，大忌辛热物，以助木火之邪也。饮食中常知此理可也。"指出白内障多因心肝火旺所引起，尤以老人为常见之疾。因自中年至老年之间的劳累，使体质改变，阴血亏损，阳气郁而化火，上达于目，而白翳内生，障碍视力，久之可致失明。

东垣对眼病翳，以至遮瞳仁，视物不明，有云气之状，治以百点膏（蕤仁、当归、甘草、防风、黄连，制成眼药膏）（引见《兰室秘藏》眼耳鼻门）。对内障眼得之于脾胃元气衰弱，心火与三焦俱盛，饮食不节，形体劳役，心不得休息，故上为疾者，治以元明内障升麻汤（人参、黄芪、柴胡、升麻、葛根、炙甘草、归身、白术、白芍、五味子、防风、白茯苓、干姜、羌活、黄芩、黄连），热服食远（引见同上）。

3. 流泪　众所周知，肝开窍于目，肝为风木之脏，必其肝血不足，肝阳化风化火上扰之故。风阳上升，蒸腾水液泛滥，于是自目窍而外流。

东垣治两目紧急，倒睫卷毛，及上下睑皆赤烂，晴疼昏黯，昼则冷泪常流，夜则眼涩难开，以神效明目汤（细辛、蔓荆子、防风、葛根、甘草）（引见同上）。

（二）耳病证治

以耳聋、耳鸣、耳脓三症为主要内容，引证经典理论，分别阐述于后，以供参考。

1. 耳聋　其理论首见载于《素问·阴阳应象大论》："在脏为肾，在窍为耳。"明确指出肾开窍于耳。又见《灵枢·热病》篇："热病不知所痛，耳聋，不能自收，口干，阳热者，阴颇有寒者，热在髓。"因其病邪热炽，影响及脑神经所致。至东垣则认为："《内经》云耳鸣、耳聋、九窍不利，肠胃之所生也，此胃弱不能滋养手太阳小肠、手阳明大肠，故有此症，然亦止从胃弱而得之"（《大肠小肠五脏皆属脾胃虚则俱病论》）。指出耳聋治肾无效者，应治脾胃之重要意义。

治耳聋有治肝肾、治脾胃之不同。如治耳聋因肾气不足，先见耳内痛如针刺，继而耳闭而聋，属阴虚火旺之证，方用益水平火汤（生熟地、麦冬、元参、菖蒲）（《辨证奇闻》）。耳聋治脾胃，因耳中干结、耳鸣、耳聋，方用柴胡聪耳汤（连翘、柴胡、炙甘草、当归、人参、水蛭、虻虫、麝香）（《兰室秘藏》）。暴聋，今称突发性耳聋,因药物而引起者。北京耳鼻咽喉科研究所证明,用葛根治疗,对突发性耳聋的有效率为74%。为阳明经病,成方可用东垣益气聪明汤(人参、黄芪、蔓荆子、葛根、黄柏、白芍、升麻、甘草)。两方皆有升清降浊之义。

2. 耳鸣 耳鸣之理论首见《灵枢·口问》篇:"耳者,宗脉之所聚也,故胃中空则宗脉虚,虚则下溜,脉有所竭,故耳鸣。""上气不足,脑为之不满,耳为之苦鸣。"指出耳鸣有虚实之不同,虚者,因脾胃虚而清阳下陷,浊阴上扰所致;实者,因阳气过盛而上干清窍所致。

如因肝肾之虚,并因脾胃气虚,清阳不升,而致耳鸣不已,以手按其小耳,则鸣少息,此乃阳虚而气闭,治宜补阳气为主,兼理其肝肾之虚,方用发阳通阴汤(党参、黄芪、白术、茯苓、熟地、当归、白芍、柴胡、甘草、白芥子、炒黑荆芥、肉桂)(引见《辨证奇闻》片段)。

3. 耳脓 耳脓又称脓耳,今称急慢性中耳炎。据《张氏医通》说:"有耳触风邪,与气相击,其声嘈嘈,眼如见火,谓之虚鸣,热气乘虚,随脉入耳,聚起不散,脓汗出焉,谓之脓耳。"外科分黄脓为聤耳,白脓为缠耳。一般由风热外感,或因浴水灌窍诱发,引起肝脾湿火上干清窍。先肿后痛,继化脓水,伴有寒热,脉象弦滑而数,宜内服抑肝消毒散(山栀、柴胡、黄芩、连翘、防风、荆芥、甘草、赤芍、归尾、灯心、银花),痛甚者加羚羊角。外用金丝荷叶捣汁,加冰片少许和匀滴耳。如脓不畅出,围绕耳根红肿者,用麻油调敷玉露散(芙蓉叶研末)外用吹耳"螵蛸散",治耳内出脓、耳痒。药用:海螵蛸五钱、朱砂五分、梅片三分,共研极细末,再用麻油或甘油调和成液体滴耳,日滴1～2次(引自《药菽启秘》)。

(三)鼻病证治

常见有鼻塞、鼻衄、鼻渊三种。

1. 鼻塞 李东垣说:"《难经》云:肺气通于鼻,则能知香臭矣。夫阳气宗气者,皆胃中生发之气也,其名虽异,其理则一。若因饥饱劳役,损伤脾胃,生发之气既弱,其营运之气不能上升,邪害空窍故不利,而不闻香臭也。"治鼻不闻香臭,方用丽泽通气汤[羌活、独活、防风、升麻、葛根、麻黄(不去节)、川椒、苍术、炙甘草、黄芪、白芷]。治耳鸣鼻不闻香臭,口不知谷味,气不快,四肢困倦,行走不正,发脱落,食不下,膝冷,阴汗,带下,喉中介介不得卧,口舌咽干,头不可回顾,项紧急,有强痛,头旋眼黑,头痛,呵欠,喷嚏,方用温卫补血汤(升麻、柴胡、生地、当归、苍术、白术、生炙甘草、土瓜根、丹皮、橘皮、吴茱萸、人参、丁香、藿香、黄芪、地骨皮、黄柏)(引自《东垣试效方·鼻不闻香臭论》)。

2. 鼻衄 《素问·百病始生》篇:"起居不节,用力过度,则络脉伤,阳络伤则血外溢。……血外溢则衄血。"指出鼻衄属阳络损伤所引起。

因脾胃虚弱，气促气弱，精神短少而见鼻衄吐血者，治以人参饮子(麦冬、人参、当归、黄芪、白芍、甘草、五味子)。如见两寸脉数，血在上焦，或衄血，或呕血，与犀角地黄汤(犀角以水牛角代替)则愈。妇女经行鼻衄，每在月经前一两天，或正值行经时，或吐血盈口，或鼻内出血，称为"经行吐衄"，俗称"倒经"，多因肝郁化火，犯胃而上升，则冲脉之血不能下注而反上逆，肺经首当其冲，阳络伤则上溢，治宜清热凉血，顺经止血。方用顺经汤加牛膝(当归、生地、白芍、丹皮、茯苓、沙参、炒黑荆芥、牛膝)。

3. 鼻渊 鼻内常流青黄浊涕，夹有腥味，病名"鼻渊"，今称鼻旁窦炎、过敏性鼻炎。根据《素问·气厥论》："胆热移于脑，则辛頞鼻渊，鼻渊者浊涕下不止也。"病因系胆经之热、脾经之湿上移，外因风寒凝郁而成。用苍耳子汤送服奇授藿香丸(藿香、猪胆汁)，或辛夷荆芥散(辛夷、荆芥、黄芩、南星、半夏、神曲、白芷、苍术)。本症日久，亦能致虚，当斟酌补气，不可一味辛散(引自《中医临证备要·鼻症状》)。《张氏医通》："鼻出浊涕，即今之脑漏是也。"脑漏今称额窦炎。故上述鼻渊与脑漏应有区别，但病异而可同治。如症见鼻流浊熏所致，可用河间防风通圣散一两加薄荷、黄连各二钱，或用苍耳散；有用清阳火而兼滋阴法，可用景岳清化饮加白蒺藜五钱或一两，苍耳子二三钱。

(四) 咽喉病证治

咽喉是咽与喉的合称，是指食管和气管的主要通道，关系人的生命安危，至为重要。除先天性病原外，咽喉病多因食物的不慎，空气的感染，脾胃的湿热化火上扰所致。咽喉病的理论，首见于《灵枢·忧恚无言》篇："咽喉者，水谷之道也，喉咙者，气之所以上下者也。"李东垣说："声者天之阳，音者天之阴，在地为五律，在人为喉之窍，在口乃三焦之用，肺与心合而为言，出于口也，此口心之窍开于舌为体，三焦于肺为用，出于口也，此口心之窍开于舌为体，三焦于肺为用，又不可不知也。"又说："口者脾之窍。"

东垣对咽喉病的论述，见于《兰室秘藏·口齿咽喉门》，但对咽喉病的治疗，仅见一方，为桔梗汤(归身、马勃、白僵蚕、黄芩、麻黄、桔梗、甘草、桂枝少许)，主治咽肿微觉痛，声破。该方对张仲景桔梗汤已有新的发展。该文从咽喉病的角度来说，仅仅是局部的论证，并无更多的发挥。

(五) 口齿病证治

东垣论曰："夫齿者肾之标，口者脾之窍，诸经多有会于口者，其牙齿是手足阳明之所过。上龈隶于坤土，乃足阳明胃之脉所贯络也，止而不动；下龈嚼物，动而不休，手阳明大肠之脉所络也。"说明了牙齿、牙龈与肾、脾、胃、大肠经络的联系，以及牙痛、龈痛的寒热之分，和虫牙痛等不同证治。

1. 牙齿痛 东垣说："牙者肾之标，亦喜寒，寒者坚牢，为病不同，热甚则齿动龈断，袒脱作痛不已，故治疗不同也。"指出肾主骨，齿为肾之余，而肾又为寒水之脏，恶炎热之侵犯，或客寒化热之伤，都致牙齿肿痛。

治客寒犯脑，牙齿疼痛，牙齿动摇，肉龈肿痛，或上下牙痛不可忍，微恶寒饮，大恶热饮，或因服补胃热药所致，可内服清胃散（当归、黄连、生地、丹皮、升麻，为末煎服，带冷服之）。外用立效散（细辛、炙甘草、升麻、防风、龙胆草，研细末，放于牙痛处）。

2. 牙龈痛　牙龈属手足阳明经，牙龈肿痛，腐烂，多因热毒循手阳明经而行上下牙龈所致。

治牙龈肉红肿，牙疳肿痛，牙动摇欲落，牙黄，口或多食肉患者，内服神功丸（当归、藿香、木香、升麻、生地、生甘草、黄连、砂仁，汤浸饼和为丸。食远服）。外用牢牙散（羌活、龙胆草、羊胫骨灰、升麻，为细末，贴在牙龈上）。

3. 虫牙痛　虫牙痛，又名齿蠹。由于饮食瘀积，侵蚀牙齿，以及胃经湿热和牙齿疳蚀而痛之谓。

对上下牙齿痛不可忍，牵及头脑痛，及虫蚀痛者，内服清胃散（同上方）。外用治虫散（桂枝、熟地、藁本、白芷、当归、益智、黄连、羌活、吴茱萸、草豆蔻、黄芪、升麻、羊胫骨灰、麻黄，为细末，用温水漱口，后擦之）（《兰室秘藏·口齿咽喉门》）。

❀ 第三节　朱丹溪学术思想研究 ❀

滋阴学派是宋元四大学派之一。代表人物是朱震亨，字彦修，号丹溪（1281—1358 年），浙江金华人。著作有《格致余论》《局方发挥》《伤寒辨疑》《本草衍义补遗》《金匮钩玄》《外科精要发挥》等书。以《格致余论》与《局方发挥》为其代表作。流传的《丹溪心法》及《丹溪心法附余》乃后人将其临床经验编辑而成的。

丹溪学说的主要特点是重视滋阴降火，他始创"阳有余、阴不足"与"相火论"等医学理论，大力反对当时盛行的辛燥药较多的《太平惠民和剂局方》，告诫世人防止相火妄动，注意保持阴精。因此后世医家认为他是滋阴学派的创始人。

此外宗法丹溪学说的人很多，如王履、戴思恭、虞抟、王纶、汪机、赵良以及徐用诚、刘橘泉、刘纯、张翼、刘叔渊等，他们有的是丹溪的弟子，有的效法丹溪，在学术上对丹溪学说多有阐发。兹将其中有代表性的人物以及他们的主要著作，列表如下：

姓名	字	别号	籍贯	主要著作
王 履	安道	畸叟	昆山	《医经溯洄集》
戴思恭	元礼		苏州	《证治要诀》《证治要诀类方》《推求师意》订正丹溪的《金匮钩玄》
刘 纯	宗厚			《医经小学》《寿亲养老补遗》《伤寒治例》《玉机微义》
虞 抟	天民		义乌	《医学正传》《方脉发蒙》《百字吟》《半斋稿》
王 纶	汝言	书斋	慈溪	《明医杂著》《本草集要》
汪 机	省之	石山	祁门	《后山医案》《医学原理》《素问钞》《本草会编》《运气易览》《脉诀刊误》《外科理例》《痘治理辨》《针灸问对》《伤寒选录》
赵 良	以德	云君	苏州	《医学宗旨》《金匮方衍义》

本篇重点介绍朱丹溪的学术观点,并将其后学者中的某些主要论点作为补充。

一、滋阴学派的形成及其影响

(一)学术渊源

能够指导实践的理论,其产生都离不开群众的实践和前人的经验。丹溪滋阴学派也是在总结前人经验和群众医学知识的基础上结合他自己的临床实践而形成的。从中医学术发展的历史看,历代医学家的学术主张和理论依据,大多渊源于《黄帝内经》。丹溪学说的"相火论""阳有余,阴不足论"以及主张滋阴降火等论点,其学术渊源,也始自《黄帝内经》。如《黄帝内经》中有:"壮火之气衰,少火之气壮;壮火食气,气食少火;壮火散气,少火生气"(《素问·阴阳应象大论》),"阳气者,烦劳则张"(《素问·生气通天论》),"阳道实,阴道虚"(《素问·太阴阳明论》)以及"年四十而阴气自半也,起居衰矣"(《素问·阴阳应象大论》)等论述,丹溪通过医疗实践,把它与临床密切结合起来,从而进一步阐发和丰富《黄帝内经》的这些理论基础。

除《黄帝内经》外,他还深受以前诸家学术思想的启发。其中主要是刘河间与李东垣。丹溪受业于钱塘罗知悌,罗得河间之传,旁通张从正、李东垣之学。丹溪从罗知悌处读到他们的著作,很是信服,叹为"医之为书,至是始备,医之为道,至是始明"。他看到他所居南方,地土卑湿,认为"六气之中,湿热病十居八九",而关于"湿热相火"的问题,自《黄帝内经》以后,很少有人阐述,"至张、李诸老,始有发明"。刘河间的"凡病多主火化"的思想及李东垣的"相火、下焦包络之火，元气之贼也"、"火与元气不两立，一胜则一负"的主张，都是丹溪学说的渊源，在《相火论》中他自己也说"如上文所云者，实推广二公之意"，而他的论病立方重用泻火，则主要是宗法河间。他的"阳有余，阴不足"和"相火易动"等论点，实质上是河间寒凉学派的新发展。

（二）与局方之争

学术的发展与社会经济和政治环境有着密切的关系。北宋时期盛行陈师文、裴宗元所撰的《太平惠民和剂局方》，这是宋朝官家药局所订的成方成药。它是我国药学史上最早的国家协定方，其中有许多著名方剂是以后历代医家的常用方，直到今天仍为广大医务人员所常用。由于它方便劳动人民检方购药治病，当时极为盛行，尤以江南一带为甚，对医药的发展起了一定的积极作用。正如《局方发挥》所描述的"自宋迄今，官府守之以为法，医门传之以为业，病者恃之以为命，世人习之以成俗"。朱丹溪在开始学医的时候，曾对《太平惠民和剂局方》进行钻研，颇为赏识，他说："《和剂局方》之为书也，可以据证检方，即方用药，不必求医，不必修制，寻赎见成丸散，病痛便可安全，仁民之意，可谓至矣。"但随着实践经验的积累，学术水平的提高，发现《太平惠民和剂局方》中存在的缺点，表示"然予窃有疑焉"。由于《太平惠民和剂局方》中所用大多是辛香刚燥热性的药品，而且说可以"久服多服"，实际此类药物，最易伤阴，对很多疾病是不相宜的。因此，流传越广，流弊越大。丹溪目睹这种情况，朝夕研究，认为"病者一身气血有深浅，体段有上下，脏腑有内外，时月有久近，形志有苦乐，肌肤有厚薄，能毒有可否，标本有先后，年有老弱，治有五方，令有四时，某药治某病，某经用某药，孰为正治反治，孰为'君臣佐使'，合是数者，计较分毫，议方治疗，贵乎适中。今观《局方》，别无病源议论，止于各方条述证候，继以药石之分量，修制药饵之法度，而又勉其多服、常服、久服，殊不知一方统治诸病，似乎立法简便，广络原野，冀获一二。"他深深感到"操古方以治今病，其势不能尽合"。于是著《局方发挥》，不遗余力地对《太平惠民和剂局方》做出尖锐的批评，并列举许多病证，剖析辛香燥烈之剂的危害性，尤其对阴虚血枯之人，应予禁忌。如对口鼻出血者，"认为皆是阳盛阴虚，有升无降，血随气上，越出上窍，法当补阴抑阳，气降则血归经，岂可以轻扬飞窜之脑麝，佐以燥悍之金石乎？"对久病卧床不起，神思恍惚的患者，认为"此血气虚弱也，夫治血以血药，治虚以虚药，彼燥悍香窜之剂，固可以劫滞气，果可以治血而补虚乎？"诸如此类，例子很多。由于丹溪的竭力反对，特别是他创立"相火论"及"阳有余，阴不足"等著名学术论点，作为滋阴降火治疗方法的理论依据，有力地批评《太平惠民和剂局方》用药香燥之弊，于是当时治疗之风为之一变。故清代《四库全书提要》说："此方（《太平惠民和剂局方》）盛于金元之间，至震亨《局方发挥》出，而医学始一变也"。可见滋阴学派是在与《太平惠民和剂局方》作斗争中形成和发展起来的。

滋阴学派在明代前期盛极一时，当时对丹溪学术的评价很高。如方广说："求其可以为万世法者，张长沙外感，李东垣内伤，刘河间热症，朱丹溪杂病，数者而已。然而丹溪实又贯通乎诸君子，尤号集医道之大成者也。"丹溪与他的弟子们的著作很多，丹溪学说经过他的后学者的补充和发挥，流传更为广泛，对后世有着深远的影响。明、清时代，中医学在治疗湿热和滋阴降火的方法等方面有很大进展，主要是受到滋阴学派学术思想的启发。

丹溪学说不仅于国内盛行一时，而且流传到日本，在日本成立"丹溪学社"专门研究和推广他的学说，可见其声誉之高，影响之大了。

二、主要学术观点

（一）相火论

"相火论"是发挥《黄帝内经》的"少火""壮火"，河间的"凡病多主火化"和东垣的"相火元气之贼"等著名论点，而对"火"的病因病机辨证施治做了进一步阐明。它的主要内容有以下两点：

1. 相火为人生动气，寄于肝肾，为有生之本。

"相火论"说"火内阴而外阳，主乎动者也，故凡动皆属火"，"天主生物故恒于动，人有此生，亦恒于动，其所以恒于动，皆相火之为也"。

朱氏认为宇宙间各种事物的存在，表现为"动"与"静"两方面，而其中"动"是主要的根本的方面。没有"动"，自然界便不能生物，人也就没有生命，而所有能动者，都属于火，在人而言，则无不是"相火"之所为。所以他又说"天非此火，不能生物，人非此火，不能有生"。

所谓"相火"，"因其动而可见"，"具于人者，寄于肝肾二部"，"肝肾之阴，悉具相火"。朱氏强调了"因其动而可见"，故动而能见的"火"的表现，在人体而言，有脏腑、经络、气血等功能活动，这些就体现了"相火"之所为。所以全身脏腑活动，莫不与之有关。如《相火论》说："肝属木而肾属水也。胆者，肝之腑；膀胱者，肾之腑；心包络者，肾之配；三焦以焦言，而下焦司肝肾之分，皆阴而下者也。"说明相火即为肝肾二脏所司，而复分属于心包络、三焦、胆、膀胱诸腑。丹溪论相火与各个有关内脏的联系，全面而概括。后世言相火者，大都根据朱氏之说。

2. 相火妄动，变化莫测，煎熬真阴，为元气之贼。丹溪认为"动"有"吉"与"凶"两个方面，他说："吉凶悔吝生乎动，故人之疾病亦生于动"（《格致余论•房中补益论》）。在人体之动既然皆相火之为，则相火之动，也必然有"吉""凶"两方面，它既是生理功能，生命活动之所本，又是疾病发生，病机逆转之所系。"吉"与"凶"的关键在于它"动"得是否正常。如朱氏说："彼五火之动皆中节，相火惟有裨补造化，以为生生不息之运用耳，何贼之有？"又说：
"主闭藏者肾也，司疏泄者肝也，二脏皆有相火，而其系上属于心。心，君火
也，为物所感则易动，心动则相火亦动，动则精自走，相火翕然而起，虽不交
会，亦暗流而疏泄矣"（《格致余论·阳有余阴不足论》）。又说："大劳则火起于
筋，醉饱则火起于胃，房劳则火起于肾，大怒则火起于肝"（《格致余论·疝气
论》），"脏腑之火，根于五志，六欲七情激之，其火随起"（《金匮钩玄》）。

　　相火有常有变，动而中节，有裨造化，动不中节，病变之由。朱氏认为所
以动不中节，使相火妄动，主要由于情志过于激动，所以他在《格致余论》的卷
首，就写了《饮食箴》《色欲箴》告诫人们要节饮食，戒色欲，使相火不妄动，达
到"阴平阳秘"，生理功能的正常。

　　一旦相火妄动，则"其害甚大，其变甚速，其势甚彰，其死甚暴"（《金匮
钩玄》），"相火易起，五性厥阳之火相扇，则妄动矣。火起于妄，变化莫测，无
时不有，煎熬真阴，阴虚则病，阴绝则死。……故曰相火元气之贼"（《格致余
论·相火论》）。

　　为了说明火起于妄，变幻莫测，他把《黄帝内经》病机十九条中属于火的
类型都与火挂起钩来。他说："百病皆生于风、寒、暑、湿、燥、火之动而为变
者。岐伯历举病机一十九条，而属火者五，此非相火之为病之出于脏腑者乎？
考诸《内经》少阳病为瘈疭，太阳病时眩仆，少阴病瞀暴喑郁冒不知人，非诸热
瞀瘛之属火乎？少阳病恶寒鼓栗，胆病振寒，少阴病洒淅恶寒振寒，厥阴病洒
淅振寒，非诸禁鼓栗如丧神守之属火乎？少阳病呕逆厥气上行，膀胱病冲头
痛，太阳病厥气上冲胸，小腹控睾引腰脊上冲心，少阴病气上冲胸，呕逆，非诸
逆冲上之属火乎？少阳病谵妄，太阳病谵妄，膀胱病狂颠，非诸躁狂越之属火
乎？少阳病胕肿善惊，少阴病瞀热以酸，胕肿不能久立，非诸病胕肿，疼酸惊
骇之属火乎？"不仅如此，他还进一步把五脏病机中与火有关的也联系起来而
归之于火。如他说："诸风掉眩，属于肝，火之动也；诸气膹郁、病痿，属于肺，
火之升也；诸湿肿满，属于脾，火之胜也；诸痛痒疮疡，属于心，火之用也。是
皆火之为病，出于脏腑者然也"（《格致余论·相火论》）。这样，五脏皆有火化之
症，更扩大了"相火致病"的思想。

　　由于相火暴悍酷烈之性，一旦妄动，变化莫测，无时不有，无脏不有。而
它的最大的危害性则在于它能"煎熬真阴，阴虚则病，阴绝则死"。因此，欲保
真阴，必须泻火，这就是丹溪立方中所以重用苦寒泻火之品的道理所在。他
的著名方剂大补阴丸，即以黄柏知母为主药。他的大补丸，名为大补，而是用
单味黄柏制成的。他的三补丸是以黄芩、黄柏、黄连三味苦寒药组成，虽说加
入补气补血药中用，但其主要作用在于去"肾经火燥""上焦积热"及"无脏火"。
其他的著名方剂如虎潜丸治痿，左金丸治肝火吞酸呕吐，都离不开苦寒药。

他在论柏皮的功效时说:"有泻火为补阴之功"。可见他是主张以泻火为主,达到保阴养阴之目的。

"相火元气之贼",本是李东垣的论点,但东垣只言其害,丹溪则提出了相火常与变、吉与凶的两重性,说法就比较全面了。他的弟子戴元礼说得更为明确。他说:"捍卫冲和之谓气,扰乱妄动变常之谓火"(《金匮钩玄·气属阳动作火论》)。指出火与元气本来就是一个东西,只是常与变的区别。常则为气,生化之本;变则为火,危害生机。这是丹溪学说对东垣学说的一个重要补充和发展。

此外,关于火的治疗用药,丹溪做了细致的分析。他说:"阴虚火动难治。火郁当发,看在何经?轻者可降,重者则从其性而升之。实火可泻,黄连解毒之类。虚火可补。小便降火极速。凡气有余便是火,不足者是气虚。火急甚重者,必缓之以生甘草,兼泻兼缓,参术亦可。人壮气实,火盛癫狂者,可用正治,或硝黄冰水之类。人虚火盛狂者,以生姜汤与之,若投以冰水正治,立死。有补阴,火即自降,炒黄柏、生地黄之类。凡火盛者,不可骤用凉药,必兼温散。阴证本难治,用四物汤加炒黄柏,降火滋阴"(《丹溪心法》)。

戴元礼对治疗五脏均有火化之候又做了补充。他认为治火当分虚实。实火可以用苦寒直折。若是虚火,则不能直折,不能水灭,又当顺脏气特征而施治。如饮食劳倦,内伤脾胃元气而火动者,宜甘温之剂以除之;如阴微阳强而相火炽盛者,宜甘寒之剂以降之。若心火亢极,郁热内实者,仍可用咸冷之剂以折之。若肾水受伤而火失其守者,宜壮水之剂以制之。若右肾命门火衰而阳越于外者,宜温热之剂以制之。若胃虚过食冷物而火郁于土中者,宜假升散之剂以发之。

丹溪、元礼等在治火方面辨证甚详,对后世临床应用,启发很大。

(二)阳有余阴不足论

丹溪的阳有余阴不足之说与他的相火论是密切联系的。《相火论》说:"动易而静难","凡动皆属火",火属阳,所以相火妄动即是"阳有余",煎熬真阴,必然导致"阴不足","阴虚则病,阴绝则死"。在《格致余论》里有专篇论述这个问题。他的弟子们在丹溪这一学说的基础上又有所发挥。

丹溪说:"人受天地之气以生,天之阳气为气,地之阴气为血。故气常有余,血常不足。何以言之?天地为万物父母,天大也为阳,而运于地之外,地居天之中为阴,天之大气举之;……故人之生也,男子十六岁而精通,女子十四岁而经行,是有形之后,犹有待于哺乳水谷以养,阴气始成而可与阳气为配,以能成人,而为人之父母,古人必近三十、二十而后嫁娶,可见阴气之难于成,而古人之善于摄养也。……《内经》曰:年至四十,阴气自半而起居衰矣。又曰男子六十四岁而精绝,女子四十九岁而经断。夫以阴气之成,止供给得三十年之视听言动，已先亏矣，人之情欲无涯，此难成易亏之阴气，若之何而可以供给也"(《阳有余阴不足论》)。

丹溪从观察天地、动静等自然现象，特别是研究人自出生以后生长发育以至衰老的过程，领悟到"阴气难成而易亏"。人的视听言动等生命活动，都需要阴气的供给，如果再加"人之情欲无涯"，则易动之相火，必然更进一步耗伤阴气。于是他得出结论是"阳常有余，阴常不足"，"气常有余，血常不足"。从这一论点出发，所以丹溪经常劝诫人们要摄御相火，勿使妄动，以保养真阴。

必须指出：丹溪所谓"阳有余"之"阳"与"气常有余"之"气"都是指妄动之"邪火"而言，不是指人身之"真阳""正气"。他自己也说："阴易乏，阳易亢，攻击宜详审，正气需保护"(《格致余论•张子和攻击法论》)。可见易亢之阳是邪火，宜清宜泻。而人身之正气，则不仅不宜攻伐，而且必须加以保护。故在丹溪治验的病案中，有不少是重用人参、黄芪的。

他在论治时除了强调清泄邪火外，也非常重视滋阴养血。滋阴学派的名称由来亦主要在此。他的大补阴丸，就是在这个思想指导下制定的。方用熟地、龟甲、猪脊髓等滋阴补血填精益髓之品，以补阴抑阳，又以黄柏知母泻有余之火，以抑阳护阴。这是丹溪"阳有余，阴不足"理论在实际应用中的代表方剂。

王纶在这方面继承了丹溪的理论。他说："人之一身，阴常不足，阳常有余，况节欲者少，过欲者多，精血既亏，相火必旺，火旺则阴愈消，而劳瘵、咳嗽、咯血、吐血等症作矣。故宜常补其阴，使阴与阳齐，则水能制火，而水升火降，斯无病矣。"从而进一步认为"补阴之药，自少至老，不可缺也"(《明医杂著•补阴丸论》)。他在补阴方面较朱丹溪尤为重视。如丹溪的大补阴丸，原以泻火为主，而王氏则在原方的基础上，更大增补阴之品，补阳以配阴，两者各有适宜之证。此外，王氏又以这种养阴的见解，应用和充实到李东垣关于培补脾胃元气的内容中。如他说："近世论治脾胃，不分阴阳气血，而率皆理胃。所用之药，又皆辛温燥热，助火消阴之剂，遂致胃火益旺，脾阴愈伤，清纯中和之气，变为燥热，胃脘干枯，大肠燥结，脾阴渐绝，而死期近矣"(《明医杂著•枳术丸论》)。东垣是补脾派的代表人物，他对脾胃之治主张升阳以益气，偏于脾胃之阳气。王氏则提出生净以和中，也照顾到脾胃之阴。这是对东垣学说的补充。

戴元礼则把"阴不足"之"阴"，还指为"血"。他说："年四十而经行，至四十九而经断，可见经血之难成易亏如此"(《金匮钩玄•血属阴难成易亏论》)。他认为人的视听行动以及一切脏腑功能活动都需要血的资助。人在气交之中，常多动而少静，故阳气最易滋长，气属阳，动作火；阴血最易被耗。若阴血既亏，复受阳扰，实是百病变生之由。如"妄行于上则吐衄；衰竭于外则虚劳；

妄返于下则便红；稍血热则膀胱癃闭溺血；渗透肠间则肠风；阴虚阳搏则为崩中；湿蒸热瘀则为滞下，热极腐化则为脓血；火极似水，血色紫黑；热盛于阴，发为疮疡；湿滞于血，则为痛痒瘾疹，皮肤则为冷痹；蓄之在上则人喜忘；蓄之在下，则为喜狂"（《金匮钩玄·血属阴难成易亏论》）。由于这些病变的产生，势必使阴血更受损伤。他主张治血必用血属之药，宜以四物汤为主而随证加减，以适应病情的变化。

戴氏重于治血，汪机则善于补气。他习用人参、黄芪以治病，但他又是传丹溪之学的。丹溪言"气常有余"，气既有余，自无补的必要了。为了避免与丹溪之说发生矛盾，所以他在评述丹溪"阳有余，阴不足"之说时说："此丹溪所以立论垂戒于后也，非论治阳虚之病也。若遇有病气虚，则补气，血虚则补血，未尝专主阴虚而论治。且如产后之属阴虚，丹溪则曰，右脉不足，补气药多于补血药；左脉不足，补血药多于补气药。丹溪固不专主于血矣！何世人昧此，多以阴常不足之说，横于胸中，凡百诸病，一切主于阴虚，而于甘温助阳之药，一毫不敢轻用，岂理也！"（《石山医案·营卫论》）

为了使他的补气论与丹溪之说取得一致，他强调丹溪所谓"阳有余""气常有余"是指卫气而言；"阴不足"则是指营气。而他所要补的"气"，正是指"营气"，而不是指"卫气"。他阐明阴阳气血的相互资生关系，补阴方法的多样化，认为在某些情况下，补气亦属补血的一种方法。所谓"参芪，不惟补阳，而亦补阴。东垣曰：血脱益气。仲景曰：阳生阴长。义本诸此。世谓参芪补阳不补阴，特未之考耳"（《石山医案·营卫论》）。汪氏善用参芪，确有独特的经验，在他的医案中，有不少效果卓著的病例。这是他在丹溪"阳有余阴不足"学说基础上的发挥，并有新的补充。

三、辨证施治经验

朱丹溪以善治杂病著称。他的论病施治，除了上述"相火"和"阳有余阴不足"等主要论点外，还有不少独特见解，尤其突出在气、血、痰、郁四个方面。正如王纶所说："丹溪先生治病，不出乎气、血、痰。"又说："气、血、痰三病多有兼郁者，治病用药之大要也。"除丹溪外，王履、戴元礼、王纶、汪机等对此均有所补充和发挥。

气血痰郁四者是相互联系的。不仅气、血、痰三者多兼郁，而且郁和痰也离不开气和血。对气血痰郁的认识，亦离不开上述"阳有余阴不足"以及"相火"等基本观点。除了"气常有余，血常不足"之外，对郁与痰的形成，认为都离不开"火"。如丹溪说："自热成积，自积成痰。""眩晕嘈杂，乃火动其痰。"虞抟说："肺气郁则成热，热盛则生痰"（《医学正传》）。王纶说："老痰郁痰，皆因火邪炎上，熏于上焦，肺气被郁，故津液之随气而升者，为火熏蒸凝浊郁结而成……而其原则火也"(《明医杂著》)。关于气血之论,已见前节,这里重点介绍关于痰和郁的论述。

(一)论痰

丹溪认为"痰之为物,随气升降,无处不到"。因此,痰可以导致多种疾病。他说:"凡痰之为患,为咳嗽呕利,眩运嘈杂,怔忡惊悸,寒热痛肿,痞隔壅塞,或胸胁间辘辘有声,或背心一片常为冰冷,四肢麻痹不仁,皆痰饮所致","头眩,痰挟气虚并火","无痰则不作眩。痰因火动,又有湿痰者,有火痰者","人身中有结核,不痛不红,不作脓,多痰注也","痰在膈间,使人癫狂或健忘","喉中有物,咯不出,咽不下,此是老痰"(《丹溪心法》),"若气血两亏,痰客中焦,妨碍升降,不得运用,以致十二官各失其职,视听言动,皆有虚妄"(《格致余论·痰病似祟论》)。由于痰的病变种种不一,所以他得出的结论是:"百病多有兼痰者,世所不知。"这是丹溪在张从正痰症有五(风痰、热痰、湿痰、酒痰、食痰)的基础上的发展,对后世启发很大。

关于产生痰的原因,戴元礼认为主要是由于津液所化。在正常情况下,"经脉之津液与血者,皆四布水精之所化"。在变常情况下,"苟不善于化,则水积不行,亦如湿漂之为害,故其水盛,与血杂混而不滋容气之运,或不化液而不从卫气之用,聚于经脉以为病,冷则清如其饮,热则浊如其痰,设值风火之迫,则涌溢而起,无处不到,痰饮为病,莫大于此"(《推求师意》)。王纶也认为"痰者病名也。人之一身气血清顺,则津液流通,何痰之有?惟夫气血浊逆,则津液不清,熏蒸成聚而变为痰"。

正由于痰的形成,起于气不善于运化,而致"气血浊逆","津液不能从营卫之用,熏蒸成聚而成"。关键在于"气",尤其是脾气。所以丹溪主张"治痰先治气"。他说:"善治痰者,不治痰而治气,气顺则一身之津液亦随气而顺矣,古方治痰饮用汗、吐、下、温之法,愚见不若以顺气为先。"又说:"大凡治痰,用理气药过多,脾气虚则痰易生而多。""治痰法,实脾土,燥脾湿,是治其本。"治痰以顺气为先,而顺气主要在于健脾,脾为生痰之源,健脾益气方是治痰之本。王纶在丹溪治脾的基础上又补充了肾与痰的关系。他说:"痰之本,水也,原于肾;痰之动,湿也,主于脾"(《明医杂著》)。这一点大为赵献可所赞赏,认为是"发前人所未发"。戴元礼则认为除了脾胃之外,还应根据六经形证,辨证施治。他说:"窃谓痰饮之生,有生于脾胃,有生于六经,所起不同,若谓感邪与为病之形证则一也。至于治之,必先从其邪之所起,而后及于病之所止。"戴氏的说法,较之丹溪、王纶更为全面。

在治痰的用药方面,丹溪做了细致的分析。他说:"湿痰用苍术、白术,热痰用青黛、黄连、黄芩,食痰用神曲、麦芽、山楂,风痰用南星,老痰用海浮石、半夏、栝蒌、香附、五倍子作丸服。""凡风痰病,必用风痰药,如白附子、天麻、雄黄、牛黄、片芩、僵蚕、猪牙皂角之类","内伤挟痰，必用参芪白术之属，多用姜汁传送，或加半夏，虚甚加竹沥，中气不足加参术","痰在胁下，非白芥子不能达，痰在皮里膜外，非姜汁竹沥不能导，痰在四肢，非竹沥不升，痰结核在喉中，燥不能出入，用化痰药加咸药软坚之味，栝蒌、杏仁、海浮石、菊梗、连翘，少佐朴硝，以姜汁蜜和丸，嚼服","天花粉大能降膈上热痰","痰在肠间者可下而愈，痰在经络，非吐不可，吐法中就有发散之义"。

可见丹溪对痰的辨证施治，有丰富的临床经验，方法也丰富多彩，可为后世效法。

（二）论郁

郁证虽不是一个独立的病，但与许多疾病有关。如王履所说："凡病之起，多由于郁。郁者，滞而不通之义"（《医经溯洄集》）。丹溪对郁证的病机，论述甚详。他说："气血冲和，万物资生，一有怫郁，诸病生焉"（《金匮钩玄》）。指出郁证的主要病因是情志怫郁，影响气机，气郁日久，变生多端。基于这一认识，朱氏创"六郁"之说。所谓"六郁"即气、血、湿、痰、热、食六者之郁。而六者之中，总是先有气郁而后影响及其他。同时不论哪一种，郁久都能化热化火。

戴元礼在丹溪论郁基础上有所发挥，并对六郁的病证脉象做了条分缕析。他说："郁者，结聚而不得发越也，当升者不升，当降者不降，当变化者不变化，此为传化失常，六郁之病见矣。""气郁者，胸胁痛，脉沉涩；湿郁者，周身走痛，或关节痛，遇阴寒则发，脉细沉；痰郁者，动则喘，寸口脉沉滑；热郁者，瞀闷，小便赤，脉沉数；血郁者，四肢无力，能食，便红，脉沉；食郁者，嗳酸，腹饱不能食，人迎脉平和，气口脉紧盛者是也。"

根据六郁之说，丹溪立越鞠丸，是后世常用治郁之方。用药为大多香辛行气之品以开郁导滞。此方组成有川芎、香附、苍术、栀子、六曲，药仅五味而顾及六郁，而其中以行气为主。气行则血行，而痰、湿、食、热诸郁自然可解。应用时可根据具体情况，有所偏重，进行加减。

王履在治郁方面尤有独特见解。他主张反《黄帝内经》关于五郁的治法，扩而充之，使它适用于更多病证。如他说：

"木郁达之，达者，通畅之也，如肝性急，怒气逆，去胁或胀，火时上炎，治以苦寒辛散而不愈者，则用升发之药，加以厥阴报使而从治之。又如久风入中为飧泄，及不因外风之入而清气在下为飧泄，则以轻扬之剂，举而散之。凡此之类，皆达之之法也。"

"火郁发之，发者，汗之也，升举之也，腠理外闭，邪热怫郁，则解表取汗以散之，又如龙火郁甚于内，非苦寒降沉之剂可治，则用升浮之药，佐以甘温，顺其性而从治之，使势究则止。如东垣升阳散火汤是也。凡此之类，皆发之之法也。"

"土郁夺之，夺者攻下也，动而衰之也，如邪热入胃，用咸寒之剂以攻去之。又如中满腹胀，湿热内甚，其人壮气实者，则攻下之，其或势盛而不能顿除者，则劫夺其势而使之衰。又如湿热为痢，有非力轻之剂可治者，则或攻或盏以致其平。凡此之类，皆夺之之法也。"

"金郁泄之，泄者，渗泄而利小便也，疏通其气也，如肺金为肾水上源，金受火炼，其令不行，原郁而渗道闭矣。宜肃清金化，滋以利之。又如肺气膹满，胸凭仰息，非利肺气之剂不足以疏通之。凡此之类，皆泄之之法也。"

"水郁折之，折者，制抑也，伐而挫之，渐杀其势也。如肺胀之病，水气淫溢而渗透道以塞。夫水之所不胜者土也。今土气衰弱不能制之，故反受其侮，治当实其脾土，资其运化，俾可以制水而不敢犯，则渗透道达而后愈。或病势既旺，非上法所能遏制，则用泄水之药以伐而挫之。或去菀陈莝，开鬼门，洁净府，三治备举选用，以渐平之。"（《医以溯洄集·五郁论》）

丹溪还把郁证的理论应用到具体病证和治疗。如对泛吐酸水一症，认为是"平时津液随上升之气郁积而成，郁积之久，湿中生热，故从火化，遂作酸味，非热而何！"治疗此症，他主张辛苦同用，苦以清降，辛以开郁，更参以二陈汤之类以和胃气化痰湿。他的著名方剂左金丸，就是后世临床常用的有效方剂。又如对疝气的病机，他不同意前代医家把疝气作为单纯寒的看法。他认为"此症始于湿热在经，郁而至久，又得寒气外束，湿热之邪不得疏散，所以作痛"，因此对疝气的治疗，除了散寒郁疏气滞外，也结合泄火热及通瘀阻之法。所立"疝气方"，即基于这种指导思想而设。

对于在中部以上的痰郁之症，丹溪等主张用吐法。即《黄帝内经》"其高者因而越之"之意。丹溪所常用的倒仓法，即属于吐法范畴，用以治"七情之偏，五味之厚……糟粕之余，停痰瘀血，互相纠缠，日积月深，郁结成聚"（《格致余论》）等郁滞所致之病，尤其是痰郁、食郁，往往取得很好的效果。"半月，觉精神焕发，形体轻健，沉疴悉安矣"。但此法后世应用甚少，有待进一步研究。

丹溪关于郁证的理论，对后世有重要的指导意义。如叶天士治郁常用丹溪之法。他说："隐情曲意不伸，是为心疾，此草木攻病，难以见长，乃七情之郁损，以丹溪越鞠方法。"

（三）论病举例

1. 中风　对中风的病因病机，丹溪认为外风极为少见，仅西北地区偶尔见之，东南地区一般多属风从内生。主要是湿生痰，痰生热，热生风。他说："《内经》以下，皆为外中风邪，然地有南北之殊，不可一途而论；惟刘守真作'将息失宜，水不能制火'极是！由今言之，西北二方，亦有真为风所中者，但极少尔！东南之人，多是湿土生痰，痰生热，热生风也。"同时又认为中风患者每多兼气虚或血虚，而治疗则以治痰为首要。他说："中风大率主血虚有痰，治痰为先，次养血、行血，或属虚挟火与湿，又须分气虚血虚。"气虚有痰，用参芪或四物加竹沥姜汁；血虚用四物汤俱用姜汁炒，恐泥痰也，再加竹沥姜汁。半身不遂，大率多痰，在左属死血瘀血，在右属痰有热并气虚，左以四物汤加桃仁、红花、竹沥、姜汁，右以二陈汤四君子等汤，加竹沥、姜汁。在历代医案中，中风之有肝风夹痰、痰蒙清窍、痰火上扰、痰阻经络加用豁痰、涌痰等治法而愈者，不在少数。可见丹溪关于中风的理论有一定的临床指导意义。但关于左属血，右属气、热、痰之说，把气和血等截然分开，这种机械的论证方法，显然是错误的。

2. 痿证 痿是一种肢体筋脉弛缓，手足痿软，甚至两足痿废不能行动的病证，亦称痿躄。最早见于《黄帝内经》，载有专论，认为导致痿证的原因，有"肺热叶焦""有渐于湿，以水为事，若有所留，居处相湿""湿热不攘""大经空虚""热舍于肾……水不胜火，则骨枯而髓虚"以及"生于大热也"等等。丹溪在《黄帝内经》论痿的基础上进一步把痿证的病机进行分类。他说："痿证有湿热、湿痰、气虚、血虚、瘀血。"而其中尤其突出一个"热"字。正如他所说："诸痿生于肺热，只此一句，便见治法大意"（《丹溪心法》）。所以他的辨证施治中，除了益气、补血、化痰、祛湿等原则外，几乎都加黄柏、黄芩等药。他的著名方剂二妙散，就是只用黄柏苍术二味，突出泄热化湿，因热伤肺，湿伤脾，"肺热则不能管摄一身，脾伤则四肢不能为用，而诸痿之病作"（《丹溪心法》）。此方为后世治湿热所致的痿证、痹证所常用，张景岳也认为"黄柏、苍术治痿要药也"。对于阴虚、水不制火所致的痿证，丹溪制订了虎潜丸：龟甲、黄柏各四两，牛膝三两半，知母、熟地各二两，芍药四两，锁阳、炙虎骨（现已禁用，用代用品）、当归各一两，陈皮七钱半，干姜半两，酒糊丸。立方有泻火滋阴之意，也是后世常用的治痿方。

此外，丹溪强调"痿证断不可作风治而用风药"，王纶进一步解释说："如羌活、防风、麻黄、桂枝、乌头、细辛等剂，皆发散风邪，开通腠理之药，若误用之，阴血愈燥"（《丹溪心法》）。这是丹溪看到在他以前，不少人把痿证与中风混为一谈，临床上误用燥热之风药而致不治所做的结论。王肯堂称赞"丹溪始揭发千余年之误"。

以上简单介绍以朱丹溪为代表的滋阴学派的主要学术观点。滋有学派以与《太平惠民和剂局方》对立的姿态出现，为了补弊纠偏，创"相火""阳有余，阴不足"等论，强调相火妄动之为害，人身阴气之可贵，立方重用黄柏知母，着重于清泄邪火，尽管有它的片面性，但在当时是必要的。这些著名论点，有它独到之处，充实到中医学理论体系之中，既补了前人之不足，对后世也发生深远的影响。

丹溪虽然是养阴学派的代表人物，但他在临床治疗中则非常强调辨证施治。《太平惠民和剂局方》之弊，即是以成方统治诸病，丹溪是竭力反对的。因此，他虽力主滋阴降火，而在他的现存医案中，却有不少用温阳补气而治愈的案例。如丹溪曾治一少年热病，两颧火赤，不能自禁，躁走于庭，将蹈河。曰：此阴证也，制附子汤饮之。众为之吐舌，饮已，其疾如失。

丹溪学术宗刘河间、张从正、李东垣等人，而又能补充他们的不足。如河间主火，偏重于心火，丹溪补充了相火。东垣创内伤气虚发热之说，丹溪补充了内伤阴虚发热之论。张子和汗吐下三法强调攻邪，而丹溪则补充了"攻击宜详审，正气须保护"。所以丹溪继承三家学说并有所发展，在学术上是有较大成就的。

四、附医案

（一）东阳吴子方，年五十，形肥味厚，且多忧怒，脉常沉涩。自春来，得痰气病，医以为虚寒，率与燥热香窜之剂。至四月间，两足弱，气上冲，饮食减。召予治之，予曰：此热郁而脾虚，痿厥之证作矣。形肥而脉沉，未是死证，但药邪太盛，当此火旺，实难求生。且与竹沥下白术膏，尽二斤，气降食进。一月后大汗而死。书此以为诸贤覆辙之戒云。（《格致余论》）

（二）吴添官得腹痛之病，彻夜叫喊不绝，小水全无。以芩连汤加元胡索投之始安。又因伤食复反，病至二十余日，肌肉瘦削，眼胞下陷。才得略宁，适遭家难，证变壮热，目红腮肿，全似外感有余之候。余知其为激动真火上焚。令服六味地黄加知柏三十余剂，其火始退。退后遍身疮痏黄肿，腹中急欲得食，不能少耐片顷，整日哭烦，余为勉慰其母曰：旬日后，腹稍充，气稍固，即不哭烦矣。服二冬膏而全瘳。此极难辨治之证，竟得相保，不大快哉！（《寓意草》）

（三）一人年逾三十，形瘦苍白，病食则胸膈痞闷，汗多，手肘汗出尤多，四肢倦怠或麻，晚食若迟，早来必泄。初取其脉，浮软近快，两关脉乃略大。余曰：此脾虚不足也。彼曰：已服参术膏，胸膈亦觉痞闷，恐病不宜于参芪耶？余曰：膏则稠粘，难以行散故也，改用汤剂，痞或愈乎？令用参芪各二钱，白术钱半，归身八分，枳实、厚朴、甘草各五分，麦门冬一钱，煎服一帖，上觉胸痞，下觉矢气，彼疑参芪使然。余曰：非也。若参芪使然，只当胸痞，不当矢气，恐由脾胃过虚，莫当枳朴之耗耶？宜除枳朴，加陈皮六分，再服一贴，顿觉胸痞宽，矢气除，精神爽恺，脉皆软缓不大，亦不快矣。可见脾胃虚者，枳朴俱散，用为佐使，即有参芪归术为之君，尚不能制。然则医之用药，可不慎哉！（《石山医案》）

（四）宪幕之子傅兄，年十七八，时暑月，因大劳而渴，恣饮梅浆，又连得大惊三、四次，妄言妄见，病似邪鬼。诊其脉，两手皆虚弦而带沉数。予曰：

数为有热，虚弦是大惊。又酸梅之浆，郁于中脘，补虚清热，导去痰滞，病乃可安。遂与人参、白术、陈皮、茯苓、芩、连等浓煎汤，入竹沥姜汁。与旬日未效。众皆尤药之不审。余脉之，知其虚之未完，与痰之未导也。仍与前方，入荆沥，又旬日而安。（《格致余论》）

（五）予任妇何氏在室时，四月间因多食青梅，得痰饮病，日间胸膈中大痛如刀锥，至晚胸中痛止，而膝衍大痛，盖痰饮随气升降故也。一医作胃寒治，用干姜、良姜、官桂、乌、附、丁、沉辈，及煮胡椒粥间与，病日剧，加口渴，小水淋涩。求予治，诊其六脉，洪数而滑，予作消痰处治，令其急烹竹沥，服三日，口不渴，小水亦不淋涩，但胸中与膝互痛如旧。用萝卜子研汁，与半碗，吐痰半升许，至夜痛尤甚于前，正丹溪所谓引动其猖狂之势耳。次日，用人参芦一两，逆流水煎服，不吐；又次日，与苦参煎汤服，又不吐，又与附子尖，桔梗芦，皆不吐。一日清晨，用藜芦末一钱，入麝香少许，酸浆水调与，始得大吐，至次日天明，吐方定，前后得顽痰及稠饮一小桶许，其痛如脱，后以软粥将理而安。（《医学正传》）

（六）姑苏朱予明之妇，病长号，数十声暂止，复如前，人以为厉所凭，莫能疗。原礼曰：此郁病也。痰闭于上，火郁于下，故长号则气少舒。《经》云"火郁发之"是已。遂用重剂涌之。吐痰如胶者无算，乃复初。（《续名医类案》）

第四节　脾胃学说的理论研究及其临床意义

脾胃学说是中医学宝库中的一项重要理论组成部分，它的起源，始于史称金元四大家的李东垣《脾胃论》等专著。

一、东垣对脾胃生理功能的认识

关于脾胃的生理功能，《黄帝内经》中早已指出"脾脏常著胃土之精也"，"脾与胃以膜相连耳，而能为之行其津液"（《素问·太阴阳明论》）。就是说"脾主为胃行其津者也"（《素问·厥论》）。以此体现脾与胃的生理功能及其相互依赖的关系是非常密切的。

1. 脾胃与元气的关系　元气是由先天精气、谷气、自然清气三个方面的特定物质所形成的"气"。广义来讲，从胚胎的开始到个体的形成后，都必须依靠"元气"的不断生化来推动生长、发育以及脏腑的功能活动而生存。狭义来讲，人体的内在"元气"，又是依赖于脾胃的升降气化作用的动力，而使元气充沛。这都是东垣学说中认为脾胃为生化元气的源泉。但从人的整体来说，元气仍然包含着精气、谷气、自然清气三者的基本物质，不断发挥营养补充"气""血"的作用。张仲景《金匮要略·脏腑经络先后病脉证第一》说"四季脾旺不受邪"，只有这样，才能维持人体生理健康的正常动力。

2. 脾胃升降之理　脾主升，胃主降，是对立统一的一对矛盾。脾主升，脾之清阳上升为顺，所谓清阳出上窍，是指脾的运化功能；胃主降，是包括胃与肠道功能，胃肠向下传化糟粕，胃之浊气下降为顺。所以胃气以通降为和，所谓浊阴出下窍。

3. 脾胃动静之理　清代医学家黄坤载说："脾以体阴而抱阳，气阳动则升，胃以体阳而合阴，阴精静则降"（《素灵微蕴》）。以此说明脾胃阴阳的对立统一作用。脾胃的作用，是互相影响和互相激动的。这种有动有静，动中有静，静中有动的辩证法观点，在当时来说是比较进步的论述。

二、脾胃的病机特性

1. 阴火与元气不两立　东垣说："火与元气不两立，一胜则一负"（《脾胃论·饮食劳倦所伤始为热中论》）。东垣著作中反复论述了这个学术观点，可见东垣对"元气"的重视，元气充足则阴火才能及时消灭，这是李氏"内伤学说"的主要环节。认为阴火与元气是一对矛盾，元气是正气，阴火是病邪，也是邪正斗争所产生的一种病理变化。他认为阴火包括心火、胃火、肾火以及肝胆之火，引起虚火妄行，从而形成各种病证。因此，东垣创制"补中益气汤"等方剂，加减法中加入少许黄连、黄芩、黄柏和石膏、知母等泻火清热之药物，意即既要重视补其元气，同时又不忘去其邪火，祛邪正所以加强扶正。

2. 升降运动失调　脾胃是人体气化升降运动的枢纽。脾升胃降失常，则清阳之气易于下陷，而浊阴之气易于上逆，形成浊阴在上，清阳在下的病理现象，于是导致脾胃气虚，元气不足，升降失常，气不摄血，影响脏腑气化紊乱，从而使精气衰少而致病。

3. 九窍不通之理　东垣说："九窍者，五脏主之，五脏皆得胃气，乃能通利。"这说明脾胃气虚则病五官、九窍不通。故又补充说"胃气一虚，耳目口鼻俱为之病"，"中气不足，溲便为之变"。

4. 脏腑之间的失调关系

（1）脾胃和心的失调：脾胃气衰，元气不足，则心火独盛，引起营血大亏，心主血，血亏则心无所养。治疗多用调补心脾法，甘温除热法，佐以泻心火法。

（2）脾胃和肺的失调：脾胃虚弱，则肺气不足，而肺失所养，所谓土不生金。治疗多用培土生金法，佐以养肺肃肺，化痰化饮法。

（3）脾胃和肝的失调：脾胃虚弱，则木旺克土，所谓"见肝之病，知肝传脾"，或出现眼目之疾。治疗多用补土抑木法，或健脾养血，升清明目法。

（4）脾胃和肾的失调：脾胃气虚，则湿土之气溜于脐下，肾与膀胱受邪，润泽之气不行，多见肾病，根源在脾。治疗多用培补脾胃之阳，或健脾滋肾法。

（5）脾胃和大肠小肠及胆的失调：大肠主津，小肠主液，此皆属胃，胃虚则津液不濡，胆气不清。治疗多用补脾养胃，疏泄肝胆法，或升阳、散火、泻火法。

三、脾胃学说在临床运用上的特点

脾胃学说在临床运用上可涉及各科疾病。现仅就主要的内科与妇科一些疾病的治疗方剂为例，以东垣方为主，间或采用历代有效方剂。由于脾胃与各脏腑之间在发生病理变化时，常会引起气化失调，而形成以下各种疾病。简要介绍于后：

1. 脾与胃病 如见胃病、胃脘痛、大便溏泄、脘腹胀痛等，方用补中益气汤、升阳益胃汤、厚朴温中汤、益胃散、三棱消积丸，以及常用的理中汤、白术附子汤、香砂六君子汤。疟母（脾大），方用鳖甲饮或鳖甲煎丸。潮热和高热不退，方用补中益气汤、补脾脾胃泻阴火升阳汤。肌肉萎缩，《黄帝内经》言"脾生肉"（《素问·阴阳应象大论》），"脾主身之肌肉"（《素问·痿论》）。方用东垣当归补血汤合异功散。四肢发麻，甚则仆地（实验检查证实低钾血症），方用平胃散合苓桂术甘汤加伸筋草。

2. 脾胃与心病 如见心悸，方用异功散合生脉散，或炙甘草汤。心烦失眠，方用东垣朱砂安神丸。眩晕症，方用金匮泽泻汤或苓桂术甘汤。冠心病，方用栝蒌薤白白酒汤、枳实薤白桂枝汤，重症急用苏合香丸。崩漏，方用济生归脾汤。

3. 脾胃与肺病 如见肺虚气急、吐血衄血，方用门冬清肺饮、生脉散。肺痨（肺结核）方用参苓白术散加百部、丹参、黄芩。哮喘，方用六君子汤加蝉菜、青礞石、灵磁石。

4. 脾胃与肝病 如见慢性肝炎，方用橘皮枳术丸、四逆散，及异功散加茵陈、栀子。眩晕头痛，方用半夏白术天麻汤。中满热胀、鼓胀、水胀，方用中满分消丸。甲状腺功能亢进、甲状腺肿瘤，方用海藻玉壶汤（《医宗金鉴》）。闭经，方用《黄帝内经》四乌鲗骨一藘茹丸（《素问·腹中论》）。经行泄泻，方用逍遥散合痛泻要方。妊娠呕吐，方用苏叶黄连汤（《温病条辨》）合橘皮竹茹汤（《金匮要略》）。

5. 脾胃与肾病 如见慢性肾炎，方用补中益气汤合五苓散。重症肌无力症，方用补中益气汤加鹿角霜。肥大性脊柱炎，方用甘姜苓术汤加附子、肉桂、威灵仙。小便短赤刺痛不利，方用通关丸（又名滋肾通关丸）。甲状腺功能减退症（包括婴儿发育不良、痴愚、皮肤苍白、脱发、虚肿、四肢冷、心脏增大、闭经、血崩、易流产等），方用双补汤（《温病条辨》下焦篇）。"甲减"伴有甲状腺增大，方用人参化瘿丹（张子和方）。消渴（糖尿病），方用清凉饮子，或消渴方（丹溪方）。带多久不止，方用固真丸。痛经，方用傅氏温脐化湿汤加紫石英、胡芦巴。先兆流产，方用泰山磐石散。崩漏、白带，方用丁香胶艾汤。妊娠腹痛，方用乌药汤。羊水过多，方用升阳除湿汤加减，或参苓白术散加减。

6. 脾胃与大肠小肠及胆病　如见赤痢，方用香连丸、芍药柏皮丸。休息痢，方用补中益气汤合白头翁汤。大便秘结，方用润肠丸。手术后肠胀气，方用扶正理气汤（党参、白术、茯苓、炙甘草、枳壳、青木香、厚朴、大黄）、粘连松解汤（大黄、枳壳、厚朴、芒硝、桃仁、炒莱菔子、木香、赤芍）、参赭培气汤（党参、代赭石、当归、苁蓉、知母、天冬、川朴、茅术、半夏、柿饼霜、生军）。眩晕心悸（神经官能症，或属胃热胆虚之因），方用千金黄连温胆汤。

◈ 第五节　脾胃学说对妇产科的临床指导意义 ◈

脾胃学说是脏象学说的一部分，起源于《黄帝内经》《难经》，及至李东垣著《脾胃论》之后，才发展成为"脾胃学说"。这一学说广泛地涉及各科基础理论和临床应用，尤其与妇产科学方面联系密切，如与妇女月经、生育、胎产的生理作用更为密切。现就脾胃学说对妇科病有关经、带、胎、产的证治分述如下：

一、月经病以脾胃为主的证治

月经病以健脾和胃法为主，是妇科临床上常用的方法之一，为历代医家所推崇。有因脾经血虚，中气不足，月经不调，经行先期或后期而至者，方用《太平惠民和剂局方》人参养营汤（当归、熟地、白芍、黄芪、人参、白术、茯苓、甘草、肉桂、五味子、远志、陈皮、姜、枣）或圣愈汤（党参、黄芪、当归、熟地、白芍、川芎）；有因脾经血燥者，方用良方加味逍遥散（当归、芍药、茯苓、甘草、白术、柴胡、丹皮、山栀）；脾经郁火，心火乘脾者，方用济生归脾汤（党参、黄芪、白术、当归、甘草、茯神、远志、酸枣仁、桂圆肉、木香、姜、枣）合东垣朱砂安神丸（黄连、朱砂、甘草）。有因中气不足，气虚下陷，气不摄血，血不归经者，而见月经过多，崩中漏下，方用东垣补中益气汤（黄芪、人参、甘草、升麻、柴胡、当归、白术、橘皮），或用景岳举元煎（人参、黄芪、升麻、白术、甘草）合局方震灵丹（紫石英、代赭石、赤石脂、禹余粮、乳香、没药、五灵脂、朱砂）；或因气虚脾不统血的血崩或老年经不断者，方用傅氏固止崩汤（熟地、白术、黄芪、当归、炮姜）加鹿角胶（霜）、鹿衔草，或傅氏固气汤（人参、白术、熟地、当归、甘草、仁仲、山萸肉、远志、茯苓、五味子）；或因气虚夹血瘀，血不归经者，亦用东垣升阳举经汤（黄芪、人参、熟地、当归、川芎、白芍、桃仁、红花、炙甘草、柴胡、附子、细辛、防风、藁本、羌独活、肉桂）。有因脾虚而气血俱虚，而见闭经者，方用正体八珍汤（四物汤合四君子汤，或圣愈汤）。室女月经不通，有因郁结脾闭经者，方用良方加味归脾汤（归脾汤加柴胡、山栀），胃经积热闭经者，用良方加味清胃散（水牛角、生地、丹皮、黄连、当归、连翘、甘草、升麻）；有因脾虚痰脂阻滞胞宫、胞脉，体胖经闭者，方用《太平惠民和剂局方》四物汤（当归、地黄、白芍、川芎）合济生导痰汤（半夏、陈皮、茯苓、甘草、枳实、南星），或丹溪星芎丸（南星、苍术、川芎、香附）。有因寒湿伤脾而见痛经者，方用傅氏温脐化湿汤（白术、山药、白扁豆、巴戟、白果、莲子肉、茯苓）。有因脾虚夹湿，清气下陷，或木旺侮土，而见经行泄泻者，方用局方参苓白术散（党参、白术、茯苓、炙甘草、山药、白扁豆、桔梗、苡仁、砂仁、莲子肉），或景岳痛泻要方（炒白术、炒白芍、防风炭、陈皮）；经行呕吐者，方用香砂六君子汤（人参、白术、茯苓、甘草、陈皮、半夏、木香、砂仁）。综上所述，可见妇女月经病多伤气血，多见心脾郁结，或肝脾同病，或脾肾两亏，故调经必先健脾和胃有着重要意义。

二、带下病以脾胃为主的证治

带下病或因脾虚湿重，或为湿热之邪。傅青主立方完带汤（党参、白术、苍术、白芍、山药、陈皮、柴胡、黑荆芥、车前子、甘草），补益脾土之元，疏泄肝木之气，用药平正，已为临床常用的治带方剂。《济阴纲目》引证"治带下当以壮脾胃升阳气为主"之说，白带用补中益气汤加白芷炭。有因脾之湿热而见黄白带下，多属脾肾同病，方用良方六君子汤（人参、白术、茯苓、甘草、半夏、陈皮）加黄柏、知母，或傅氏易黄汤（山药、芡实、黄柏、车前子、白果）加白槿花。有"论带下久不止当补胃厚脾"一法，用升阳收敛法，方用兰室固真丸（柴胡、白芍、当归、白石脂、白龙骨、黄柏、炮姜），或兰室升阳燥湿汤（又名助阳汤，柴胡、良姜、防风、郁李仁、干姜、白葵花、陈皮、黄芩），以治白带下，阴户中痛。有"论带下虚寒宜温补"之法，方用金匮黄芪建中汤（黄芪、白芍、桂枝、甘草、饴糖、姜、枣）加芡实、山药。白带而属于脾胃气虚者，治以健脾除湿，益胃升阳为主，或佐以疏肝补肾，以固任督二脉，则带脉约束有权，带下可止。

三、妊娠病以脾胃为主的证治

妊娠病有因脾胃虚弱者，常见于妊娠恶阻、妊娠腹痛、妊娠肿胀、气虚胎漏、胎动不安等症。妊娠恶阻，最早记载于《金匮要略》妇人妊娠病脉并治："妊娠呕吐不止，干姜人参半夏丸主之。"妊娠腹痛，当归芍药散（当归、芍药、茯苓、白术、泽泻、川芎）主之，加乌药少许，有止痛安胎的效果。妊娠肿胀，治以健脾渗湿，温肾扶阳为主，方用全生白术散（白术、茯苓皮、陈皮、甘草、乌药、木瓜、苏叶、生姜），或傅氏加减补中益气汤（原方加重茯苓一两），以补脾渗湿，利水消肿。气虚胎漏、胎动不安等症，多因气虚不能摄血载胎，以致胎漏下血，或胎动不安，方用景岳举元煎加阿胶、艾叶，以益气升阳，止血安胎。皆取法培补脾胃，以安胎元法为主。

四、产后病以脾胃为主的证治

产后病而属脾胃失调，有虚实之分，虚多实少。如产后郁冒，即产后体虚而见昏迷，喜汗出，实为产后常见之病，但与产后血晕不同，本病多属阴虚阳盛，阴阳不和，脾虚胃热，夹有实邪，如因寒邪外侵，宜先用仲景小柴胡汤（柴胡、黄芩、半夏、人参、炙甘草、姜、枣）扶正祛邪以和解之；大便坚者，胃家实，宜用大承气汤（大黄、芒硝、厚朴、枳实），先通利之，正因为产后是虚，病邪是实，当新产妇体力尚健，应及时取法祛邪扶正，以恢复脾胃气化作用。产后血崩，此由阳气大虚，气不摄血，脾不统血，方用补气养血汤（《产孕集》，人参、黄芪、当归、白术、白芍、阿胶、川芎、艾叶、青皮、香附、甘草、熟附子、砂仁），以补气回阳，收摄止血；或见心脾受伤者，归脾汤主之。产后恶露不绝，略同产后血崩治法，如属脾气虚不能摄血，六君子汤加蒲黄炭、贯众炭；脾气下陷不能摄血者，宜景岳举元煎主之。产后在哺乳期内，中气虚弱，心烦呕吐，当取安中益气法，方用金匮竹皮大丸（竹茹、石膏、桂枝、甘草、白薇），以甘寒和胃，通阳化气，则呕止气顺，所以有"安中益气"之义。产后自汗盗汗，兼有虚热者，多因胃气虚弱，卫虚腠理不密，方用《妇人大全良方》麻黄根汤（麻黄根、人参、黄芪、当归、煅牡蛎、炙甘草），以益气敛汗，养血解热。《女科经纶》论："产后乳汁不行，宜壮脾胃以滋化源。"可用傅氏通乳丹（人参、黄芪、当归、麦冬、木通、桔梗），以益气健脾，生津和胃，促使阳生阴长，生降调顺，则化源充沛，乳汁为血所化，血气足则乳汁自通；产后脾胃气虚之乳泣，方用八珍汤。

五、妇科杂病以脾胃为主的证治

妇科杂病中脾胃为主的疾患，有见虚热不解，如偶发高热，而形体日益消瘦。属脾胃气虚血弱者，方用补中益气汤加银柴胡、白薇，即所谓"甘温除热法"。阴挺下脱（子宫脱垂），属分娩伤气，中气不足，胞宫弛缓者，方用补中益气汤加枳壳、益母草。不孕症之属脾虚湿盛，痰脂闭塞胞宫、胞脉，影响受精，而至不孕者，方用启宫丸（经验方，半夏、苍术、香附、神曲、茯苓、陈皮、川芎）加路路通、泽泻、川椒，以健脾燥湿，疏利胞脉，则痰脂壅塞得通，胞脉通利，而胞宫温暖，得以摄精成孕，自能有子。

妇科病腹部手术后，有发生"腹胀"疾患者，中医理论认为"腹乃脾之分野"，脾虚则运气失职，气滞不利，多为虚中夹实的病因，今称肠胀气，包括剖宫产及全子宫切除等手术引起者，轻者仅见腹胀，重则肚腹胀如鼓，着重治理脾胃。轻者方用四物汤加柴胡、枳实、厚朴、大腹皮、炒莱菔子、木香等理气消胀之药；重者取攻补兼施，扶正理气法，方用大承气汤或当归承气汤（刘河间方：当归、大黄、芒硝、甘草、姜、枣）加党参、白术、厚朴、青木香；伴有胀痛甚者，加血竭、五灵脂、败酱草、红藤等药；如腹胀者，加服药粉，方用黑白丑各 10g、炒五灵脂 10g、大黄 10g，共研细末，分成 20 包，每日服 1 包，腹胀减轻即停服。如因脾虚水湿内聚者，根据东垣说"治湿不利小便，非其治也"。方用琥珀 3g、沉香 3g，共研细末，分成 4 包，每日 1 包，并用承气汤加泽泻、冬葵子、半边莲等以利尿消胀。如果腹胀逐渐消散，中气不足，精神不振者，方用香砂六君子汤加虎杖、公丁香、木香、海藻、蛇莓、秦艽、苡仁、枳壳、青陈皮等，均有良好的疗效。

❀ 第六节　王清任学术思想研究 ❀

王清任（1768—1831 年），字勋臣，清代直隶玉田（今河北省玉田县）人，著有《医林改错》一书。

王氏实事求是，从事尸体解剖。他的主要学术观点，认为人体的生理活动，在于气血的流通；病之所伤，无非气血。气有虚实，血有亏瘀。他还联系临床实践，创立了活血化瘀法为主的治疗原则，以及标本同治的补气活血法，迄今广泛运用于治疗临床各科疾病。王氏的革新思想及创造精神甚为突出，对我国医学的发展起了一定的推进作用。

一、主要学术论点

（一）治病以气血为主

王氏主张治病以气血为主。他制订的方剂是他几十年经验的总结。王氏认为："医家立言著书……必须亲治其病，屡验方法，万无一失，方可传与后人。若一症不明，留与后人再补，断不可徒取虚名"（《半身不遂论述》）。可见王氏立言著书是极其认真负责的。

王氏认为治病重在辨明气血。他说："治病之要诀，在明白气血。气有虚实，实者邪气实，虚者正气虚，正气虚，当与半身不遂门四十种气虚之证，小儿抽风六二十种气虚之证，互相参考。血有亏瘀，血亏有血亏之因，或因吐血、衄血，或因溺血、便血，或破伤充血过多，或崩漏产后伤血过多。若血瘀有血瘀之证可查，后有五十种血瘀证，互相参考"（《气血合脉说》）。王氏著作中批出气虚证有六十种，血瘀证有五十种之多，可见王氏有亲身经历的丰富经验。

王氏治病立方，强调活血、补气两法，他说："余何敢云著书，不过因著《医林改错》脏腑图记后，将平素所治气虚血瘀之证，记数条示人以规矩，并非全书"（《方叙》）。关于补气活血之法，其理论始见于《黄帝内经》，其后张仲景在

《金匮要略》里已有述及瘀血之说，及至王清任则进一步总结了当时活血与补气两法的治病经验。王氏认为血瘀可归咎于元气之亏，然而瘀血已成，重在"活血"，这一点可补前人之未备。

（二）诊病当明脏腑

王氏对人体解剖生理的研究甚为重视，他敢于破除"泥古守旧"的保守思想，主张学医者必须明辨脏腑，因此，他说："夫业医诊病，当先明脏腑。"又说："自恨著书不明脏腑，岂不是痴人说梦，治病不明脏腑，何异于盲子夜行"（《脏腑记叙》）。但他受历史条件和科学水平的限制，对内脏真相的认识，有些还是模糊不清，存在一些错误。王氏自己也说："当尚有不实不尽之处，后人倘遇机会，亲见脏腑，精察增补，抑又幸矣。"

王氏具有革新思想，极为反对儒家那种崇古非今守旧倒退思想。他严厉地批评说："尝阅古人脏腑论及所绘之图，立方处处自相矛盾。"于是，他在"脑髓说"中指出人的思维活动是由大脑进行的。"灵机记性，不在心在脑"。驳斥"有许多病人不知源，思至此又不得不说，不但医书论病，言灵机发于心，即儒家谈道德言性理，亦未有不言灵机在心者"的错误。同时，引申"脑为髓海"之说，"灵机记性在脑者，因饮食生气血，长肌肉，精汁之清者，化而为髓，由脊骨上行入脑，名曰脑髓，盛脑髓者，名曰髓海"。不仅阐明大脑的生理，而且有力地批判了"心外无物"等唯心主义谬论。

二、对活血与补气法的运用

王氏所用活血化瘀法和补气活血法，已为近人广泛采用。从他临证总结提出的血瘀证有五十种，气亏证有六十种之多，包括内科、儿科、妇产科、外科等方面疾病。现将王氏有关活血化瘀法和补气活血法的适应证和方药，扼要分别论述于后：

（一）活血化瘀法

活血化瘀法是王氏用以治疗血瘀证的一种独特的治法，创立四个方剂（通窍活血汤、血府逐瘀汤、膈下逐瘀汤、少腹逐瘀汤），治疗各科杂病，特别对医治顽固的疑难杂症，提供了有效的治法。

1. 通窍活血汤

临床应用：治头发脱落、眼痛白珠红（火眼）、糟鼻子、耳聋、白癜风、紫癜风、紫印面、牙疳、口出臭气等头面疾病。此外还治妇人干血劳、男子劳病、小儿劳病、小儿疳症。

药物组成：赤芍、川芎、桃仁、红花、老葱、鲜姜、红枣、麝香。

2. 血府逐瘀汤

临床应用：治头痛、胸疼、胸不任物、胸任重物、天亮出汗、午晚潮热、心里热、心跳心慌、瞀闷、急躁、夜睡梦多、不眠、小儿夜啼、干呕、呃逆、饮水即呛、肝气病等胸部疾病。

药物组成：当归、生地、桃仁、红花、枳壳、赤芍、柴胡、甘草、桔梗、川芎、牛膝。

3. 膈下逐瘀汤

临床应用：治积块、小儿痞块、痛不移处、肾泻、久泻、卧则腹坠等腹部疾病。

药物组成：当归、赤芍、川芎、桃仁、红花、丹皮、灵脂、元胡、香附、枳壳、乌药、甘草。

4. 少腹逐瘀汤

临床应用：治少腹积块疼痛，或有积块不疼痛，或疼痛而无积块，或少腹胀满，或经血见时先腰酸少腹胀，或经血一月见三五次接连不断，断而又来，其色或紫或黑，或成块，或崩漏，兼少腹疼痛，或色粉红兼白带，不孕等疾病。

药物组成：当归、赤芍、川芎、灵脂、蒲黄、元胡、小茴香、没药、肉桂、丁姜。

以上各方，都以活血化瘀为主。其中通窍活血汤多治上焦头面的疾病，血府逐瘀汤以治中焦及胸部的疾病为主，膈下逐瘀汤和少腹逐瘀汤均治下焦腹部疾病。四张方剂所治疾病，包括耳、眼、口齿、皮肤、劳损、胃肠、痛证、情志、肿块以及儿科妇科等方面疾病。

此外，王氏还制订解毒活血汤治霍乱吐泻转筋症，通经逐瘀汤治小儿痘疮，会厌逐瘀汤治出痘血瘀、饮水即呛，古下瘀血汤治血鼓，身痛逐瘀汤治痛痹，癫狂梦醒汤治癫狂、哭笑咒詈等症，临床应用，都有一定的功效。

（二）补气活血法

王氏对补气法以重用黄芪为主，并且补气与活血同用，这是他标本同治的特点之一。王氏认为血之所以瘀，归咎于气之虚，他说："元气既虚，必不能达于血管，血管无气，必停留而瘀"（《论抽风不是风》）。因而他的补益元气，旨在达到活血化瘀的目的。如他对半身不遂和痿证的论述，就是一个有力的例证。他指出"半身不遂，亏损元气，是其本源"。痿证"必见气亏诸态"。由于气虚则血行不畅，以致瘀血留滞经络，发为偏枯、瘫痪。故王氏"凡遇是症，必细心研究，审气血之荣枯，辨经络之通滞"（《半身不遂叙》）。以补前人之缺，在运用补气活血法方面，立"补阳还五汤"一方，为治疗半身不遂和痿证的著名方剂，至今行之有效，普遍运用于临床。现将有关补气活血法中的几张常用方剂分析如下。

1. 补阳还五汤

临床应用：治半身不遂、口眼歪斜、语气謇涩、口角流涎、大便干燥、小便频数、遗尿不禁。

药物组成：黄芪、当归、赤芍、地龙、川芎、桃仁、红花。

2. 黄芪赤风汤

临床应用：治瘫腿，或因病虚弱服之皆效。此方能使周身之气通而不滞，血活而不瘀，气通血活，何患疾病不除。

药物组成：黄芪、赤芍、防风。

3. 黄芪桃红汤

临床应用：治产后抽风、口角流涎、项背反张、昏沉不省人事。

药物组成：黄芪、桃仁、红花。

4. 黄芪防风汤

临床应用：治脱肛，不论十年八年皆有良效。

药物组成：黄芪、防风。

王氏补气活血法共有十一个方剂，除急救回阳汤没有黄芪之外，其余各方都以黄芪为主药，有四方配以党参，并分别配伍桃仁、红花、川芎、当归、赤芍等活血化瘀药物和行气温通之药。

三、小结

王清任对中医学的发展做出了重要贡献。他的学术思想，主要贯穿在治疗方面，给后人以很大的启示。

王氏重视以气血为主的论点，阐述血瘀与气虚的发病原因。特别提出"血瘀"在病理变化上的特征，认为往往可因不同疾病的血瘀，而反映出相同的瘀血症候表现，进行异病同治。

王氏在《医林改错》一书里对于血瘀的诊断，主要是疼痛、瘀斑、肿块三种征象，其中"瘀斑"是体征上最容易观察到的，如皮肤、唇舌出现青、黑、紫、红等瘀点或斑片现象，就是显示瘀血的有力依据。根据目前临床经验，经用活血化瘀法后，可促使瘀斑消除，疾病治愈，因而活血化瘀法的应用，越来越引起医药界的重视。

王氏创制的活血化瘀方剂和补气活血方剂，证诸临床病案记载，均有较满意的疗效。近年来"活血化瘀"法的临床应用是相当广泛的，在研究"瘀血学说"理论方面，王氏的学说也可作为一个重要的借鉴。

王氏在尸体解剖方面虽下了不少功夫，在今天看来，还存在不少的缺点。这是因为他受到历史条件的限制，有其不可克服时代局限性。例如"心无血说""出水道记"等等叙述是错误的。此外，他对《黄帝内经》脏象经络等学说，以及脉诊、舌诊等宝贵经验重视不够，也是错误的。因此，我们对王清任的学说也须批判地继承。

四、临床病案举例

（一）头痛

陈某，女，44岁，农民。头痛已数年，经常失眠，心悸胆怯，背板肢酸，胸闷纳减，以往经西医检查，无异常发现，用过止痛药，只暂时起效，服过平肝潜阳、滋肾搜风的中药，效亦不显。按脉弦细而数，舌苔薄白，中有紫白，神识呆滞，面无华色。脉症相参，属气血瘀阻为患，遂投血府逐瘀汤加刺蒺藜、僵蚕、钩藤、蔓荆子。药后精神愉快，头痛略减，睡眠亦有好转，继以原方加减，经二次复诊告愈。

（二）类风湿关节炎

刘某，男，24岁，农民。患者全身关节窜痛已四年余。经几处医院诊为"类风湿关节炎"。曾服中西药，效果均不佳。于1975年5月15日由其父拉车就诊。诉其全身关节窜痛，身不能转侧，四肢不能屈伸，动则痛剧。气候稍变，则痛不堪忍。舌淡，苔腻，脉弦细。证系风寒湿邪阻滞脉络，气血瘀滞所致。根据"祛风先活血，血行风自灭"的原则，治宜活血化瘀，祛风除湿为主。处方：

当归五钱，川芎四钱，鸡血藤一两，丹参一两，黄芪八钱，川牛膝五钱，茯苓一两，桂枝三钱，川木瓜五钱，甘草三钱，威灵仙四钱，丝瓜络一两。

上方5剂，疼痛已止。复感风寒又发，自己步行来诊。仍照上方加荆芥三钱，防风三钱，川羌活三钱，地龙一两，服5剂，诸症基本消除。唯下肢稍感酸困，右肩微凉痛。初诊方加：补骨脂五钱，菟丝子五钱，桂枝改用六钱，又服5剂，诸症皆除。已参加生产劳动。

（三）风湿性心脏病

盛某，女，30岁，某厂工人。1962年9月27日初诊。素有咽峡炎病史，复患风湿性心脏病已达6年之久，充血性心力衰竭曾发作7次，令在家休养治疗已近7个月。

血常规：血红蛋白浓度115g/L，红细胞计数3.68×10^{12}/L，白细胞计数5.4×10^9/L，中性粒细胞0.74，淋巴细胞0.22，嗜酸性粒细胞0.40；血沉68mm/h，血压：88/60mmHg。X线胸部透视：左心房心室明显扩大，肺部瘀血。心电图检查：正常范围内。

诊断：风湿性心脏病（活动期）。二尖瓣狭窄，伴有轻度闭锁不全，心脏扩大。充血性心力衰竭Ⅰ级。

中医辨证：面色少华，舌苔薄白，舌质红，尖有红刺，脉象弦细，心悸时作，行动则心悸更甚，气喘咳嗽，胸闷，头晕耳鸣，腰酸，形寒，四肢不温，小便清长，食欲如常；经期不准，唯来潮时腰酸加剧。脉证合参，是风湿之邪，乘心气之虚而内侵，导致心气心血益虚；夫气为血帅，血随气行，气虚则运行乏力，而血亦随之瘀滞，因而上焦为之壅塞。治仿王清任意。

辨证结果：阴阳两虚，气滞血瘀。

初诊处方：桃仁、红花、赤芍、丹参、枣仁、远志、川断、杜仲、牛膝、金狗脊、炙甘草。

治疗经过：服上方后，至10月4日（二诊），阵发性心悸次数减少；原方续进。10月11日，头晕、耳鸣、腰酸大为减轻，舌边尖红刺，脉象细；仍进原方。10月18—25日（四至五诊），阵发性心悸仅日作一次，气喘、耳鸣等症亦除，唯时有胸闷，显系气血运行尚未恢复，上焦壅塞使然，苔脉如前；虽值经期，毋庸顾虑，仍守原方，并加行气之品。服后经水并未增多，经来腰酸亦见轻微，瘀血似有潜移默化之兆。11月8日（六诊），心悸、气喘、胸闷已除，而头晕、耳鸣、腰酸之症又见；诸脉现弦象，测知其心脏功能虽已改善，却有肝风内动之象；于前方减活血行瘀之品，增入平肝息风，并稍佐补肾。续服7帖，间日服；嗣后肝风之症渐除，面色亦正常，尤以最近3周，病况更为稳定。仍宗"去瘀即所以生新"之义，于活血行瘀之中，参以养心宁神；以其四肢少温，阳微不达于四末，故增以温阳之品。

1963年1月3日（九诊），上方服后，症情大为好转，虽在严寒天气，但患者四肢并不感清冷，帮助家务工作，亦无心悸气喘之象，唯脉仍濡细，舌质尚红。为防止充血性心力衰竭再度发生，仍用原方，以巩固疗效。2月21日（十诊），轻体力劳动亦无自觉症状出现。脉濡细，苔薄白，舌质微红。体检：心律整，二尖瓣开放拍击声存在。实验室检查：血沉6mm/h。处理：目前无需服药，每月来门诊检查一次，并出具证明书，恢复半天工作。

（四）粘连性肠梗阻

王某，男，46岁。1973年5日初诊。右下腹阵痛10余天，1个月前曾行阑尾切除术，并做下腹腔引流，术后经常阵发右下腹疼痛，自觉痛甚则下腹有"肿块"，得矢气则舒，过两天阵发性疼痛加剧，牵引及腹股沟，咳嗽和直立时则痛甚，四日未大便，恶心。检查：体温37.2℃，腹部中等度膨隆，右下腹稍有压痛，肠型显著，未及包块，肠鸣音亢进，舌苔白而微黄，脉象沉涩。诊断为"粘连性肠梗阻"。证属气滞血瘀，"通则不痛"，以膈下逐瘀汤合复元活血汤加减：当归、赤白芍、莪术、桃仁、槟榔各三钱，大黄（后下）、丹参各四钱，枳壳、延胡索各二钱，柴胡一钱半，红藤六钱。服2剂便通痛减，再服3剂基本痊愈。半个月后曾两次轻度发作，继服上药数剂痊愈。于1974年3月随访无恙。

（五）脑震荡后遗症

袁某，男，35岁。1976年10月3日头部击伤，当时头部血肿，伤势较重，神志不清达四小时左右，曾到嘉兴、上海等地诊断为重症脑震荡。经多方治疗,头晕头痛一直未解。1975年3月起,眩晕加重,头痛如锥刺,伴心烦欲呕,常突然昏倒跌仆于地,少时复苏,仍然头痛且晕,每隔两三天复发一次。5月1日来上海中医药大学附属岳阳中西医结合医院诊治,当时脉弦涩,查苔边紫瘀而苔白腻。为拟血府逐瘀汤加减。方用:当归、生地、桃仁、牛膝各四钱,柴胡、川芎、甘草、藁本各二钱,红花二钱半,赤芍三钱,全蝎一钱。5剂后,跌仆眩晕已除,心烦欲呕消失,头部时有热感。续服上方5剂痊愈。经过两月半随访,头痛跌仆未见复发,已能参加劳动。

❧ 第七节 易州张元素学说及其发展的探讨 ❧

张元素,字洁古,晚号洁古老人。约生于1440年,为南宋时代、金之易州人(今河北易水县),故时人又尊称他为易老。张氏除对经典药学著作加以研究外,对华佗《中藏经》和钱乙《小儿药证直诀》以及当时刘完素的学说,都经过一番深入的研究,因而他在著作里,能探赜索隐、钩深致远地阐发医药奥义,总结他一生的医药学理论和实践经验,为后世留下了不少宝贵的医学遗产。他的学生很多,其中最有名的为李东垣、王好古等人,均能传其术,故当时洁古的威望遍及燕赵间(河北一带)。在他的著作里最足以代表张氏学术思想的是《医学启源》《珍珠囊》《脏腑标本寒热虚实用药式》《洁古家珍》等书。李时珍曾极力推崇他说:"《珍珠囊》,大扬医理,《灵》《素》之下一人而已……"也就是说洁古《珍珠囊》是一部医药学的旷世大作。张氏确实是有卓越医学学术成就的。

一、张氏的学术渊源

张氏的学术成就,主要表现于对药理理论的阐述和创制新方的贡献。他既从汉唐医药的发展中汲取营养,又进一步结合到很多具体的事实和理论的证验,复根据《黄帝内经》有关药物性味方面的理论,对药物做出仔细的分析。

1. 张氏对《黄帝内经》《难经》中有关药物气味和归经等问题的叙述,如《素问·阴阳应象大论》《素问·脏气法时论》和《灵枢·五味》,以及《难经》的三十四难、四十九难等篇,都不遗余力地刻苦钻研。因此从药物气味与脏腑经络的关系和影响中,得到很大的启发,并做出详细的归纳。同时,提出"运气不齐,古今异轨"的主张,更阐明了运气与用药的关系。

2. 对《伤寒论》《金匮要略》制方的精义,也有深切的体会。他虽然提出"古方新病,不相能也"的论点,但在创制新方的过程中,却处处体现了重视《伤寒论》《金匮要略》的制方精神。如他化裁而成的外感、内伤、寒温不同的新方,都是在《伤寒论》《金匮要略》诸方的基础上发展起来的。

3. 张氏还受到华佗《中藏经》浓厚的影响，引申了华佗论《脏腑虚实寒热》《生死逆顺》《脉证之法》等篇的内容，并补充了华佗方药的不足。

4. 张氏既善于用寒凉方药，又重视脾土，这是张氏学术上的又一特点。他善于运用钱乙《小儿药证直诀》和刘完素《宣明论方》等方书里的寒凉方剂，所以有人称他为"寒凉派"，但不可忽视的是他还重视升补脾土。因此，对于元素是否是"寒凉派"，和弟子东垣与他有何不同，以及谁为"补土派"的创始者等问题，都必须在深入了解张氏的整个学术的过程以后，才能得出比较正确的分析和评价。

二、张氏的治学态度

根据张氏"古方新病，不相能也"的论点，可认为张氏富有革新精神。但综观张氏的学术成就，又说明了张氏在思想上既不是"是古非今"，也并非"崇今废古"；他对药物方面一系列新的贡献，无一不是从《黄帝内经》有关药物性味诸理论基础上发展起来的。李东垣在《内外伤辨惑论·临病制方篇》里曾说："易张先生云：仲景药为万世法，号群方之祖，治杂病若神，后之医家，宗《内经》方，学仲景心，可以为师矣。"这就体会到张氏所谓"古方新病，不相能也"，并非废弃古方，实系重视新病。也就是力求切合客观现实，避免生搬硬套，可见"实事求是"是张氏治学的态度，故其在学术上能有特殊的成就。

三、张氏的学术理论

（一）阐发药物与五运六气的关系

考《金史列传》中提到张元素"运气不齐，古今异轨"的论点，是指张氏对运气的重视。有关他对运气学说的叙述，在《珍珠囊》里曾引申《素问·五常政大论》"必先岁气，无伐天和"之论，就是说治病必先了解司天运气所主。同时，他又提出"五郁之病"与运气的关系（《医学启源》）；即是根据《素问·六元正纪大论》"岁半之前，天气主之，岁半之后，地气主之，上下交互，气交主之"；"无失天信，无逆气宜"；"木郁达之，火郁发之，土郁夺之，金郁泄之，水郁折之"的道理，这就是对大运之气而言。此外，张氏在《六气主治要法》一篇里，论说四时二十四个节气为病的形成和变化，这就是对小运之气而言的。

张氏"运气不齐，古今异轨"论点内的运气，就是《黄帝内经》所谓"人与天地相应"的说法；这种学说，是用天之十干（甲、乙、丙、丁、戊、己、庚、辛、壬、癸）和地之十二支（子、丑、寅、卯、辰、巳、午、未、申、酉、戌、亥）以之纪月成岁，以及一年中的二十四个节气循环转化的规律，用来说明自然界气候的变化对人的影响；大体上说来，主年的运气每随着阳干或阴干而为阳年或阴年、太过或不及的变动；由于这样的变动，就给人们造成了外在因素。而疾病发生的类型，又往往随着木、火、土、金、水五运的太过或不及，循着"邪之客于身也，以胜相加"（《素问·脏气法时论》）的常规，而影响于人体。我们祖先在长期和疾病斗争中，积累了经验，悟出了运气的变换与人们发生疾病的关系，因而形成了运气学说，为防治疾病提供了有利的条件。

张氏对大运之气为病，略而未群，明代张景岳对此有了进一步的考证。例如去年为"壬寅"年，依据运气规律的推算，壬干是阳干，为木运太过；寅支为少阳相火司天，厥阴风火在泉。总的来说，壬寅年是木火之气。从预防角度来说，则应注意预防风火疾病的发生；如衣着不要过暖，饮食少吃辛辣醇酒之类。一年之中，上半年的司天，为少阳相火，表示甲胆主气，在发病上容易引起肝病疾患，又为火淫之邪所胜地，火淫则胜金，故易于犯肺为病，宜用辛凉清泄之剂。下半年则为厥阴在泉，风淫之邪所胜，木盛而致土病，故易引起脾土不足，宜用抑木扶土之剂，此仅言其大概情况。至张氏对小运之气为病，阐述颇详，在《医学启源·六气主治要法》里指出："大寒至春分，厥阴风木之位，在上宜吐，在下宜下；春分至小满，少阴君火之位，间有阳明之位，宜发汗之药；小满至大暑，少阳相火之位，宜清上凉下之药；大暑至秋分，太阴湿土之位，宜渗泄之药；秋分至小雪，阳明燥金之位，宜和解表里之药；小雪至大寒，太阳寒水之位，宜发汗破积之药。"又如在《珍珠囊》四时用药法中又指出："春，防风、升麻；夏，黄芪、知母、白芍；秋，泽泻、茯苓；冬，桂、桂枝。"但他认为如果民病在未见诸运气司天的情况下，则见病治病，不必拘泥于运气学说的框框，这又说明张氏还是着重于辨证施治的。不过他掌握了运气学说从而联系到用药的灵敏手法，自是他的特点。

（二）分析药物的五气六味

药物气味之分，原为四气（寒、热、温、凉）、五味（辛、甘、酸、苦、咸），由于张氏对《黄帝内经》有关药物气味的钻研，所以他又依据经文的原义扩充为五气（寒、热、温、凉、平），六味（辛、甘、酸、苦、咸、淡）。即《素问·至真要大论》"辛甘发散为阳，酸苦涌泄为阴，咸味涌泄为阴，淡味渗散为阳"的意义。这说明在用药时，首先应辨认药物不同的性味，才能据此衡量其对于人体内部功能上所起到的偏盛偏衰的不同的作用。张氏还从此了解到一药二用，或从配伍上产生更多的效用。他认为同一酸味的五味子，既能收心，又能补肺；收心，以其能养血；补肺，以其能降气。例如生脉散用五味子合人参、麦冬以收心；小青龙汤用五味子合麻黄、细辛以降肺气。又如同一酸味的白芍，既能敛肺，又能泻肝，敛肺以其能下气，泻肝以其能活血。例如百合固金汤以百合之润肺合白芍以敛肺，四物汤以川芎之辛散合白芍以泻肝。还有同是苦味药，既有白术的苦燥湿，又有黄连的苦泻火的不同（引见《医学启源·五脏补泻法》）。于此可见，药物的不同作用，基本上是产生于药物的性味与脏器的密切联系上的。

（三）药物有升降浮沉的作用

药物的升降浮沉，是由于药物的性能而产生的相应作用，而药物的性能，当然是来源于药物的气味。但主要又根据药物的气味厚薄、阴阳。如气温热为厚，寒凉为薄，味酸、苦、咸为厚，辛、甘、淡为薄。性升浮属阳，沉降属阴。所谓升浮者，含有上行、发散的作用；沉降者，含有下行、降气的作用。人体病变所在有上下表里的不同，病势有上逆和下陷的差异，所以在上在表宜升浮，在下在里宜沉降；病势逆上宜降，陷下宜升。这都是药物性能在临床用药上的正常规律之一。然而仅知乎此，还不足以完全理解药物升降浮沉的作用，例如《素问·阴阳应象大论》说："味厚者为阴，薄为阴之阳；气厚者为阳，薄为阳之阴。"它从气味中又分厚薄，阴阳中又分阴阳，便说明了气薄者未必尽升，味薄者未必尽降。元素对这方面的体会极为深刻。如他说："茯苓、淡，为天之阳，阳也。阳当上升，何谓利水而泄下？《经》曰：气不离乎阳之体，故入手太阳也。""麻黄，苦，为地之阴，阴也。阴当下行，何谓发汗而升上？《经》曰：味之薄者阴中之阳，所以麻黄发汗而升上，亦不离乎阴之体，故入手太阴也。"又说："附子，气之厚者，乃阳中之阳，故《经》云发热；大黄味之厚者，乃阴中之阴，故《经》云泄下；竹，淡，为阳中之阴，所以利小便；茶，苦，为阴中之阳，所以清头目也。"

此外，张氏从药物升降浮沉的特性，还联系到某些药物配合其他药所起到的引经作用，即所谓引经药。他说："升麻，气平，味微苦，足阳明胃、足太阴脾引经药，若补其脾胃，非此为引用不能补"，"柴胡，味微苦，性平微寒，气味俱轻，阳也，升也，少阳经分药，引胃气上升"（《医学启源》）。诚为张氏独特的见解。此后他的学生李东垣在《脾胃论》中继承了他的遗义，创制"补中益气汤"一方，以人参、黄芪、白术、甘草等补气温中的主药，配合升麻、柴胡升阳补土的引经作用，给后世医家提供了良好的治法。凡在临床治疗清阳下陷、中气不足之证，往往采用升、柴的配伍，则疗效显著。例如用此升举下陷之清阳，治疗便泄、脱肛、妇女阴挺等症，常能收到特殊的效果。假如不用升麻、柴胡，效用即差，足以说明升麻、柴胡确有升提清阳的作用。

（四）强调药物归经与五脏苦欲补泻的意义

药物归经，是根据药物的作用联系脏腑十二经脉，指出某药对某脏腑、经络的疾病所起治疗的作用及其应用范围。但与上述的引经药，略有不同。归经药物涉及的面广，并起到主要的功用。但药物归经的作用，又往往依靠着引经的药物。

张氏十分重视药物归经，他在《医学启源》《珍珠囊》《脏腑标本寒热虚实用药式》三种著作所载药物，都提到归经。如：太阳、小肠与膀胱经病，在上则用羌活，取羌活行太阳经以治头痛身疼，关节酸痛（洁古九味羌活汤）；在下则用黄柏走膀胱，以化湿热（三妙丸）。阳明、胃与大肠经病，在上则用升麻、白芷，以治阳明头痛，行手阳明大肠（升麻葛根汤、神白散）；在下则取石膏（洁古桂苓白术散）。少阳、胆与三焦经病，在上则用柴胡以行足少阳经（小柴胡汤）；在下则用青皮散气滞，以治坚癖疝气之症，即以青皮行三焦和肝经气分（李杲天台乌药散）。又如太阴、肺与脾两经病，则用白芍的敛肺养阴和抑木扶土之义，可治肺虚骨蒸、肝旺脾弱的泄泻等症（黄芪建中汤）。少阴、心与肾两经病，则用知母滋水清火，可治心胸烦热、小溲短赤等下（滋肾丸）。厥阴、肝与包络两经病，在上用青皮，以其行厥阴之分而泻肺气，用治气促胁痛乳肿等症（洁古款气丸）；在下用柴胡，以疏利厥气的滞气，因肝脉络大指之端，循足跗上抵小腹而上行，以治腹胀疝气之疾（洁古七宣丸）（以上引见《医学启源•各经引用》）。就是使每味药物的性能各归其经，各尽其能，使全方发挥主治的效果。

此外，同一泻火药，黄连则入手少阴经而泻心火（一物黄连泻心汤）；黄芩则入手太阴经而泻肺火（定喘汤）；白芍则入足厥阴而泻肝火（黄芩芍药汤）；知母则入足少阴经而泻肾火（滋肾丸）；木通则入手太阳经而泻小肠火（导赤散）；黄芩又兼入手阳明经而泻大肠之火（葛根黄芩黄连汤）；石膏则入足阳明经而泻胃火（白虎汤）。其他如用柴胡泻三焦之火必佐以黄芩，泻肝胆之火必佐以黄连等君臣佐使的配伍方法（引见《医学启源•去脏腑之火》）；这些都指出了药物的归经与引经的作用有不可分割的密切联系。他复强调每味药的适应范围，在辨证用药的错综复杂情况之下，还具有一定的选择性。如痛之一症，他主张头顶巅痛用藁本；眼痛用黄连、当归；风湿痛用羌活；腹痛用白芍；小腹痛用青皮、小茴香；胁下痛用柴胡；胃脘痛用草豆蔻；气刺痛用枳壳；茎中痛用生甘草梢（引见《医学启源•主治心法随症治病药品》）。以及妇人痛的用药，安胎先用黄芩、白术；产后用当归、桃仁。小儿病的用药，见摇头咬牙属心热，用黄连、甘草；目连闪属肝热，用柴胡、甘草等等说法，都是依据属何经病证，即用何经的归经药直达病所，使奏犁庭扫穴之效。

张氏对归经的单味药物，更突出地指出了"芒硝软心"，这点曾受到多人的指责。但据笔者的考证，是有它的实际根据的。因为他是依据《黄帝内经》经文"心欲软，急食咸以软之"和"热淫于内，治以咸寒"的意义，治心火亢盛之证。李时珍曾说明，局方紫雪（丹）、红雪（通中散）、碧雪（丹），皆以芒硝配入方内，主治一切积热、心烦懊恼、伤寒心下痞坚、温病谵狂的热郁心经等证。据此，可知"芒硝软心"的功用，是无可否认的。

另一方面，张氏为了建立处方用药的轨范，又创立了《脏腑标本寒热虚实用药式》。依据五脏六腑除心包络十一经脉证法的分类，并引用《中藏经》五脏六腑虚实寒热、生死逆顺、脉证法各篇的内容，以脏腑为纲，以病机为目，分别标、本、虚、实、寒、热，系以不同的药物，纲举目张，条理分明，对指导临床用药具有参考价值。因此，也深受李时珍的重视而被采入《本草纲目》中。但目前所能见到的单行本《用药式》，已经清代赵双湖所增订，由周学海辑入《周氏医学丛书》中，药品亦有增加，并非张氏原本。近人指责《用药式》内某些药物配伍的错误，殆由于此。

综上所述，这一系列的引经、归经用药方法，自是元素引古证今的独特成就。当然也是有其渊源的，如五脏补泻法，是由《素问·脏气法时论》五脏苦欲的理论化裁而成；论药性升降浮沉，是从《素问·阴阳应象大论》气味厚薄的理论化裁而成；论药物归经，则是以《神农本草经》为蓝本。但必须指出，归经学说只是辨证施治的方法之一，并不是说临床处方上必须一概结合归经用药。只能说是某些疾病发生的症候中，有必要考虑到归经用药的引导作用，以冀加强疗效。张氏强调药物归经与五脏苦欲补泻的作用，阐发了由简到繁、由繁到简的用药准则，是有其重要意义的。

（五）制方遣药的特点

张氏对制方遣药具有很深造诣，在立方选药方面，认为如果墨守古方以治今病，正如削足适履，是不符合现实的。他在这样的思想指导下提出了"古方新病，不相能也"的精辟论点，促使他在制方遣药的方法上，创立师古方之法而化制新方的准绳，既纠正了当时泥古的风气，也给后世医家开拓了知识领域。例如易老解利法"九味羌活汤"，就是根据仲景桂枝麻黄各半汤改制成的四时发散通剂。王海藏认为本方不独捷于解表疏利，即治疗各种杂病，亦有功效；并指出本方的九味药味，灵活应用，不必固执不变（引见王海藏《此事难知》）；这正说明元素遣药的特点。又如他根据仲景枳术汤意改制成的"枳术丸"以治脾虚的心下痞闷之症，以及本仲景白通汤、理中汤二方改制为"加减白通汤"，以治少阴寒厥与太阳吐利之症，确是治疗肠胃疾患剧烈吐利将陷于虚脱的急救良方；目前为人们常用的"润肠丸"一方，也出自元素，乃为《汤头歌诀》等方书误注为东垣之方（见《医学启源》火药）。其他如易老"门冬饮子"主治老弱虚人大渴之症，和洁古"天麻丸"主治中风症等有效方剂，均为后世医家所习用，这些都体现了张氏制方遣药的特点。

四、张氏学说的发展

张氏学说的主要成就，首先是对《黄帝内经》《难经》有关药物理论的钻研，他还是第一人。因为古代本草虽偶或涉及经文，但不如他所叙述的精细而完备。如对药物气味、归经、补泻等问题，多是依据《黄帝内经》《难经》经文而阐述的。从易水之学的张元素发展到李东垣、罗天益等，他们师徒的治学精神和理论主张，都能贯彻理论联系实践的原则。特别是元素对其前人钱乙经验的重视，和受同时代刘河间学术的深刻影响，使他对钱、刘二家的寒凉方药，在临床上很自然地运用他们所订的方剂。例如在五脏补泻方面，钱乙的地黄汤、安神丸、泻青丸、三黄丸、导赤散、益黄散、泻白散等，均为元素临证时所采用。虽然，他的学术在某些部分与刘完素有着不同的见解，但对五运六气的理论及热性病的处理，有着一致的看法。因此，刘氏的益元散、防风通圣散、三一承气汤等，也为元素临证所习用。从他擅用钱、刘的方药来说，后人称他为寒凉派，是有其理由的；何况他与刘氏是同一时代的人，从当时的社会背景和运气加临情况来说，是有着共同之点的。因此，章巨膺先生认为张元素属寒凉派系，是符合事实的；但这是他的学术主要的一面，其次还必须肯定他重视"太阴脾土"、主张"升补脾胃"的特点，所以他与专主寒凉方药的钱、刘之辈，当属同中有异，否则又有什么河间学派与易州学派之分呢？易州张氏之学，虽有重视太阴脾土，但是属于次要的一面，到东垣始在培补脾土方面大大发展，方才转为东垣学说的主要一面，所著关于脾胃方面的理论，卓然成一家言，故后世称他为"补土派"的先河。是以东垣虽师承元素，但他们的学术成就有所不同；张则主要在阐发药物的理论，李则主要在阐发脾土的论治，师徒之间，又属异中有同，故章先生又有"李氏与师异轨"之说，从发展观点来看，亦切合实际。我们还可以从以下几方面窥探它的发展情况。

张元素驰名燕赵间，东垣从其学，对元素的学术见解，有了新的发展；更因社会背景影响有所不同，在东垣行医时，适值元兵侵略中原最剧烈的战乱时期，人民处于颠沛流离之中，或因劳役伤形，或因饥饱伤脾以及精神上的恐慌，都是造成内伤病的主要因素。李氏遂建立"内伤之证，有类外感"的论点，指出"饮食劳倦，虚人感冒"的主要病因，主张"升补脾胃，培益元气"的治疗法则，从而创造性地制订了"补中益气汤"这张名方，流传至今，多为医家所采用，使对内伤虚损的疾病治疗，获得优良的效果。

李东垣进一步从实践的认识，总结经验，提高为理论，更加精辟地写成《脾胃论》和《内外伤辨惑论》两部名著。推原李氏的学术思想，固然渊源于元素之学，但从发展观点来看，东垣的学术已有独特的成就，如东垣对补中益气汤的用药，首先重视人参、黄芪、甘草的补益元气，再综合了元素的用升、柴以升补脾胃的指导思想。元素治外感而发明九味羌活汤，东垣治外感兼内伤之因，而发明补中益气汤。前者治重发散，后者治重升补，一表一里，截然不同；是则李氏"与师异轨"之说，也是实际之反映。所谓"异轨"，不等于他们师徒之间的矛盾，其实东垣是在乃师重视脾土的基础上创立《脾胃论》的。因此，师徒之间虽有主寒主温之法的不同，是互相发明而不相悖，如说元素与河间为同一时期的人，自然治病多偏用寒凉；而发展到东垣，所值多内伤之证，故治病多偏用温补；这是完全基于当时的实际情况，因而有所异同。

进一步发展为王好古的学术时，王氏是受业于元素，复从学于东垣，故于二家用药，又多引证阐发。并且补充了东垣治疗的不足，阐明"阳气不守，肾气虚寒"的论点，重视"冷物固能伤脾，阴寒伤肾尤甚"的主要因素，而辑著《阴证略例》一书。对阴证发病原因、诊断、治疗等，都做出详细的分析，使后人对阴证的鉴别，具有精审的辨证能力，这是很可贵的。他主张"温养脾肾"，特别提出"温肾"方法的重要。由于王氏认为阴证的病源在于肾，而肾阳虚的患者，不宜升发，所以他与乃师东垣的治疗内伤脾胃主张升发元气，又有所不同。王氏指出，如遇阴证，单纯的用升补，已感不够适应，恐滋流弊，从而阐明"脾肾并重"的治法，还搜集了前贤各家的论述，提供了自己新的论点，正所以补东垣之偏而救升发之弊。这使易水之学有了更大进展，也充实了东垣论治的不足。

传业到罗天益，罗氏受到张氏、李氏的学术思想影响很深，既有继承，又有发扬。如他所撰辑的《卫生宝鉴》，就是渊源于张、李二家，论病必求其因，用药则随机应变，选方则求诸实验。所以罗氏治病是上溯元素的辨证用药，下宗东垣的重视脾胃。他特别指出滥用下法的错误，从而兼收并蓄地更加发挥了易水之学。如他在《卫生宝鉴》中提出的"药误永鉴""名方类集""药类法象""医验纪述"等四个部分，正误纠失，重视实践，颇有独到之处。使当时已近百年来的易州之学，不断地充实提高，更加丰富多彩。

五、结语

易州张元素（洁古）是南宋时代杰出的医学家，与刘完素同时，并驰名于燕赵间。张氏除精通《黄帝内经》《难经》《伤寒论》等经典之外，对华佗《中藏经》、钱乙《小儿药证直诀》都有深切研究，故其学博大精深，著有《医学启源》《珍珠囊》《脏腑标本寒热虚实用药式》《洁古家珍》等书，为医学历史上著名的医药文献。

张氏在学术上有卓越的见解，提出"运气不齐，古今异轨；古方新病，不相能也"的论点，是张氏研究医学经典结合自己实践经验的总结，对后世在学术上、诊疗上"遵古而不泥古"是很大的启发。

张氏在学术上的主要成就，是对药物的研究，如"阐发药物与五运六气的关系；分析药物的五气六味；发明药物有升降浮沉的作用；强调药物归经与五脏苦欲补泻的意义以及制方遣药的特点"，都是非常精湛的理论。

在临床实践上，受到钱仲阳及其同时代刘完素的影响，亦多用寒凉方药，但不可忽视的，他又重视培养脾土的论治，这两个方面是张氏学术上的特点，因此，他的学术思想和治疗经验，与刘元素同中有异。

由于张氏在医学上有杰出的理论，成就颇大，后人称为易水之学，传业至李东垣、王好古，再传至罗天益等，称之为易水学派。

李杲为宋（金）元四家之一，继承了张氏重脾胃之论，大大发展，更有独特的成就,畅论脾胃和元气的关系,脾胃在升降运动中枢纽作用等等,著《脾胃论》等书,故后世称为补土派,认为是脾胃学派的代表人物。李杲虽师承元素,而学术成就显然不同:元素主要在阐发药物的理论,东垣则主要在阐发脾土的论治,师徒之间,异中有同。王好古先受业于元素,复从学于东垣,进一步补充东垣之说,倡"阳气不守,肾气虚寒"的理论,著有《阴证略例》一书,为著名之作。罗天益上溯元素的辨证用药,下宗东垣的脾胃论治,撰著《卫生宝鉴》,渊源于张、李而更多发挥,使易水之学有更大的发展。

第八节 论戴元礼对临床医学的贡献

戴元礼,名思恭,浙江浦江人,为明代著名医学家之一。他先从丹溪学习性理之学,奠定了哲学与医学联系的思想基础,他的立论,在丹溪的基础上有了进一步的发展。与同代医家刘宗厚、徐用诚等齐名。他的弟子有王彦昭、土仲光、盛启东诸人。

一、学术渊源

戴氏在丹溪的学术思想指导下,有新的见解。《四库提要》说:"震亨用黄柏、知母补阴,致以苦寒伐生气;元礼能调剂其所偏,尤为善学者矣。"他对虚损的论治,着重于脾。他说:"有患精血不足,明知当补肾……又恐不利于脾……补肾不如补脾,以脾上交于心,下交于肾故也。"提出了"补脾重于补肾"的观点,受到东垣学术的影响很大。因此用药方面,也重视脾肾兼顾,常用黄芪、砂仁、石斛、菟丝子之品,取法温养润燥同用,是他对虚损辨治的特点。他对杂病的诊治,是依据丹溪阴、阳、痰、郁的论述而来,不过在诊治中尤重痰、郁。本文仅就戴氏学说的特点,结合临床需要,扼要地介绍于后。

二、阴阳即指气血

他指出,阳即言气,阴即言血。使丹溪"阳有余阴不足"的论点,更加晓畅而具体。

他认为气血是维持人体脏器活动能力的主要物质,他是由后天禀受自然之气和水谷化生而来的。因而气血生于水谷而源于脾胃,同出中焦。但二者的属性不同,功能各异,所主脏器亦不同。

三、气的作用

他认为气属阳,阳主动,动而中节,方能周流全身,循环无已,外则护卫体表,内则温养脏腑百节,而气之所以能周流不息、无微不至者,实有赖肺脏的不断敷布，所谓"肺主气而治节一身"。他说："当其和平之时，外护其表，复行于里，周流一身，循环无端，出入升降，继而有常，源出中焦，总统于肺，气曷尝病于人也！"以上是说明阳气在人体中的正常情况。

当其"气"反常的时候，则"气"化而为火。故他提出"气属阳动作火论"的说法。此火，是指"邪火"。他说："捍卫冲和不息之谓气，扰乱妄动变常之谓火。"也就是丹溪所说的"相火妄动为贼邪"。因气动太过，也可造成反常，致清者变浊，行者留止，甚或一反顺降之势而变生冲逆之象。气行失常，则诸病蜂起。如喘、躁、惊骇、狂越和痈疽、疮疹等，皆属气火之为病。概括地说：常则为"气"，可以化生万物；变则为"火"，足以败乱生机。

四、气化火的病机

戴氏认为：前人对气化火的讨论，还有不足之处，故他提出了"火岂君相五志俱有论"。这一论说，实际是他经钻研河间"主火论"、丹溪"相火论"、东垣"阴火论"的精髓而提出来的。他提示了河间"五志过极皆从火化"的特点，又结合东垣"火与元气不两立，一胜则一负"，和丹溪"阳常有余"等说法而加以综合，使以前各家所论的狭义之义，变为广义之义。

为了阐明"火"的病机和变化，他说："火之为病，其害甚大，其变甚速，其势甚彰，甚死甚暴。"又说："《经》所以谓一水不胜二火之火，出于天造。"是指气火若无所妄动，则为人体生理之火，不致为害。他认为火除君相而外，无脏不有，即五志遽发，七情之交攻，皆足以引起脏气化"火"。他又说："大怒则火起于肝，醉饱则火起于胃，房劳则火起于肾，悲哀动中则火起于肺，心为君主，自焚则死矣。……《经》所谓一水不胜五火之火，出自人为；……而河间又广其说。"他认为五脏之气皆能化火，因而很重视火的病机。

五、火证的治疗

对火证的治疗，他认为必须区别虚火还是实火。如属实火，多采用黄连、黄芩、知母、芍药、柴胡等品，以泻有余之火；是以苦寒直折其实火的治法。对虚火的治法，则认为不能直折，不能以水灭，应各顺脏气的特性而施治。他说："若饮食劳倦内伤，元气火不两立，为阳虚之病，以甘温之剂除之，如黄芪、人参、甘草之属；若阴（正）微阳（邪）强，相火炽盛，以乘阴位，日渐煎熬，为火虚之病，以甘寒之剂降之，如当归、地黄之属；若心火亢极，郁热内实，为阳强之病，以咸冷之剂折之，如大黄、朴硝之属；若肾水受伤，其阴失以温热之剂济之，如附子、干姜之属；若胃虚过食冷物，抑遏阳气于脾土，为火郁之病，以升散之剂发之，如升麻、干葛、柴胡、防风之属。"他认为治火而能做到审证求因，方可免虚虚实实之过。

六、血的作用

戴氏认为血属阴，阴主静，静而有守，方能和调于五脏，洒陈于六腑，约束于血脉之中，故提出了"血属阴，难成易亏论"。他说："常饮食日滋，故能阳生阴长，（液汗）取汁变化而赤为血也。"他又联系到脏腑间的相互作用于营血的关系，如说："生化于脾，总统于心，藏于（脾）肝，宣布于肺，施泄于肾，灌溉一身；目得之而能视，耳得之而能听，手得之而能摄，掌得之而能握，足得之而能步，藏得之而能液（血液之濡润），腑得之而能气（营气之营运）。"因血为水谷之精微所化，其中必然含有营养物质，循脉道而经过五脏六腑、四肢百骸，从而使人身的视听运动维持其正常的活动能力。他又说："生化旺则诸经恃此而长养，衰耗竭则百脉由此而空虚，可不谨养哉！"故曰："血者神气也，持之则存，失之则亡，是知血盛则形盛，血弱则形衰，神静则阴生，形役则阳亢……。"凡此，都说明了血的重要作用。

七、血病的病机

他认为血病的病机变化，最易造成血亏，也就是"血属阴，难成易亏"的道理。若阴血既亏，复受阳扰，实为百病变生之由。他说："妄行于上则吐衄，衰涸于外则虚劳，妄返于下则便红，膀胱癃闭溺血，渗透肠间则为肠风，阴虚阳搏则为崩中，温蒸热瘀则为滞下，热极腐化则脓血。火极似水，血色紫黑；热盛于阴，发于（为）疮疡；湿滞于血，则为痛痒瘾疹；皮肤，则为冷痹；畜之在上则人喜忘，畜之在下则为喜狂……。"说明了阴血亏乏的反面，就会发生阳扰，也就是阳气化火的根源。

如上所述，他在阐明阳即气、阴即血和气血盛衰的变化中，详述了各种病证之所以发生的见解。这对后来汪机著述《营卫论》治病重视气血的思想，也起到一定的影响。

八、血证的治疗

由于戴氏相信"血难成易亏"的理论，故对血证的治疗，着重采用补血、清热、化湿法，或加用温润之药。有些方子亦多为今人所常用。如治疗吐衄出血之症，用山茶花末或郁金末以竹沥调服；吐血，用苏子降气汤加人参、阿胶；衄血，用四物汤加石菖蒲、阿胶、蒲黄；泻血属血热者用连蒲饮，血寒者用理物汤（即理中汤、四物汤合用）；癃闭者，主以五苓散调服琥珀末；溺血者，主以阿胶散或四物汤加小蓟；滞下脓血者，用白头翁汤或黄连阿胶丸；外科痈疡，用复元通气散或千金内补散；瘾疹用防风通圣散；冷痹用防己黄芪汤或五痹汤；妇女血崩用胶艾汤、震灵丹和四物汤加棕榈炭、白芷炭等。

九、结语

1. 戴氏的医学理论，是以气血为主的，突出地论述了气血的病机。他在朱丹溪医学学术的基础上，有所发展。以"气化火，血易亏"为主，来阐明阳盛阴衰的道理，使丹溪"阳有余阴不足"的理论，更为明确。他的"阴阳即气血"的看法，是值得重视的。

2. 戴氏重视火的病机，是由于他深入钻研了河间的主火论、东垣的阴火论、丹溪的相火论，把三家之论综合的成果，说明五脏各有其火，不仅君相二火。

3. 戴氏对各种疾病的治法，是温凉并用。他既重视丹溪的滋阴凉润法，又兼收了东垣的治重脾胃，故有"益气以泻火，养血以润燥"的治疗特点。

4. 戴氏对于各种病证的论述，虽也说明其病因、病机、病象，以及治疗方法，可是叙述笼统，分析不够。可以看出，有许多地方，仅仅是戴氏的片面论述，只不过根据前人或个人的一些见解而已。如他虽指出"火岂君相五志俱有"，但对肾与命门之火的原理，未能尽情发挥出来。对他某些不够全面的论述，还必须加以批判地继承。

第二章　临床论文

❖ 第一节　脏腑辨证对妇科临床治疗的指导意义 ❖

脏腑辨证，是各学科脏腑辨证有关妇科方面的生理活动和病理变化的反映，结合妇女生理上的特点，及其脏腑病变与经、带、胎、产所发生的关系，并着重指出妇科脏腑辨证以心、脾、肝、肾四脏为主的理论依据，特别是肝肾二脏，关系到胞宫、胞脉和气血、经络所起的特殊作用。

马克思指出："研究必须充分地占有材料，分析它的各种发展形式，探寻这些形式的内在联系。只有这项工作完成以后，现实的运动才能适当地叙述出来。"（《资本论》第一卷第二版跋）。在医学科学领域里，为了做好妇女保健防治工作，特别关系到掌握中医妇科学理论联系实践的规律，同样"必须充分地占有材料"，在先理解中医妇科脏腑辨证部分材料的基础上，进一步贯彻中西医结合的方向，使之更好地为我国各族各战线的妇女服务。现将有关妇科脏腑辨证理论和辨证特点与治疗原则，主要以心、脾（胃）、肝、肾四个方面扼要地分述于后。

一、心的病机与辨证论治

（一）心主血脉，血瘀胞宫、胞脉的病机

心主血脉，心统诸经之血。血的来源，生化于脾，总属于心。《女科经纶》有"妇人经血属心脾所统论"的论述。薛立斋说："东垣所谓脾为生化之源，心统诸经之血，诚哉是言也。心脾和平，则经候如常。"心血旺，则心气下通，心血虚，则心火上行，月经不来。

心主血脉对于胞宫、胞脉的影响有两种含义：

1. 是指心气、心血的作用于胞宫、胞脉。

2. 是指心气下通于肾，肾精上承于心，水火相济，下系于胞中。正如《素问·评热病论》："胞脉者，属心而络于胞中。"心气下通胞脉，则任脉通，血海充盈，而有益于月经和孕育的作用。以及心肝火旺、心肾失济，都可出现月经不

调、情志失常和胎产之疾。

（二）心的辨证特点

1. 心火上炎的发病　心火上炎所引起的月经病,有虚实之分。多数为实证,亦有属于虚证。实证多因心火内炽,可引起血热,血热妄行,而致冲任失摄,症见月经过多、崩漏、功能失调性子宫出血等症;有因心火亢盛,心气不得下通,则胞脉闭塞,而致闭经。虚证多因心阴不足,阴不敛阳,心阳偏亢,汗为心之液,腠理不密,导致产后汗出之症;或因忧思伤心,心血不足,引动浮火上扰,神明不安,而患脏躁。

2. 心与脾(胃)同病　心脾同病亦有虚实之分。实者正如《素问·阴阳别论》所说:"二阳之病发心脾,有不得隐曲,女子不月。"以致心脾胃三经同病,而出现闭经;虚者多因伤于心脾,心主血,脾统血,心脾不足,则血脉不固,或夹血瘀,冲任约制失常,症见崩漏,或漏下不止,心慌气短;心开窍于舌,脾开窍于口,心脾湿火熏蒸,肺气不清,往往发生行经口舌碎腐、狐惑之症。正如《金匮要略》所谓"蚀于喉为惑,蚀于阴为狐"之说。

3. 心与肝同病　多因心主血,肝藏血,心肝之阴血两亏,则引动心肝火旺,上扰而患子痫,下逼而患月经先期之症。

4. 心与肾同病　多因心血不足,肾精亏损,而致心肾失济,精血两亏,引起闭经、不孕症等;有因心气不得下通于肾,心火上炎,引起扰动血海,精血不能封藏固守,多见崩漏,功能失调性子宫出血等病。

（三）心病治疗原则

1. 心火上炎证治　月经过多,方用清经四物汤。崩漏(功能失调性子宫出血),方用清经止血汤。闭经,方用芩连四物汤。产后汗出,方用当归六黄汤或止汗散。脏躁,方用甘麦大枣汤。

2. 心与脾(胃)同病证论　闭经,方用柏子仁丸合四君子汤。崩漏,方用归脾汤。经行口舌碎腐,方用甘草泻心汤加白残花。狐惑,方用甘草泻心汤,外用苦参汤熏洗。

3. 心与肝同病证治　子痫,方用羚羊钩藤汤。月经先期,方用丹栀逍遥散。

4. 心与肾同病证治　闭经,方用补肾地黄丸。不孕症,方用温肾丸。崩漏(功能失调性子宫出血),方用右归丸或左归丸。

二、脾(胃)的病机与辨证论治

（一）脾统血和脾胃升降失常的病机

脾胃为气血生化之源泉,特别是脾有化生精血,统摄血液之功能,如果脾气虚弱,可引起元气不足,中气下陷,血失统摄(气不摄血)而妄行,导致冲任二脉虚损,不能统制经血,而发生月经过多、崩漏、胎漏、堕胎之症。或由劳伤血气，损伤冲任二脉，下则经血衰少，上则乳汁不充，而致经行过少、乳汁缺乏。

脾主升，胃主降，脾升是指清气上升，胃降是指浊气下降，浊气不降可影响清气之上升，清浊相干为病理之变化，导致脾阳不振，湿浊内聚，升举无力，可出现经行泄泻、妊娠恶阻、阴挺、带下等症。

此外，脾肾不足，则脾虚不能制水，水湿停留，积而成肿，以致妊娠肿胀；脾肾阳虚，可使清阳下陷，肾气不固，不能制约膀胱气化，而致产后小便频数与失禁；或脾虚痰脂闭塞胞脉，肾虚不能摄精成孕，以致外形体胖，内而宫寒不孕。

（二）脾（胃）的辨证特点

1. 脾不统血的原因 由于脾虚气衰，不能约制其经血，血不归经，血失统摄，有因阳气下陷于阴，阴络伤则下血，而致发生经血过多、崩漏出血、胎漏、堕胎等症；或脾虚血少，而致经行过少、乳汁缺乏等，正如东垣所说："脾胃虚弱，乃血所生病"之义。

2. 脾胃升降失调 由于脾气不升，中气下陷，温运失职，阳气下陷于阴，湿浊下注，而致经行泄泻、阴挺、带下之症；有因清阳下陷，浊阴上干，或因痰饮阻塞中焦，而出现妊娠恶阻，或因元气不足，阴火上僭，而致虚热不解。

3. 脾与肾同病 脾肾同病，多表现为脾肾阳虚，脾阳不足，脾胃运化功能减退，必然要影响肾阳衰微，所谓命门火衰，则出现脾肾阳虚的病变，如妊娠肿胀、产后小便频数与失禁、体胖不孕等症。

（三）脾胃的治疗原则

1. 脾不统血证治 月经过多，方用举元煎。崩漏，方用固本止崩汤。治漏，方用胎元饮加苎麻根。堕胎，方用胶艾汤合所以载丸。经行过少，方用人参滋血汤。乳汁缺乏，方用通乳丹。

2. 脾胃升降失调证治 经行泄泻，方用参苓白术散。阴挺，方用补中益气汤加枳壳、益母草。带下，方用完带汤。妊娠恶阻，方用小半夏加茯苓汤。虚热不解，方用补中益气汤。

3. 脾与肾同病证治 妊娠肿胀，方用白术散合天仙藤散。产后小便频数与失禁，方用黄芪当归散。体胖不孕，方用启宫丸合毓麟珠。

三、肝的病机与辨证论治

（一）肝藏血和肝郁化火、肝阳化风的病机

肝为藏血之脏，其有余部分，下注冲脉（血海），肝与冲脉相连，故为产生月经来源之一。另一方面，肝主疏泄，性喜条达，肝气舒畅，血脉流通，则经血按期来潮。

若因肝气郁结，血为气滞，影响冲脉之旺盛，可引起月经病。或因肝血不足，肝郁化火，肝阳化风，或缘怒气伤肝，则影响情志不安，多发痫、痉之疾；或因肝火上逆，影响肺胃，则血随气升，损伤阳络，血从上溢，而见经行吐衄；或因肝气犯胃，则胃失和降，而兼见呕吐之疾。

乳头属肝，乳房属胃的关系，是根据经络路线，认为足厥阴肝之支脉经过胃的络脉，上循乳中、乳头，故肝气肝火上逆，则易患乳疾。

（二）肝的辨证特点

1. 肝气、肝火、肝风的病变　肝气郁结者，可引起月经后期、痛经、闭经，气为血之帅，气滞则血瘀胞宫、胞脉，而发生血瘀崩漏之症。肝体阴而用阳，是指其生理上的作用，但肝血不足，则阴不恋阳，引动肝气化火、肝阳化风，而致月经过多、经行头痛、经行吐衄、赤带、青带；甚则引起心肝火旺，而患经行发痫、子痫和产后发痉之症，以及肝经郁热的缺乳与乳汁自出；肝脉络阴器，肝火下移的外阴白斑症。

2. 肝与脾同病　由于肝藏血，脾统血，肝脾统藏失职，则症见崩漏、暴崩、功能失调性子宫出血、产后出血；或因肝脾气滞，腹乃脾之分野，胎气受阻，则见妊娠腹痛；以及肝脾不足，气血两亏的乳汁不通与乳汁自出；或因肝脾湿火下注带脉，则见带多、阴痒、前庭大腺炎等症。

3. 肝与胃同病　妊娠期阴虚阳亢，肝旺犯胃，胃失和降，而致妊娠恶阻。由于乳房属胃、乳头属肝的关系，多见经行乳胀、乳头痒、乳头痛、乳头出血水、乳癖之症。

4. 肝与肾同病　肝藏血，肾藏精，精血两亏，冲任通盈失常，则见月经失调、月经先期、闭经、痛经，以及精血瘀阻胞脉，则形成宫外孕。

（三）肝的治疗原则

1. 肝气、肝火、肝风证治　月经后期，方用逍遥散。痛经，方用通瘀煎。闭经，方用红花桃仁煎。血瘀崩漏，方用逐瘀止血汤。月经过多，方用清经汤。经行头痛，方用四物汤合石楠白芷苦丁茶汤。经行吐衄，方用顺经汤加牛膝。赤带、青带，方用清肝止淋汤或龙胆泻肝汤。经行发痫，方用泽兰汤合钩藤汤。子痫，方用钩藤生地竹沥饮。产后发痉，方用三甲复脉汤加钩藤全蝎。肝郁缺乳，方用下乳涌泉散。外阴白斑症，方用苏甲马鞭散，兼用外洗外敷方。

2. 肝与脾同病证治　崩漏（功能失调性子宫出血），方用胶艾汤。产后出血，方用生血止崩汤合花蕊石散或升举大补汤。妊娠腹痛，方用当归芍药散。乳汁不通，方用通肝生乳汤。乳汁自出，方用十全大补汤。带多，方用清肝止淋汤。阴痒，方用萆薢渗湿汤，兼用外洗方。前庭大腺炎，方用龙胆泻肝汤，兼用外敷药。

3. 肝与胃同病证治　妊娠恶阻，方用苏叶黄连汤合橘皮竹茹汤。经行乳胀，方用逍遥散加路路通、木馒头、橘核。乳头痒、痛，方用丹栀逍遥散。乳头出血水，方用丹栀逍遥散加槐角、全瓜蒌、生白芷、山海螺、小金丹。

4. 肝与肾同病证治　月经先期，方用两地汤。功能失调性子宫出血，方用滋肾固冲汤。闭经，方用调肝补肾汤。痛经，方用温肾疏肝汤。宫外孕，方用宫外孕汤。

四、肾的病机与辨证论治

（一）肾藏精，主封藏之本的理论

肾为先天之本，主藏精气。《素问·六节藏象论》："肾者，主蛰，封藏之本，精之处也。"故肾为贮精之处，不可轻易走泄。同时，精能化气，精生髓，髓聚脑。为人体生长发育和生殖功能的根本。

肾与任脉有密切关系。女子发育成熟后，肾中精气旺盛，肾为肝母，肝肾同源，精盛则血亦充盛，于是任脉通，冲脉盛，从而促使产生月经和孕育的功能。反之，精血之封藏不固，而影响胞宫、胞脉之调节，引起月经失调、胞胎不固。肾与督脉相贯，督脉与肝脉皆络阴器，而引起妇女阴部之疾。肾与膀胱相为表里，肾阴不足，或肾阳衰微（命门火衰），可使膀胱气化失常，而致小便失其常度。

（二）肾的辨证特点

1. 肾阴虚　肾阴虚，即肾精亏损和先天不足之称。如因肾精亏损，则经血的源流衰少，往往出现月经初潮推迟、月经后期、月经过少，或经行后又见闭经之症。损及冲任，则见月经过多、崩漏（功能失调性子宫出血），损及督脉，则见胎漏、滑胎、带多之症。

2. 肾阳虚　肾阳虚，即肾阳衰微和命门火衰之称。在妇女疾病中多见血崩（功能失调性子宫出血、暴崩）、痛经、带多、不孕症。

3. 肾与肝同病　肾藏精，肝藏血，肾为肝之母，正所谓精血同源之义。肾肝同病，则精血两亏，于是导致任脉虚、太冲脉衰少，而出现月经失调和月经断绝的到来，在病理上将产生断经前后诸证，年老经水复行，以及外阴白斑、小便淋沥不利等症。

4. 肾与膀胱同病　肾主水液，赖肾阳之气化以调节水液，同时通过膀胱气化而排泄尿液。故肾之气化失调，关门不利，可引起"膀胱不利为癃，不约为遗溺"（《素问·宣明五气》）。妇女病多见妊娠肿胀、产后小便频数与失禁、产后小便不通。

（三）肾的治疗原则

1. 肾阴虚证治　经行后期，方用大营煎。闭经，方用归肾丸加牛膝。月经过多,方用固经汤或固经丸。崩漏(功能失调性子宫出血),方用滋肾固冲汤。胎漏,方用苎根汤。滑胎,方用泰山磐石散。带多,方用大补阴丸。

2. 肾阳虚证治 血崩(功能失调性子宫出血),方用参附龙牡汤或小牛角䚡散。痛经,方用温肾四物汤。带多,方用补宫汤。不孕症,方用温肾丸。

3. 肾与肝同病证治 断经前后诸证,方用六味地黄汤合二仙汤。年老经水复行,方用安老汤。外阴白斑症,方用石楠散,兼用外洗外敷方。小便淋沥不利,方用滋肾生肝饮。

4. 肾与膀胱同病证治 妊娠肿胀,方用真武汤。产后小便频数与失禁,方用金匮肾气丸或缩泉丸。产后小便不通,方用生津止渴益水饮加冬葵子。

五、小结

妇科脏腑辨证,是中医妇科学中的一项新课题。综上所述,从脏腑功能来说,应重视妇女"以血为主"的理论,如心主血、脾统血、肝藏血、肾藏精,精血为妇女生理上的重要物质基础。所以,脏腑失调,就会导致精血虚损,而影响生理上的正常功能,可以引起各种妇科疾病。因此,脏腑辨证对了解妇科疾病,是十分重要的。

脏腑辨证是辨证论治的一个方面,必须结合四诊八纲辨证,掌握脏腑辨证,就可了解到各种妇科疾病中有关脏腑的关联、脏腑的强弱、脏腑的机转,从而作为临床上辨别许多复杂病变和证候的分析归纳方法。例如心火上炎是它独立的病变;心与脾同病,则心为上邪,脾为湿邪,而转变为心脾湿火的因素;心与肾同病,则重在水火不济,转变为心肾失济的原因。从辨证来说,心火有闭经,心脾胃同病可见闭经,而心肾同病也可患闭经,虽同样关系到心的病机,但它的治疗原则却不同,即所谓"同病异治"。因此,上述所做出的辨证分析,是贯穿着脏腑基本理论作为判断疾病的依据,这样就有助于全面地进行妇科脏腑辨证,提出有效的治疗方剂,做到理论和实际相联系,亦可从而加强妇科教学中的分析能力,相应地提高教学质量。

附:部分方剂说明

方名	药物组成		来源	方名	药物组成		来源
清经止血汤	鲜生地 当归炭 白芍 丹皮 槐花 旱莲草 仙鹤草 炒蒲黄 熟军炭		沈仲理方	调肝补肾汤	当归 丹参 柴胡 泽兰 赤白芍 黄精 鸡血藤 覆盆子 苁蓉 香附 怀牛膝 甘草		
止汗散	人参 当归 熟地 麻黄根 黄连 浮小麦 大枣		《傅青主女科》	温肾疏肝汤	当归 白芍 白术 紫石英 小茴香 柴胡 青陈皮		沈仲理方

方名	药物组成		来源	方名	药物组成		来源
胎元饮	人参　当归　杜仲　白芍　白术　熟地　陈皮　炙甘草		《景岳全书》	宫外孕汤	丹参　乳香　没药　赤芍　桃仁		《中医妇科学》
所以载丸	人参　白术　茯苓　桑寄生　杜仲		《女科要旨》	固经汤	熟地　龟甲　黄柏　山药　白芍　旱莲草　仙鹤草　艾叶		沈仲理方
石楠白芷苦丁茶汤	石楠叶　生白芷　苦丁茶		沈仲理方	小牛角䚡散	牛角䚡　鹿茸　禹余粮　当归　干姜　川断　阿胶　乌贼骨　龙骨　赤小豆		《千金方》
钩藤生地竹沥汤	钩藤　生地　当归　白芍　天麻　川芎　川贝　半夏　陈皮　苏梗　川朴　桔梗　竹沥		《产孕集》	温肾四物汤	当归　川芎　白芍　熟地　紫石英　胡芦巴　石楠叶　五灵脂		沈仲理方
苏甲马鞭散	苏木　炙鳖甲　马鞭草		沈仲理方	安老汤	人参　黄芪　熟地　山萸药　阿胶　当归　白术　香附　甘草　黑荆芥　木耳炭　贯众炭		《傅青主女科》
生血止崩汤	川芎　当归　黑姜　炙甘草　桃仁　黑荆芥　乌梅　蒲黄　大枣		《傅青主女科》	石楠散	石楠草　仙灵脾　蛇床子		沈仲理方
升举大补汤	黄芪　白术　陈皮　人参　炙甘草　升麻　当归　熟地　麦冬　川芎　白芷　黄连　黑荆芥		《傅青主女科》	滋肾生肝饮	山药　山萸肉　熟地　当归　泽泻　茯苓　白术　柴胡　丹皮　五味子　甘草		《妇人大全良方》
通肝生乳汤	白芍　当归　白术　熟地　甘草　麦冬　通草　柴胡　远志		《傅青主女科》	生津止渴益水饮	人参　麦冬　五味子　当归　生地　黄芪　葛根　升麻　炙甘草　茯苓		《傅青主女科》
萆薢渗湿汤	萆薢　苡仁　黄柏　赤苓　丹皮　泽泻　滑石　通草		《疡科心得集》				
滋肾固冲汤	生地　枸杞子　龟甲　黄柏　煅龙骨　煅牡蛎　旱莲草　侧柏叶　贯众炭　藕节炭		沈仲理方				

◈ 第二节　中医中药治疗子宫肌瘤的临床探讨 ◈

子宫肌瘤为西医学名称,是妇女生殖系统最常见的良性肿瘤。近年来我国医、教方面的各单位对本病颇为重视。尤其实行对妇女健康预防普查工作以来,本病的发现更为普遍,是目前妇科临床常见病之一。本病好发于中年妇女及更年期老年妇女。患者年龄多在30～50岁之间。因其普遍而各医学院、医院都进行了专题研究及临床观察。各方面的总结报道都有一定的成果,并可为作者之借鉴。我校附属岳阳医院以中医中药治疗子宫肌瘤的临床观察与科研工作,也仅仅是初见成果,尚有待于继续深入研究。

一、以中医妇科学癥瘕论述子宫肌瘤

以中医妇科学癥瘕理论论述子宫肌瘤的前提,是怎样来阐明子宫肌瘤的实质性,使西医病理与中医病因病机相对一致。为此,作者从实践和理论两方面,结合现代科学实验、妇科诊断检查等手段,对中医妇科学中所述癥瘕之疾,和胞宫癥瘕合并崩漏之症进行了探讨,又密切联系子宫肌瘤的临床症状,做出了判断、分类和初步的确诊,这对开展以中医中药治疗子宫肌瘤的科学实验有重要的意义。作者还进一步将中医妇科学有关癥瘕成病因素的论述,与西医所述子宫肌瘤的病理、分型联系起来,并加以分析对照。但是,作者的这一科研工作是在指导研究生过程中取得的初步实验结果,限于自己的水平,还存在不少缺点,有待在今后的研究中不断加以提高。

子宫肌瘤属于中医妇科学中的癥瘕范畴,但癥瘕又常与崩漏并见。在临床观察中,作者观察到子宫肌瘤(癥瘕)患者有阴道流血(崩漏)的症状,且较多见。因此,作者在研究治疗子宫肌瘤的方案中,首先是从癥瘕与崩漏的病因病机中寻求它的理论根据,并将中医妇科学癥瘕合并崩漏的病机理论,密切联系实际,从而提高对子宫肌瘤的认识。明确地讲,是以中医中药为主治疗子宫肌瘤,来提高子宫肌瘤保守疗法的医疗水平,并结合妇科双合诊检查,B型超声波检查和有关的实验检查,以科学依据证实其正确性,来达到以中医药为主防治子宫肌瘤的目的。

二、妇科癥瘕理论对子宫肌瘤的认识

作者从子宫肌瘤在临床上所表现的症状,探索子宫肌瘤、阴道流血与癥瘕、崩漏的一致性,并进一步了解子宫肌瘤在西医学中的所属范畴,以确立其分型,再以中医手段依据癥瘕的病因病机进行治疗。为了与临床实际情况相符,作者仍以子宫肌瘤为主题,以适应客观实际。在使用西医学名称的同时,仍以中

药治疗子宫肌瘤,在治疗子宫肌瘤的临床实践中树立起优良的保守疗法。如见子宫肌瘤增大至 3 个月妊娠大小以上者,或治疗后久而未见改善及好转者,以及血崩不止者,作者认为也应考虑手术治疗,使中西医有机地联系起来。

关于妇科癥瘕的病因病机,历代妇科医籍均有较详细的记载,如早在两千多年前的《灵枢·水胀》篇已提出"石瘕生于胞中,寒气客于子门,子门闭塞,气不得通,恶血当泻不泻,衃以留止,日以益大,状如怀子,月事不以时下,皆生于女子,可导而下"。《素问·骨空论》:"任脉为病,男子内结七疝,女子带下瘕聚。"上述两段记载,指出寒邪与瘀血凝结,损伤冲任二脉,引起子宫发生癥瘕之疾,接近今天有关子宫肌瘤的描述。东汉张仲景《金匮要略·妇人妊娠病》:"妇人宿有癥瘕,经断未及三月,而得漏下不止,胎动在脐上者,为癥痼害……所以血不止者,其癥不去故也,当下其癥瘕"的描述类似子宫肌瘤合并妊娠之症。尔后,有《诸病源候论·癥瘕候》认为:"癥瘕者,冷热不调,饮食不节,积在腹内,或肠胃之间,与脏相结搏,共牢强推之不移,名曰症……症瘕之病,其形冷结,若冷气入于脏,则使无子,若冷气入于胞络,搏于血气,血得冷则涩,令月水不通也。"《诸病源候论·八瘕候》说:"瘕者,皆胞胎生产,月水往来,血脉精气不调之所生也。"上述引证了癥瘕之疾多生长于子脏(宫)、胞络(附件)之内,病因胎产、月经不调所产生之理。宋代《妇人大全良方·妇人腹中瘀血方论》:"妇人腹中瘀血者,由月经闭积,或产后余血未尽,或风寒滞瘀,久而不消,则为积聚癥瘕矣。"同时代的《陈素庵妇科补解·经闭成癥瘕积聚方论》指出:"血滞经闭,不必琐屑分七癥八瘕、五积六聚之名,但诊其脉浮沉迟数滑涩虚实,病属阴阳,属脏属腑,瘀血成块,其块或硬或软,痛与不痛,或暂时作痛,或痛之不止。审其病在何处,胸、膈、腰、胁、大小腹及脐之上下、左右,可随症用药。"及至明代《景岳全书·妇人规》:"癥瘕之病,即积聚之别名,内经止有积聚疝瘕,并无癥字之名,此后世之所增设者,盖癥者征也,瘕者假也,征者成形而坚硬不移者是也,假者无形而可聚可散是也。"指出识别癥瘕之疾,又说:"瘀血留滞作癥唯妇人有之,其证则或由经期,或由产后。凡内伤生冷,或外受风寒,或急怒伤肝,气逆而留,或忧思伤脾,气虚而血滞,或积劳积弱,气弱而不行。总由血动之时,余血未净,而一有所逆,则留滞日积,而渐以成癥矣。"本文概括地阐述了癥瘕的病因,十分类似对子宫肌瘤因素的阐述。作者认为子宫肌瘤的形成,不外六淫之邪乘经产之虚而侵袭胞宫,涉及胞络同病。有因多产房劳、产后积血、七情所伤等因引起脏腑功能失调,气血不和,冲任损伤,以致气滞血瘀,瘀血内阻,血结胞宫,始因气血相搏,新血与旧血凝聚成块,而致瘀者愈瘀,蔓延宫体或内或外。本病少则数月,多至经年,久必化热化火,火热损伤冲任,于是引起血海失于宁静,迫血妄行,多见血崩突发,经年不愈,病邪日盛,甚则脾胃元气不足,阳气衰微,气不摄血,而致数脱血,血海空虚，势必导致严重血亏，此皆由于肝脾统藏失职，或因肝肾封藏不固等失调所致。

综上所述："血瘀"是癥瘕的主要原因之一，血瘀的形成，在古今医籍中有瘀血、蓄血、恶血、败血、积血、留血、干血等不同名称，以及气滞血瘀、血虚血瘀、寒因冻结、热因凝聚等各种错综复杂的原因。因此，中医的审证求因是十分重要的，辨析明确后，才能达到消瘀散结的疗效。为此，作者除对血瘀进行详细的研究以外，还参考了西医学"血液流变学"，与中医"血瘀学说"理论相结合，所以作者认为血液流变学的"血液黏滞"诸因素可为诊断与防治子宫肿瘤提供重要的研究资料。

三、以癥瘕理论对子宫肌瘤辨证论治

中医中药治疗子宫肌瘤的临床研究，是将中医的辨证与西医的辨病相结合，重视整体观念，脏腑辨证。作者在临床实践中依据实事求是的指导思想，研究子宫肌瘤所属癥瘕的性质，及其出血原因，以及与西医子宫肌瘤的区别。子宫肌瘤按其生长部位的不同，可分为肌壁间、黏膜下及浆膜下三种主要肌瘤；在临床表现方面，子宫肌瘤的主要症状为小腹肿块、崩漏、腹痛、带下等四个主症。

关于子宫肌瘤的辨证论治，根据作者对临床证候的分析，初步可归纳为血瘀气滞、阴虚火旺、肝脾同病、肝肾同病、脾肾同病等五个类型。根据作者的临床体会，在诊断方面，应注意参考其舌苔、脉象的变化来进行辨证。例如血瘀气滞者，多因血瘀胞宫，舌质紫黯，或边有瘀紫斑点，苔薄白，脉象细小或细涩、沉迟；阴虚火旺者，因心火偏亢，多见舌火红，或舌质红；心肝火旺则舌之边尖红，苔薄黄，脉弦或弦细或细数；肝脾同病，因脾胃气虚，肝血不足，统藏不固，舌质淡白或苔薄白，脉象濡细，或细弱，或芤弦；肝肾同病，多为精血不足，水不涵木，木旺气滞，舌质淡红，或苔光滑，脉象左关部弦细，两尺沉细；脾肾同病，多为血虚气弱，冲任损伤，血海空虚，舌质淡白或浮紫，脉象沉细，或细数或芤。上述五种类型是通过临床实践体会而来的，从对舌苔、脉象的具体诊断中可以了解到某种类型与气血、脏腑、经络的关系，从而判断其属于五种类型的某一类型。

关于治疗子宫肌瘤的主要方法，作者尤其重视调理脾胃元气，培补肝肾精血，佐以软坚消瘤，滋养子宫肌体，恢复子宫功能，以达到扶正祛邪、消散癥瘕之目的。对于子宫肌瘤出血过多患者，总结出"止血不忘消瘤，消瘤兼顾止血"的经验，达到"止血不留，化瘀不动"的效果，从而控制肌瘤发展，缩小肌瘤，和改善子宫出血，最终对照 B 型超声波检查提示结果，来确定子宫肌瘤的明显缩小与消失。因此，适合中药治疗的病人，为体质虚弱，不能胜任手术

者；或有严重合并症不能进行手术者；或年龄较轻，又需保留生育能力者；或肌瘤不大，但症状明显，本人拒绝手术者；或近绝经年龄者；或经用西药保守治疗无效的子宫肌瘤患者。为避免手术创伤，在病人的合理要求下，可采用中医中药治疗，并可长期服用，又无副作用，确实是比较优越的保守疗法，与西医有所不同。如见子宫肌瘤的子宫增大达 3 个月妊娠大小以上者，和病久未见改善和好转者，以及血崩不止者，作者认为也应考虑手术治疗。现将辨证论治分为五种类型阐述如下：

（一）血瘀气滞者

症见经前或经期乳房胀痛，小腹腹痛拒按，小腹或肛门部有下坠感，经行血崩，或暴崩不止，或漏下不绝，血色黯红，夹有血块。方用当归芍药散合济生香棱丸，或膈下逐瘀汤合胶艾汤加减。

（二）阴虚火旺者

多因血虚化火、血虚化燥而引起心肝火旺，肝郁火炽，心阳偏亢，症见月经先期而来，经行崩冲，或漏下不止，胸胁胀满，胸中灼热，或腹内觉热，烘热汗出，颧赤口干，心烦易怒，乳头刺痛，经后带多赤白，或黄白相杂，大便干结，方用犀角地黄汤合生脉散加味。

（三）肝脾同病者

症见月经后期，量多如崩，或漏下不止，小腹有下坠感，面目虚浮，大便溏薄，经后白带多，方用景岳举元煎加味或归脾汤合傅氏平肝解郁止血汤加减。

（四）肝肾同病者

症见月经先期或后期，经量或多或少，或下血淋漓不断，头晕耳鸣，腰尻疼痛，足跟痛，手足心热，面色黧黑，带下清冷，大便干结，方用一贯煎加味，或傅氏逐瘀止血汤加减。

（五）脾肾同病者

多见于严重病人，每月暴崩不止，经色淡红，面浮足肿，面色萎黄或淡白，心悸心慌，畏寒怯冷，夜尿频多，大便溏薄，方用急救独参汤，或傅氏固本止崩汤加味，以及症见痛经、附件肿块等，可依据不同病情，斟酌加减方药，以免贻误。

除上述辨证论治和应用方剂之外，为了加强消散癥瘕肿块，各方均可加用消散肌瘤的基本药物，如生贯众、海藻、天葵子、半枝莲、石见穿、夏枯草、马齿苋等，和重用软坚的三棱、莪术、黑丑、蛇莓之类。

四、临床典型病例介绍

（一）史某，36 岁。1981 年 10 月 10 初诊。门诊号：53159

患者于 1978 年经外院妇科检查发现子宫肌瘤。月经超前量多四年余，经后带下绵绵，并有腥味，大便秘结。于 1981 年 10 月 31 日 B 超检查报告：子宫前位，大小 4.3cm×6.1cm×7.8cm。子宫左后壁向外突出，呈一实质性暗区，大小约 2.4cm×3.0cm，与宫壁间无明显分界，提示为小型子宫肌瘤。临床辨证属肝脾同病，经 1 年调治，经量减少，经期提前。于 1982 年 11 月 16 日 B 超复查指示：子宫中前位 4.5cm×7.0cm×7.3cm，宫内光点分布均匀。提示：子宫偏大，未见明显肌瘤。

（二）刘某，44 岁。1982 年 6 月 15 日初诊。门诊号：014159

月经超前而至，经常淋漓不净，来则十来天，甚则一月方净，小腹胀痛，大便溏薄，患者于 1972 年发现子宫肌瘤肌壁间型，于 1982 年 7 月 8 日 B 超检查报告：子宫中前位 4.5cm×7.3cm×7.8cm，子宫右前壁见一暗区 2.5cm×3.3cm×2.7cm，左下方见一暗区 2.2cm×2.3cm×2.5cm，临床辨证属肝脾肾同病。经 6 个月调治，于 1982 年 11 月 12 日 B 超复查显示：子宫 4.0cm×5.0cm×5.9cm 大小，宫内光点分布均匀，未见实质或液性暗区，子宫内未见明显异常。

（三）奚某，36 岁。1982 年 6 月 22 日初诊。门诊号：64081

月经过多如崩，于 8 年前普查发现子宫肌瘤，经期动辄提前 1 周。经潮须注射止血针剂后方能控制，经前乳胀，经行小腹胀痛，平时带下色黄。于 1982 年 6 月 26 日 B 超检查子宫 4.5cm×5.8cm×5.6cm，后壁内是一实质性暗区 2.6cm×3.6cm×4.2cm，提示：小型子宫肌瘤。临床辨证属肝肾同病，服中药 1 个月后即见经量减少（停用西药），5 个月后复查 B 超提示：子宫中位 4.0cm×5.7cm×7.9cm，宫内光点分布均匀，子宫外形整齐、光洁。提示：子宫未见明显异常，原检查所见暗区本次检查未发现。3 个月后随访，月经恢复正常。

五、结语

本文为作者总结了 1981—1983 年指导研究生期间所提出对子宫肌瘤专题的科学研究，并阐明了有关学术见解，及临床治疗本病的经过，是有关研究的初次总结。

作者通过中医辨证分类，联系西医辨病分型，以西医子宫肌瘤的病理联系中医妇科癥瘕病机的特点，形成了一系列新的理解，是治疗本病的一个新起点。作者运用中药汤剂与片剂结合使用的治法，加速了子宫肌瘤症状的改善，肌瘤的缩小，并使有的患者获得消失的疗效。这仅仅是初步摸索到的点滴治疗规律。

中医妇科学认为癥瘕（子宫肌瘤）的主要病理是"血瘀气滞"。目前对血瘀的研究，认为中医血瘀学说的理论与"血液流变学"某些论述有其共同点，血瘀证的患者大多存在着血液流变学上的异常和改变，局部血液循环存在微循环障碍，组织、器官的功能与新陈代谢也都有一系列的病理变化。妇女子宫肌瘤也不例外，故今后还要对血瘀学说结合临床血液变学做进一步的研究，以此加深对子宫肌瘤的研究，以推动理论上的发展。

作者在临床诊断方面，除采用 B 型超声波检查与妇科双合诊检查以外，还对血液黏稠度与甲皱微循环变化进行实验室观察，今后还将考虑增加宫腔镜探查等，以此进一步提高对子宫肌瘤的了解和认识水平。

◈ 第三节　中医中药治疗子宫肌瘤223例临床分析 ◈

上海中医药大学附属岳阳中西医结合医院从 1981 年开始运用中医药治疗子宫肌瘤以来，获得一定的疗效。

本文的 223 例子宫肌瘤患者，均为经过妇科检查、B 型超声波证实子宫增大如孕 40～90 天左右大小的肌瘤患者，伴有较明显的临床症状，或患者不愿手术，以及患者有慢性病不能手术者。均采用中药治疗，疗程观察，最长为 23个月，最短为 6 个月，半均为 10 个月左右，现将 223 例临床资料整理如下：

一、诊断依据

（一）具有典型子宫肌瘤病史

患者年龄为 30～50 岁。临床症状为小腹内肿块、月经异常（包括经量、周期改变、持续天数）、腹痛、带下、头晕等。

（二）妇科双合诊检查

子宫体增大，可扪及与子宫相连的实质性肿块，质硬，表面不规则，有结节感。

（三）B 型超声波检查

提示肌瘤存在。根据检查，区别出壁间、浆膜下、黏膜下三种不同类型。

二、辨证施治

临床治疗以活血化瘀、清热软坚为主要法则。其基本方为大生地 12g，生白芍 10g，生贯众 30g，海藻 20g，半枝莲 30g，蛇莓 20g，石见穿 20g，三棱 12g，炒黑丑 12g，甘草 6g。辨证加减：

（一）阴虚肝旺

基本方酌加南北沙参、水牛角、丹皮、黄芩、龟甲、败酱草、夏枯草、白薇、天葵子、黄精、参三七等。

（二）气虚脾弱

基本方酌加党参、黄芪、白术、升麻、补骨脂、鹿衔草、木香、山药、玉米须、震灵丹，甚者加附子、炮姜、煅龙骨等。

（三）气滞血瘀

基本方酌加当归、赤芍、桃仁、花蕊石、延胡索、五灵脂、枳壳、广郁金、生白芷、木馒头等。上述三种分型治法，在月经期间应减去石见穿、三棱、黑丑。经净后仍用基本方原方，以增强消散肌瘤的功效。

三、疗效观察

（一）临床症状改善情况

对肌瘤患者采取自身症状对照方法，以月经周期改变和肌瘤改善进行观察疗效，3个月为一疗程。根据223例中，表现为月经过多者160例，占总数的71.1%，其他症状为经行腹痛、带下、腰酸、头晕等61例，占总数的27.3%；无自觉症状者2例，占0.8%；治疗后月经过多显效率占46%，总有效率达72%；症状显效率为53.8%，总有效率为94.2%。

（二）肌瘤改善情况

223例中，消失29例，占13%；显著缩小65例，占29.1%，总显效率42.1%。有效为42例，占18.8%；稳定62例，占27.8%；无效28例，占12.5%。

（三）实验室指标观察

1. 血常规 223例中测定53例血常规，治疗后复查48例，血红蛋白浓度平均值治疗前为 $97 \pm 16.4 g/L$，治疗后为 $105.5 \pm 12.1 g/L$（$P < 0.01$）。血红细胞计数治疗前为 $(3.42 \pm 0.5) \times 10^{12}/L$，治疗后为 $(3.71 \pm 0.38) \times 10^{12}/L$（$P < 0.05$）。

2. 血液流变学指标 223例中，测定29例患者全血比黏度及血浆比黏度。其中23例测定红细胞比容，并计算全血还原比黏度。经治疗后全血黏度值（200）由5.05mPas下降至4.64mPas。血浆黏度值（100）1.82mPas下降至1.77mPsa，全血低切相对黏度由10.69下降至9.51，红细胞比容由38.48%下降至38.17%。

四、结果分析

1. 通过223例的临床实践，在辨证与分型施治后，肌瘤患者月经周期调整，经量减少，体质改善，并控制了肌瘤的生长，部分肌瘤达到消失，宫体恢复正常大小。

2. 本病既有肿块积聚，又有崩漏下血之特征，故本病初起多因瘀血凝结，久而化热化火，冲任受灼，迫血妄行，年复一年，每致肝脾统藏失职，阴血亏耗，或肝肾封藏不固，阴阳两虚。由于患者长期多量流血而引起贫血，故治疗原则以活血化瘀、清热软坚为主，辅以调补气血法，并结合临床特征辨证加减。

3. 通过实验室指标观察，初步证明中医药在治疗本病过程中有改善患者血液黏滞性及微循环作用。因此,推测其疗效原理可能与血液流变学指标改善有关。

◈ 第四节　中医妇科治疗宫外孕的体会 ◈

宫外孕,或称"异位妊娠",即受孕在子宫外面,其中包括输卵管妊娠、卵巢妊娠、腹腔妊娠等。由于98%均为输卵管妊娠,习惯上宫外孕是指输卵管妊娠。中医妇科学方面无此病名,根据本病临床表现的症候群,从中医妇产科的文献记载中,可以考证到与它相似和接近的症状。在临床上,笔者(沈仲理教授)综合历来的经验方剂,包括古方和今方(即现在的经验方)进行研究、讨论,运用到临床,都已获得一定的疗效。当然,笔者实际看到的病例不多,现仅将所观察的异位妊娠患者,及看到的有关临床经验文摘综述于后,以供研讨,相信能够增强运用中医中药治疗宫外孕的信心。

一、宫外孕辨证论治的考证

宫外孕,因中医妇科学无此病名,只有它的证候,因此只能在中医妇科文献中探索它共同具有的临床症状,进行辨证论治。这原是中医学的特色,因为任何事物都有它的客观存在,可以从客观规律中找到正确的答案。根据我的初步体会,《金匮要略·妇人妊娠病脉证治》提到:"有妊娠下血者,假令妊娠腹中痛,为胞阻,胶艾汤主之","妇人怀娠腹中疠痛,当归芍药散(当归、芍药、川芎、茯苓、白术、泽泻)主之"。宋代陈自明《妇人大全良方》:"妊娠心腹痛,或宿有冷疾,或新触风寒,或痰饮相搏。若痛胞络,必致动胎,甚则伤堕。"陈自明取《金匮要略》方剂改称当归芍药汤,治妊娠心腹急痛,或去血过多而眩晕。阿胶散(当归、川芎、阿胶、白术、茯苓、陈皮、甘草),治胎动腹痛,以及轻者妊娠腹痛、漏下,或有癥病而得漏下,重者腹内急痛如刀割,伴面色苍白、冷汗淋漓、汗出如珠,气息急促等危急症状。

二、中医治疗宫外孕的体会

我对宫外孕的治疗看到和经历得不多,所以体会还不很深刻。仅遇到过两三个病例的医疗经过,获得一点浅薄的体会。约有以下三点:

1. 约在1958年间为了带教学生实习,到嘉定人民医院中医科指导妇科学习,经该院妇科病房邀请会诊(会诊过程已记不清)。记得是一位青年女工,经西医诊断印象为"陈旧性输卵管妊娠",已有60天左右的停经史,经尿妊娠检验阳性。少腹痛不止,有时剧痛,腹部扣及包块,有压痛。因病人新婚不同意手术,故采取中医保守疗法。投以活血化瘀,理气止痛法,方用膈下逐瘀汤，合大黄䗪虫丸加减，其后调理月经，治疗约两月，月经来潮，恢复健康后，追访得知已正常怀孕。

2．约1962年蹲点曙光医院，经该院妇科董珊云主任邀请会诊，还有庞泮池主任一同会诊观察。记得当时是一位中年妇女，40多岁，为气虚血脱的宫外孕休克型，诊断为输卵管妊娠破裂，引起急性大量腹腔出血，血压下降，汗出如珠，少腹剧痛，神思恍惚，已见休克。回忆当时可能因病人患有心脏病，故准备好手术，但尽可能不动手术。会诊时正当抢救治疗，为了病人的生命安全，让病人频饮独参汤，血压有所回升。与庞主任共议方药后，选用参附龙牡汤和桂枝茯苓丸意加减，结合西医抢救措施，病情获得缓和。事后经了解该病人获得康复。

3．中药治疗宫外孕，主要采用活血化瘀药物，促进血积包块的吸收及粘连的松解，增强肠蠕动，使粘连消除，并可预防肠粘连的发生。宫外孕采用活血化瘀止血法，据山西医学院附属医院和山西省中医研究所的总结经验，所用宫外孕方为：丹参15g，赤芍10g，乳香、没药各6g，桃仁10g，有包块者加苏木、水蛭、土鳖虫及三棱、莪术之类，该方有良好疗效。中医妇科学理论指出本病属于血瘀气滞、血瘀胞络，多数为血郁少腹，正如《西医妇科学》所说，输卵管妊娠是宫外孕中最常见的一种。

宫外孕患者停经3个月，见有间断少量阴道出血，伴腹部撕裂痛者，包块可由小变大，腹腔内游离血多，如行腹腔穿刺，极易抽出不凝固血性液体。腹诊按压，可见全腹压痛，反跳痛，下腹部或左或右有轻度肌紧张，移动性浊音阳性，符合血色形成过程的自然表现。如为输卵管破损可见反复的少量出血，因而导致局部血块增大可能，还可出现下腹部疼痛、肛门坠痛，以及血红蛋白下降等，并随时有再次破裂休克的危险，治疗应密切观察病情变化。

宫外孕破损后形成的血肿包块，经中药治疗可完全吸收。其吸收过程是血包周围粘连而逐渐松懈，子宫被游离出来变为活动，包块缩小、变软，以致形成囊性，而后囊内张力减低，形成增厚，最后完全消失。一般宫外孕的发病时间以闭经40～60天时者为多，此时胚胎很小，治疗后经浸软、自溶也可被完全吸收。若胎儿发育较大，已形成骨骼，未及时治疗，年久可形成"石胎"。在宫外孕中如属间质部妊娠一般发病较晚，多于孕3～4月突然破裂，发病急，出血多，瞬间即可陷入深度休克，应立即手术。

第五节　中医中药治疗女阴白斑症的临床观察及探讨

女阴白斑症是妇科常见病，而且是妇科中难治的疾病之一。几年来通过临床观察和运用以中医中药为主治疗女阴白斑症，初步摸索到点滴经验，由于时间短和病例不多,仅以个人的临床心得做一次肤浅的汇报。我在参加1973年上海市川沙县某公社对女阴白斑症的学术交流和中西医结合的临床讨论的启发之下,对本病进行不懈的临床研究,采用中药内服、外治的方法,并着重以西医诊断为主的鉴别诊断,在中西医结合的理论联系实践的基础上,取得了一定疗效,整理了比较完整的典型病例并制定了新的治疗方法。现将初步的经验小结阐述于后,以供参考和指正。

一、发病原因

本证多发生于绝经期前后,故中医认为发病乃是由于冲任二脉虚衰,精血亏损,血虚化燥,影响阴部阴液,阴部皮肤缺乏营养而致。其病机多因肝肾不足,脾虚生湿,化为湿热下注,以及损伤冲、任、督三脉,由于督脉与冲任二脉同出于胞宫,循会阴(外阴部),其别络循阴器分行前后,说明经络与阴部有密切联系,故冲任督三脉病,则可影响冲任督三脉的调节,使阴部皮肤失去正常营养,从而引起局部病变的道理。故本病多发生于育龄期和老年绝经期前后的妇女。

根据临床所见,本症发生于育龄期的妇女,则因产育过多,体质虚弱,有的因生育后哺乳时期过长,希望借此以造成停经而达到避孕目的,特别多见于农村中年妇女,结果导致冲任损伤,阴中色素变白,和外阴干枯、萎缩等情况。至于老年女阴白斑,多因冲任虚衰,肝肾精血两亏。但本病初起多因肝旺脾虚,肝经郁热,脾虚生湿,酿成湿热下注阴部,或因肝血虚则血虚生风,肾气亏则精衰失荣于阴部等因素。

关于本证的病理,由于女阴白斑的确切病因及形成原理尚未阐明,近几年来日益唤起中西医妇科学者的重视。为此,对本症的临床治疗和科研工作,相应地采取了中西医结合的方法进行探讨。现将女阴白斑症的辨证分型、分型论治,典型病例分别阐述如下:

二、辨证分型

(一)血虚肝火型

本证多见于青春期和更年期。由于血虚肝亢,肝火下移外阴,或肾阴不足,水不涵木所致。症见月经先后不定期,或绝经期间头晕目眩,阴部初期稍有红肿,或有黄带,继则表皮增生、肥厚、角化、干燥、变白,奇痒难忍,或触痛,伴有湿疹,或有灼热感,心烦易怒,舌质红,苔薄黄,或花剥,脉象弦细,或沉涩带数。

(二)肾阳不足型

本证多见于中年和老年妇女,如育龄期与绝经期间。症见面色不华,腰酸乏力，阴部表皮角化、干燥、变白，伴有水肿，或有裂纹，甚则组织萎缩，弹性消失，局部瘙痒或触痛，舌苔淡白，或白滑，脉象沉小。

（三）湿热下注型

本证多见于女阴白斑发病的初起，似一般阴痒症，或瘙痒较频，由于瘙痒的刺激，或外阴部与手指甲的感染，见湿疹样，或痒或痛，外阴红肿，表皮角化、变白、弹性减低，或阴唇部伴有破裂、溃疡，带下黄而腥臭，小溲短赤，大便干燥，苔黄腻，脉象弦滑。本病多因肝脾二经湿热侵犯外阴部所致。

三、分型论治

（一）中药内服方

1. 养阴凉营，清肝泻火，滋阴清火法。有四种方剂可以选用：

（1）清营汤（《温病条辨》），药用水牛角（代犀角）30g、鲜生地30g、元参12g、竹叶心9g、金银花9g、连翘壳9g、黄连3g、丹参9g、麦冬9g，以养阴凉营法为主。

（2）龙胆泻肝汤（《医宗金鉴》），龙胆草6g、山栀9g、黄芩9g、泽泻9g、车前子9g、生地15g、当归6g、木通3g、生甘草3g，或服中成药"龙胆泻肝丸"，每服6g，日服2次。

（3）苏甲马鞭散（沈仲理方），苏木15g、炙鳖甲15g、小生地30g、马鞭草15g、龙胆草9g，共研细末，每服3g，日服3次，或改用煎剂亦可，以上二方均以清肝泻火为主。

（4）益阴煎（《医宗金鉴》），生地15g、炙龟甲15g、知母9g、黄柏6g、砂仁3g、炙甘草3g。或服中成药"知柏八味丸"，每服6g，日服2～3次。以上二方均为滋阴清火法为主。

2. 温肾补阴，祛风止痒法。有两张方剂可以选用：

（1）中成药"右归丸"（《景岳全书》），每服6g，日服2次，或改用煎剂亦可。

（2）石楠二灵散（沈仲理方），石楠叶15g、仙灵脾15g、威灵仙9g、蛇床子9g，共研细末，每服3g，日服3次，或改用煎剂亦可。第一方以温肾补阳法为主，第二方以温肾、祛风、止痒法为主。

3. 健脾柔肝，清利湿热法为主。

方用四君子汤（《太平惠民和剂局方》）合萆薢渗透湿汤（《疡科心得集》），党参9g、白术9g、茯苓9g、生甘草3g、萆薢9g、苡仁12g、黄柏6g、丹皮6g、泽泻9g、通草3g、滑石12g。

（二）中药外用方

白斑外洗方

（1）炉甘石30g、密陀僧12g、煅龙骨9g、枯矾6g、煅石膏9g、炮山甲6g、飞滑石 15g、制南星 9g、肥皂荚 9g 去子筋,上药共研细末,用麻油或凡士林调成软膏,于每次坐浴后拭干外阴部,将软膏搽敷于白斑患处,或将软膏摊于纱布夹药棉的纱布上,用橡皮膏固定,或用月经带固定患处,开始时每日换药 2 次,如症状减轻或好转时可减为每日 1 次。

（2）白斑兼见湿疹样,可先用青木香 30g,研细末,麻油或凡士林调匀,每日搽于外阴白斑与湿疹患处,每日 2～3 次。或见外阴红肿灼热痛和小粒溃疡者,青黛散干搽,或用凡士林调匀,将药膏摊于纱布上用橡皮膏固定于患处。

（3）鸡蛋黄油制法:熟鸡蛋不限多少,去壳剥除蛋白留蛋黄,置烧热之麻油中,文火熬之,20～45 分钟后,锅底有胶样油液即蛋黄油,瓶贮备用。

四、典型病例

（一）例一:邱某,21 岁,学生,诊断:青春期女阴白斑,血虚肝火型。

1974 年 12 月 27 日,初诊时据述经由上海某医院妇科门诊多次检查,在病理变化上,见到外阴部有红肿和局限性的白色病变,小阴唇黏膜变厚变白,皮肤干燥,弹性有轻度消失。诊断为女阴白斑症,并在本人的门诊治疗时又经复查,同意上述病变的确诊。病人的临床表现为平日外阴瘙痒难忍,覆被睡觉时更加奇痒不堪,不能入睡,因而影响上课和学习。曾经中西医药治疗,效果不显。诊得脉象弦细带数,苔薄黄,舌质淡红。证属肝火下移阴部,遂与内服苏甲马鞭散,同时外用白斑外敷方和白斑外洗方。初用外敷药时,因药物刺激疼痛,而时用时停,当言明本病性质严重需要坚持外敷。嗣后,病人对药物适应,渐能忍受而至不痛。白斑皮损逐渐减退,瘙痒减轻以致完全平息,经治三月而痊愈。本例由于发现较早,确诊为女阴白斑症,属于肝经湿火下注,故用苏甲马鞭散重在清利湿火,再加外洗方、外敷药,使表皮组织及时获得改善,故奏效较为良好。

（二）例二:姜某,33 岁,小学教师,诊断:肾阳不足型。

女阴白斑发生于 1963 年,经哈尔滨某医院多次妇科检查,确诊为本病。经用紫外线照射治疗及中药熏洗,外搽北京某中医院之藤黄膏,疗效不显。1970 年经黑龙江省某中医院用外用药治疗和西药乙烯雌酚,可的松软膏等外搽而无效。1973 年又至天津某医院内服"龟柏散",并同时制成软膏外用亦无效。同年 4 月又经妇科检查:大小阴唇和阴蒂色皮均萎缩,显灰白色,外阴裂纹,阴道黏膜正常,宫体后倾、稍大质软,可活动,双侧附件正常。1974 年 6 月,患者家属来沪叙述病情(患者因病卧床已年余):外阴瘙痒异常,小腹与阴部感觉寒冷,精神委靡,外阴病变如上述。处方:熟地 15g,黄芪 12g,炙甘草 9g,仙灵脾 15g,石楠叶 12g,阳起石 30g,紫石英 30g,益母草 12 草,每日 1 剂。同时用外敷方和外洗方治疗两个月后,来信叙述病情好转,外阴瘙痒症状减轻，晚间已能入睡，白斑已见浅淡。治疗半年多后，临床症状消失，精神振作，并能上班工作。本例为中年已婚妇女，生产 2 胎，人工流产 1 次，在人工流产时发现有女阴白斑。从中医辨证角度来说，根据病人小腹与阴部感觉寒冷，和伴有阴裂、阴蒂萎缩等症状，故诊断为肾阳不足。因病人已卧床不起，由其家属刘某代述，并将其既往病史带来参考。除用外敷药和外洗方外，因外阴部干燥皲裂，加用"鸡蛋黄油"外搽。由于病人家属的多次来沪，口述病情好转经过，及时针对性地解决主要矛盾，故能获得康复。经去信追访，得知已能恢复工作。

（三）例三：洪某，55 岁，退休工人，诊断：外阴切除术后阴痒复发。

1971 年 3 月确诊为外阴白斑。遂由上海市某医院行外阴切除术，术后复发，外阴仍感奇痒。1972 年 5 月介绍至门诊部由本人治疗。复经妇科检查：外阴阴道下 1/3 有白斑，阴门两侧亦有 2 条白斑。症见形体消瘦，心烦易怒，舌质淡红，脉象弦细。治以清肝泻火的龙胆泻肝丸内服，每次 12g，1 天两次。续诊时内服养阴平肝、清心安神之剂，同时外用外敷药、外洗方。经过 6 个多月的内服外治后，残余的白斑消退，瘙痒平息，精神安静，诸症痊愈。本例为老年性女阴白斑，属于肝肾两亏，系经过外阴白斑切除术后复发的典型病例。当时病人产生恐惧心理，认为手术后不愈，可能有癌变之虞。因此，对外阴手术切除后复发者，必须耐心指导，再用中药肃清其病变是完全可能的。

五、体会

1. 女阴白斑症的临床特征是既有外阴白色病损，又有外阴瘙痒。因此，中医妇科学对女阴白斑症的探讨，多从中医妇科和外科文献的"阴痒"方面进行推敲。由于历史条件的限制以及病人受封建思想的束缚，所以古代医籍对阴痒等病症的叙述，缺乏完整的分析和论述。

近几年来对女阴白斑症的科学研究，已引起中医与西医专科的重视，如西医妇外科、皮肤科、病理科对本病的科研，中医有关妇科阴痒专题的研究。通过"人的认识一点也离不开实践"（《实践论》）的辩证法思想，笔者运用了中医理论进行审因论治，结合西医妇科实验、病理检查的鉴别诊断为辅助诊断，对女阴白斑症获得了比较明确的诊断。例如应区别于女阴白癜、瘙痒症。又如女阴白斑症的自觉症状是阴痒，必须注意鉴别外阴部组织白色病损、弹性消失等特征。通过这些研究工作，我提高了对本病的认识水平。究竟应如何确切地阐明其病因及其形成原理，尚有待同仁共同探讨。

2. 女阴白斑症的中医病理研究，仅仅是不成熟的初步认识，笔者在临床上"通过实践而发现真理，又通过实践而证实真理和发展真理"（《实践论》）的过程而有所领会。近几年通过中医和西医的互相切磋琢磨，我进一步认识到从西医病理学来说，本病是由于神经、内分泌系统失调引起，以及与慢性炎症刺激，机械性刺激、性激素有密切关系。从中医理论来说，可看作是局部与整体的关系，局部的表现，源于脏腑功能的失调，主要是肝、脾、肾三脏的失调，且与冲、任、督三脉的经络联系相关。由于气血的衰弱，湿热感染等因，导致外阴局部病变，这似乎与西医学所推求的病理有一致性。

3. 女阴白斑症的中药治疗，分内服和外治两法：内服药，重在调理肝肾、健脾渗湿、清热化斑之法；外治法，分外敷软膏、外洗方两种方法。外敷药，重在消肿化斑、敛疮生肌、收湿止痒等法，但要避免辛热燥湿，损伤表皮的药物，在药物的配伍上，必须做到既能收湿止痒，又能润肤化斑，由此起到改变其病损的表皮增厚、角化、炎症和改善后期阴部皮肤萎缩，并起到防止复发或癌变的功效，使之尽可能在采取非手术的保守疗法的情况下获得治愈。至于中药的药理作用如何？有哪些有效中药尚未用上？尚有待继续深入做出分析和研究。

◈ 第六节　中医对前庭大腺炎的认识 ◈

前庭大腺炎散见于中医学的妇科前阴诸症文献记载中，根据临床症状，可认为接近于"阴肿""阴痛""阴疮"三症。

本病发生于两侧阴唇后部的前庭大腺部位，它开口在小阴唇的内侧。在性交、分娩或由其他接触而女阴被细菌感染时，会引起炎症反应。腺体黏膜充血肿胀，甚至形成前庭大腺脓肿，日久可成为前庭大腺囊肿。它的发生部位常为单侧性的。

《诸病源候论·妇科杂病诸候》描述阴肿候："阴肿者，是虚损受风邪所为，胞经虚而有风邪客之。风气乘于阴，与血气相搏，令气血痞塞，腠理壅闭，不得泄越，故令阴肿也。"阴痛候："阴痛之病，由胞络伤损，致脏虚受风邪，而三虫九虫，因虚动作，蚀阴则痛者，其状成疮。"《女科经纶》引徐春甫说："阴肿因房劳过度，伤损阴户致肿，宜节欲调治；有欲胜而热甚生虫，以致肿痒甚者，皆宜戒房室，速治之；有邪气渐盛，致阴户溃烂不收，失于早治也。"《金匮要略·妇人杂病脉证并治》："少阴脉滑而数者，阴中即生疮，阴中蚀疮烂者，狼牙汤洗之。"《医宗金鉴·妇科心法要诀》："妇人阴疮，名䘌，由七情郁火伤损肝、脾，气血凝滞，湿热下注，久而虫生，虫蚀成疮，浓水淋漓，时痛时痒，有若虫行，少腹胀闷，溺赤频数，食少体倦，内热晡热，经候不调，赤白带下，种种证见，宜分治之。"

一、本病发生的原因

大致可分为肝脾湿热，阴虚郁热，感受外邪三种类型。

（一）肝脾湿热

妇人阴户，为肝经之分，所谓肝脉络阴器。由于郁怒伤损肝脾，肝郁则化火，脾郁则湿盛，湿火下注阴部所致。《妇人大全良方》："妇人阴内痛痒，内热倦怠，饮食少忌，此肝脾郁怒，元气亏损，湿热所致。"本病的主要症状表现为外阴一侧局部初起红肿疼痛，继而发生脓肿的疮疡，舌质淡红，苔黄腻，脉弦滑或弦数。

治疗法则，以清肝火、利湿热为主。初起症见肿痛者，方用龙胆泻肝汤或丹栀逍遥散。如见脓肿疮疡者，方用加味四物汤（四物汤加天花粉、王不留行、木通）。

（二）阴虚郁热

病因产时损伤阴户或房劳所伤，阴液不足，化为郁热，下注阴部，初起阴户肿胀，甚则焮肿疼痛，或干燥灼热，舌苔黄腻，或舌质光红中剥，脉弦细或细数。

治疗法则，以育阴清热，润燥消肿为主，方用六味地黄汤，或益阴煎（生地、知母、黄柏、炙龟甲、砂仁、甘草）。

（三）感受外邪

病因房事或产时损伤，由于产时脉络虚损，伤及阴户和感受外邪，症见局部红肿胀痛，带下色黄，胸闷纳少，小便赤色，舌苔黄腻，脉弦滑。

二、治疗法则

（一）以清热解毒，祛风消肿为主

阴户肿痛有化脓现象时，方用内疏黄连汤加减（《医宗金鉴》：黄连、山栀、黄芩、连翘、赤芍、当归、槟榔、大黄、木香、生甘草，减桔梗、薄荷，加防风。）

（二）外治方法

1. 局部外敷金黄膏（上海群力草药店制方：蛇六谷、生大黄、天葵子、一见喜、野菊花、芙蓉花、黄芩、蒲公英、樟脑）。摊于纱布上，敷于患处，每天换1次，或用热毛巾湿敷，1天2～3次。

2. 野菊花 15g，紫地丁、蒲公英各 30g，龙胆草 15g，赤芍 9g 煎汤，乘热先熏后洗，或温坐。

3. 发现前庭大腺脓肿和前庭大腺囊肿患者，均应进行西医妇外科手术治疗。

第七节　治疗痛经的临床体会

痛经是妇女常见疾病之一，尤以青年妇女为多见。痛经是以月经来潮和经行前后出现下腹部疼痛，且逐年加剧为主症。往往伴有其他全身症状，如乳房作胀或痛或有结块，恶心呕吐，腰痛如折，甚则昏晕等症。未婚与已婚妇女均可随着月经的周期持续发生痛经，严重者可影响学习、工作和劳动，是值得重视的。

以下将从痛经的病因病机、诊断、辨证施治几个方面来加以分析与阐述。

一、痛经的病因病机

痛经的病因根据"不通则痛"的理论，无论其为寒、热、虚、实，主要是由于气血运行不畅所致。我在临床上所见痛经，可概括为四种不同病因，即寒凝血瘀、肝郁气滞、气血虚弱、肝肾亏损。此外，前人有经前及经将行时腹痛属实，经水来后腹痛属虚之说，但从临床上观察，本病多见虚中夹实。

痛经的病机，在于肝、脾、肾三经，有因寒湿之邪侵袭，导致脾阳失展，肝气之逆，寒湿搏于冲任而作痛，应以脾为主；有因七情所伤，引起肝气郁结，气滞血瘀而作痛，应以肝为主；有因内伤气血，血虚气少，血虚则血清，气少则气亦滞，冲任之脉失于温煦濡润而作痛，则属肝脾同病；有因肝肾亏损，胞宫虚寒，阴血不足，水不生木，则肝气逆行而作痛，为肝肾同病，应以肾为主。

二、痛经的诊断

大体上有经前腹痛、经行腹痛和经后腹痛之别。在痛的部位方面，有整个腹部疼痛，脐下小腹疼痛，少腹两侧疼痛，或偏于少腹一侧痛，向上可痛连脘胁和乳房胀痛，向下可涉及外阴、肛门、股内侧，向后常连及腰等处痛。在痛的性质上，有胀痛、刺痛、攻痛、隐痛、剧痛、冷痛、坠胀痛等不同感觉。

现根据临床诊断进行辨证分析，以此区别其寒、热、虚、实之病情，除上述痛经的诊断之外，一般认为经前腹痛多属寒凝血瘀，及寒化为热之病变，经行时腹痛多属肝郁气滞，经后腹痛多属气血虚弱，以及肝肾亏损所致。

三、痛经的辨证施治

（一）寒凝血瘀

因经期受寒淋雨，农出涉水，以及游泳感受寒湿之邪，或北地冰雪凛冽，或饮食阴凉瓜果，或产后遭受风寒，和早下冷水等因，以致寒气稽留，气血运行不畅，不通则痛，故见经行腹痛之症。

症状特征：经前或经行时小腹冷痛或少腹两侧抽痛，以及少腹坠痛、酸痛、绞痛等，往往牵及腰脊酸楚，喜按得热痛减，经血量少，色淡或如黑豆汁，夹有小血块，畏寒便溏。苔白腻，舌边色紫或瘀斑，脉沉紧，或濡缓。

治疗方法：感受寒湿之邪者，治以温经散寒法，采用温经散寒汤或用桂枝四物汤合失笑散或用温脐化湿汤。平日可常服艾附暖宫丸或四制香附丸。气滞血瘀者,治以活血调经、理气止痛法,采用桃红四物汤合金铃子散或膈下逐瘀汤,或少腹逐瘀汤。

典型病例:桂某,25 岁,农民。

1976 年 2 月 10 日初诊:月经将临,来则腹痛隐隐不止,腰酸乏力,大便溏薄,舌淡,脉濡弦。肝脾不足,气滞血瘀,冲任不和,起于农田劳动。时受寒湿之邪所致,治宜养血活血,健脾理气法。

当归 12g　赤芍 9g　白术 12g　柴胡 6g　制香附 9g　木香 6g　陈皮 3g　紫石英 30g(先煎)　胡芦巴 9g　川断 12g　橘叶核(各)8g。服 5 剂。

患者于 2 月 15 日复诊,腹痛减经,除橘叶核,加怀山药 12g,服 4 剂。患者于 3 月份复诊时,经行腹痛已愈。嘱服艾附暖宫丸,以巩固疗效。

(二)肝郁气滞

由于肝气郁结,气机不得通畅,气滞则血瘀,血瘀则气愈滞,引起冲任不调,经血不得畅行,不通则痛,而致经行腹痛。若痛经之因热郁而发生腹痛者,多因肝气郁结,气有余便是火,郁而化热化火,形成火郁四热,阻于冲任二脉而作痛。

症状特征:本病有虚实之分,实证多见于经血或经期少腹胀痛,经量或多或少,乳房胀痛,大便时溏。苔薄白,脉沉弦,血瘀者,舌质浮紫或舌边有瘀斑,脉沉紧或沉涩。虚证,经行腹痛绵绵或经后腹痛不止,头晕目花,心烦汗出,舌质黯红或淡红,苔薄,脉弦细带数。

治疗方法:肝郁气滞之实证,治以和血疏肝、理气止痛法,采用四物汤合金铃子散或逍遥散合金铃子散;血瘀者,采用膈下逐瘀汤;肝郁化热而见血虚者,采用红酱金灵四物汤或姜芩四物汤。

典型病例:虞某,27 岁,工人

1976 年 10 月 11 日就诊:痛经久而不愈,脐下小腹部腹痛,来潮第一天腹痛甚剧,及至见膜样脱落前又见一阵剧痛,继而血块落下则痛减。舌质红,脉弦。月经周期已近,肝热血热,气滞不利,冲任失调,证属热郁痛经。治宜养血凉血,疏肝止痛法,方用红酱金灵四物汤。

当归 9g　大生地 12g　川芎 9g　赤芍 9g　苏木 9g　红藤 30g　败酱草 30g　金铃子 9g　失笑散 12g(包煎)　延胡索 9g　炙乳没(各)4.5g　青陈皮(各)4.5g　服 7 剂。

加服膜样痛经辅佐方:黄连 10g　川贝粉 15g　公丁香 10g　肉桂 6g,上药共研细末,分成 12 包,每日 1 包,分 3 次化服。

患者于某厂工作,因复诊不便,嘱由医务室复方配服,连服 3 个月,每月经来前 3 天开始服药,共服 7 剂。经向患者家属访问,服药 3 个月后,痛经已获治愈。

（三）气血虚弱

因素体虚弱或因大病、久病之后，或因产后出血过多，以致气血两亏，气主煦之，血主濡润，血亏则胞宫胞脉不得濡润，气虚则胞宫胞脉失于温煦，而致气虚郁结，经水不得畅行，不通则痛，故见经行腹痛绵绵或经后亦腹痛者，均属气血虚弱痛经或称虚寒痛经。本病往往兼因肝郁气滞，乘虚阻于冲任，故又多见虚中夹实之症。

症状特征：经行前后小腹绵绵作痛，腹内冷痛，且有下坠感，腹痛偏于一侧或两侧，其痛如芒刺感或筋脉抽掣，喜按喜温经水色淡，经量少而质清稀，面色苍白或萎黄，形体瘦弱，头眩心悸，大便溏薄或干燥，苔薄白、舌质淡、边有齿痕，脉虚细。

治疗方法：气血虚弱，肝脾不足者，治以补益气血，温经疏通法，采用益气养血温经汤，兼因肝郁气滞，虚中夹实者，治以温经散寒、理气止痛法，采用温经止痛汤。

典型病例：秦某，32 岁。

1973 年 10 月 2 日就诊，痛经治疗后较轻，适值经水来潮，绵绵作痛，小腹坠胀，形色萎黄，素体瘦弱，畏寒怯冷，精神倦怠，腰肢酸软无力，舌淡白，脉细小。气血不足，肝脾气滞，冲任不和。治宜益气健脾，养血疏肝，佐入温阳止痛之品。

党参 12g　白术 9g　赤白芍（各）9g　当归 9g　川芎 6g　大生地 12g　柴胡 4.5g　炙甘草 5g　紫石英 30g（先煎）　制香附 9g　仙灵脾 9g　金狗脊 12g　广艾叶 6g　服 5 剂。

（四）肝肾亏损

先天不足，肾气素亏，因其肾乃肝之母，肾藏精，肝藏血，肝肾不足，则精亏血少，血海空虚，冲任不足，而致血虚气滞，不通则痛，多见小腹空痛，或腹内冷痛或经后作痛。正如傅青主所说："妇人有少腹疼于行经之后者，人以为气血之虚也，谁知是肾气之涸也。"又说："何以虚能作疼哉，盖肾水一虚，则水不能生木而肝木必克脾土，土木相争则气必逆，故而作疼。"

症状特征：经来色淡量少，经后小腹空痛或有冷痛感，腰酸痛。苔薄白，舌质淡红，脉沉细。

治疗方法：肝肾两亏，精亏血少，血海空虚的痛经，治以补肾温宫法，采用温肾四物汤或补肾温宫汤；兼因血虚肝气失于疏泄者，治以温肾疏肝法，采用温肾疏肝汤。

典型病例：陈某，23 岁，学生。

1976 年 6 月 29 日就诊：痛经已有多年，月经适来，腹痛连绵三四日方止，小腹坠胀有冷痛感，腰酸痛，舌淡白，脉沉小。素体肝肾不足，厥气不利，导致肾阳不足,胞宫虚寒,冲任不和。治宜益肾温宫,养血疏肝法。

当归 12g 川芎 6g 赤白芍(各)9g 熟地 12g 柴胡 6g 炙甘草 5g 紫石英 30g(先煎) 胡芦巴 9g 制香附 9g 川断 12g 金狗脊 12g 青陈皮(各)4.5g 橘叶核(各)9g 服 4 剂。

患者每于月经来潮时服药,6—8 月的 3 个月期间连续复诊治疗,投以补肾疏肝之剂,痛经由重转轻,经了解痛经基本治愈。

第八节 妇科痛证的辨证论治

妇科痛证,是指妇科经带胎产中的各种疼痛症状而言。妇科痛证的诊断,主要是分辨痛的病因、部位和性质,还要分析患者平素的饮食、起居、体型之肥瘦、体质之强弱、发病的季节和疼痛的时间等,即在运用中医学四诊八纲、经络辨证、脏腑辨证、气血辨证的基础上,配合妇科及实验室等检查,认真、全面地探索痛证的主要依据和病变所在。

痛证有冷痛、灼热痛、隐痛、胀痛、刺痛、阵痛、抽痛(掣痛)、坠痛、吊痛(牵引痛)、剧痛(绞痛)、疠痛(绵绵作痛),以及小腹痛、少腹痛、时痛时止等轻重缓急不同性质的疼痛。如冷痛即为寒痛,多属实寒,也有阳虚冷痛;灼热痛多属实热或湿热,也有因伤阴血燥的虚热痛;隐痛和绵绵作痛多属虚寒;胀痛、阵痛多属气滞积聚;刺痛、吊痛和时痛时止多属血虚气郁;抽痛、剧痛多属血瘀气滞;坠痛多属气虚;小腹痛多属子宫病,少腹痛多属子宫及附件、盆腔病,也有两三种痛证同时出现。

妇女痛证的发病机制,与各科的痛证大致相同。所不同者,"妇人以血为主""以肝为先天"。肝藏血,喜条达,主疏泄气机。肝气郁结易滞,不通则痛;或因血瘀阻络,瘀阻胞宫、胞脉而作痛。痛证的病因,一般分为寒热两大类,寒则收引拘急,热则红肿壅滞,都可引起疼痛或胀痛,但以寒痛比较多见。而寒痛中又以寒凝气滞或气滞血瘀为多见。

妇科痛证的治疗,在妇女以血为主和以肝为先天的理论指导下,重在养血柔肝、疏泄肝气、通利血脉。现将妇科经、带、胎、产、杂病中的痛证及其辨证论治特点分述于后。

一、月经病的痛证

月经病的痛证,以经行腹痛为常见,月经期来潮和经行前后出现下腹部疼痛为其主症,严重者可见腹部剧痛而致昏厥等症。笔者于临床观察,本病以虚夹实者多见,如寒湿搏于冲任而作痛,由血虚气滞化热而作痛。认为寒因痛经的特征是小腹冷痛,或两侧少腹抽痛,以及少腹坠痛、酸痛、绞痛,舌质淡,脉迟缓,或弦细。热因痛经的特征是小腹胀痛,腹内觉热,舌质红,脉弦或弦数。治疗方法,如因感受寒湿者,治以温经散寒法,采用温经散寒汤,药用当归、川芎、赤芍、紫石英、胡芦巴、五灵脂、金铃子、延胡索、制香附、小茴香、艾叶等十二味。紫石英性味甘温,入心肝经以温暖子宫。《神农本草经》指出:"治女子风寒在子宫。"《本草纲目》李时珍说:"紫石英主治肝血不足,及女子血海虚寒不孕者宜之。"胡芦巴性味苦大温,入肾补命门之火,有温肾阳、逐寒湿的功用,故与紫石英同用则直达子宫,而起到散寒镇痛的作用。并可根据其受寒的轻重、疼痛的缓急、兼症的主次,加减应用。受寒重者,加吴茱萸、桂枝之品;血瘀重者,加桃仁、红花之品。若属热因痛经,多因肝郁气滞,郁而化热化火,以致火郁血热,阻于冲任二脉而作痛。实证者,多见经前或经期少腹胀痛,伴有乳房胀痛,或乳头痛,苔薄,脉沉弦,治以和血疏肝、理气止痛法,采用逍遥散合金铃子散加败酱草。虚证者,多见经行腹痛绵绵,或经后腹痛不止,舌质黯红,脉弦细带数,治以养血疏肝、清热止痛法,采用红酱金灵四物汤,药用四物汤加红藤、败酱草、金铃子、五灵脂、乳香、没药等十味。二方之止痛特点在于败酱草,李时珍曾说:"败酱草治血气心腹痛……古方妇人科皆用之,乃易得之物,而后人不知用,盖未遇识者耳。"再配以红藤之清热消肿,五灵脂之散瘀止痛,用于治疗热因痛经有明显的疗效。

经行头痛,又称经临头痛。有经前经后头痛之别。其痛为在头额或两太阳穴处有轻微的胀痛,或头顶痛,甚则头额角剧烈疼痛,连及脑后。本病实证多属肝阳偏亢,化风上扰巅顶所致。《难经·四十七难》:"人头者,诸阳之会也。"唯风可到,必其肝阳气盛,则头脑为之疼痛。肝为藏血之脏,肝体阴而用阳。由于肝血以供养经血,以致肝阴见衰,则肝用(阳)必有所偏盛,于是化为风阳而上升,而致经行头痛。虚证多属阴阳两虚,水不涵木所致,其痛在脑后,脑后为督脉经所过,证属肝肾两亏,督脉经虚。督脉属肾,肾生髓,上行入脑,正如《素问·骨空论》:"督脉者,起于少腹……上额交巅上,入络脑,还出别于项。"又见《素问·奇经论》:"髓者以脑为主,脑逆故令头痛。"故经行头痛,以经前痛者,多属肝经风阳上亢;经后痛者,多属肝肾虚损,水不涵木。治疗方法:经行头痛属肝阳上亢者,或伴血压偏高者,舌质红,苔薄黄,脉弦紧者,治以平肝潜阳,或清肝泻火法,采用天麻钩藤饮,药用天麻、钩藤、石决明、牛膝、桑寄生、杜仲、山栀、黄芩、益母草、朱茯神、夜交藤;肝火偏亢者,采用龙胆泻肝加苦丁茶,甚则加用羚羊角粉,或重用水牛角、山羊角亦佳;如属肝肾两亏,头痛连及脑后者,治以滋肾柔肝、息风止痛法,方用杞菊地黄丸(改用汤剂)合石楠白芷苦丁茶汤,药用生熟地、山萸肉、山药、丹皮、泽泻、茯苓、石楠叶、白芷、苦丁茶。此为笔者经验方,用石楠叶之苦辛入肝肾二经,有祛风止痛之功,专治头风头痛,配以苦丁茶之甘苦性凉,有散风热、清头目的作用，两药合用，从而起到调理阴阳，平肝止痛之效。有于经前或经适来时头痛者，病因瘀血内阻，引起冲任二脉失调，血流不畅，络脉壅滞，上至清窍不清。多见偏头痛，痛如锥刺，经畅行则头痛减轻以致消失，舌边瘀斑，脉弦紧。治以活血化瘀，疏肝止痛法，方用桃红四物汤加生白芷、蔓荆子。

经期乳房胀痛、乳头痛症。一般在经前两侧乳房胀痛，甚则结块，兼有乳头痛，或乳头作痒，经后消失，周而复始。从经络的联系，乳房属胃，乳头属肝。如因血脉不和，或肝血不足，则肝气不得疏泄，下达冲任，而反上逆，故有经期前乳房胀痛和乳头痛之症。治以和胃通络、疏肝理气，则其痛自除，可用逍遥散为主方加减。如见乳房胀痛甚者，加全瓜蒌、蒲公英、木馒头、路路通之品；乳头痛，或刺痛不能近衣者，加丹皮、王不留行、地龙；乳头作痒者，加服龙胆泻肝丸有效。其中木馒头又名薜荔果，本品酸平，有温阳补精，活血消肿和通乳的作用，故有直通乳房，消散胀痛的特效。

经行腰痛，症见经临环腰痛，经后消失，也有经停后带多，而继见腰痛。病因为肝肾不足。腰为肾之府，肝气不得下达，带脉拘急，带脉系于腰脐之间，环腰一周，宜弛缓不宜拘急，急则引起腰痛，俯仰不便。治以补肾和肝，缓带脉之急，方用傅氏宽带汤，药用白术、巴戟、补骨脂、人参、麦冬、杜仲、熟地、苁蓉、白芍、当归、五味子、莲子等，利腰脐之间气，重在补益肾阴肾阳，健脾缓肝，则带脉通利而腰痛亦平，为本方用药之特点。

其他如经行身痛，治以养血活血、散寒通络法，补之以景岳舒筋汤，疏之以蠲痹汤。经行口舌碎痛，一名经行口疮，有属心火、胃火之不同。心火旺者，治以养阴清心法，方用清心莲子饮加马勃。胃火炽者，治以滋阴清胃法，方用玉女煎加大青叶。均可外用野蔷薇花、野菊花适量泡汤漱口，外搽锡类散或珠黄散。经行足跟痛者，多因肾亏骨弱，方用景岳大补元煎为主方。如属肾阴亏者，加龟甲、牛膝；肾阳亏者，加金狗脊、鹿角霜。经行肛门坠痛者，为肠中热结肿胀，方用东垣润肠汤加红藤、七叶一枝花，以解肠中热结。经行吊阴痛者，以经产妇和更年期的妇女多见，为冲任之脉衰，肝脉络阴器，肝血不足，气失疏泄所致，方用金铃子散加鸡血藤、制首乌、小茴香、蛇床子，以养肝血、疏肝气，络脉濡润，其痛自止。如为输卵管结扎后所引起的，自觉阴道内吊痛者，重在温养肾精，方用河间地黄饮子加鹿角霜（胶）、紫石英、菟丝子、韭菜子、川椒之品，或加用淡菜、海参、鲍鱼等血肉有情之品，以滋肾补精，通补奇经，故《温病条辨》保胎论中有通补奇经丸一方，甚佳。

二、带下病的痛证

症见带下增多，带色黄白相杂，或赤白带，或脓样带。伴有小腹隐痛或坠痛，腰骶酸痛，即今称为急、慢性子宫颈炎。经妇科检查确诊以后，进行中药治疗。对慢性子宫颈炎者，治以清热化湿、凉血止带法，采用完带汤加马鞭草、土茯苓、白芷炭。笔者常配用马鞭草以活血化瘀、利湿止带，必要时配合外用药，以加快治愈。急性子宫颈炎，在临床上比较少见，大多于产后或子宫颈损伤后感染所致。笔者认为本病为湿热或湿火蕴聚，损伤带脉、任脉。急性发作时，治以清热解毒、化湿止带法，采用马鞭蒲丁汤，药用马鞭草、蒲公英、紫花地丁、大青叶、黄柏、知母、白薇、乌贼骨。

急慢性盆腔炎，多见白带增多，下腹部疼痛，或剧痛拒按，以及月经失调。急性发作者，症见发热为主，带下色黄，或有臭味，或呈脓带。治以清热解毒、化瘀止痛，方用银翘红酱解毒汤，药用金银花、连翘、山栀以清热解毒，红藤、丹皮、赤芍、桃仁、苡仁以清营化瘀，败酱草、延胡索、金铃子以止痛。慢性盆腔炎多由急性者迁延而成。本病常在经期前后发病，症见少腹一侧或两侧隐痛或胀痛，白带增多，兼有结为癥瘕之疾。治以活血化瘀、理气止痛，瘀化则带止，方用王清任少腹逐瘀汤，或膈下逐瘀汤，伴有癥瘕者，方用《金匮要略》桂枝茯苓丸，均为临床常用而有效之方剂。

三、妊娠病的痛证

妊娠痛证，主要为妊娠腹痛，多由于肾气不足，脾虚气滞。所谓腹乃脾之分野，脾肾阳虚，则温运失常，以致虚气内阻，胎气不安，故见妊娠腹痛，轻者一阵隐痛，重者腹中绵绵作痛。舌质淡白，脉沉细，或细弦。治以补脾安胎、顺气止痛法，方用《金匮要略》当归芍药散。笔者常用东垣乌药汤，药用当归、甘草、乌药、木香、香附加生白术、桑寄生。本方用乌药为君药，入脾肾如因内热而引起者，采用景岳泰山磐石散；因气郁者，加青皮以疏肝气。均为治疗妊娠腹痛之良方。

四、产后病的痛证

产后痛证，又称"儿枕痛"。分娩后，由于子宫收缩而引起的下腹疼痛；或产时失血较多，胞宫失养所致。症见腹痛隐隐，其痛喜按，按之痛缓。治以养血止痛法，方用《千金方》内补当归建中汤以温阳润燥；兼见瘀血者，加失笑散；如因恶露不下，少腹疼痛拒按者，用生化汤以祛瘀止痛。产后身痛，是指产后气血不足，或因感受风寒引起，症见周身肢节疼痛，屈伸不利，手足发冷，苔薄，脉濡细。治以益气养血、舒筋通络法，方用《妇人大全良方》趁痛散加鸡血藤、秦艽以濡润筋脉之气。

此外，如妇科手术后肠胀气而腹部胀痛者，可用扶正理气汤，药用党参、白术、云苓、炙甘草、枳壳、青木香、厚朴、大黄以养正祛邪。肠梗阻或严重肠胀气者,方用粘连松解汤,药用大黄、枳壳、厚朴、芒硝、桃仁、炒莱菔子、木香、赤芍。以上二方服后均有缓解疼痛的疗效。

第九节　中医妇科月经病的辨证施治

一、基本概念及月经产生的机制

中医学认为月经的产生与女性解剖生理上内在的特点有关。只是同西医学名词和阐述方面有所不同,但其生理上的机制是接近或一致的(请参阅下图)。

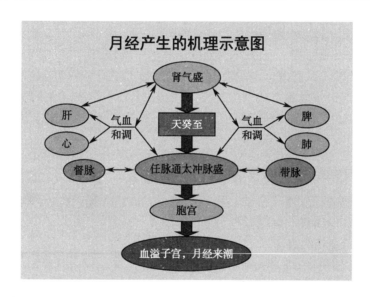

《黄帝内经》指出:"女子七岁肾气盛",是指发育成熟的开始,肾气开始旺盛,促使女性生理发育。它的特征是牙齿更(乳齿更换到恒齿的生长阶段),毛发都开始显得丰润,"二七"14 岁左右"天癸"开始作用,天癸是促使生长发育的一种物质。及至"天癸至",则显示了肾中精气的充盈,也就是说,对正常发育的女性具有促进性成熟和维持激素水平等作用。并认为天癸至,则导致任脉流通,太冲脉充盛,而出现月经初潮。但天癸至不等于已经完全成熟,也仅仅是生殖功能发育的开始,虽然能够生育"故有子",但还未臻健壮阶段。

至于月经产生的机制,除胞宫和胞脉为其生理(生殖)上的主体外,气血、脏腑、经络体系亦与之密切关联。

例如:

气血与月经的关系,主要是血,血赖气以生化,气靠血以营养,气血调和,血海充满,下行则为月经。

259

脏腑与月经的关系，主要是肾、肝、心、脾，特别是肾、肝二脏（经脉）对于胞宫的作用。

经络与月经的关系，是指冲、任二脉作用于月经为其主要条件。

因此，月经产生的机制，是在气血、脏腑、经脉作用于胞脉的影响下，才产生了月经和受孕的功能。与此同时，可认为胞宫和胞脉的相互作用，是胞脉附属于胞宫的组织。正如《黄帝内经》所说"胞脉者，属心而络于胞中""胞络者系于肾"。说明心、肾作用于胞脉和胞宫的生理功能有着互相联系和互相影响的重要作用，是产生经血的物质基础，于是月经以时下，而形成了月经的周期。

《女科经纶》引证程若水说："妇人经水与乳，俱由脾胃所生。《经脉别论》云：食气入胃，其清纯津液之气，归于心，入于肺，变赤而为血，血有余，则注于冲任而为经水。冲为血海，任主胞胎，若男子媾精，阴阳和合而成孕，则其血皆移荫于胎矣。胎既产，则胃中清纯津液之气，归于肺，朝于百脉，流入乳房，变白为乳。或儿不自哺，则阳明之窍不通，其胃中津液，仍归于脉，变赤而复为月水矣。"这段话充分说明了妇女月经与乳汁皆由脾胃所生，是值得参考的文献之一。

二、月经病的辨证与诊断

月经病的辨证，是以八纲（表、里、寒、热、虚、实、阴、阳）为准则，运用四诊（望、闻、问、切）的分析所得出的结果。

（一）月经病的辨证

月经病的辨证，主要辨其月经期间的失调情况。也就是说，主要辨别分析妇女常见的月经病，包括月经失调、崩漏（以及功能失调性子宫出血）、闭经、痛经（以及子宫内膜异位症）、经前乳胀、经行吐衄、经行泄泻等症。从临床上来讲，中医妇科是以辨证为主的，但对某些疾病，有时既要辨证又要辨病，例如：崩漏是症（此症是广义的症，是一种证候群的总称），而功能失调性子宫出血，则是崩漏中的一个病。这是指的疾病方面总称的辨证和辨病的区别。另一方面，有时我们在辨病中又要结合辨证（状），例如：功能失调性子宫出血病有排卵型与无排卵型的不同，这就是指功能失调性子宫出血病中存在着客观的两个症型的区分。归根结底，这就是中医学所谓"辨证"的整体观念，以此辨别月经病的所属寒热、虚实、气血、脏腑等相互影响的关系，从而掌握月经病的主要因素，区分主次矛盾，做出辨证要点，详细内容请参照下表

月经病常见症型辨证简表

辨证分型		月经病特征	全身症状	舌诊	脉象
虚证 气虚		月经先期,月经过多,崩漏或见延期,色淡红,质稀薄	面色㿠白,怕冷,四肢不温	舌质淡白,苔薄润,边可有齿痕	脉虚弱或濡缓或迟细
血虚(肝旺)		月经后期,月经过少,逐渐减少,闭经,经后腹痛,色淡红,质稀薄	面色萎黄,低热,皮肤干燥,形体消瘦,头眩,心悸,失眠,烦躁易怒	唇舌淡白,苔花剥,或舌质红	脉虚细,或弦,或细数
脾虚		月经大多延期,经量减少而质薄,或经量反多,崩漏,经色淡红,经行泄泻	面色淡白,面目虚浮,倦怠无力,不思食,大便溏薄	舌色淡,舌体胖嫩,舌边可有齿痕,苔白滑	脉缓弱,或迟缓
肾虚	肾阴虚	月经量少,色鲜红,崩漏,功能失调性子宫出血,经行吐衄,或闭经	面颊烘热,头眩,耳鸣	舌质红,或光剥	脉细数,或沉弦
	肾阳虚	月经量多,色淡红或黯,或突然大量出血,功能失调性子宫出血	面色㿠白,或有黯斑,腰痛,肢冷,小溲频数	舌质淡白	脉沉迟,或细小
实证 气滞(肝郁)		月经先后不定期,经行不畅,痛经,经前乳胀	精神抑郁,烦躁易怒,胸胁胀满,夜寐多梦,喜太息	舌色黯,苔薄白或微黄	脉弦
血瘀		月经后期,痛经,崩漏,闭经	少腹胀痛拒按,面色紫黯,口干不渴,皮肤甲错	舌色紫黯,或边有紫斑	脉沉弦,或沉涩
痰湿		月经后期,量少色淡,闭经	肥胖体质,头重眩晕,纳呆,疲倦	舌质淡,苔白腻	脉滑,或沉缓
热证 实热		月经先期,量多有腥气,色紫红,夹有血块,经行吐衄,崩漏	心烦易怒,口干口苦,烘热汗出,阴部红肿	舌质红绛,或干苔黄糙	脉滑数,或洪大
虚热		月经先期,色鲜红,或淋漓不止,绝经期前后诸症,闭经	面色潮红,潮热汗出,心烦,少寐	舌质红,无苔,或有裂纹	脉细数无力

辨证分型		月经病特征	全身症状	舌诊	脉象
寒证	寒凝	月经后期,经行不畅,色黯黑,夹有血块,痛经,闭经	面色苍白,少腹冷痛,拒按	舌质淡而青,苔白腻	脉紧
	虚寒	月经后期,经行量少,色淡红,或似黑豆汁,痛经,闭经	少腹坠胀,腹冷痛,喜按,喜温暖,腰痛,怕冷	舌质淡,苔白润	脉沉迟,或虚细
	寒湿	痛经,经行量少,色淡红,夹有血块	畏寒,大便溏薄	舌苔白腻	脉沉紧

（二）月经病的诊断

月经病的诊断,是运用四诊与八纲相结合的诊断方法,进行详细的分析、归纳,然后加以思索、判断,做出初步诊断。与此同时,应联系气候、环境、饮食、性情、起居生活等进行全面的观察。

比如上海市卫生局曾组织慰问团和卫生医务工作人员一同去黑龙江,特别重视调查女知识青年到黑龙江地区生活后所发生的月经病,共调查1 026人,其中有68人月经失调,12人闭经,其他以患痛经者较多。是什么原因呢?因黑龙江地处寒冷地带,厕所没有避风措施,容易使下部受寒,所以据了解痛经病在不断增加,发现痛经84人。又如冬令采鹿茸工作较紧张,也易受寒,以及进入冷坑、受到冷水刺激,和缺乏月经病药物等都有关系。同时,该地区有男尊女卑的情形,因此,对女知识青年也缺乏防治等措施。为此,我们特别提供用中草药制成的成药,创造了适应当地环境、气候,而又简便的治疗方法。

从上述的例子我们可以看出,充分了解患者的生活、工作环境及其生活习惯、风俗等,对于中医的辨证施治有着重要的意义。

中医对月经病的诊断,更主要的是突出问诊,重视了解月经史的全部过程及现在病史,然后根据各病的症状表现和舌诊、脉象方面的变化,结合证型进行分析,如此方能做出比较正确的诊断。

三、月经病的治法与方剂

月经病的治法与方剂的配合选择,首先必须具有正确的辨证,分析它的性质和有关的联系。就是说,要辨别它属于什么病,什么原因?病的形成有在气、在血、属肾、属肝、属脾（胃）、属心等不同因素,"对于具体的事物做具体的分析",才能抓住其主要矛盾。但是人的体质的不同和工作的不同等,往往会引起疾病的变化,增加其复杂性,这是由各方面的因素决定的。因此,"看问题要从各方面去看,不能只从单方面看"。治法与方剂的选定,也必须是"用不同的方法去解决不同的矛盾"。例如：崩漏就是一个很复杂的病,它可因各种原因和病理变化所形成，但它必然有一个主要矛盾，如病在"气"，就必须用益气以摄血的治法与方剂；其病在"血"，就必须用补血止血（或凉血止血）的治法与方剂，等等，才能取得良好的效果。又如功能失调性子宫出血，就不同于崩漏的一般治法，它的治法与方剂的运用，必须根据病因肾虚着手，分而言之，有肾阴虚、肾阳虚的不同，因而治法有滋肾阴和温肾阳的区别，肾阴肾阳两虚，则两法同用。另一方面，妇女以血为主的理论认为精血易于损耗，为此应处处将"血"作为主要因素，而以补血或活血为主，但也不能忽视气的作用。可是，我们中医习惯的治疗方法，有时候也易为老框框所限制，犯有近视眼的毛病，如多用炭药止血，不敢预先就用止血药的预防方法，或唯古方是重，墨守成规，"只看见树木，不看见森林"（笔者自己也常犯此毛病）。在临床应用上，面对复杂的月经病的病变，往往容易脱离实际，缺乏治疗的创造性。因此，我们在诊治妇科疾病和决定治法的时候，必须对于复杂的病情进行深入分析研究，必须认识到"不破不立"就无法跳出老一套。如对功能失调性子宫出血，必须敢于发掘中草药，创造新的中药方和中成药，真正做到在中西医结合治疗妇科病的临床实践中，不断提高对月经病的医疗水平。

关于临床治疗经验，准备在功能失调性子宫出血、痛经两个课题中提出讨论。现在先将月经病的治法与方剂的一般治法规律和方剂的运用介绍如下：

（一）调补气血法

月经的产生，是依赖于气血作用于胞宫的正常生理现象。气血与月经的关系，主要是血，血赖气以生化，气靠血以营养，气血调和，冲任通盛，血海满盈，则下行为月经。反之，则气血失调，或气血亏损，或气血逆乱，甚至气不摄血，冲任二脉不固，而引起月经失调、血崩漏下、闭经、痛经、经行吐衄等病。

调补气血的方法是补血调经、补气养血、补血止血、温阳固脱等。现将临床治法举例如下：

补血调经法，方用四物汤。

补气养血法，方用归脾汤。

补血止血法，方用胶艾四物汤。

温阳固脱法，方用独参汤、参附汤。

上述调补气血的方剂，仅是月经病的一部分治疗方法，如见肾亏、肝旺、血瘀等情况，并应参考其他方剂合用，或于原方剂中加减常用药物。如气虚者，重用党参、黄芪；血虚者，重用熟地、阿胶；血热者，加用生地、丹皮、槐花、苎麻根、芒种草、贯众等；出血过多者，加用仙鹤草、鹿衔草、花蕊石、煅牛角䚡、煅龙骨、炮姜炭等。以上应辨别虚、实、寒、热，适当配合运用。

（二）健脾和胃法

脾胃为气血生化之源，为人身营养之本，而冲脉隶于阳明（胃），谷气盛而营养充沛，则血海溢而月经正常。如果脾胃受病，脾虚则血失统摄（气不摄血）而妄行，引起血不循经的病理现象，在临床上常见月经过多、崩漏，或经行过少、闭经等症。还有因体胖"脂痰凝塞"，脾虚生痰，阻塞胞宫，则亦出现闭经；脾虚气陷，则出现经行泄泻；胃虚而阴血不足，则出现经行过少。在这种情况下，首先要健脾和胃，资其化源，则病自愈。健脾和胃法约有以下几种方法。

健脾调经法，方用八珍汤。

健脾摄血法，方用补中益气汤。

健脾化痰、理气调经法，方用苍附导痰丸。

健脾止泻、理气调经法，方用七味白术散加益母草。

（三）滋肾温肾法

肾为先天之本，主藏精气。肾精即肾阴，肾气即肾阳，又称"命门火"。精能化气，精生髓，髓聚脑，所以它是人体生长发育和生殖功能的根本。女子发育成熟后，肾气旺盛，则任脉通，冲脉盛，特别是肾与任脉有密切联系，肾气盛，才有促进月经和孕育的功能，因此，肾和人体的生长、发育、生殖、衰老都有关系。临床上遇到肾精（阴）或肾气（阳）不足时，就会发生月经初潮推迟、月经失调、功能失调性子宫出血或闭经等疾患，以及发育迟缓、早衰、更年期综合征等。治疗上多从补益肾阴或肾阳着手。因此，补肾阴或肾阳，和阴阳并补，是治疗妇科疾病的一个重要法则。尤其是对女子的青春期，肾脏精气未充，及更年期肾脏精气衰退，补肾法是必要的措施。至于补的方法又有滋补和温补之分。肾阴虚的宜滋肾益精，肾阳虚的宜温肾助阳，阴阳俱虚的，宜并补之，其治法与方剂列举如下：

滋肾调经法，方用两地汤。

滋肾止血法，方用滋肾固冲汤。

温肾调经法，方用大营煎。

温肾固血法，方用固本止崩汤。

（四）疏肝养肝法

肝主藏血，其性喜疏泄条达。若情志舒畅，肝气和平，则气血流通，血海宁静，则月经来潮正常。

肝和冲脉，在妇科发病机制上有着密切关系。故肝病势必损及冲脉，而致影响血海的盈亏安宁。如因忧郁忿怒，损伤肝气的条达，肝气郁结，则血为气滞；肝气上升，则血随气升；或因肝血不足，肝阳上亢，甚而化火，肝火炽盛，影响藏血功能，均可引起气血失调，损及冲任，而导致月经失调，经行腹痛，经行乳胀，经行吐衄，经前头痛等症。根据这一理论，在治法上应以疏达肝气为主；肝血不足者，补其肝血；肝体阴而用阳，并宜佐用育阴潜阳之法。因此，疏肝养肝的具体方法是郁结者疏之，上逆者抑之，不足者补之，阳亢者柔之。总之,要使肝气疏泄和平,则冲脉之血充盈而正常。故妇科病多用疏泄肝气一法,兼用补养肝血之法。

疏肝理气、和营调经法,方用逍遥散。

疏肝理气、养阴调经法,方用一贯煎。

疏肝解郁、调经止痛法,方用通瘀煎。

养血平肝、顺经止血法,方用顺经汤。

(五)活血化瘀法

活血化瘀法,适用于瘀血阻滞的各种疾病,血液运行于经脉中,原不应该有瘀阻的现象。正如《灵枢·邪客》篇说:"营气者,泌其津液,注之于脉,化以为血,以荣四末,内注五脏六腑。"由于营气和血液的循行于脉中,周流不息地循环而营养全身。从妇女月经病来说,多因气滞、血瘀、寒凝,而形成"瘀血"的因素,使冲任通盛失常,以致发生生月经过少,闭经、痛经、崩漏和癥瘕等症。根据"气滞血瘀、气虚血瘀、寒凝血瘀"的不同原因,可采取"行气逐瘀、补气化瘀、散寒化瘀"等法。

活血调经法,方用红花桃仁煎。

祛瘀止血法,方用逐瘀止血汤。

活血化瘀,理气止痛法,方用膈下逐瘀汤。

补气散寒,活血通经法,方用温经汤。

四、功能失调性子宫出血

中医学认为本病的发病因素,主要与肾肝二脏有关,常涉及心、脾二脏同时有病所致。

西医学认为由于卵巢功能失调引起子宫内膜变化是功能失调性子宫出血的主要原因,但无生殖器官的器质性病变。可分为有排卵型子宫出血和无排卵型子宫出血两类。

辨证施治:

本病据临床所见,可归纳为肾虚型与肝郁型两类。

(一)肾虚型

本病分为肾阴不足、肾阳不足两种不同证型。

(1)肾阴不足:症见出血量多,血色鲜红,两耳响鸣,舌质红,或光剥,脉细数。兼心火上炎,则见心悸、失眠。这种肾阴虚型多见于有排卵型功能失调性子宫出血。

治疗原则:

滋肾清热,养血止血法。方用滋肾固冲汤(上海市岳阳医院协定处方),生地、枸杞、山萸肉、煅龙骨、煅牡蛎、龟甲、黄柏、旱莲草、侧柏叶、血余炭、藕节炭）。兼心火亢甚者加山栀、黄连。

（2）肾阳不足：初起症见出血淋漓不断，或突然大量出血，少腹寒冷，腰痛，小溲频数，脉沉细。兼脾阳不振，则见出血量多，大便溏薄，舌质胖润、边有齿痕。这种肾阳虚型多见于无排卵型功能失调性子宫出血。

治疗原则：

补肾温阳，固气止血法。方用固气汤加味（人参、白术、熟地、当归、杜仲、山萸肉、五味子、炙甘草、远志、茯苓。轻者加仙灵脾、紫河车、紫石英，重者加附子、炮姜、煅牛角鰓、鹿角胶）。兼脾胃气虚者，方用补中益气汤加味（人参、黄芪、炙甘草、白术、升麻、柴胡、陈皮、当归炭，加仙鹤草、菟丝子）。

（二）肝郁型

本病分为肝郁气滞、肝旺血热两种不同原因。

（1）肝郁气滞：症见出血量或多或少，两乳作胀，少腹胀痛，舌苔黄腻，脉弦紧。伴有面浮足肿者，多因肝强脾弱。

治疗原则：

疏肝理气，凉血止血法。方用平肝开郁止血汤（生地、当归、丹皮、柴胡、白芍、白术、荆芥炭、甘草、参三七）。兼因脾弱者，上方加党参、茯苓、陈皮。

（2）肝旺血热：症见出血量多，或淋漓不止，血色黯红有块，皮下常见散在的瘀血点，烦躁易怒，口干，便闭，溲赤，舌质紫红，边有瘀紫斑点，脉弦细，或细数。

治疗原则：

养阴清热，祛瘀止血法。方用逐瘀止血汤（生地、当归、赤芍、丹皮、龟甲、桃仁、枳壳、蒲黄炭、熟军炭）。

五、痛经

痛经，以青年妇女最为多见。痛经是指发生在月经将至或经行期间感觉下腹部胀痛不适。一般仅一两天即消失，还有痛经延续至经净时止，或经净后仍时有腹痛现象。

痛经的形成，是由于内伤气血、外受寒湿、情志所伤等原因所造成。

辨证施治：

本病可归纳为气滞血瘀、寒湿凝滞、气血虚弱三种不同类型。

（一）气滞血瘀型

症见经前或经行少腹部胀痛或阵痛，量少不畅，经血色黯，或有瘀血块，胸胁或乳房胀痛，舌边可有瘀点，苔薄腻，脉弦。

治疗原则：

活血化瘀，调经止痛法，方用通瘀煎或膈下逐瘀汤。

（二）寒湿凝滞型

症见经前或经行少腹冷痛，牵及腰部酸楚，喜按得温则舒，量少色淡，夹有血块；或因脾弱气虚，畏寒便溏，苔白腻，脉紧。

治疗原则：

补气散寒，活血止痛法，方用温经汤。见少腹冷痛甚者，可选用紫石英、小茴香、胡芦巴等。脾弱便溏，方用温脐化湿汤（白术、山药、白扁豆、巴戟、白果、莲子肉、茯苓）。

（三）气血虚弱型

症见月经量少色淡，经后小腹绵绵作痛，有下坠感，喜按痛减，面色苍白，舌质淡，苔薄，舌边可有齿痕，脉虚细。

治疗原则：

补气养血，理气止痛法，方用八珍汤，并可选用紫石英、覆盆子、仙灵脾，或加胡芦巴、艾叶等。

六、方剂组成

顺序	方名	药物组成
1	四物汤	当归、生地、白芍、川芎
2	归脾汤	党参、黄芪、白术、茯神、酸枣仁、桂圆肉、木香、甘草、当归、远志、生姜、红枣
3	胶艾四物汤	阿胶、炒艾叶、地黄、当归、川芎、白芍、炙甘草
4	独参汤	人参
5	参附汤	吉林参、熟附块
6	八珍汤	当归、熟地、白芍、川芎、党参、茯苓、白术、甘草
7	补中益气汤	黄芪、党参、当归、白术、升麻、柴胡、陈皮、甘草
8	苍附导痰丸	苍术、香附、陈皮、茯苓、枳壳、南星、甘草
9	七味白术散	党参、白术、茯苓、甘草、葛根、藿香、木香
10	两地汤	生地、地骨皮、元参、麦冬、白芍、阿胶
11	滋肾固冲汤	生地、枸杞子、山萸肉、煅龙骨、煅牡蛎、龟甲、黄柏、旱莲草、侧柏叶、血余炭、藕节炭
12	大营煎	当归、熟地、枸杞子、炙甘草、杜仲、牛膝、肉桂
13	固本止崩汤	熟地、白术、黄芪、人参、当归、炮姜
14	逍遥散	当归、白芍、柴胡、白术、茯苓、甘草、薄荷、煨姜

◈ 第十节　崩漏的辨证论治 ◈

崩漏是妇科月经出血异常的证候群，概括了阴道出血证候的综合表现，是针对胞宫（子宫）出血，或因合并胞脉损伤引起出血症状而言。本病的临床表现特点是出血来势急而量多者谓之"血崩"，或称"崩冲"；出血来势缓而量少淋漏者谓之"经漏"，或称"漏下"。

崩与漏二者性质不同，同样是指子宫有周期或无周期的出血，但发病程度上有轻重缓急之不同，崩漏在发病过程中可以相互转化，有着互为因果的关系。如血崩日久，气血耗损，可变成漏，漏下不止，病势日进，亦能成崩。正如《济生纲目》所概括的论述："崩漏之疾本乎一症，轻者之漏下，甚者谓之崩中。"因此，崩为急症，漏为缓症。

崩漏的形成，从临床的证候反映，是概括了多种妇科疾病的子宫出血病，如经行血崩、经水漏不止、室女经漏，以及老年血崩、闪跌血崩等，其他有因女性生殖器炎症和生殖器肿瘤、癌肿等引起的子宫出血，都可属于崩漏的范畴。

一、历代文献

崩漏之名，分而言之，为血崩、漏下两种名称。血崩之名首见于《黄帝内经》，漏下之名续见于《金匮要略》。血崩之记载，《素问·阴阳别论》说"阴虚阳搏谓之崩"，是以脉法论妇女血崩症，王冰注"阴脉不足，阳脉盛搏，则内崩而血流下"，但其脉为何部位，据《济阴纲目·血崩门》汪淇笺释："阴虚阳搏，是阴中有火也，故以尺脉为诊。"正所谓阴络损伤，则血内溢，因其阴虚阳亢，则迫血妄行，而见血崩之症。陈梦雷解释"阴虚阳盛，则迫血妄行"，颇为简练而准确。

漏下之记载，见于汉代张仲景《金匮要略·妇人妊娠病脉证并治》论漏下症，指出："妇人宿有癥病，经断未及三月，而得漏下不止，胎动在脐上者，为癥痼害。妊娠六月动者，前三月经水利时，胎也；下血者，后断三月衃也。所以血不止者，其癥不去故也，当下其癥，桂枝茯苓丸主之。"该文所指接近妊娠患者瘀块，如今称之子宫肌瘤或卵巢囊肿等病。又说："妇人有漏下者，有半产后因续下血，都不绝者，有妊娠下血者，假令妊娠腹中痛，为胞阻，胶艾汤主之。"所谓胞阻，为妊娠下血加腹痛，无癥病史，此因胞中气血不和，气不顺而逆行，阻碍胞胎化育之常，是为胞阻，为临床上常见之疾，但往往为今之妇科医生所略。前者为漏下，后者为下血，均应预防血崩的危害。

晋代《脉经·崩漏脉法》王叔和指出："诊妇人漏血，下赤白，日下血数升，脉疾急者死，迟者生。妇人带下，脉浮，恶寒漏下者，不治。"说明下血过多如崩,其脉数疾者,血必不止,或见漏下久不止者,均可引起生命危险。

隋·巢元方《诸病源候论·妇人杂病诸候漏下候》说:"漏下者,由劳伤血气,冲任之脉虚损故也。冲脉任脉为十二经脉之海,皆起于胞内,而手太阳小肠之经也,手少阴心之经也,此二经主上为乳汁,下为月水。妇人经脉调适,则月下以时。若劳伤者,以冲任之气虚损不能制其经脉,故血非时而下,淋漓不断,谓之漏下也。诊其寸口,脉弦而大,弦则为减,大则为芤,减即为寒,芤即为虚,寒芤相搏,其脉为牢。妇人即半产而下漏。又尺寸脉虚者,漏血,漏血脉浮,不可治也。"《崩中候》说:"崩中者,脏腑伤损,冲脉任脉血气俱虚故也。冲任之脉,为经脉之海,血气之行,外循经络,内营脏腑,若无伤则脏腑平和而气调。适经下以时,若劳动过度,致脏腑俱伤,而冲任气虚,不能约制其经血,故忽然暴下,谓之崩中,诊其寸脉微迟,尺脉微于寸,寸迟为寒,在上焦但吐耳。今尺脉迟而弦,如上小肠痛,腰脊痛者,必下血也。"上述巢氏对血崩、漏下的病因病机和诊断叙述较为详细。

《崩中漏下五色候》说:"崩冲之病,是劳伤冲任之脉,冲任之脉,起于胞内,为经脉之海。劳伤过度,冲任气虚,不能统制经血,故忽然崩下,谓之崩中。而有瘀血在内,遂淋漓不断,谓之漏下。漏下不止,致损于五脏。"巢氏对崩漏较诸上述各朝代之记载为详细,主要内容重在理论。

宋代《妇人大全良方·暴崩下血不止方论》陈自明指出:"妇人冲任上脉,为经脉之海,外循经络,内荣脏腑,若阴阳和平,经下依时。若劳伤不能约制,则忽然暴下,甚则昏闷。若寸脉微迟,为寒在上焦,则吐血衄血,尺脉微迟,为寒在下焦,则崩血便血,大抵数小为顺,洪大为逆,大法当调补脾胃为主。"阐明血崩之属于气虚血脱之症。陈氏《崩中漏血生死脉方论》《妇人崩中漏下之症》,已见前文,按其寸口脉弦而大,弦则为紧,大则为芤,紧则为寒,芤则为虚,虚寒相搏,其脉为革。妇人半产漏下,赤白不止,脉小虚滑者生,脉大紧实数者死。指出崩漏脉小虚滑者,预后较好,脉大紧实者预后不良,对临床有一定的指导意义。陈氏《产后血崩方论》:"产后血崩,因经脉未复而劳伤,或食酸咸之味,若小腹满痛,肝能已伤,最为难治,急服固经丸主之。"指出产后血崩,属于肝肾两亏者,因其劳伤,或过食酸咸而致血崩症,故不用寒凉止血而用温养止血法,正所谓治肝肾以固封藏之本,药用艾附暖宫,木贼草行肝止血,补骨脂加赤石脂以封固止血。但此法今人很少采用,特别木贼草之止血功用有待进一步研究。

尔后《济生方·崩漏篇》严用和指出:"崩漏之疾,本乎一证,轻者谓之漏,甚则谓之崩中。且妇人平居经脉调适,冲任二脉互相滋养,阴阳二气不相偏胜,则月事以时下。倘若将理失宜,喜怒不节,疲极过度,大伤于肝,盖肝为血之府库,喜怒劳役,一或伤之,肝不能藏血于宫,宫不能传血于海,所以崩中漏下。漏下者,淋漓不断是也,崩中者忽然暴下,乃漏症之甚者。其状或如豚肝,或成五色,与血俱下,又或如汁涕,如烂瓜汁,又或如豆羹汁,如蓝靛色,至有黑如干血相杂,亦有纯下瘀血,此皆冲任虚损,喜怒劳役之过,致伤于肝而然也。久久不止,面黄肌瘦,虚烦口干,脐腹冷痛,吐逆不食,四肢虚困,甚则为胀为肿,诊其脉,寸口脉弦而大,弦则为减,大则为芤,减者为寒,芤则为虚,虚寒相搏,其脉为革,主半产漏下。又尺寸脉虚者漏血,漏血脉浮者不可治,治之之法,调养冲任,镇注血海,血海温和,归于有用,内养百脉,外为月事,自无崩中漏下之患矣。"论证了崩漏及辨脉的要点,均应辨其寒热、虚实之不同。又论崩漏有轻重之别指出:"轻者为之漏下,漏下者淋漓不断是也。重者谓之崩中,忽然暴下,下而过多,真阴走耗,遂致头晕眼花,气乏怔忡,身体羸瘦,饮食减少,腹内冷痛,四肢无力,惊惕恐怖,此其证也。"阐明了崩漏本为一疾之特点,或崩或漏,均有寒热、虚实之区别,必须据脉辨证,则可无犯误差之戒,言简意赅,诚是精辟之论。

金代《儒门事亲•血崩六十二》张从正说:"妇人年及五十以上,或悲哀太甚,《内经》曰:悲哀太甚则心系急,心系急则肺布叶举,而上焦不通,热气在中,故经血崩下。心系者,血衰也,如久不愈,则面黄肌瘦,慎不可与燥热之药治之,岂不闻血得热而流散?先以黄连解毒汤,次以凉膈散四物汤等药,治之而愈。四物汤是凉血者,乃妇人之仙药也,量虚实如减,以意消息用之。"《经血暴下六十五说》:"夫妇人年及五十以上,经血暴下者,妇人终血终于七七之数,数外暴下。《内经》曰:'火主暴速。'亦因暴喜、暴怒、忧结惊恐之致然也。慎不可作冷病治之,如下峻热之药则死,止可用黄连解毒汤以清于上;更用莲壳灰、棕毛以渗于下。然后用四物汤加玄胡散,凉血和轻之药是也。"张氏一向主攻法及寒凉法,因而启示后人,认为血崩多为属热属实患者,应以凉血止血法为主。

其后《兰室秘藏•妇人门》李杲指出:经漏不止有三论,说:"阴阳别论云:阴虚阳搏谓之崩,妇人脾胃虚损,致命门脉沉细而数疾,或沉弦而洪大有力,寸关脉亦然,皆由脾胃有方,下陷于肾,与相火相合,湿热下迫,终漏不止,其色紫黑,如夏日腐肉之臭,中有白带者,脉必弦细,寒作于中,中有赤带者,其脉洪数疾,热明矣。必腰痛或脐下痛,临经欲行,先见寒热往来,两胁急缩,兼脾胃证出现,或四肢因热,心烦不得眠卧,心下急,宜大补脾胃,而升举血气,可一服而愈。或人故贵脱势,人事疏少,或先富后贫,心气不足,其火大炽,旺于血脉之中,又致脾胃饮食失节,火乘其中,形质肌肉容颜似不病者,此心病者,不行于诊,故脾胃饮食不调,其证显矣。而经水不时而下,或适来适断,暴下不止,治当先说恶死之言,劝谕令拒死,而心不动,以大补气血之药,举养脾胃,微加镇坠心火之药。治其心,补明泻阳,经自止矣。《痿论》云:悲哀太甚,则胞络绝也，阳气内动，发则心下崩，数溲血也。故本病曰：大经空虚，发则肌痹，传为脉痿，此之谓也。"上述经漏之论：①阴虚阳搏谓之崩，为脾肾同病；②心气不足，心火炽旺，为心脾同病；③七情悲哀所伤，心阳内动，亦为心脾同病。李氏强调无论其经漏原因不同，首先重视培补脾胃元气，以此克制君火（君火、相火），调理阴阳，及子宫胞络，使脾、心、肾三经协调，则漏下自止，脾即健脾，心即清心，肾即滋肾为治疗的三个方面。

李氏论治漏下用调经升淋除湿汤说："治女子漏下恶血，月经不调，或暴崩不止，多下水浆之物，皆由饮食不节，或劳伤形体，或素有心气不足，因饮食劳倦，致令心火乘脾，其人必怠惰嗜卧，四肢不收，困倦乏力，无气以动，气短上气，逆急上冲，其脉缓而弦急，按之洪大，皆中之下得之，脾土受邪也。脾主滋荣周身者也，心主血，血主脉，二者受邪，病皆在脉，脉者血之府也，脉者人之神也。心不主令，包络代之，故曰：心之脉主虚心系，心系者包络命门之脉也，主月事。因脾胃虚而心包乘之，故漏下月事之调也。况脾胃为气血阴阳之根蒂也，为除湿祛热，益内气上伸，以胜其湿。又云：火郁则发之。又说："此药乃从权之法，用风胜湿，为胃下陷，而气迫于下，以救其血之暴崩也。并血恶之物住后，必须黄芪、人参、炙甘草、当归之类，数服以补之，于补气升阳汤中，加以和血药便是也。若经血恶物下之不绝，无宜究其根源，治其本经，只益脾胃，退心火之亢，乃治其根蒂也。若遇夏日，白带下，脱漏不止，宜用此汤，一服立止。"李氏阐明升阳正所以止血之义。

李氏"凉血地黄汤，治妇人血崩，是肾水阴虚，不能镇守包络相火，故血走而崩也"。"丁香胶艾汤，治崩漏不止，盖心气不足，劳役及饮食不节所得。经隔少时，其脉二尺俱弦紧洪，按之无力，其症自觉脐下如水，求厚衣被，以御其寒，白带白滑之物多间有，如屋漏水，下时有鲜血，右尺脉时微洪也。"指出治崩漏，一凉血一温涩法，可供临床运用。

李氏《半产误用寒凉之药论》："妇人分娩，及半产漏下，昏冒不省，瞑目无所知觉。盖因血暴亡，有形血去，则心神无所养，心与包络者，君火相火也，得血则安，亡血则危，火上炽，故令人昏冒，火胜其肺，瞑目不省人事，是阴血暴去，不能镇抚也。血已亏损，往往和滑石、甘草、石膏之类，乃辛甘大寒之药，能泻气中之热，是血亏泻气，乃阴亏泻阳，使二者俱伤，反为不足，虚劳之病，昏迷不省者，上焦心肺之热也。此无形之热，用寒凉之药，驱令下行，岂不知上焦之病，悉属于表，乃阴证也，汗之则愈，今反下之，幸而不死，暴亏气血，生命岂能久治，又不知《内经》有说，病气不足，宜补不宜泻，但瞑目之病，悉属于阴，宜汗不宜下，又不知伤寒郁冒，得汗则愈，是禁用寒凉药也。分娩半产，本气不病，是暴去其血，亡血补血，又何疑焉，补其血则神昌，常时血下降亡，今当补而升举之，心得血养，神不昏矣，血若暴下，是秋冬之令火旺，今举而升之，以助其阳，则目张神不昏迷矣。今立一方，补血养血生血，益阳以补手足厥阴之不足也。"立全生活血汤。综上所述，李氏对崩漏之病情论说颇详，所遗憾之处，是李氏制方用药较杂，且喜用辛温羌活、细辛之品，往往药不治病，祛邪有余，扶正不足，以故《医部全录·妇人崩漏门》陈梦雷擅自修改原方，以求通顺，将全生活血汤改为全生补血汤，则错之又错，贻误后人非浅，是以考证者必求第一手资料极其重要。

元代《丹溪心法·崩漏》卷二十，朱丹溪说："血崩东垣有治法，不言热，但主在寒。学者宜寻思之。急则治其标，用白芷汤调百草霜末，甚者用棕榈炭，后再用四物汤加炒干姜调理。因劳者用参芪带升补药。因寒者用干姜，因热者用黄芩。崩过多者，先用五灵脂末一服，当分寒热，盖五灵脂能行能止。紫色成块者热也，以四物汤加黄连之类。"指出寒性崩漏，以炒干姜（炮姜炭）为引，热性崩漏以黄连为引，是中医治疗崩漏之特色。

妇人血崩，用香附白芷丸服。气虚血虚者，皆以四物汤加参芪。若漏下乃热而虚，四物加黄连。

妇人崩中者，由脏腑伤损冲任二脉，血气俱虚故也。二脉为经络之海，血气之行，外循经络，内荣脏腑，若气血调适，经下依时，若劳伤极，脏腑俱伤，冲任之气虚，不能约制其经血，故忽然而下，谓之崩中暴下。治宜大补气血之药，举养脾胃，微加镇坠心火之药治其心，补阴泻阳，经自止矣，东垣之言，询不容易。阐明血崩大伤血气，多见心火偏亢，或兼因肾火（相火）妄动，迫血妄行，故以调理阴阳为要，主张补阳，实即血气双补，加泻阳以平息其虚火之妄动，则血归其经而崩可止。

明代戴思恭《证治要诀·血崩症治》指出："崩有血热而成者，有气虚而成者。血大至曰崩中，或清或浊，或纯下瘀血，或腐，热不可止，证状非一，所感亦异，甚则头目昏晕，四肢厥冷，并宜胶艾汤咽震灵丹，佐以三灰散，或以童子小便煎理中汤，或以沉香降气汤，加入百草霜，米饮调下。血崩甚而腹痛，人多疑恶血未尽，又见血色瘀黑，愈信恶血之说，不敢止截。大凡血之为患，欲出未出之际，停在腹内，即成瘀色，难尽以瘀为恶，又焉知瘀之不为虚冷乎？若必得见瘀血之后截之，恐并与人无之矣。此腹痛更有说，积而腹痛，血通而痛止，崩而腹痛，血住则止，止宜芎归汤，加干姜熟附一钱，止其血而痛自定。"本文指出血瘀血崩的寒热、虚实之证治鉴别方法，是颇有启发的。

《医学入门》李梴对崩漏的治疗叙述颇为丰富。他在崩漏条下指出："崩漏有虚也有热，热则流通虚溜泄。"

《薛氏医按》薛己著，并校注《妇人大全良方》，颇多发挥。薛氏论治崩治法，虽只简短的一段论述，却对后人有所启发，摘录如下："崩之为患，或因脾胃虚损，不能摄血归源，或因肝经有火，血得热而下行，或因肝经有风，血得风而妄行，或因怒动肝火，血热而沸腾，或因脾经郁结，血伤而不归经，或因悲哀太过，胞络伤而下崩。治疗之法，脾胃虚陷者，补中益气汤。"本文主要突出肝强脾弱之因素，尤以治脾胃虚损为主的思想，值得参考。

徐春甫《古今医统》亦为医学名著，徐氏阐明"崩论"说："妇人崩漏，最为大病，年少之人，火炽血热，房事过多，经行时而有交感，俱致斯疾，大都凉血固涩，升气益荣而可愈也。中年以上人，及年高数（寡）妇，多是忧虑过度，气血俱虚，此为难治，必须大补气血，养脾升胃固血，庶保十之二三。斯疾若不早治，则如颓坯厦，斜倒倾敧，势难支撑而使之正，又如茵苗槁而后灌溉，何可使之容耶。"指出妇人崩漏，多隐瞒于经行性交，因讳疾忌医而致崩漏者较为多见。徐氏认为血崩有虚寒之分。如"一血崩症有因虚，有因热，虚则下陷，热则流通，视其缓急，分标本而治之，缓用四物汤加条芩、附子，急以立效散神丸之属。一血脏虚冷，崩中下血，宜四物汤加阿胶、黄芩、参芪，东垣谓崩带下久，有属于寒，不可一途而论。"其分析是有道理的。

王肯堂《证治准绳·女科》指出："冷者，脉紧细，手足寒，红去淡黑，或五色，当归建中加白龙骨、血竭、附子，下紫石英丸、震灵丹。热者，脉洪，四肢温，心烦口苦燥，血沸而成，用黄芩汤、荆芥散，或清心莲子饮加竹沥、生地黄汁，甚者生地黄汁磨京墨、百草霜冷服。"

虚者，胶艾汤加麦冬、鹿茸、龙骨、酸枣仁，或养营汤加龙骨、血竭，送震灵丹。实者，腹中痛，煮附丸，四物汤加香附子。

心虚者，恍惚多梦，健忘、舌强，小便多，面红盗汗，柏子仁汤，酸枣仁汤加龙骨、京墨、百草霜，吞灵砂丹，又灵砂、当归、莲肉、龙骨、枣肉为丸，参汤送下。崩中作麝香当归香者，心气已散，急服灵砂、龙骨等。

《万氏女科·崩漏》中，先论崩继论漏："妇人崩中之病，皆因中气虚，不能收敛其血，加以积热在里，迫血妄行，故令经血暴下而成崩中，崩久不止，遂成漏下。"叔和《脉诀》云："崩中日久为白带，漏下时多，肾水枯也。治有三法，初止血，次清热，后补其虚，未有不全者也。凡妇人女子，初得崩中暴下之病者，宜用止血之剂，乃急则治其标也。四物汤调十灰散服之，以血止为度，十灰散为丸，不喜服者，用之止血，即服清热之剂，用凉血地黄汤主之，血已止，里热已除，宜用补中之剂，加味补中益气汤主之。更宜早服地黄丸，久服参术大补丸，以平为期。如崩久成漏，连年不休者，此中气下陷，元气不固也，宜用前加味补中益气汤，兼服鹿角霜丸补之。"万氏论述前漏辨证施治简明扼要，用方平正，后学者易于领悟，为其所长。

同时期张介宾对妇科病的研究尤有发挥。如《景岳全书·妇人规·崩淋经漏不止论》曰："崩漏不止，经乱之甚者也。盖乱则或前或后，漏则不时妄行，由漏而淋，由淋而崩，总因血病，而但以其微甚耳。"《阴阳别论》曰："阴虚阳搏谓之崩。"《百病始生篇》曰："阳络伤则血外溢，阴络伤则血内溢，故凡阳搏必属阴虚，络伤必致血溢，知斯三者，而崩淋之义及治病之法，思过半矣。惟是阴虚之说，则但伤营气，无非阴虚，而五脏之阴，皆能受病。故神伤则血无所主，病在心上，气伤则血无所从，病在肺也；意伤则不能统血摄血，病在脾也；魂伤则不能蓄血藏血，病在肝也；志伤则不能固闭真阴，病在肾也。所以五脏皆有阴虚，五脏皆有阳搏，故病阴虚者，单从脏气受伤，血因之而失守也，病阳搏者，兼以火据阴方，血得热而妄行也。凡治此之法，宜审脏气，宜察阴阳，无火者，求其脏而培之补之，有火者，察其经而清之养之，此不易之良法也，然有火者，不得不清，但元气既虚，极多假热，设或不明真假，而误用寒凉，必复伤脾胃，生气日见殆矣。先贤有云：凡下血证须用四君子辈以收功。又云：若大吐血后，毋以脉诊，当急用独参汤救之，厥旨深矣。故凡见血脱等症，必当用甘药先补脾胃，以益发生之气，盖甘能生血，甘能养营，但使脾胃气强，则阳升阴长，而血自归经矣。故曰脾统血。"这段文章阐明了什么叫做"血自归经与脾统血"的意义。

景岳论治崩病，以补肾为主，多宗东垣脾胃元气之说，旁及丹溪滋阴降火法，尤多创制新的方剂，颇为应验。张氏说："治崩淋经漏之法，若阴虚血热妄行者，宜保阴煎、加减一阴煎。若火盛迫血妄行而无虚证者，宜徒薪饮、黄芩散加续断、丹参。若血热兼滑者，宜保阴煎、槐榆散、生地黄汤。若肝经怒火动血者，加味五物汤。若肝经怒火动血逆气未散者，化肝煎或保阴煎加减主之。若血有滞逆而妄行者，五福饮、四物汤、四君子汤、八珍汤，择宜用之。若脾气虚陷，不能收摄而脱血者，寿脾煎、归脾汤、四君子汤加归芎，再甚者举元煎。若脾肾虚寒兼呕兼溏泄而畏寒者，理阴煎、五君子煎、理中汤。若阳气大虚脱陷者，四维散。若脾肾阴气不固者，固阴煎、五阴煎，秘元煎。若肝胆气虚不能藏血者，必多惊恐畏怯，宜五福饮、七福饮、八珍汤。兼阳虚者，仍加姜桂。若去血过多，血脱气竭者，当速用独参汤，提握其气以防脱绝，或用当归补血汤。若崩淋既久，血滑不禁，宜涩宜固者，龙骨散、如圣散、七灰散之类，同人参兼用之。"

"凡血淋治法大约如前，但其秽臭脉滑者多火，宜以清凉。若腥臭清寒脉细者多寒，必须温补。其或久病则精去无穷，尾闾易竭，非大加培补不可，惟固阴煎及十全大补汤之类为宜。"本文所谓血淋即漏下症，漏下亦有温凉治法之不同。

"崩淋之病，有暴崩者，有久崩者，其未骤，其治亦易。久崩者，其患深，其治亦难。且凡血固崩去，势必渐少，少而不止，病则为淋，此等证候，未有不由忧思郁怒，先损脾胃，次及冲任而然者。"指出治重脾胃，且应以益气健脾，升阳固冲之法，多治功能性出血之症，升清汤正所以起到统血归经之效。张氏又说:"崩漏既久,真阴日亏,多致寒热咳嗽,脉见弦数或豁大等证,此乃元气亏损,阴虚假热之脉,尤当用参地归术甘温之属,以峻培本源,庶可望生。但得胃气未败,受补可救,若不能受补,而日事清凉以苟延目前,终非吉兆也。"提醒医者凉血止血固易处方,但病久阴损及阳,表现为假热之象,尤应重视温阳固冲法为要。

"崩淋病治有五脏之分,然有可分者,有不可分者。可分者,如心肺居于膈上,二阳脏也。肝脾肾属于膈下,三阴脏也。治阳者宜治其气,治阴者宜治精,此可分之谓也。然五脏相移,精气相错,此又其不可分者也。即如病本于心,君火受伤,必移困于脾土,故治脾即所以治心也。病本于肺,治节失职,必残及于肾水,故治肾即所以治肺也。脾为中州之官,水谷所司,饷道不资,必五路俱病,不究其母,则必非治脾良策。肝为将军之官,郁怒是病,胜则伐脾,败则自困,不知强弱,则攻补不无倒施。不独此上,且五脏五气无不相涉,故五脏中皆有神气,皆有肺气,皆有胃气,皆有肝气,皆有肾气,而其中之或此或彼,为利为害,各有互相倚伏之妙,故必悟脏气之大本,其强弱何在?死生之大权,其缓急何在?精气之大要,其消长何在?攻补之大法,其先后何在?斯足称慧然之明哲。若谓心以枣仁、远志,肺以桔梗、麦冬,脾以白术、甘草,肝以青皮、白芍,肾以独活,元参之类,是不过肤毛之见,又安知性命之道也。诸证皆然,不止崩淋者若此。"本文以五脏论崩漏之关系,并以五行生克之理贯穿全文,颇有特色。

张氏以年龄论血崩,认为:"妇人于四旬外,经期先断三年,多有渐见阻隔,经期不至者,当此之际,最宜防察。若果气血和平,素无他疾,此固渐止而然,无足虑也。若素多忧郁不调之患,而见此过期阻隔,便有崩决之兆。若隔之浅者,其崩当轻,隔之久者,其崩必甚,此固隔而崩者也。当预服四物八珍之类以调之,否则恐其郁久而决,则为患滋大也。若其既崩之后,则当辨其有火无火,有火者,因火逼血,宜保阴煎主之。无火者,因隔而决,或其有滞,当生其故而养其新,宜调经饮以理之,然后各因其宜,可养则养,用小营煎,可固则固,用固饮煎之类主之。"所谓阻隔为气滞血瘀之因,当其更年期之年龄,经期应断未断之时,亦多见月经过多,而致血崩一症。

清代《傅青主女科》立有血崩门,列有血崩昏暗、年老血崩、少妇血崩、交感出血、郁结出血,闪跌血崩等七种病型,皆为临床常见之证候。傅氏认为血崩症多半是由于血崩犯房事,和不避房事而加重血崩,虽年及半百之老妇犹有发怒犯色欲致崩者有之。总的病因,认为属肝气肝火之偏亢,导致肝不藏血,血室大开,以致有崩决危急之虑。

傅氏根据七种病型,自制七张方剂,所用药物与证候相吻合,只是药量均较超重,但对后人颇多启发,值得斟酌效法。

同时期《辨证全录》作者陈士铎得自傅青主之传授，立血崩治法说："血崩之后，口舌燥裂，不能饮食者死。盖亡血自然无血以生精，精涸则津亦涸，必然之势也。欲使口舌之干者重润，必须使精血之竭者重生，补精之方，六味丸最妙。然而六味丸单补肾中之精，而不能上补口舌之津也。虽补肾于下，亦能通津于上，然终觉缓不济急。今定一方，上下兼补，名上下相资汤，熟地、麦冬各一两，山茱萸、牛膝、沙参、当归、葳蕤各五钱，人参、元参各三钱，北五味二钱，车前子一钱，水煎服。此方补肾为君，而兼而用补肺之药，子母相资，上下兼润，精生而液亦生，血生而津亦生矣。安在垂死之证，不可庆再生耶。"本文的精辟之处，在于说出血崩之证，重在精血损伤，因于肺肾两亏，气虚不能维护精血之封固，以致上下不能相资，气衰于上，血脱于下，而制方"上下相资汤"，所用方药亦多切合实际。

血崩的严重变化，陈士铎认为："凡人有血崩不止者，妇人之病居多。亦一时昏晕，或有不知人而死者。此病多起于贪欲，若治之不得法，日用止涩之药，未有不轻变重而重变死者。方用安崩汤治之：人参一两、黄芪一两、白术一两，三七根末三钱，水煎，调三七根末服之。一剂即止崩，可返危为安也。盖崩血之后，惟气独存，不补气而单补血，缓不济事，今亟固其欲绝之气，佐以三七以涩其血，气固而血自不脱也。"本文指出血崩重在补气之义，若医者相反，一意以补血止血，则血既不约止，而血愈亏损，以致瘀血内阻，新血不得归经，就是这个道理。

《医宗金鉴·崩漏门》崩漏总括，吴谦说："妇人经行之后，淋漓不止，名曰经漏。经血忽然大下不止，名曰经崩。若其色紫黑成块，腹胁胀痛者，属热瘀；若日久不止，及去血过多而无块痛者，多系损伤任、冲二经所致。更有忧思伤脾，脾虚不有摄血者；有中气下陷，不能固血者；有暴怒伤肝，肝不藏血而血妄行者。临证之时，须详审其因，而细细辨之。虚者补之，瘀者消之，热者清之，治之得法，自无不愈。"本文简明扼要地将崩漏之疾叙述明确，但以脏腑来说，崩漏属肾虚之证，有所缺略。

二、病因病机

（一）经期经量的改变与崩漏的发病原因

经期经量之改变，往往是产生崩漏的一种起始现象，是故崩漏的形成是先从月经失调开始的，特别是开始时可症见经行过多，如经行过多久不止，则逐渐诱发阴道出血量特多，以致崩冲，或血崩频发，或阴道出血量由多转为量少，时时淋漓不净，即属病理状态。今认为每次正常月经失血总量为 50～100ml，以第二天量最多，如见超过 100ml 时，即可认为是月经过多。但本病的发病原因，有因脏腑功能性失调，有因癥瘕积聚的器质性病变。其引起崩漏症的原因，又必须从其功能与器质上的不同病变进行分析，才能全面掌握其发病的实际因素。其他有因妇人 50 岁外，体质虚弱，或不慎房事，引起出血过多如崩，称为年老血崩；有因攀高坠跌，或闪挫受伤，以致血瘀内阻，新血不得归经，引起恶血下流如血崩者，称为闪跌血崩。以上仅概括地阐明了崩漏发病的有关内因与外因。

（二）体质因素与崩漏的发病机制

崩漏的病机有肝郁、脾虚、肾亏、心气不足等，现将其主要的三个方面的发病机制分述如下：

1. 肝郁发病的机制 多因情志抑郁，愤怒伤肝，肝气失于疏泄，而引起气滞血瘀，宿血内阻，或经血逆行，以致新血不得归经；或因肝火引起心火内炽，心主血脉，肝为血之府库，因属心肝火旺，导致血热妄行者屡见不鲜，使血不循经而行，不能藏之于府库，也就是阳络损伤则血外溢之理，以致血失温煦和统帅之职。

2. 脾虚发病的机制 认为脾主中气，统摄血液，故谓脾统血，有因气虚，则气不摄血，气为血帅，而气虚血脱，或清气下陷，气之升降失常，而致血失固摄，经血妄行，而成崩漏，导致重则为崩，轻则为漏的现象。

3. 肾亏发病的机制 由于肾气不足，平日工作劳累过度，有因多产，数堕胎，人工流产多次，房劳以及早婚等因，而致损伤肾中精气，封藏不固，冲任失摄，成为崩漏。肾为先天之本，包含有肾阴肾阳，故肾的病理变化，可表现为肾阴虚，肾阳虚，肾阴肾阳俱虚等不同病机。

三、辨证要点

本病概括了多种妇科疾病阴道流血的子宫出血病。如功能失调性子宫出血，及女性生殖器炎症和生殖器肿瘤、癌肿等引起的子宫出血，都可认为属于崩漏。

四、诊断要点

（一）采取中医辨证结合西医辨病。

（二）经期不规则的阴道出血，经血量多的血崩，或淋漓不净的漏下，或两者每月交替出现。

（三）对青春期或更年期妇女的崩漏，必须详细地分析诊断。

（四）应问清楚患者有无嗜食辛辣，和劳累过度、房事不节等情况。

（五）发病前可有月经愆期或停经等先兆。

（六）已婚者常规做诊断性刮宫，及 B 型超声波诊断。

五、鉴别诊断

本病应与月经过多、经期延长后出血多、赤带、胎漏、流产、异位妊娠、产后出血、血液病、局部损伤等因引起的阴道出血性疾病相鉴别。必要时做有关检查，排除非崩漏疾病范围内的子宫出血病。

六、辨证论治

崩漏的辨证，关键在于辨其阴道出血的量、色、质的变化，辨其属性的寒、热、虚、实，及其缓急、轻重、多少，更重要的是区别崩症与漏症。

（一）辨证

1. 辨证要点

（1）辨经量：经量的多少，为冲任失于调摄的表现。王冰所谓："冲为血海，任主胞胎。"如经血量多为崩，为冲脉失于约制，胎漏不止，为任脉不固。经量过多如崩，有因脾虚清阳下陷，气不摄血，有因肝旺血热，迫血妄行，有因癥瘕息肉，血瘀阻络，血不循经，而致新血不得归经。重则为崩而量多，轻则为漏而量少。每次正常月经流血的总量约 50～100ml，凡超过此流血总量以上即属崩漏之疾。

（2）辨经色：血色鲜红而质稠者为血热，或血色鲜红者为血热血瘀；血色黯红者为寒凝血瘀，血色紫黑属热极化火，血色淡红为血虚，或血色粉红水样，称之为经水淡者，为气虚血衰，均为诊察月经辨色之常规。若有病变之经色，有见五色之异。五叔和《脉经》："问曰：五崩何等类？师曰：白崩者形如涕，赤崩者形如绛津，黄崩者形如烂瓜，青崩者形如蓝色，黑崩者形如衃血也。"上述可供参考，古医书认为崩漏有五色，为五脏之色，随脏不同，而见色白属肺，色赤属心，色黄属脾，色青属肝，色黑属肾。从现今临床观察，诸多不符合实际情况，王叔和以色辨证可作为佐证而已。

（3）辨经质：经质的变化，是指经血质地的改变而言，如经血的稠黏或清稀，及稠厚有血块，大血块或小血块，或稀落而血色淡红。多由病因的不同而引起经质的变化。正如《医宗金鉴·妇科心法要诀》曰："凡血为热所化，则必稠黏臭秽。为寒所化，则必清彻臭腥。若是内溃，则所下之物杂见五色，似乎脓血。若更有脏腐败气，且时下不止而多者，是危证也，其命倾矣。"在崩漏辨证中亦重视辨其经质，以此明辨崩漏病情的缓急、轻重。

（4）辨崩症的轻重：关键在于暴崩与血崩之不同，暴崩为严重证候和病变危重阶段的标志，而血崩则是一般大出血的特征，或因病变偶尔 1 次出血量多如注。同时，可再从经量、经色、经质的变化了解子宫大出血的根本原因，及其虚实、寒热之分，从而做出明确的诊断。

（5）辨漏症的病因变化：要辨清其是血崩而转为漏下的，还是因漏下而转重为崩的病史经过，必须辨清病情与病变的过程，以及某些病因病机的关系。如因肝脾不和，统藏不固，或肝肾两方，封藏不固，都可引起漏下不止，久而转为崩者。

通过辨子宫出血的量、色、质和辨崩与漏的区别，可有助于加深对崩漏辨证的分析。

2. 辨证分析

（1）血热证：血热崩漏有虚实之分。

1）虚热证：出血淋漓，日久不净，血色鲜红，质正常，有时见小血块，多见漏下不止，甚则血崩，心烦不寐，精神振奋，面色潮红，或稍有轻微潮热，头晕耳鸣，舌质红，苔薄黄，或无苔，脉细数或细弦。

2）实热证：多见血崩或暴崩，阴道突然大量下血，血色深红，或紫红，夹有大小血块，质稠浓，或漏下血色鲜红，头胀头痛，面赤口干，心烦易怒，或见胁痛，溲赤便，舌质红绛，苔黄或干糙，脉洪数或滑数，或扤。

（2）血瘀证：经血淋漓不断，或突然下血量多，色紫黑有瘀块，少腹疼痛拒按，瘀块排出则痛减，舌质白滑，舌面浮紫色，或舌边有瘀紫斑点，脉沉涩或弦紧。

（3）肝郁证：多见出血量或多或少，或淋漓不断，在病情反复发作中，精神抑郁，两乳作胀，小腹胀痛，舌苔黄腻，脉弦紧。

（4）脾虚证：初起症见漏下不止，继见血崩，也有开始即见突然暴崩者，血色淡红质清，无血块，形寒神疲，便溏纳呆，面色苍白，动则气短或汗出，或面目虚浮，舌质淡红，或舌质胖，边有齿痕，苔薄滑，脉细弱无力。患者突然血崩，如山洪暴发，不可遏止，血色鲜红或伴有血块，故名暴崩，面色苍白，四肢厥冷，甚则昏厥、虚脱，舌质淡白，或淡红无苔，脉细数或沉细。

（5）肾虚证：肾虚崩漏，有肾阴虚、肾阳虚、肾阴肾阳俱虚三种不同证型。

1）肾阴虚证：阴道出血量多，血色鲜红，头晕耳鸣，心悸心慌，夜寐不安，有时可见阴户坠胀感，舌质红绛，脉弦细。

2）肾阳虚证：阴道出血持续不断，或见出血量多如崩，血色浅淡或黯红，少腹寒冷，腰痛如折，下肢厥冷，小溲频数，或大便溏薄，舌质淡白，或质胖润，脉沉细或细小。

3）肾阴肾阳两虚证：或崩或漏，崩则经血如注，漏则淋漓不尽，色泽淡红，少腹空痛喜按，足膝软弱，目干耳鸣，五心烦热，舌质淡白，脉沉细，或浮大无力。

（6）血崩危证：是指血崩中症状险恶，大量出血不止的危重证候而言。除上述血崩症的一般症状外，对见有子宫大出血的重症应集中提出论述，方可使诊治者得心应手,起到急救的效果,此为历来妇科学所未备之论述。

由于脏腑功能损伤,血海不固,冲任失于约制,而致发生"血崩危症",可出现经血暴下、妊娠下血、产后大出血、老年血崩等。上述各症结合西医学辨病,可称为功能失调性子宫出血、子宫肌瘤出血、输卵管妊娠破裂出血、晚期产后出血、希恩综合征等,凡此子宫的排血量在 400~500ml 者,都属于阴道大量出血范围,将出现休克的症状。

(二) 论治

崩漏的治疗原则,历代妇产科医家各有专长,皆来自实践经验总结,有着丰富的论述与方剂,验证临床均有指导意义。论治崩漏症的原则,有以崩为主,有以漏为主,或对于崩与漏交替出现所采用的分治法,以及停经数月而又见崩或漏的治法等。因此,还必须结合年龄和工作情况,根据病历变化记录,详审其轻重缓急,然后在辨证明确的诊断之下进行论治,从而产生论治以具体患者为主的治崩与治漏原则,这是不可忽视的。

论治血崩,宋代医家治血崩多分初、中、末之法,后世医家效法者亦不乏人。而今临床治病,强调"急则治其标,缓则治其本"的原则。由于血崩病变多端,为多种疾病所形成,崩症多见突然大量出血,病势危急,故多采取急则治其标,先止血以解危急之势。崩症有暴崩和血崩之分,不可不辨。暴崩来势突然,大量出血,血崩则为量多崩中,出血多而缓和。暴崩者常可见气短急促,神色恍惚,面色苍白,头昏肢冷,汗淋不止,往往有虚脱之危。由于"有形之血不能速生,无形之气所当急固"的理论,因而有"暴崩宜止,久崩宜补"之说,及血脱益气法、回阳救逆法等,正前人所谓暴崩宜温涩之义。如为一般血崩,则又应区分为血热崩的凉血止血法,血瘀崩的逐瘀止血法,气虚崩的益气升阳止血法等,以止血为主为先的方法。在其血止之后,气血两伤,自应进一步澄本求源,以宗缓则治其本,投以补气养血法,调益脾胃法,以及固摄冲任法。这些都是针对血崩的证论,是通过临床验证的治疗原则。

漏症,常见于血崩日久转为经血淋漓不断,或因月经病断发经漏。漏症初起多因血瘀气滞,久漏则肝火内炽,脾血失统,其治法前人提出"血瘀而漏则通之,血虚而漏则清之",可概括地称为"治漏宜清宜通"的治漏要诀。漏症病因多端,不仅清、通之法,久漏不止,亦可辅以固摄法。如久漏不止,多因肝脾同病,导致肝不藏血,脾不统血,夹有湿火,和肾虚封藏不固。故论治有健脾柔肝法、固摄冲任法,或健脾化湿、清肝止漏法,以及滋肾清肝、固摄奇经法。

此外,还有历代名家对妇女崩漏的论治,独具匠心,颇多启发,使治崩漏的视野更加广阔,疗效更为确切,可资借鉴者颇多。如治疗崩漏依据刘河间的论治,则是崩漏症在童年与少年时期及青春期,治疗着重在肾,以滋肾固血为主法,因肾主封藏,为精血之本,肾气封固,则不止其血而血自归经。育龄期至中年时期，则重在治肝，以养血清肝为主法，因冲为血海，肝经所藏，肝血清静则血自止。更年期至绝经期阶段，则重在治脾，以益气健脾，升阳统血为主法，正所谓"治血先治脾"。在临床上此三法不仅为治崩漏症治要诀，亦可为治疗各种妇女病的准则。其他疗法，还有李东垣的大升大举止血法，王海藏的清补兼升提法；许叔微的治崩漏先治其气等法，以及近人的活血化瘀治崩漏法、崩漏从肾论治、凉血止崩法、温阳止崩法、治崩漏九法等。均为治疗崩漏的宝贵经验。

（三）分证型治疗

1. 血热证　　血热证的崩漏有虚热实热之分。

（1）虚热证

主要证候：经血非其经期忽然而下，量多崩冲，继而量少淋漓。或月经失调，开始即见漏下不止之症。经血鲜红而质稠，心烦易怒，时有轻度潮热，口干便结，舌质红绛或尖红，脉弦细或细数。

证候分析：素体阴虚阳亢，阴虚为阴血不足，津液衰少，阳亢则热迫经血，故血量增多。热炽甚者为血崩，轻者为漏下。口干、便结、舌质红绛，均为虚热之征兆。

治疗法则：养阴清热，凉血止血。

常用方药：血虚血崩，初起多用黑蒲黄散加参三七以凉血止血为主，方用四物汤加炒黑蒲黄、炒黑地榆、棕榈炭、血余炭凉血止血，炒阿胶补血止血，川芎、香附以行气活血，使血行归经而不留瘀；症见血崩久而不止，或有周期性的大出血，可用奇效四物汤，即胶艾四物去甘草加黄芩，以清肝经虚热血崩症。阴虚内热崩漏症，方用养阴止血汤，方中用生地、当归、白芍等养血柔肝，玄参、石斛养阴生津，花蕊石、棕榈炭、侧柏叶、藕节炭凉血止血。有用清热固经汤，方用生地、黄芩、山栀清心肝之火，龟甲、牡蛎育阴潜阳，地骨皮清虚热，藕节止血，甘草和中。本方治疗阴虚心肝火旺之崩漏症。有用保阴煎，方中生地凉血，熟地滋阴，白芍和肝敛阴，黄芩、黄柏清肝肾内热，山药益肾涩精，甘草调和诸药，本方滋补肝肾，清热止血，可治久崩、久漏不止之症。

方药举例：养阴止血汤加参三七。大生地15g，生白芍12g，黄芩12g，元参10g，石斛10g，地骨皮10g，煅牡蛎30g，花蕊石30g，侧柏叶20g，棕榈炭15g，藕节炭10g，参三七粉2g。

（2）实热证

主要证候：阴道突然大量下血，或淋漓日久不净，色鲜红，口渴心烦，或有发热，脘腹觉热，小便黄赤，大便干结，舌质紫红，苔黄腻，脉弦数。

证候分析：多因热盛化火，心肝火炽，心主血脉，肝主藏血，火热内炽，迫血妄行，故见突然大量出血，血色深红或鲜红，或见时崩时漏，久漏不止，阴液耗损，故口渴烦热，大便干结，故见发热，小便黄赤，火热上升则发热心烦，及舌质红，脉弦数等一系列心肝火旺之症。

治疗法则：清热固经，凉血止血。

常用方药：治疗血崩或暴崩的症状，以犀角地黄汤为主方，方中犀角（已禁用，用水牛角代替）清热凉血，用于血热妄行之出血可有立竿见影之效，方中生地养阴清热，丹皮、白芍化瘀清热，全方综合了清热凉血而起到止血作用。并可加用花蕊石、大小蓟草、茜草根、侧柏叶、蒲黄等以增强制止血崩之力。如用水牛角止血汤，则与犀角地黄汤有同等的功效，方中水牛角、生地、丹皮、白芍、鹿衔草、紫草根、黄芩、花蕊石、大小蓟草、炒蒲黄、炒槐花、制军炭均为凉血止崩之药，其中鹿衔草一味有补肾止血的功效，临床观察发现，血崩有大小血块排出较多者，有服之即见减轻或消除的功效。症见血崩、漏血者，方用知柏地黄汤，即以六味地黄丸的滋阴补肾，加知母、黄柏以泻火，故可治崩漏属血热者。荆芥四物汤用于漏血亦有效。

方药举例：水牛角止血汤。水牛角 30g（先煎），生地 20g，丹皮 10g，白芍 12g，鹿衔草 30g，紫草根 12g，黄芩 12g，花蕊石 30g，大蓟草 30g，小蓟草 10g，炒蒲黄 15g（包煎），炒槐花 12g，制军炭 6g（后下）。另加服水牛角粉，每日 2 次，每次 2g。

2. 血瘀证

主要证候：阴道出血淋漓不断，或突然下血量多如崩，夹有血块，小腹胀痛，或见疼痛拒按，瘀块排出则疼痛减轻，或伴有癥瘕，或闭经数月，经期大出血，血色紫黑有块，舌质紫，苔薄白，脉细涩。

证候分析：因血瘀气滞子宫，冲任不和，经脉失调，导致血不守经，故见出血多或淋漓不止，离经之血时流时瘀，故月经时来时滞。血瘀子宫不能排出宫外，新血不得归经，故下血量多如崩，或漏下延长不止，属于瘀血，故血色紫黯有块，血瘀气滞则疼痛较甚。舌质紫黯，脉涩均为瘀血的外在体征。

治疗法则：化瘀止血，理气止痛。

常用方药：血瘀气滞者，多用四物汤合失笑散，加桃仁、参三七，方中四物汤和血调经，桃仁化瘀血，加炒蒲黄、参三七化瘀止血，五灵脂化瘀止痛，则瘀去血止，气顺痛止，故本方既可治血崩，又可治漏下症，为临床治疗常用良方。如见血瘀血热的崩漏，则以傅氏逐瘀止血汤为最适合，方中当归、赤芍、桃仁化瘀血，丹皮、大黄炒炭凉血止血，枳壳顺气止痛。

方药举例：逐瘀止血汤。当归炭 10g，生地炭 15g，生白芍 12g，丹皮 10g，桃仁 6g，炙龟甲 12g，炒枳壳 6g，川军炭 10g，加服参三七粉 4g，分 2 次冲服。

3. 肝郁证

主要证候：阴道出血量或多或少，血色鲜红或黯红，乳房胀或痛，头胀头痛，少腹胀痛，或面浮色黯，苔薄腻或薄黄，脉弦紧或弦。

证候分析：因郁怒伤肝，肝气横逆，气有余便是火，故往往初见肝郁气滞，血不循经，继而气火逆乱，血不循经，迫血妄行，有火热，有瘀阻。血热则量多色鲜红，血瘀则量少血黯红，及面浮色晦。火气上逆则头痛、乳胀，厥气下陷则腹内胀痛，内有火热，故苔薄黄，脉弦。

治疗法则：养血化瘀，清肝理气。

常用方药：月经量多崩冲者，奇效四物汤加蒲黄炭，制军炭，经血夹有血块，腹胀痛者，加花蕊石，败酱草。或一贯煎加侧柏叶、大小蓟。量少漏下不止者，丹栀逍遥散加蒲黄、七叶一枝花，或约营煎、惜红煎。如见漏下，淋漓不断，用平肝开郁止血汤、十灰丸三类。肝火心火内炽，君相火旺者，用犀角地黄汤加紫草、茜草。

方药举例：奇效四物汤加蒲黄炭、制军炭。

当归炭 10g，大生地 15g，川芎 6g，生白芍 12g，黄芩炭 10g，阿胶 12g（烊化），艾叶炭 10g，蒲黄炭 12g（包煎），制军炭 6g（后下）。

4. 脾虚证

主要证候：多见初起漏下不止，继而血崩。也有开始即见突然暴崩者，血色淡红质清，无血块，畏寒怯冷，四肢欠温，神疲乏力，动则气短或汗出，便溏纳呆，面色苍白，或面浮肢肿，舌质淡白或苔薄白，或舌质胖有齿痕，脉细弱。

证候分析：脾虚又称气虚证，脾统血，气虚血脱，统藏失职，故致崩漏，轻则漏下，重则崩中，面色苍白，或肌浮肢肿，均为血亏现象。气为血帅，血为气母，血随气而循行，故脾气虚衰，则清阳下陷，气陷血走，血多为崩，血少为漏，血色因而淡红；元气不足，心脾两虚，腠理不密，则畏寒肢冷，气短汗出，神疲浮肿；脾之运化乏力，故便溏纳呆，气血并亏，故见舌质淡白或胖，脉细弱。

治疗法则：健脾益气，升阳固冲，养血止血。

常用方药：血崩之症常用归脾汤，具有调益心脾，引血归经的作用，而起到固崩止漏的功效。原方生姜可改用炮姜。其他如胶艾汤、固本止崩汤均有益气固血的作用，以上各方偏于培补本元，温涩止血的作用。有因清阳下陷，气不摄血者，则以举元煎为主，血质清稀而无血块，可加用阿胶、熟地、五倍子、玉米须，增强养血凝血的作用，有血块多者，先加用鹿衔草、花蕊石以化瘀止血，如见脾虚漏下不止，可用寿脾煎、八珍汤加味等。如遇突然暴崩者，先服独参汤、参附汤、参附加龙牡汤以补气回阳为主，待病情缓和后，可再选用以上各方。平日服归脾丸或补中益气丸，每日 2 次，每次 5g。

方药举例：胶艾汤合举元煎。阿胶 12g（烊化），艾叶炭 6g，熟地 15g，当归炭 10g，生白芍 10g，川芎 3g，炙甘草 6g，党参 15g，黄芪 15g，升麻 12g，炒白术 12g。

5. 肾虚证 肾虚证的崩漏有肾阴虚、肾阳虚、肾阴肾阳两虚之分。

（1）肾阴虚证

主要证候：阴道出血量少，或淋漓不断，或见量多，血色鲜红，质黏稠，头晕耳鸣，五心烦热，失眠盗汗，腰膝酸软，舌质红，少苔或无苔，脉细数无力。

证候分析：肾为封藏之本，主藏精气，精气两亏，则封藏失职，导致冲任不固，故出血量少，或淋漓不断；阴虚生内热，血为热灼，故血色鲜红；阴虚不能敛阳，阳浮于外，则见五心烦热，失眠盗汗；肾精不足，则头晕耳鸣，腰膝酸软；舌质红，少苔或无苔，均为肾阴亏损之象。

治疗法则：滋肾养阴，固摄冲任。

常用方药：有养阴止血的保阴煎，和滋胃止血汤，以及知柏地黄汤合二至丸、固金汤等，均可用于肾阴虚的血崩、漏下之症。

方药举例：滋肾止血汤。生地熟（各）10g，玄参10g，大麦冬（各）6g，煅龙牡（各）30g，炙龟甲15g，地骨皮10g，旱莲草15g，熟女贞10g，参三七粉（分冲）4g。

（2）肾阳虚证

主要证候：经行延期，出血量多如注，或漏下不止，血色淡红，精神委靡不振，头昏目眩，畏寒肢冷，腰肢酸软，面色晦黯，脐腹寒冷，尿频而清长，大便溏薄，舌质淡而胖，边有齿痕，苔薄白，脉沉细或细弱，迟脉尤甚。

证候分析：肾阳衰微，封藏不固，冲任失约，故经行延期量多，或淋漓不止；肾阳不足，命门火衰，故经血色淡质稀，尿频清长，舌质淡，脉沉细；肾虚及脾，温运乏力，故便溏，苔薄白。

治疗法则：温阳补肾，固涩止血。

常用方药：左归丸合赤石脂禹余粮汤，以及大牛角中仁散、小牛角䚡散，既济丹等均为治疗肾阳虚的崩中漏下方。如见血崩腹痛者用震灵丹，对止血止痛有立竿见影之效。亦有阳虚暴崩者加服鹿茸粉2g，人参粉3g共研匀，分2次化服，止血效速。平日服左归丸，每日2次，每次5g。

方药举例：左归丸合赤石脂，禹余粮汤。炒熟地15g，山药15g，熟附子10g，山萸肉10g，枸杞子12g，菟丝子12g，杜仲10g，当归炭10g，鹿角胶12g（烊冲），肉桂末3g（分冲2次），赤石脂15g（包煎），禹余粮15g，震灵丹12g（分2次化服）。

（3）肾阴肾阳两虚证

主要证候：经血量多如注，或时多时少，漏下不止，形寒潮热，伴有自汗、盗汗，心烦不安，精神疲乏，头晕耳鸣，腰痛如折，足跟痛，带下清冷，大便不实，小溲频数，苔薄舌质淡白，脉细弦或沉细。

证候分析：本病初起多为肾阳不足，或脾肾阳虚，或肾亏肝旺。故病久冲任损伤,胞脉不固,封藏失约,症见经血量多如注,或漏下不止,带下清冷,小溲频数;气血两亏,营卫失调,故见形寒潮热,自汗或盗汗;心肾失济,则心烦神疲;腰为肾之府,肾亏则腰痛如折,足跟痛;水不涵木,则肝旺阳升,而见头晕耳鸣,脉细弦;肾虚及脾,则大便不实,形寒畏冷,苔薄,舌质淡白,脉沉细。本病有阴虚又有阳虚,出血过多,导致肾阴肾阳两虚,但以偏于阴虚为多,并以青春期和更年期患者为多见。

治疗原则:调补肾阴阳,固摄冲任,兼理肝脾。

常用方药:柏叶散有调理阴阳,巩固封藏之本的功效,方中以胶艾四物汤法加入补肾阴的龟甲、鳖甲、牡蛎,补肾阳的鹿茸、续断,以及温凉并重的收涩止血药,如侧柏叶、地榆、艾叶、赤石脂、禹余粮,可资斟酌,使之配合适宜。或用左归丸去牛膝加鹿衔草、牛角鳃、艾叶为煎剂亦佳。

急救处理:

1)暴崩出现四肢厥冷,冷汗出如珠,心悸气短,昏晕不安,欲昏厥者,急服:①独参汤,药用吉林参或红参或别直参12～15g,浓煎频灌饮;②参附汤(《世医得效方》),吉林参15g(或党参30g)、熟附子12g,浓煎频饮服;③党参30g、黄芪30g、仙鹤草20g,浓煎服,加参三七末4g,分2次化服。

2)针刺急救:取穴关元、三阴交、隐白,实热者加血海、水泉,用泻法不灸;虚脱者加百会、气海,用补法或加灸。

3)立即进行给氧,和采用输血及补液。

4)血崩时突然昏厥不省人事者,可采用古法"蜡淬法",即用烧红的炭或小铁块,将上好蜡淬于炭上或铁上(或预置一蜡盒,将烧炭或红铁块放入),乘有热气升腾时近鼻熏之。缺医少药地区可用此法急救。

七、预防与预后

(一) 预防

1. 经期时注意休息和保暖。经期严禁性交和坐浴,以及恐惧、忧郁、紧张情绪。饮食要忌辛辣和热性(巧克力糖等)有刺激的食物。对患者要关心体贴,护理人员要勤于护理,取得患者和家属的合作与配合治疗。

2. 血崩患者必须绝对卧床安静休息。大出血时,将卧床足位抬高,可减轻出血流量。

3. 注意患者神色和出血量,有条件的可用月经杯保留经血流量,以此观察出血有多少毫升容量,及时采取急救措施。血崩缓和后,应即进行妇科检查及B型超声波的检查诊断。

4. 漏下患者经久不见减轻,当预防由漏下转成血崩之患,及时采用有效治疗。

（二）预后

1．血崩患者经久不愈，或时而反复发生者，身体极度衰弱，甚至发生昏厥，以及严重贫血者，预后不良。

2．漏下患者经血不止，或漏下与赤白带下交替不绝，精神疲乏，腰痛如折，食欲减退者，或由漏转为血崩，均预后不良。

八、中医护理

（一）首先是针对血崩（阴道大出血）使用急救治疗药物和配合护理工作。

（二）医嘱绝对卧床休息。危重的出血病人，必须严加监护和观察，及时做好记录，重视急救止血的治疗处理。

（三）观察阴道出血量的多少，血色的深淡，血质的稀稠，有无腥臭气味，必要时可保留会阴垫或月经杯，以便估计出血量。如阴道有组织排出，应保留标本给主管医师验看，或按医嘱送检。

（四）按医嘱测量体温、脉象、血压，以及脸部神色，做好记录，随时向主管医师汇报病情变化，不误时机地进行及时处理。

（五）血崩时可给参三七粉 0.2～0.4g 冲服，日服 1～2 次。或云南白药 0.5g 冲服，日服 1～2 次。血崩伴有腹痛者，建议服震灵丹，每服 0.6g，日服 2 次。或止血冲剂，每次冲服 1 包，日服 2～3 次。

（六）针灸治疗

1．血崩　取穴气海、关元、三阴交、隐白、行间、肝俞、脾俞、肾俞等穴。血热者以血海、水泉为主；阴虚者以内关、太溪为主；气虚者以脾俞、足三里为主；虚脱者以百会、气海为主。主穴和配穴可交替使用。虚寒者用补法，或多用灸法。

2．漏下　取穴气海、关元、三阴交、四髎、肾俞等穴，轮流针刺。

3．经行奇穴止血　取断红穴，位于食指和中指间蹼处，用温针，留针 20 分钟，一般有使出血量立即减少的效用。或用艾卷熏灸神阙和隐白 20 分钟，一般 10 分钟后血量即可减少。

4．耳针　针刺子宫穴、内分泌、皮质下，留针 15～30 分钟，5 至 10 次为 1 疗程。对出血多者针制后血量即见减少。

（七）气虚血脱而血崩者，急用红参（或高丽参）12～15g，煎取浓汁，频与饮服。如出现四肢冰冷、汗出、气脱亡阳时，可用红参 15g、煅龙骨 30g、附子 10g、炮姜 5g，水煎频服。

（八）大出血休克时，采取急救措施如下：

1．就地抢救，让病员平卧，或将病员的头和腿均抬高 30°。下肢抬高以促进下肢静脉回流，头部稍高可减少腹腔内脏对下肺的压迫。

2. 立即吸氧,发绀者更为重要,常用鼻导管法给氧,必要时可用面罩或加压给氧。

3. 血容量不足时,应尽早采用静脉输血或补液,并结合独参汤同服。

九、近代论述

(一)崩漏病的概念

有关崩漏病的概念,纵观历代文献和迄今为止的论述,至今认识含糊不清,只是引用几段前人之言,而缺乏独特的见解。比如《素问·阴阳别论》提出:"阴虚阳搏谓之崩",这段文章仅指血崩的一种病因,而局限于病因病机的提示,及至《金匮要略·妇人妊娠病脉证并治》指出:"妇人素有癥病,经断未及三月,而得漏下不止。""妇人有漏下者,有半产后因续下血,都不绝者,有妊娠下血者。"《金匮要略·妇人杂病脉证并治》指出:"妇人陷经漏下黑不解。"这两段文章,前一段是指妊娠漏下合并癥病,接近今天的患妊娠漏下合并女性生殖器肿瘤之症。后一段是指月经漏下不止,经血色黯黑而言,与崩漏病有联系。因此,说明古人在崩漏病的概念方面是有些混淆不清的。及至隋代《诸病源候论》综合了当时历代的理论文献,才有较多的记载,专列"漏下""崩中候",尔后,由于历代医学的发展和病案的增多,对崩漏的病因病机有了更精辟的阐述。近人对崩漏的认识亦有议论,有认为崩漏的鉴别诊断,是指"非时而下的阴道出血",则在诊断上将排除月经的异常出血之说,亦有学者表示异议。实际崩漏病的病变诊断离不开以月经血量的不规则变化为其诊断的主要依据,故崩漏的出血以经期、经血为其诊断的准则,是毫无疑义的。因此,崩漏病既是月经病异常出血,又包括其他病因所引起的有关阴道出血病。

(二)崩漏病的辨证与诊断

对崩漏的辨证,首先要从临床症状、性质、病变的经过中确定所属崩漏范畴,比较精确地概括几个证候的类型,及其病机,这是辨崩与漏最主要的思想方法。因为历代对崩漏病辨证主张不一,往昔有以病因或病机辨证的不同,但多数以病因辨证为主,其次有以脏腑病机进行辨证。例如有以病因辨证者,可分为虚寒证、虚热证、湿热证、血瘀证、气郁证、气血两虚证;有阴阳气血分类者,如分为阴虚、阳虚、气虚、血虚、气滞、血瘀、血虚热、血实热等八类。更简要的分为三种类型,如血热型、气虚型、血瘀型。有以脏腑病机辨证的,分为脾虚、肾虚、肝郁三型,或病因病机并用的分类等,从而概括了崩漏的各种证候。

有以病机为主的辨证,分为血虚肝旺证,心肝火亢证、抑郁血崩症、心脾两虚证、肝脾亏损证、脾肾两虚证、肾阴虚证、肾阳虚证、肾阴肾阳两虚证的病机辨证。还有按照病因病机而提出的分类,如怒动肝火证、杀血心痛证、脾胃虚火乘心包证、脾气郁结证、悲哀太过心系急证，因痰涎郁遏胸膈、清气不升浊气不降、血不归隧证、冲任血虚不能约制证、冲任气虚漏不能制证、喜怒惊恐火热暴崩症，心火亢甚、肝实不纳血证，阳虚不足、寒在下焦的各种崩漏症。以及阳乘阴为阳邪有余血崩症，阴虚火逼妄行关心肾二经血崩症，属于阴虚不能镇守包络相火血崩症，虚寒相搏崩漏症，败血脓积崩漏症，余血未尽血崩症，经行合房崩漏症，房劳太过崩漏症，大小新产后崩漏症，老年血崩症，闪跌血崩症，等等。古代文献课题阐述甚为丰富，亦多切合实际之论，可供为临床的参考资料。

论及崩漏病的诊断，如何确切地规定崩漏的范围问题，历来颇多议论，然而很难做到确切的诊断。从中医辨证观点来说，必须是依据中医辨证联系西医辨病相结合的方法，做出确实的诊断，才比较合理。近人有认为功能失调性子宫出血即属于中医的崩漏，亦欠明确，有人认为凡属子宫和阴道出血，以及胎前、产后的阴道流血均为崩漏范围，则亦不妥。因此，崩漏病的诊断，首先是根据月经出血异常情况而定，故应将崩漏列入月经疾病范围。有谓非时而下的崩漏，只是指崩漏症状及时间上的形容辞句，论诸证候，崩者有突然大出血或暴崩之象，漏者有漏下绵绵，久漏不止，从而指出崩漏是指月经病及非时而下的经血而言。是则崩漏的病变诊断，离不开以月经血量的多少和月经周期的准确与否为其诊断的主要标准。如西医对月经过多或子宫出血，有用经血量的测定方法，借以说明崩漏出血的多少，症状的缓急。因此，崩漏的出血应以经期经量的改变为其诊断的准则，但中医的辨证，首先要对崩漏病的症状、性质变化进行研讨，注意其为血崩、漏下，或先崩后漏，或先漏后崩的证候鉴别。从西医妇科辨病来说，功能失调性子宫出血、子宫肌瘤出血、卵巢囊肿出血，以及妇女生殖系统肿瘤出血、宫颈出血等，均可涉及中医妇科所说崩漏病的范畴。

（三）崩漏病的论治

崩漏病的论治，历来为妇科医家所重视，崩漏的理论和经验，阐述颇多，各抒己见，不乏精辟之论，各种方剂的创制，可为后人借鉴之处甚多。

《女科经纶》引李太素说："崩为急症，漏为缓病。"从而后人对崩漏的论治，多根据《素问·至真要大论》所说："病有盛衰，治有缓急。"又说："是故百病之起，有生于本者，有生于标者……有取本而得者，有取标而得者。"从此后人总结其论，提出治崩漏的"急则治其标，缓则治其本"原则。治崩首先以塞流止血为重，血崩缓解或血止后，再治其本原。而治漏下则有所不同，治漏先澄源，尔后止血以固本，此正所谓的殊途同归。

崩漏论治，历代妇科医家提出过不少治崩漏的理论和经验，创制了颇多的治法与方药。现列举其大要，如金元时期，有张子和主张"用大剂黄连解毒汤泻心火以止血"，张洁古主张"治崩漏皆宜养血镇守为上"，及至李东垣则创立"治崩漏主大升大举论"，其后朱丹溪主张"补阴泻阳以止血崩"，则对《黄帝内经》阴虚阳搏之说用于临床，极可效法。继而宋代许叔微指出治崩漏先调其气，及陈自明提出的"治血崩法当调补脾胃为主"之说，是对东垣健脾摄血，升提清阳的发挥。尔后，明代赵养葵主张维护阳气以固血脱，是赵氏重视命门之火，及肾主封蛰之本，补阳正所以守阴之义。至张景岳强调"阳非有余，阴常不足"之论，治崩漏主补阳气以补阴精，而起到摄血止血的效果，是张氏的特点。方约之提出："初用止血以塞其流，中用清热凉血以澄其源，末用补血以复其旧。"方氏三法，后人亦多宗其法。及清代傅青主则主张治血崩"必须于补阴之中而行其止崩之法"。叶天士指出："暴崩暴漏，宜温宜补，久漏久崩，宜清宜通。"简明扼要，论点精辟，对临床医家颇多启发。而今临床崩漏病的论治，则还应包括现代妇科学的功能失调性子宫出血、生殖器肿瘤出血、宫颈癌出血等，其论治方法，亦多参考崩漏病的方药作为借鉴。

其他论治方法，有以辨证论治为主，有以辨证分型，有以辨病分类，有按刘河间以年龄阶段侧重治法，有采用一方一药，有以针灸论治，以及采取综合疗法，内服煎剂结合针灸疗法，有以补肾为主的"中药周期疗法"，方法众多，叹为观止。从临床总结经验来看，丰富多彩，均有其参考价值。于此可见，治疗崩漏而达到止血作用，和起到调整经血，恢复周期，原非易事，有时疗效并不理想，故对崩漏论治，还有待进一步加深研究。

有关古今治血崩的显效方剂摘录如下：归脾汤、胶艾汤、黑蒲黄散、举元煎、奇效四物汤、犀角地黄汤、柏叶散、大牛角中仁汤、固本止崩汤、参附汤、参附加龙牡汤、震灵丹、左归丸、右归丸、血崩固冲汤、养血止血汤、水牛角止血汤等。

治漏下的显效方剂有：当归芍药散、丁香胶艾汤、保阴煎、逐瘀止血汤、小牛角鰓、荆芩四物汤、知柏地黄汤、丹栀逍遥散、固气汤、滋肾止血汤、二至丸、固经丸等。

十、小结

崩漏为两种证候，崩症首先见于《素问·阴阳别论》"阴虚阳搏谓之崩"；继见《金匮要略·妇人妊娠病脉症并治》："妇人有漏下者。"及《诸病源候论》才将崩漏二症合并论述而立有"崩中漏下候"条文，阐述较为全面。

本病的发生机制是由于冲任损伤，不能约制经血所致。初起多因火热迫血妄行，久病多因气虚血脱。本病的辨证论治，从临床实践来说，崩漏以虚证为多，实证为少，或虚实并见。故论治不外两个方面，一以凉血止血为主，一以益气固摄为主。叶天士的妇科经验，总结十六个字"暴崩暴漏，宜温宜补，久漏久崩，宜清宜通"，有一定的临床治疗参考价值。凉血止血应以犀角地黄汤为其代表方，益气固摄应以举元煎为其代表方。

本病的急救治疗十分重要，应以回阳固脱的独参汤为主方，兼用针刺急救，此为急救的有效措施。

崩漏之证，病情轻重大不相同，临床所见，固有先崩而后漏下，或先漏下而后变为血崩，往往相互转化。但血崩重者至为危亟，且预后不良，以致虚脱之变，必有因其他病变时，特别要重视，医嘱住院抢救及观察治疗为妥。

十一、附方

（一）黑蒲黄散（《素庵医要》）：炒蒲黄　陈棕炭　川芎　丹皮　醋制香附　白芍　阿胶　当归　熟地　地榆炭　血余炭

（二）四物汤（《太平惠民和剂局方》）：当归　芍药　川芎　地黄

（三）奇效四物汤（《妇人大全良方》）：当归　熟地　白芍　川芎　阿胶　艾叶　黄芩

（四）养阴止血汤（沈仲理方）：生地　白芍　黄芩　玄参　石斛　地骨皮　煅牡蛎　花蕊石　侧柏叶　棕榈炭　藕节炭

（五）清热固经汤（《简明中医妇科学》）：生地　黄芩　山栀　龟甲　牡蛎　地骨皮　藕节　甘草

（六）保阴煎（《景岳全书》）：生熟地　白芍　山药　川断　黄芩　黄柏　甘草

（七）犀角地黄汤（《备急千金要方》）：犀角　地黄　赤芍　丹皮

（八）水牛角止血汤（沈仲理方）：水牛角　生地　丹皮　白芍　鹿衔草　紫草　黄芩　花蕊石　大蓟草　小蓟草　炒蒲草　炒槐花　制军炭

（九）知柏地黄汤（《医宗金鉴》）：知母　黄柏　丹皮　茯苓　山萸肉　泽泻　生地

（十）失笑散（《太平惠民和剂局方》）：五灵脂　蒲黄

（十一）傅氏逐瘀止血汤（《傅青主女科》）：生地　当归　赤芍　丹皮　龟甲　桃仁　枳壳　熟军炭

（十二）一贯煎（《柳洲医治》）：北沙参　麦冬　当归　生地　枸杞子　川楝子

（十三）丹栀逍遥散（《女科撮要》）：当归　柴胡　白芍　白术　茯苓　甘草　生姜　薄荷　丹皮　山栀

（十四）惜红煎（《景岳全书》）：生地　白芍　生甘草　北五味　乌梅　地榆　炒荆芥　炒川断

（十五）约营煎（《景岳全书》）：生地　白芍　生甘草　黄芩　地榆　槐花

荆芥炭 川断 炙乌梅

（十六）平肝开郁止血汤（《傅青主女科》）：柴胡 白芍 生地 当归 丹皮 白术 荆芥 甘草 参三七

（十七）十灰丸（《十药神书》）：大蓟草炭 小蓟草炭 陈棕炭 大黄炭 丹皮炭 荷叶炭 侧柏炭 山栀炭 茜草炭 茅根炭

（十八）归脾汤（《济生方》）：党参 黄芪 白术 茯神 酸枣仁 桂圆肉 木香 炙甘草 当归 远志 生姜 大枣

（十九）固本止崩汤（《傅青主女科》）：人参 熟地 白术 黄芪 当归 黑姜

（二十）举元煎（《景岳全书》）：人参 黄芪 白术 升麻 甘草

（二十一）寿脾煎（《景岳全书》）：当归 白术 山药 炙甘草 枣仁 远志 炮姜 莲肉

（二十二）八珍汤（《正体类要》）：人参 白术 茯苓 炙甘草 当归 熟地 川芎 白芍

（二十三）独参汤（《伤寒大全》）：吉林人参

（二十四）参附汤（《世医得放方》）：吉林人参 熟附子

（二十五）滋肾止血汤（沈仲理方）：生熟地 玄参 天麦冬 地骨皮 煅牡蛎 炙龟甲 旱莲草 熟女贞 参三七粉

（二十六）右归丸（《景岳全书》）：熟地 山药 山萸肉 枸杞子 杜仲 菟丝子 制附子 肉桂 当归 鹿角

（二十七）大牛角中仁散（《备急千金要方》）：牛角片 续断 地黄 白术 赤石脂 禹余粮 人参 附子 干姜 龙骨 蒲黄 当归 防风

（二十八）小牛角䚡散（《备急千金要方》）：牛角䚡 鹿茸 禹余粮 当归 干姜 续断 阿胶 乌贼骨 龙骨 赤小豆

（二十九）既济丹（《世补斋医书》）：鹿角霜 煅龙骨 白石脂 当归 怀山药 益智仁 远志 茯苓 石菖蒲

（三十）震灵丹（《太平惠民和剂局方》）：禹余粮 赤石脂 紫石英 五灵脂 代赭石 乳香 没药 朱砂

（三十一）柏叶散（《妇人大全良方》）：侧柏炭 炒续断 川芎 当归 生地 炙鳖甲 炙龟甲 禹余粮 赤石脂 煅牡蛎 地榆炭 阿胶 艾叶炭 鹿茸粉

（三十二）左归丸（《景岳全书》）：熟地 山药 山茱萸 菟丝子 枸杞子 怀牛膝 鹿角胶 龟甲胶

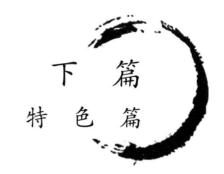

下 篇

特 色 篇

第一章 特色处方

第一节 妇科病经验方

一、妇1号方

组成：大生地，生白芍，生甘草，黄精，三棱，石见穿，蒲公英，五灵脂，威灵仙。

功效：凉血止血，化瘀止痛。

方解：妇1号方以及妇2号方、妇3号方均为沈老治疗子宫肌瘤的经验方。子宫肌瘤为胞宫瘀血日久而成，大多郁而化热，且易迫血妄行而成崩中漏下。本方针对子宫肌瘤的病理特点，用大生地、生白芍、生甘草、黄精滋阴凉血、养血止血；三棱、石见穿化瘀消瘤；蒲公英清热解毒，能有效清化盆腔中蕴结的热毒，治疗赤白带下等症；五灵脂、威灵仙功能止痛。诸药配合看似简单，却充分体现了沈老治疗子宫肌瘤的重要原则"止血不忘消瘤，消瘤兼顾止血"。临床上如能以此方为基本方，谨守治则，并根据实际情况加重化瘀消瘤或凉血止血的药力，定会取得显著的治疗效果。

二、妇2号方

组成：党参，白术，熟地，生白芍，生甘草，黄精，石见穿，三棱，蚤休。

功效：健脾益肾，消瘤止崩。

方解：沈老认为子宫肌瘤的形成，乃由于月经闭积，或产后余血未尽，或风寒瘀滞，久而不消，引起脏腑功能失调，气血不和，以致气滞血瘀于胞宫而成，瘀血日久化热，灼伤冲任而成崩漏，经年不愈，病邪日盛，甚则导致脾胃元气不足，肾气衰弱。此多见于严重病人，症见每月暴崩不止，血色淡红，面浮足肿，面色萎黄或㿠白，大便溏薄等，故而从傅氏固本止崩汤加减组成本方，以取脾肾同治之效。方中蚤休能够收缩子宫，协同治疗崩漏。

三、妇 3 号方

组成：北沙参，天、麦冬，大生地，黄精，石见穿，三棱，半枝莲，蚤休，蒲公英，海藻，生甘草，玉米须。

功效：滋阴清热，消瘤止血。

方解：子宫肌瘤崩冲日久，每致肝脾统藏失职而阴血亏耗，或肝肾封藏不固，相火偏亢，故而常显示出"阴常不足，阳常有余"之象。沈老说："女子属阴，以血为本，若阴血劫夺，每致变证，瘀血内结，久必化热，消灼真阴。"故而在对子宫肌瘤的治疗中，"清热存阴"为一要点。本方主治子宫肌瘤属阴虚火旺者，症见月经先期而来，经行崩冲，或漏下不止，胸中灼热，或腹内觉热，心烦易怒，乳头刺痛，经后带多赤白等。方中北沙参、天麦冬、大生地、黄精滋阴清热、凉血止血；石见穿、三棱、半枝莲、海藻、生甘草消瘤散结，其中海藻、生甘草相反以相成，乃效仿李东垣散肿溃坚汤而设，能加强消散软坚之力；玉米须则能辅助止血。

以上三方是根据子宫肌瘤发展过程中的不同病机而设立，临床治疗应根据实际情况加减使用。

四、温经散寒汤

组成：当归，川芎，赤芍，白术，紫石英，胡芦巴，五灵脂，金铃子，延胡索，制香附，小茴香，艾叶。

功效：活血化瘀，温经散寒。

方解：本方为四物汤合金铃子散，加上温肾散寒药组成，方中紫石英、胡芦巴、制香附、小茴香、艾叶同用以温经散寒。主要用来治疗因外感寒湿而导致的痛经，症见少腹坠痛、绞痛，甚则牵及腰脊酸楚，经血量少，色淡或如黑豆汁，夹有小血块，苔白腻，舌边色紫或瘀斑，脉沉紧或濡缓。

五、红酱金灵四物汤

组成：当归，川芎，赤芍，生地，红藤，败酱草，金铃子，五灵脂，乳香，没药。

功效：养血凉血，疏肝止痛。

方解：本方乃四物汤合金铃子散方义而成。方中红藤、败酱草清热解毒、活血通络，金铃子、五灵脂、乳香、没药仿金铃子散方义，而止痛力更强。适用于肝旺血热、气滞不利、冲任失调之属于热郁痛经者。

六、益气养血温经汤

组成：党参，白术，当归，川芎，白芍，生地，甘草，紫石英，仙灵脾，覆盆子,制香附。

功效:益气健脾,养血疏肝。

方解:本方为八珍汤去茯苓加温肾壮阳药而成。方中八珍汤益气养血,紫石英、仙灵脾、覆盆子、制香附温肾暖宫。适用于治疗气血虚弱、肝脾不足之痛经,症见经行腹痛绵绵、小腹坠胀,形色萎黄,畏寒怯冷,精神倦怠,腰肢酸软无力,舌淡白,脉细小。

七、温经止痛汤

组成:当归,川芎,白芍,白术,柴胡,甘草,紫石英,仙灵脾,制香附。

功效:温经散寒,理气止痛。

方解:本方为逍遥散加减合疏肝利气、温肾壮阳药而成。适于治疗气血虚弱,兼肝郁气滞,虚中夹实者,患者除气血不足症状外,还可见经行两胁胀痛、两乳作胀等肝郁气滞症状。

八、温肾四物汤

组成:当归,川芎,白芍,熟地,紫石英,胡芦巴,石楠叶,五灵脂。

功效:补肾温宫。

方解:本方由四物汤加温肾暖宫、止痛药组成,方中紫石英、胡芦巴、石楠叶温肾暖宫,五灵脂止痛。适用于肝肾亏损之证,症见小腹空痛,或腹内冷痛或经后作痛。

九、补肾温宫汤

组成:当归,熟地,益母草,紫石英,巴戟,山药,杜仲,茯苓,木香。

功效:补肾暖宫。

方解:本方同样能补肾暖宫、温阳止痛,方中木香行气止痛,益母草活血调经。适用于肝肾两亏,精亏血少,血海空虚的痛经。正如傅青主所言:"妇人有少腹痛于行经之后者,人以为气血之虚也,谁知是肾气之涸也。"

十、温肾疏肝汤

组成:当归,白芍,白术,紫石英,小茴香,柴胡,青陈皮。

功效:补肾温宫,疏肝理气。

方解:本方由逍遥散加减和温肾暖宫药组成,方中紫石英、小茴香共奏暖宫之效。适用于肝肾两亏,兼血虚肝气失于疏泄者,症见经来色淡量少,经后小腹空痛而有冷感,腰膝酸软,苔薄白,舌质淡红,脉沉细。

十一、清经止血汤

组成：鲜生地，当归炭，白芍，丹皮，槐花，旱莲草，仙鹤草，炒蒲黄，熟军炭。

功效：清热止血。

方解：本方有四物汤加减合清热止血药组成，方中改川芎为丹皮，以加强其凉血之力，槐花、旱莲草、仙鹤草凉血止血，炒蒲黄活血止血，熟军炭清热止血。适用于心火上炎之月经过多，症见月经过多或崩漏，色鲜红，心烦不安、夜寐梦多，舌红苔黄，脉数。

十二、固经汤

组成：熟地，龟甲，黄柏，山药，白芍，旱莲草，仙鹤草，艾叶。

功效：滋肾固冲。

方解：本方乃固经丸加减而成，方中加熟地以加强滋肾之力，用旱莲草、仙鹤草而凉血止血，加艾叶以暖宫，且防止全方太过寒凉。适用于阴虚火旺而致的月经过多。

十三、石楠白芷苦丁茶汤

组成：石楠叶，生白芷，苦丁茶。

功效：祛风通络，平肝止痛。

方解：本方用石楠叶之苦辛入肝肾二经，有祛风止痛之功，专治头风头痛，配以苦丁茶之甘苦性凉，有散风热、清头目的作用，诸药合用，从而起到调理阴阳，平肝止痛之效。

十四、苏甲马鞭散

组成：苏木，炙鳖甲，马鞭草。

功效：清热除湿，消斑止痒。

方解：方中苏木行血化瘀、消肿止痛，鳖甲养阴清热，马鞭草清热利湿，共奏消斑止痒之功效。适用于女性阴部白色病变，症见外阴皮肤湿润浸渍，带多色黄，胸胁苦满，口干不欲饮，苔黄腻，舌边光红，脉弦数或滑。

十五、石楠散

组成：石楠叶，仙灵脾，蛇床子。

功效：温肾助阳，燥湿止痒

方解：方中三味药物均能温肾助阳，石楠叶又能祛风通络止痛，蛇床子功能燥湿杀虫。三味配伍，最适于治疗外阴白斑之属于肾阳虚者，而前方苏甲马鞭散则主治外阴白斑之属于肝经湿热者，二者有所不同。

十六、滋肾固冲汤

组成：生地，枸杞子，龟甲，黄柏，煅龙骨，煅牡蛎，旱莲草，侧柏叶，贯众炭，藕节炭。

功效：滋阴清热，收敛固冲。

方解：方中生地、枸杞子、龟甲滋补肾阴，黄柏、旱莲草、侧柏叶、贯众炭、藕节炭凉血止血，煅龙牡收敛止血。本方适用于肾阴亏虚所致的月经过多。

❦ 第二节　心脏病经验方 ❧

一、心1号方

组成：南北沙参，麦冬，紫丹参，五味子，生甘草，毛冬青，花龙骨，玉竹，黄精，粉葛根，广郁金，天竺黄。

功效：滋阴清火，宁心安神。

方解：方中沙参、麦冬、黄精、玉竹养阴清热，紫丹参养血活血，五味子配生甘草宁心安神，花龙骨重镇安神，粉葛根、毛冬青活血通脉，广郁金凉血清心，天竺黄清化热痰，共奏滋阴清热，宁心安神之效。主治冠心病、心动过速或过缓、心肌炎后遗症、风心、肺心病等辨证为心阴不足、心阳偏亢、心肾不交或痰热内阻、痰火留恋者。

二、心2号方

组成：党参，炒白术，紫丹参，薤白头，全瓜蒌，黄芩，茶树根，粉葛根，广郁金，生甘草，鸡血藤，白蒺藜。

功效：补益心脾，养血宁心。

方解：方中参术健脾益气，全瓜蒌、薤白头取《金匮要略》瓜蒌薤白白酒汤义而宣痹通阳，茶树根、黄芩、生甘草清热宁心，粉葛根、鸡血藤、紫丹参养血、活血、通脉，白蒺藜平肝安神。主治冠心病、心绞痛之属于心脾同病、心血不足者。

三、心3号方

组成：紫丹参，黄芪，桂枝，薤白头，旋覆花，广郁金，茶树根，粉葛根，紫石英，鸡血藤，鹿角霜，炙甘草。

功效：温阳宣痹，益气养血。

方解：本方与 3 号方相比，加用了桂枝、紫石英、鹿角霜，生甘草改炙甘草，故其温阳之力较 3 号方更强，能治病因心气衰弱，心血不足，夹有血瘀，饮邪浸心，导致心阳式微，清阳失展者，症见心悸怔忡、胸宇不舒、心区隐痛或绞痛、心痛彻背、心律不齐、传导阻滞、二尖瓣闭锁不全、心肌梗死、面色苍白形寒背冷、精神不振、夜寐不安、大便质软、有结代脉等。

四、心 4 号方

组成：紫丹参，黄芪，桂枝，炒白术，薤白头，制半夏，茶树根，粉葛根，桃仁，红花，生楂肉，汉防己，炙甘草，降香，琥珀屑。

功效：益气活血，温阳除湿。

方解：本方除用补益气血、温阳宣痹药外，加用了制半夏、桃仁、红花、生楂肉、汉防己、降香、琥珀屑，加强了活血化瘀、祛除风湿之力，专治风湿性心脏病，症见心悸怔忡、早搏频繁、心痛彻背、心肌梗死、便溏、尿频或尿少等，亦可治二尖瓣闭锁不全、房颤、传导阻滞，伴有水肿。

五、心 5 号方

组成：紫丹参，黄芪，熟附子，桂枝，细辛，炙甘草，茶树根，生龙骨，紫石英，补骨脂，鹿角霜，当归，玉竹，鸡血藤，淡干姜。

功效：温阳强心。

方解：本方取《金匮要略》桂枝附子汤，加用细辛、紫石英、补骨脂、鹿角霜而温经助阳，全方温阳之力极强，专为治疗心绞痛、心衰等证属心阳衰微者而设，症见心动过缓，甚则昏厥，胸闷气短，甚则绞痛，早搏频发，四肢欠温或厥冷、麻木，全身无力，形寒怯冷，背脊寒冷，精神不振，失眠或嗜睡，舌质淡白，脉沉细或细迟。

第二章 特色用药

❀ 第一节 治妇科病药物 ❀

石打穿 性味：苦辛，平。

功能清热利水，消肿散结；近年来临床上用于治疗各种肿痛，沈老在治疗子宫肌瘤中多用此药，并认为用其治疗无痛之肿块为佳；亦治湿热黄疸、小儿急性肾炎、反胃呕逆。

石见穿 一名紫参。性味：苦辛，平。

功能活血止痛，消散痈肿；治妇人血闭不通、痛经，及面神经麻痹、关节酸痛等；近年来应用于治疗食道癌、胃癌、直肠癌、肝癌等；沈老认为本品活血化瘀力强于石打穿，适用于有痛之肿块为佳。

鬼箭羽 性味：苦，寒。

功能破血通经、止血崩、破癥瘕；能治妇女月经不调、产后瘀滞腹痛、癥结、下血等症，为沈老常用的消子宫肌瘤主药。

黑丑 性味：苦，寒。

功能祛痰逐饮，泄水消肿；能治腹水肿胀、痰壅气滞、腰背胀肿等症；沈老常用其配合其他活血化瘀药治疗子宫肌瘤；本品在常用量下不致中毒，过量则出现神经症状、血尿、大便有黏液血，及腹痛呕吐，应予注意。

花蕊石 性味：酸涩，平。

功能化瘀止血；功专止血，治吐衄、崩漏、胎产、外伤出血等症；沈老常用其治疗妇人生产或流产后的恶血、血晕、胞衣不下，服之体即疏通；亦可煅研为粉，单味服用。

凌霄花 性味：酸苦，寒。

功能凉血祛瘀、入肝行血、泻肝抑阳、息风疗痫；能治闭经；亦能治皮肤瘙痒，所谓息风者，"治风先治血，血行风自灭"之义。

刘寄奴 性味：苦，温。

功能破血通经、止痛；能治经闭、痛经、产后恶露不下、产后腹痛属于瘀血阻滞者；配合石见穿、莪术、三棱等，可治癥瘕。

半枝莲　性味：辛，寒。

功能清热解毒、利尿消肿；治痈肿疮痈，有解毒消肿作用；今亦用于治肺癌和胃肠癌；因其又能祛瘀止血，沈老常用此药治疗子宫肌瘤和息肉等。

天葵子　性味：甘，寒。

功能清热解毒，消肿散结；可治瘰疬疮疡、乳痈等症；近年用于淋巴肿瘤、肝癌、乳癌等疾病，临床上常与七叶一枝花、八月札等配合应用；本品滑肠，故沈老多用其治疗便秘，而不伤正，如能兼顾消瘤，实属首选。

夏枯草　性味：辛苦，寒。

功能清肝火、消郁结、破癥消瘿；沈老常用其配合其他药物消瘤。

水红花子　性味：咸，寒。

功能散血消积、止痛；能治腹胀痞块，沈老常将其配合其他药物治疗子宫肌瘤、卵巢囊肿；亦能消甲状腺瘤。

蛇莓　性味：甘酸，寒；有小毒。

功能清热解毒，散瘀消肿。可用于治疗痈肿疔毒、瘰疬结核、癌肿。蛇莓有一定抗菌及抗肿瘤作用。

沙氏鹿茸草　性味：苦，平。

功能凉血止血、解毒止痛；《杭州药植志》载其"治乳癌、乳痈、血管瘤"，沈老用其消癥瘕积聚，因癥瘕日久多化热，而沙氏鹿茸草性凉又能消瘤，实践证明疗效确凿。

海藻　性味：苦咸，寒。

功能消痰结、散瘿瘤；能治瘿瘤结气、痈肿、癥瘕坚气；药理研究发现本品含有丰富的碘质，进入血液及组织后，能促进病理产物和炎性渗出物的吸收，并能使病态的组织崩溃和溶解；《本草纲目》言"按东垣李氏，治瘰疬马刀散肿溃坚汤，海藻、甘草两用之，盖以坚积之病，非平和之药所能取捷，必令反夺，以成其功也"，有鉴于此，沈老用海藻、甘草配伍治疗子宫肌瘤，实践证明，疗效显著。

红藤　性味：苦，平。

功能清热解毒、活血化瘀；能治月经过多、崩漏、产后恶露不下属于下焦湿热者；可用于盆腔炎黄白带下、下腹痛属于湿热者，可与败酱草、蒲公英等配伍。

败酱草　性味：辛苦，寒。

功能清热解毒，活血行瘀；李时珍言其能"治血气腹痛，破癥瘕，催生落胞。赤白带下，古方妇人皆用之，乃易得之物，而后人不知用，盖未遇识者耳"；沈老常用此物治疗黏膜下肌瘤；另本品还具有促进肝细胞再生和防止肝细胞变性的作用,故亦多用于肝脏疾病中;但须注意大量使用本药会造成暂时性白细胞减少,及引起头昏、恶心症状,可考虑加用熟女贞以对治其副作用。

地鳖虫 性味:咸,寒。

功能逐瘀、破积;《神农本草经》言其主"血积癥瘕,破坚,下血闭",能治痛经、经闭、经行量少、产后腹痛、恶露不下、癥瘕等;沈老认为本品止痛力佳。

徐长卿 性味:辛,温。

功能通经活血、祛风止痒;能治闭经、经行腹痛属于血瘀、气滞者,经行瘾疹属于血虚生风者;与补骨脂、仙灵脾、蛇床子等配成膏剂外搽,可治外阴白色病变而见阴痒者。

血竭 性味:甘咸,平。

功能散瘀定痛、止血生肌;能治血气瘀滞疼痛、内伤血积;沈老常用此药治疗各种痛证。

公丁香 性味:辛,温。

功能温中降逆、暖肾;能治经行呕吐、妊娠恶阻属于中寒者;可治经行腹痛、产后腹痛属于寒凝血阻者;沈老常用此药治疗下焦或胞宫寒冷。

漏芦 性味:苦咸,寒。

功能清热解毒、排脓消肿、下乳;能治乳汁不下、乳痈红肿疼痛热毒盛者;沈老用此味治疗乳癖有良效。

木馒头 一名薜荔果。性味:酸,平。

功能补肾通乳、消肿活血;能治乳汁不下、遗精淋浊、痈肿疔疮;沈老认为本品具有直通乳房,消散胀痛的特效。

路路通 性味:苦,平。

功能活血通络、行气宽中、利水;可治月经不调、月经量少、经行腹胀、痛经属于气滞者;能治经前乳胀、乳癖,或乳汁不通属于气滞者。

蛇床子 性味:辛苦,温。

功能温肾助阳、祛风燥湿、杀虫;能治带下属于下焦寒湿者;与苦参、白鲜皮等配伍煎水外洗,可治滴虫或霉菌等引起的阴部湿痒;亦常与其他温肾暖宫药共用,治疗不孕症。

白薇 性味:苦咸,平。

功能清热凉血;除一般用于除虚热外,沈老常用本品于调理冲任,《金匮要略》用"竹皮大丸"(竹茹、石膏、桂枝、甘草、白薇)治"妇人乳中虚,烦乱呕逆",可资参考。

马鞭草 性味:苦,寒。

功能活血通经、利水;本品配合刘寄奴、半枝莲有消肿、利水、消肿块之效;沈老亦常用此品治疗湿热黄带,疗效确凿。

马齿苋 性味：酸，寒。

功能清热解毒、消肿；能治产后出血，剖宫产、刮宫后导致的子宫出血，及功能失调性子宫出血；能治产后虚汗；沈老在临床上用本品治疗尿感有特效。

蒲公英 性味：苦、甘，寒。

功能清热解毒，消肿散结；能治热毒所致的疮痈肿毒，有抗溃疡作用；本品有激发机体免疫功能的作用，能治疗妇科乳腺炎、慢性盆腔炎、巴氏腺脓肿等。

侧柏叶 性味：苦涩，寒。

功能凉血、止血；能治月经过多、崩漏、经行吐血及衄血等；沈老亦常用此品配合其他凉血止血药治疗崩漏，疗效显著。

鹿衔草 性味：苦，平。

功能止血、补肾、祛风湿；能治吐血、衄血、月经过多等症，沈老在治疗崩漏时多用此药，甚效；能治肾虚腰痛，常配合菟丝子、川断、杜仲等药；亦能治风湿性关节酸痛。

地锦草 性味：辛，平。

功能清热解毒、活血止血、利湿通乳；能治女子阴疝血结、妇人血崩、恶疮见血；沈老用此品配合鹿衔草、侧柏叶等治疗子宫肌瘤引起的崩漏，疗效极佳。

贯众 一名贯仲。性味：苦，微寒。

功能清热解毒、凉血止血；李时珍言其"治下血崩中、带下、产后血气胀痛""鼻衄不止、诸般下血、女人血崩、产后亡血、赤白带下"；《名医别录》言其能"破癥瘕"，《本经续疏》则言其能"消顽肿"，沈老在临床上用其消子宫肌瘤，取得了很好的效果，如兼顾止血则用贯众炭。

芒种草 性味：苦，寒。

功能活血消肿；能治痛经、崩漏辨证为热性者；亦可用于治疗咯血、呕血。

透骨草 性味：辛，温。

功能祛风除湿、舒筋活血止痛；本品即凤仙花的茎叶，能治妇人经闭；凤仙花子对子宫有明显的兴奋作用。

生茜草 性味：苦，寒。

功能行血止血、通经活络、止咳祛痰；药理研究发现本品对子宫平滑肌有收缩作用，轻用制炭可止血，但重用则有通经作用，李时珍言本品"专于行血活血，俗方用治女子经水不通，以一两煎，酒服之，一日即通，甚效"。

大青叶 性味：苦，寒。

功能清热解毒、凉血止血；除了常用于杀病毒治流感或肝炎外，药理研究发现其对子宫肌瘤有直接的兴奋作用，其能入子宫以解热，可考虑作为提早停经药物之用。

卷柏 一名还魂草。性味：辛，平。

功能破血（生用）、止血（炒用）；本品生用散瘀活血，故有通经之效，《妇人大全良方》柏子仁丸即用卷柏合柏子仁、泽兰、熟地、川断、牛膝，而治血虚经闭，及肝肾心三经同病之闭经。

苎麻根 性味：甘，寒。

功能清热止血、安胎；能治胎漏下血，并可用于血热、经量多、血崩漏下。

紫草 性味：甘咸，寒。

功效能凉血、活血、解毒；用于血热毒盛的证候，常与丹皮、赤芍、红花等同用，治疗麻疹、斑疹，以及妇女外阴部湿疹、阴道炎、子宫颈炎等；药理研究发现本品有效成分对血液系统有一定的作用，研究表明，这种作用可拮抗凝血抑制因子；沈老亦用其治疗心动过速。

蚤休 性味：苦，微寒。

功能清热解毒、消肿止痛；能治热毒疮疡、恶疮、阴蚀、腹中热气等症；用于妇科子宫出血症有效；药理研究发现蚤休排草苷对小鼠、大鼠、豚鼠、家兔离体子宫均有强直性收缩作用，故沈老用其治疗子宫肌瘤的子宫扩大症状，获得良效。

山慈菇 性味甘微辛，寒。

功能清热解毒、消肿散结；能治乳痈初起、乳腺癌、子宫颈癌、子宫肌瘤或卵巢囊肿，内服或外敷均可。

炮山甲 性味：咸，微寒。

功能活血通经、下乳汁、消肿排脓；能治经闭不通、痈肿疮毒、癥瘕积聚之症，多配合当归、川芎、赤芍、红花等活血通经药；药理研究发现炮山甲具有改善微循环、抗凝血的作用，能升高白细胞数、增加血流量、降低血管阻力等，故本品能用于妇科肿瘤。

鳖甲 性味：咸，微寒。

功能滋阴潜阳、软坚散结、退黄除蒸；能治肝肾两亏，阴虚阳亢，症见潮热盗汗，阳亢动风之症；本品适用于久疟疟母、胸胁作痛、癥瘕积聚、月经不通等症，常与三棱、莪术、桃仁、红花等配伍应用。

龟甲 性味：咸甘，平。

功能滋阴、潜阳、补肾；能治月经过多或崩漏属于阴虚血热者；《神农本草经》言其"主漏下赤白，破癥瘕"，故亦可配合鳖甲、牡蛎等治疗结核性盆腔炎有包块者。

牛角䚡 性味：苦涩，温。

功能泄热止血，温涩通经；能治月经闭止、瘀血疼痛、妇女崩漏、便血、赤白带下，《神农本草经》言其能"下闭血，瘀血疼痛，女人带下血"，《本草衍义》

言其"主妇人血崩"。

水牛角 性味：淡，凉。

功能凉血止血、清热解毒；能治月经过多、崩漏、产后出血属于血热者，可与生地、生白芍、丹皮炭等配伍；现代药理研究发现家兔静脉注射黄牛角煎剂可使凝血时间缩短，血小板数增加。

紫石英 性味：甘，温。

功能降逆气、暖子宫、镇心安神；因其性温暖宫，故用于女子胞宫虚寒不孕之症，李时珍亦言"肝血不足，及女子血海虚寒不孕者宜之"；因其性温，且能镇心安神，故沈老又在治疗心动过缓中使用之。

王不留行 性味：苦，平。

功能行血通经、催生下乳、消肿敛疮；能治闭经、乳汁不下，及疮痈肿痛，可配合主药消瘤。

五倍子 性味：酸涩，寒。

功能敛汗止血、涩肠止泻；能治肺虚久咳、久泄久痢、盗汗、消渴、便血痔血；沈老曾用之治疗妇女功能失调性子宫出血和子宫肌瘤出血而获效。

第二节　治心系病药物

茶树根 性味：苦甘，寒。

功能清热利尿、收敛止血；能治疗心脏病（包括室上性早搏、室性早搏、窦性心动过缓等）、高血压、哮喘，其中以治疗心脏早搏效果最佳；可单取30g每天煎服1～2次，30天为一个疗程；服用过程中无毒副作用。

土牛膝 性味：苦酸，平。

功能清热解毒、活血止痛；能治心动过速，常配合万年青根、灯心草等使用。

毛冬青 性味：苦涩，平。

功能活血通脉、清热解毒、消肿止痛；能治疗血栓闭塞性脉管炎、冠心病，以及脑血管意外所致的偏瘫；因其具有强大而持久的扩张冠状动脉、增加冠状动脉流量的作用，临床上用其治疗冠心病效果甚佳。

景天三七 一名费菜、养心草。性味：甘微酸，平。

功能安神补血、止血散瘀；可用于精神不安（失常）、心悸失眠、吐血、咳血、鼻衄、牙龈出血、妇女崩漏等症；能治疗癌症、高血压。

玉竹 性味：甘，平。

功能润肺养胃；可用于治疗心动过缓；经药理实验发现，本品具有强心作用，并有降血糖作用。

参三七 性味：甘微苦，温。

功能止血散瘀、消肿定痛；药理研究发现其有明显增加冠脉流量、降低脉压及轻微减缓心率的作用；可用于治疗心绞痛。

葛根 性味：甘辛，平。

功能升阳解肌、透疹止泻、除烦止咳；药理研究其有效成分为黄酮类，具有改善冠脉循环和脑血循环的作用，可用于治疗冠心病心绞痛；曾有一位军人因炮声而导致右耳暴聋，到处求医未获良效，沈老用此药为主药治疗之而获奇效。

降香 性味：辛，温。

功能理气止血、行瘀定痛；药理研究发现其有效成分黄檀素能显著增加冠脉流量，减慢心率，轻度增加心跳振幅；沈老用本品治疗心绞痛或冠心病胸闷症状，疗效显著。

鸡血藤 性味：苦甘，温。

功能活血、舒筋；能治腰膝酸痛、麻木瘫痪、月经不调；《现代实用中药》认为本品为强壮性之补血药，沈老亦因其即能活血又能补血，而喜用之。

淮小麦 性味：甘，微寒。

功能养心安神；沈老常将其与甘草同用，而取甘麦大枣汤之意，用于妇人脏躁，或作为辅佐药而治疗夜寐不安等。

柏子仁 性味：甘，平。

功能养心安神、润肠通便；能治虚烦失眠、心悸怔忡等症；沈老常将此药作为辅佐药治疗心脏病。

川椒 性味：辛，大热。

功能温中散寒、健脾止泻、补命门之火、暖宫种子；能治脘腹冷痛、寒湿泄泻、痰饮哮喘、心痛引背、胆道蛔虫等；现代药理研究发现其能加强肾上腺素对血压的作用，可扩张冠状动脉，对应激性心肌损伤有保护作用；沈老常取其性温而治疗心动过缓。

细辛 性味：辛，温。

功能祛风散寒、行水开窍；能治风寒表证、寒痰咳喘、风冷头痛、鼻渊齿痛；沈老取其辛温之性，与附子、干姜等配合治疗心动过缓，取得良效。

附子 性味：辛，热。

功能祛寒回阳、温肾助阳；能治亡阳厥逆、畏寒肢冷、阳痿尿频等；沈老以其为主药治疗心动过缓，取得良效。

紫贝齿 性味：咸，平。

功能息风解痉、清肝明目；一般可用于治疗惊痫抽搐、目赤肿痛；沈老取其镇静安神之效而治疗心动过速，甚为独特。

络石藤 性味：苦，微寒。

功能祛风通络，止血消瘀；能治风湿痹痛、筋脉拘挛等症；药理研究发现其有强心作用，可用于心动过缓。

万年青根 性味：甘苦，寒。

功能强心利尿、清热解毒、止血；能治心力衰竭、白喉、水肿、臌胀、疔疮等；药理研究发现本品有显著的强心作用，可治心力衰竭；但须注意，本品有较强毒性，过量会引起恶心、呕吐、腹泻等症状。

◈ 第三节　治肝胆系病药物 ◈

平地木 一名老勿大。性味：苦，平。

功能活血止痛、利尿、健胃、止血，并有补益作用；能治肝炎，黄疸，急性肾炎，肺结核盗汗、咯血，及脱力、劳伤、跌伤、筋骨酸痛等症；沈老常用此药作为保肝药使用；肝大和肝硬化时，可取平地木 30～60g、党参 15～30g、红枣 10 只，煎汤常服。

青木香 一名铁扁担。性味：苦，寒。

功能理气止痛，解毒消肿；能治肠炎下痢、高血压、疝气、蛇咬毒、痈肿、疔疮。又能治肝痛和胃痛，多可用于肝炎、肝大所致的肝区疼痛症状。

茵陈 性味：苦，微寒。

功能清利湿热、退黄疸；专治湿热黄疸，力佳效宏；药理研究发现本品能促进胆汁分泌，具有显著的利胆作用，又有保肝作用，为沈老所喜用。

垂盆草 性味：甘淡微酸、凉。

功能利湿退黄、清热解毒；能治湿热黄疸、疮疡肿痛；本品具有保肝作用，目前临床上单用本品治疗传染性肝炎，对降低血清转氨酶有一定作用。

田基黄 一名地耳草。性味：甘苦，平。

功能清热解毒、活血消肿、利尿；能治急慢性肝炎、早期肝硬化和阑尾炎，及肝区疼痛症状。

广郁金 性味：辛苦，寒。

功能活血止痛、疏肝解郁、凉血清心、利胆退黄；能治经行腹痛、月经不调、癥瘕结块、吐血、衄血、尿血等症；药理研究发现本品挥发油能使胆囊收缩，促进胆汁分泌，具有利胆作用。

虎杖 性味：苦，平。

功能通络止痛、活血通经；用于黄疸、胆结石症；亦能治闭经、风湿痛、石淋；本品服药过量亦引起呕吐、腹泻，当慎之。

陈胆星 性味：苦辛，温。

功能清火化痰、镇惊定痫；能治中风痰迷、惊风癫痫、痰火喘嗽、头风眩晕；本品用牛胆汁拌制而成，味变为苦，性化为寒，专入肝胆，能益肝镇惊。

罗布麻叶 性味：甘苦，凉。

功能平肝息风、养血安神；能治高血压、梅尼埃综合征、脑震荡后遗症，及失眠、心悸、心律不齐、眩晕、耳鸣等症；其有镇静作用，对高血压狂躁不安状态有良效；其叶部可预防中风，对心血管病尤为适宜，常可配合玉竹使用；其根部有强心利尿作用，有明显增强心力的作用；本品单服有时会引起泄泻、腹痛等消化道方面的副作用，可加红茶共同泡饮，以对治其毒。

苦丁茶 性味：苦甘，寒。

功能散风热、清头目；能治头痛、齿痛、目赤、聤耳流脓、热病烦渴；沈老亦常用其治疗经行头痛、耳鸣。

羚羊角 性味：咸，寒。

功能平肝息风、清热明目、缓痉止痛；能治肝阳上亢的头晕头痛、惊风、癫痫、手足抽搐、神昏谵妄等症；现代药理研究提示羚羊角具有镇静、镇痛及抗惊作用，有明显的退热作用，并有抗病毒、抑菌及免疫功能；现代用山羊角代替羚羊角，因其功能相仿，但作用较弱，故用量可酌情增大为 10～15g，动物试验亦表明羚羊角与山羊角的药理特性基本相似，两者之间未见有质的差异，故山羊角可以代替羚羊角入药。

绿萼梅 性味：酸涩，平。

功能疏肝理气；能治肝气郁结、胸闷胁痛及肝胃气滞、脘腹胀痛等症；配合化痰散结之品可以治疗痰气互结之梅核气；本品虽为芳香之药，然又能鼓动津液，颇为特殊，正如《本草纲目拾遗》言其能"开胃散郁，煮粥食，助清阳之气上升，蒸露点茶，生津止渴，解暑涤烦"。

◈ 第四节 治肺系病药物 ◈

山海螺 一名羊乳根。性味甘，平。

功能养肺清肺、清热解毒、祛痰排脓；多用于治疗肺阴不足所致的体虚咳嗽、肺痈、咳吐脓血，沈老曾用其治疗肺不张而取得良效；并能治疗产后缺乳、乳腺炎，以及疮痈肿毒之症；药理研究发现其对肺炎球菌有很强的抑制作用。

青礞石 性味：甘咸，平。

功能下气坠痰、平肝镇惊；能治痰热惊搐、咳逆喘急；沈老用其治疗儿童痰热哮喘，常配合灵磁石、野荞麦根、江剪刀草、海浮石。

鱼腥草 性味辛，微寒。

功能清肺热、解热毒；能治肺痈咳吐脓血、小儿百日咳、急性支气管炎、大叶性肺炎，及肠炎腹泻；沈老喜用其治疗支气管炎、肺炎咳嗽多痰，疗效确凿。

开金锁 一名野荞麦根。性味甘涩微苦，凉。

功能清热解毒、平喘化痰、活血散瘀、祛风化湿；能治肺热、咳嗽、肺痈、咯痰腥臭，常配合鱼腥草等同用，如小儿肺炎，用麻杏石甘汤加开金锁、鱼腥草、礞石、白芥子，有解热消炎、止咳化痰之效，颇验；近人用其治肺结核、结核性胸膜炎、骨结核，常配百部、鱼腥草、干蟾等药；由于本品有活血散瘀、祛风化湿的功用，故亦可用于治疗痛经及产后瘀血阻滞腹痛等症。

胡颓叶 性味酸，平。

功能收敛止咳；能治肺虚咳嗽、气喘；《中藏经》云："有人患喘三十年，服之顿愈。甚者服药后，胸上生小隐疹作痒，则瘥也。虚甚，加人参等分，名清肺散，大抵皆取其酸涩，收敛肺气，耗散之功耳。"胡颓根功能止血，治咯血、咽喉肿痛。

白石英 性味：甘，微温。

功能温肺肾、安心神、利小便；主治咳逆胸膈间久寒、肺痈吐脓。

葎草 一名拉拉藤。性味：甘苦，寒。

功能清热解毒、利尿、退虚热、健胃；能治肺痨咳嗽潮热、肺炎发热、膀胱结石、皮肤湿疹；外敷能治蛇虫咬伤、疮痈。

焊菜 一名江剪刀草。性味：辛凉。

功能清热解毒、止咳化痰；能治感冒、热咳、咽痛、黄疸、水肿、经闭等；药理研究发现本品有止咳祛痰及抗菌作用，对急慢性气管炎有很好的疗效。

第五节 治肾系病药物

补骨脂 性味：辛苦，大温。

功能补肾助阳、温脾止泻、纳气平喘；能治阳痿遗精、小便频数、虚寒泄泻、肾虚气喘，为补肾佳品；本品酒浸外涂，能治白癜风。

骨碎补 一名猴姜。性味：苦，温。

功能补益肝肾、续筋接骨；能治耳鸣耳聋、牙齿松动、骨折损伤、筋骨疼痛，为补肾佳品；本品酒浸外涂，能治头发斑脱。

巴戟肉 性味：辛甘，微温。

功能补肾助阳、祛除寒湿；能治阳痿遗精、小便频数、不孕等肾阳虚衰之症；本品甘温能补，专入肾经，为助阳佳品。

菟丝子 性味：辛甘，平。

功能补肾益精、养肝明目、补脾止泻；能治阳痿遗精、小便频数、腰膝酸软等肾阳虚衰之症；《本草汇言》认为此药"补肾养肝，温脾助胃之药也。但补而不峻，温而不燥，故入肾经，虚可以补，实可以利，寒可以温，热可以凉，湿可以燥,燥可以润",实为补肾佳品。

阳起石 性味:咸,微温。

功能温肾壮阳;能治肾阳不足、下元虚冷、阳痿遗精;本品可温肾壮阳,然如《本草纲目》所言"下焦虚寒者宜用,然亦非久服之物"。

鹿角霜 性味:咸,温。

功能补虚、助阳;能治肾阳不足、腰脊酸软、脾胃虚寒、子宫虚冷;因其性温助阳,沈老亦常用本品治疗心动过缓。

覆盆子 性味:甘酸,微温。

功能补肝肾、缩小便、助阳、固精、明目;治肾虚阳痿、遗精早泄、小便频数和小儿遗尿;女子食之有子。

胡芦巴 性味:苦,大温。

功能温肾阳,逐寒湿;用于肾脏虚寒,命门火衰;沈老认为,本品有温暖子宫之效,又因其能逐寒湿,故可治疗妇女痛经之属于寒者,与紫石英配伍同用,疗效甚好。

石楠叶 性味:辛苦,平。

功能祛风通络、益肾;治血虚头痛、阳痿、阴冷不孕、月经不调、脚膝酸软及风湿痹痛之症;沈老常用本品治疗不孕症,效佳。

钟乳石 性味:甘,温。

功能壮筋骨、暖腰膝;能治脚弱冷痛;取钟乳粉,每日服 1～2 钱,米汤送下,能治精滑不禁、强阴好颜色,及体虚乳汁不通。

玉米须 性味:甘,平。

功能利水消肿、泄热、平肝利胆;能治肾炎水肿、小便不利、糖尿病、高血压、胆道结石及哮喘;本品能利尿、降血压、促进胆汁分泌;能增加血中凝血酶原并加速血凝过程,故沈老常用之来治疗出血过多(如崩漏)的患者;还具有降血脂、血胆固醇的功效,常与郁金配合使用。

金钱草 一名连钱草、遍地香、大叶金钱草。性味:甘,寒。

功能利尿化湿、清热解毒、消肿健胃;能治尿路结石、肾炎水肿、湿热黄疸及肺热咳嗽、咯血。

过路黄 一名大金钱草、对生草。性味:苦酸,凉。

功能利尿排石、清热解毒、活血。能治肾与膀胱结石及胆囊结石,并治腹水肿胀。

黑大豆 性味甘,平。

功能活血利水、祛风解毒;《本草纲目》引《日华子本草》言其"调中下气、通关脉、制金石药毒",又言其"治肾病,利水下气,制诸风热,活血,解诸毒";沈师常将其与生甘草配伍,取"扁鹊三豆饮"之意,治疗肤色发黑,疗效甚佳。

肉苁蓉　性味：甘咸，温。

功能补肾益精、润肠通便；能治男子阳痿、女子不孕、带下血崩、腰膝冷痛；本品又能温润滑肠，多用于老年人及病后、产后津液不足之肠燥便秘。

酢浆草　性味：酸，寒。

功能活血止痛、清热利湿；治尿道刺痛、小便有血；亦治妇人血结，及瘀血肿痛、赤白带下。

瞿麦穗　性味：苦，寒。

功能清热利水、破血通经；本品有显著的利尿作用；并能下子死腹中。

凤尾草　性味苦，寒。

功能清利湿热、凉血解毒；能治咽喉肿痛、尿血、便血及尿感等，常可配合侧柏叶、大小蓟等。

萹蓄草　性味：苦，平。

功能清热、利尿、杀虫；能治湿热下注之小便淋沥涩痛、皮肤湿疹；沈老亦用其治疗阴道滴虫病及阴部瘙痒症。

石韦　性味：苦甘，凉。

功能清热利水通淋、清肺化痰；能治淋痛、尿血、尿路结石、肾炎、崩漏、肺热咳嗽、慢性支气管炎、金疮痈疽等症；本品为治疗热淋、石淋、血淋的常用药，常与六一散、海金沙等同用。

海金沙　性味：甘淡，寒。

功能清热解毒、利水通淋；能治尿路感染、尿路结石、肾炎水肿、白浊、白带、皮肤湿疹、带状疱疹等；现代药理研究发现其对金黄色葡萄球菌有抑制作用，对绿脓杆菌、弗氏痢疾杆菌、伤寒杆菌略有抑制作用。

冬葵子　性味：甘，寒。

功能利水通淋；配合金钱草、海金沙、鱼脑石等药，可治疗泌尿系统结石、小便淋痛等症；本品亦有催乳之功，可治产妇乳汁稀少、乳房胀痛等症。

桑螵蛸　性味：甘咸，平。

功能补肾固精、缩尿；本品补肾助阳且偏于收涩，故能治遗精滑精、尿频遗尿。

乌药　性味：辛，温。

功能行气止痛、温肾散寒；能治胸腹胀痛、寒疝腹痛、经行腹痛，及小便频数、遗尿，常与桑螵蛸配合使用，乃取缩泉丸方义。

野葡萄藤　一名婴奥。性味：甘酸，平。

功能清热利湿、消肿解毒；能治癫痫、乳腺癌、淋巴肉瘤、食管癌及风湿性关节痛；沈老亦用此药治疗肾炎。

◈ 第六节　治脾胃系病药物 ◈

石榴皮　性味：酸涩，温。

功能涩肠止泻、收敛止血、杀虫；能治久泄久痢、崩漏、便血、虫积腹痛；沈老认为此品收涩力强，可治较重之腹泻。

诃子肉　性味：苦酸涩，平。

功能敛肺止咳、涩肠止泻、开音利咽；能治久咳不止、久痢久泄、咽痛、失音；药理研究发现本品有收敛作用，对白喉杆菌、痢疾杆菌、肺炎双球菌、金黄色葡萄球菌、绿脓杆菌等有显著抑制作用，故能治疗较重之腹泻。

九香虫　性味：咸，温。

功能行气止痛、温肾助阳；能治脘腹胀痛、胁肋疼痛、阳痿、肾虚腰痛等；《现代实用中药》言其"适用于神经性胃痛"，沈老用其治疗胃痛，每获良效。

荷叶　性味：苦，平。

功能清热解暑、升发清阳、止血；能治暑热烦渴、小便短赤、暑热泄泻、脾虚泄泻；本品能升举清阳，故可用于清阳下泄之久泄脱肛。

八月札　性味：甘，寒。

功能疏肝理气、活血止痛、除烦利尿；能治肝胃气痛、胃热食呆、烦渴、胁痛；沈老常用此药治疗胃气不舒、脘部闷胀等消化不良症状。

旋覆花　性味：咸，温。

功能消痰下气、软坚行水；能治胸中痰结、胁下胀满、咳喘、呃逆、噫气；本品利气下行，沈老用其治疗胃气上逆，疗效甚佳。

◈ 第七节　其他常用药物 ◈

黄精　性味：甘，平。

功能补脾润肺；能治脾胃虚弱、体倦乏力；可用于糖尿病，对防治动脉粥样硬化，及肝脏脂肪浸润有一定的作用；沈老亦常用本品配合枸杞子、女贞子等滋阴补血。

金雀根　一名土黄芪。性味：甘，微温。

功能补气、利尿、活血止痛；能治风湿痹痛、体虚浮肿；并能通下乳汁，治产后乳汁不下之症。

晚蚕沙　性味：甘辛，温。

功能除湿利痹、缓急舒筋；能治风湿痹痛、吐泻转筋；煎汤外洗还可治皮肤湿疹瘙痒。

功劳叶　性味：苦，凉。

功能清热补虚、止咳化痰；能治肺痨咯血、骨蒸潮热、头晕耳鸣、腰酸腿软；《现代实用中药》言其"清凉性滋养强壮药，功效与女贞子相似"，实为补虚佳品；沈老常将其与防风配伍，取玉屏风散之义，治疗体虚易于感冒。

海桐皮　性味：苦，平。

功能祛风通络、化湿泄热；主治风湿痹痛、腰膝疼痛、血脉顽痹、手足拘挛，以及脚膝热痛属于湿热下注者。

老鹳草　性味：苦辛，平。

功能祛风湿、强筋骨；用于风湿疼痛、肢体麻木、关节不利等症，可配鸡血藤、扦扦活、寻骨风等药。

千年健　性味：辛甘，温。

功能祛风湿、壮筋骨；能治风寒湿痹、腰酸脚软、拘挛麻木等症；风气痛，老人最宜服食此药。

天仙藤　性味：苦，温。

功能行气化湿、活血止痛；能治胃痛、疝气痛、妊娠水肿、风湿疼痛；《本草汇言》言其"流气活血，治一切诸痛之药也"，沈老常用本品治疗风湿疼痛、筋脉不利。

密蒙花　性味：甘，凉。

功能祛风凉血、润肝明目；能治目赤肿痛、多泪羞明、青盲翳障；沈老常用此品配合青葙子治疗目糊眼花。

青葙子　一名草决明。性味：苦，微寒。

功能镇肝明目、益脑髓、坚筋骨；能治青盲、赤障、翳肿，及五脏邪气；使用本品过量有扩散瞳孔的作用。

升麻　性味：甘辛微苦，凉。

功能升阳发表、透疹解毒；能治时气疫疠、头痛寒热、喉痛、中气下陷、妇女崩带；本品升阳举陷，乃举元煎主药，为沈老所常用。

苦参　性味苦，寒。

功能清热燥湿、祛风杀虫；治溺有余沥，能逐水除痈肿，适用于妊娠尿难；养肝胆之气，可治黄疸；能治皮肤湿疹、阴部瘙痒、赤白带下之症；近来研究发现，本品对治心动过速有良好的效果，沈老亦偶用之；沈老认为本品虽味苦甚，但能平胃气，令人嗜食，乃其特点。

土大黄　一名羊蹄根。性味苦，寒。

功能凉血止血、杀虫止癣；能治鼻衄、咯血、便血、子宫出血等；外用能治阴蚀瘙痒；药理研究提示本品有增强毛细血管抵抗力和促进骨髓制造血小板的作用，故可用来治疗血小板减少。

藕节 性味：甘涩，平。

功能止血、散瘀；能治咳血、吐血、衄血、尿血、便血、血痢、血崩；本品性能收涩，止血力强，可治各部位出血的症候，炒焦黑存性，其力更佳。

玄精草 性味：咸，温；李时珍谓其甘咸，寒。

功能滋阴降火、软坚消痰；能治指甲面色青黑、心下胀满结硬、烦渴虚汗不止、四肢逆冷、咽喉不利肿痛；亦能治肺热咳嗽、头风脑痛、赤目失明；如有内热，可与黄柏、石膏、竹叶、牛黄等同用。

土茯苓 性味甘淡，平。

功能清热解毒、祛风湿、利关节；能治拘挛骨痛；亦能解汞粉、银朱毒。

槐角 性味：苦，寒。

功能清热润肝、凉血止血；能治肠风泄血、痔血、血痢、血淋；又治妇人乳瘕、子藏急痛；又堕胎，催生吞七粒（《本草纲目》）；沈老用其治疗痔疮、肛门坠痛，甚效。

刺猬皮 性味：苦，平。

功能行气止痛，化瘀止血，固精缩尿；能治肝胃不和所致的胃脘疼痛，常可配合白术、白芍、香附、香橼皮等同用；亦可治痔疮便血、脱肛、遗精遗尿，治痔疾常与槐角、地榆等同用，治脱肛可与黄芪、升麻等同用，治遗精遗尿可与益智仁、桑螵蛸等同用。

扦扦活 一名接骨木。性味：甘苦，平。

功能祛风通络、活血止痛、利湿消肿；用于风湿疼痛，和跌打损伤、瘀阻疼痛；并治慢性肾炎水肿、小便不利；煎汤洗浴，能治风疹瘙痒；沈老用其治疗面部痤疮，甚效。

藁本 性味：辛，温。

功能祛风止痛；能治风寒表证之头痛、风湿痹痛；藁本辛温升散，善于祛风，上达巅顶，为治头痛之要药。

露蜂房 性味：甘，平。

功能祛风攻毒、止痛杀虫；能治龋齿牙痛、疮疡肿毒、乳痈、瘰疬、皮肤顽癣；治疗龋齿疼痛，可与全蝎、乳香、细辛等配伍；治疗痈疽、瘰疬，可与乳香、没药、蒲公英等配伍应用；现代药理研究发现本品的醇、醚及丙酮浸出液均具有强心、扩张血管，有使血压一时下降及显著的促凝血作用，并有轻度的利尿作用，和抗炎、镇痛作用；另外，蜂房油可祛除绦虫。

威灵仙 性味：辛咸，温。

功能祛除风湿、治骨鲠；能治风湿痹痛、诸骨鲠喉；沈老用本品治疗风湿腰痛，每获良效。

海风藤 性味：辛苦，温。

　　功能祛风湿、通经络、理气；能治风湿痹痛、肢节酸痛、关节不利、筋脉拘挛等症，常与威灵仙、桂枝、川芎、秦艽、乳香、没药等配伍。

　　秦艽　　性味：苦辛，平。

　　功能祛风湿、除虚热、退黄疸；能治风湿痹痛、通身挛急；入肝胆经，能退黄疸；药理研究提示其有明显的升高血糖作用，并有一定的利尿作用。

　　赤石脂　　性味：甘酸涩，温。

　　功能涩肠止泻、收敛止血、生肌敛疮；能治久泄久痢、妇女崩漏、带下赤白、疮痈溃久不敛；本品酸涩收敛，且入血分，故能收敛止血，治疗崩漏、带下等症，常与侧柏叶等同用。

　　禹余粮　　性味：甘涩，平。

　　功能涩肠止泻、收敛止血；能治久泄久痢、崩漏、带下赤白；本品常与赤石脂配合使用，组成赤石脂禹余粮汤，收涩力强。